АНГЛО-РУССКИЙ
И РУССКО-
АНГЛИЙСКИЙ
МЕДИЦИНСКИЙ
СЛОВАРЬ

ENGLISH-RUSSIAN
AND RUSSIAN-
ENGLISH
MEDICAL
DICTIONARY

A. Yu. BOLOTINA
E. O. YAKUSHEVA

ENGLISH-RUSSIAN AND RUSSIAN-ENGLISH MEDICAL DICTIONARY

About 24 000 terms

4th stereotype edition

«RUSSO»
MOSCOW
2003

А. Ю. БОЛОТИНА
Е. О. ЯКУШЕВА

АНГЛО-РУССКИЙ И РУССКО-АНГЛИЙСКИЙ МЕДИЦИНСКИЙ СЛОВАРЬ

Около 24 000 терминов

4-е издание, стереотипное

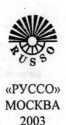

«РУССО»
МОСКВА
2003

УДК 61(038)-111-161.1-111
ББК 5
   Б79

А. Ю. Болотина, Е. О. Якушева

Б79   Англо-русский и русско-английский медицинский словарь.
Ок. 24 000 терминов. — 4-е изд., стереотип. — М: РУССО,
2003. — 544 с.

ISBN 5-88721-241-1

Словарь содержит около 13000 терминов в англо-русской части и около
10500 терминов в русско-английской части, которые охватывают терминологию традиционной медицинской науки, а также новых направлений медицины: иммуногенетики, генной инженерии, радиоизотопной диагностики, применения лазерной техники.

Словарь предназначен в первую очередь для студентов медицинских институтов, аспирантов и научных работников, практических врачей и переводчиков медицинской литературы.

УДК 61(038)-111-161.1-111
ББК 5+81.2 Англ.-4

ISBN 5-88721-241-1

ПРЕДИСЛОВИЕ

Настоящий словарь представляет собой стереотипное издание «Англо-русского и русско-английского медицинского словаря», вышедшего в свет в 2000 г. Англо-русская часть этого словаря содержит около 13000 терминов, русско-английская часть словаря содержит около 10500 терминов, относящихся к традиционной медицинской науке, а также к новым направлениям медицины: иммунологии, иммуногенетике, генной инженерии, радиоизотопной диагностике, применению лазеров.

В словарь включены как наиболее употребительные медицинские термины, так и внедряющиеся в медицинскую лексику новые термины, в том числе из смежных дисциплин.

При подготовке словаря была использована, помимо энциклопедических и справочных изданий (русских и английских), обширная текущая медицинская литература США и Великобритании.

В словаре принята американская орфография.

Словарь предназначен в первую очередь для студентов медицинских институтов, аспирантов и научных работников, практических врачей и переводчиков медицинской литературы.

Все замечания и отзывы по содержанию словаря просьба направлять по адресу: 119071 Москва, Ленинский проспект, д. 15, офис 320, издательство «РУССО».

Тел./факс: 955-05-67, 237-25-02.
Web-страница: http: //www.aha.ru/~russopub/
E-mail: russopub@aha.ru

PREFACE

The present Dictionary is the stereotype edition of the "English-Russian and Russian-English Medical Dictionary" published in 2000.

The English-Russian part of this Dictionary contains about 13000 terms, while the Russian-English one contains about 10500 terms concerning the traditional medical science, as well as new branches of medicine: immunology, immunogenetics, genetic engineering, radioisotope diagnosis, laser application, etc.

The Dictionary comprises the most usable basic medical terms, as well as new terms connected with biology, genetics, medical equipment and facilities and other related fields.

While compiling the Dictionary, the Authors used periodical medical magazines of the USA, Great Britain, as well as monographs, encyclopedias and reference books both in Russian and English.

The spelling is American throughout the book.

The Dictionary has been compiled to meet the needs of students of medical institutes, post-graduates and scientists. The Dictionary also will be of great use to all those who read special medical literature in English.

All remarks and suggestions concerning the contents of the Dictionary may be sent to "RUSSO" Publishing House, office 320, Leninski avenue, 15, Moscow 119071 Russia.

Phone/fax (095) 955-05-67, 237-25-02
Web: http://www.aha.ru/~russopub/
E-mail: russopub@aha.ru

О ПОЛЬЗОВАНИИ СЛОВАРЕМ

В словаре принята алфавитно-гнездовая система, при этом термины, состоящие из слов, пишущихся через дефис, следует рассматривать как слитно написанные слова.

Составные термины, состоящие из определяемого слова и определяющих компонентов, следует искать по определяемому слову. Например, термин calculous cholecystitis следует искать в гнезде cholecystitis или термин неврогéнная тахикардúя — в гнезде тахикардúя.

Ведущее слово при последующем упоминании в словарной статье заменяется тильдой (~). Например, в гнезде hormone: термин chorionic gonadotropic ~ читается chorionic gonadotropic hormone.

В случае препозитивного или постпозитивного определения тильда ставится после или перед определением. Например, в гнезде lack: ~ of blood малокрóвие. В тех случаях, когда при последующем употреблении в тексте словарной статьи заглавное слово выступает не в исходной форме, в нем косой чертой (/) отделяется неизменяемая часть слова и вместо нее в тексте ставится тильда (~) с измененным окончанием. Например:

лигатýр/а ж.◇ наклáдывать ~у to ligate.

Синонимичные варианты переводов или синонимичные эквиваленты даются через запятую. Например:

тéльце с. corpuscle, body.

Устойчивые терминологические сочетания даются в подбор к ведущему термину и отделяются знаком ромба (◇). Например:

health ◇ to be in good ~ быть здоровым.

В русском переводе различные части речи с одинаковым семантическим содержанием разделены параллельками (‖). Например:

код ‖ кодúровать; хроматúда ‖ хроматúдный.

В случае, если при одном составном термине имеется несколько определений, то они даются в квадратных скобках ([]). Например: previllous [primitive] chorion следует читать: previllous chorion, primitive chorion. Или стерúльные [безмикрóбные] услóвия следует читать: стерúльные услóвия, безмикрóбные услóвия.

Факультативная часть термина дается в круглых скобках и читается следующим образом:

hypoplastic (bone) marrow следует читать: hypoplastic marrow, hypoplastic bone marrow.

В отдельных случаях, когда существуют различия в произношении одного и того же английского термина в разных грамматических значениях, дается транскрипция. Например:

affect 1. аффéкт, эмоционáльная реáкция 2. поражáть; влиять, воздéйствовать {NB: *произношение сущ.* ['æfekt], *гл.* [ə'fekt]}

Пояснения и пометы к термину даются курсивом

Близкие по значению варианты перевода даются через запятую, далекие значения — через точку с запятой, различные значения — через цифры.

HOW TO USE THIS DICTIONARY

Single-word terms are arranged in alphabetical order, hyphenated terms are arranged in the same order as if they were written in one.

Terms consisting of a generic word and a modifier are alphabetized according to the generic word (head-word) as an entry and according to the modifiers within the entry, e.g. calculous cholecystitis should be found under the term cholecystitis or the term chorionic gonadotropic hormone should be found under the term hormone; the term неврогённая тахикардйя, under the term тахикардйя.

When the head-word is repeated in the entry, it is represented by a tilde (~) following or preceding the modifier, e.g. lack: ~ of blood малокрóвие.

If the head-word is repeated in the body of the entry in its inflected form, its ending is separated from the stem by a slant, and the stem is represented by a tilde (~), e.g.:

лигатýр/а ж. ◇ наклáдывать ~у to ligate.

Synonymous translations or synonymous equivalents are separated by commas, e.g.:

тéльце с. corpuscle, body

The phraseologic expressions are separated from the head-word by the sign of rhomb (◇), e.g.:

health ◇ to be in good ~ быть здорóвым.

In the Russian translation different parts of speech *(nouns, verbs, adjectives)* closely related in semantic meaning are separated by the parallels (‖), e.g.:

код ‖ кодйровать; хроматйда ‖ хроматйдный.

Variant modifiers of a translated term are given in square brackets, e.g. previllous [primitive] chorion. This should be read as any one of the following: previllous chorion, primitive chorion. Or стерйльные [безмикрóбные] услóвия should be read: стерйльные услóвия, безмикрóбные услóвия.

The optional part of a term is given in brackets and should be read as follows: hypoplastic (bone) marrow: hypoplastic marrow, hypoplastic bone marrow

In some cases when there are different versions of pronunciation of the same term having different grammar meanings, the respective transcription is given, e.g.:

affect 1. аффéкт, эмоционáльная реáкция 2. поражáть; влиять, воздéйствовать {NB: *произношение сущ.* ['æfekt], *гл.* [ə'fekt]}

The explanations and remarks for the term are given in italics.

Commas separate translations closely related in meaning, semicolons separate translations remotely related in meaning; numerals separate translations unrelated in meaning.

АНГЛО-РУССКИЙ МЕДИЦИНСКИЙ СЛОВАРЬ

Около 13 000 терминов

ENGLISH-RUSSIAN MEDICAL DICTIONARY

About 13 000 terms

СПИСОК ПОМЕТ

акуш. акушерство
амер. американский термин
анат. анатомия
англ. английский термин
бакт. бактериология
биол. биология
биохим. биохимия
гельм. гельминтология
гемат. гематология
ген. генетика
гист. гистология
дерм. дерматология
иммун. иммунология
кард. кардиология
мед. тех. медицинская
            техника
микр. микробиология
невр. неврология
опт. оптика

офт. офтальмология
паразитол. паразитология
псих. психиатрия
разг. разговорное выражение
рентг. рентгенология
см. смотри
см. тж смотри также
стат. статистика
стом. стоматология
фарм. фармакология
физиол. физиология
хим. химия
хир. хирургия
эмбр. эмбриология
f женский род
m мужской род
n средний род
sing единственное число
pl множественное число

АНГЛИЙСКИЙ АЛФАВИТ

Aa	Hh	Oo	Vv
Bb	Ii	Pp	Ww
Cc	Jj	Qq	Xx
Dd	Kk	Rr	Yy
Ee	Ll	Ss	Zz
Ff	Mm	Tt	
Gg	Nn	Uu	

A

abacterial безмикро́бный, стери́льный, асепти́ческий

abarticular 1. внесуставно́й 2. вы́вихнутый

abasement опуще́ние, выпаде́ние *(органа)*

abasia абази́я

abasia-astasia абази́я-астази́я, астази́я-абази́я *(расстройство движений, проявляющееся невозможностью стоять или ходить без поддержки)*

abatement уменьше́ние, ослабле́ние *(напр. боли)*

abdomen брюшна́я по́лость; живо́т
  acute ~ «о́стрый» живо́т
  boat-shaped ~ *см.* scaphoid abdomen
  distended ~ взду́тый живо́т
  pendulous ~ отви́слый живо́т
  scaphoid ~ втя́нутый [ладьеви́дный] живо́т
  soft ~ мя́гкий живо́т
  surgical ~ «о́стрый» живо́т
  tense ~ напряжённый живо́т

abdominal абдомина́льный

abdominocentesis лапароцентёз, пу́нкция живота́, абдомина́льная пу́нкция

abdominoscopy лапароско-

пи́я, перитонеоскопи́я, абдоминоскопи́я

abducens отводя́щий нерв

abduction отведе́ние, абду́кция

aberration аберра́ция, отклоне́ние от но́рмы
  chromosomal ~ хромосо́мная аберра́ция

ability спосо́бность, уме́ние
  colonizing ~ колонизи́рующая спосо́бность

ablate ампути́ровать, отсека́ть, иссека́ть, удаля́ть

ablation ампута́ция, отсече́ние, удале́ние

able спосо́бный, уме́лый ◇ **to be ~** быть в состоя́нии, мочь

abnormal 1. анома́льный; атипи́чный; ненорма́льный 2. патологи́ческий

abnormality наруше́ние; отклоне́ние от но́рмы; анома́лия; расстро́йство

abort 1. або́рт, вы́кидыш ‖ де́лать або́рт 2. обрыва́ть боле́знь на нача́льной ста́дии 3. не удава́ться; потерпе́ть неуда́чу

abortion 1. преждевре́менное прекраще́ние бере́менности; або́рт, вы́кидыш 2. недоразви́тие *(органа)*; останóвка развития (*органа или процесса*)

abortive 1. преждеврéменный (*о родах*) **2.** вызывáющий абóрт

abortus абортированный плод, абóртус, выкидыш

abrasion 1. ссáдина, царáпина, эрóзия **2.** выскáбливание **3.** очистка (*напр. раны*)

abruption отделéние, отслóйка, отторжéние, отрыв

abscess абсцéсс, гнойник, нарыв

appendicular ~ аппендикулярный абсцéсс

bicameral ~ двухкáмерный абсцéсс

cold ~ холóдный [туберкулёзный] абсцéсс

encysted ~ осумкóванный абсцéсс

peritoneal ~ абсцéсс брюшнóй пóлости

pulmonary ~ абсцéсс лёгких

retroperitoneal ~ ретроперитонеáльный абсцéсс

retropharyngeal ~ заглóточный [ретрофарингеáльный] абсцéсс

tuberculous ~ холóдный [туберкулёзный] абсцéсс

abscess-forming абсцедирующий

abscission ампутáция, отсечéние, отнятие

absence 1. отсýтствие **2.** абсáнс, кратковрéменная потéря сознáния (*симптом эпилепсии*) **3.** недостáток (*чего-л.*)

absorb абсорбировать, всá-

сывать, поглощáть, впитывать

absorbable абсорбируемый, поглощáемый, рассáсываемый

absorbent абсорбéнт, поглотитель ‖ абсорбирующий, всáсывающий, поглощáющий, гигроскопический

absorptiometer абсорбциóметр

absorption 1. абсóрбция, поглощéние, впитывание, всáсывание **2.** резóрбция, рассáсывание **3.** истощéние (*иммунной сыворотки*)

absorptive абсорбирующий, поглощáющий, всáсывающий, гигроскопический, впитывающий

abstinence абстинéнция; воздержáние; умéренность ◇ ~ **from food** голодáние; воздержáние от пищи

abulia абулия, дисбулия (*патологическое отсутствие желаний и побуждений к деятельности*)

abundant обильный

abuse 1. непрáвильное *или* ошибочное употреблéние (*напр. лекарственного средства*) **2.** злоупотреблéние ‖ злоупотреблять {NB: *произношение* сущ. [ə'bju:s], *гл.* [ə'bju:z]}

drug ~ **1.** злоупотреблéние лекáрственными срéдствами **2.** злоупотребление наркотиками

acantholysis акантóлиз (*дегенеративное изменение шиповатого слоя эпидермиса*)

acanthosis акантóз *(утолще-ние эпидермиса и эпителия слизистых оболочек с удлине-нием межсосочковых от-ростков)*

accelerate ускоря́ть(ся); уча-ща́ть(ся)

acceleration ускоре́ние; уча-ще́ние

accelerator 1. ускори́тель **2.** *хим.* катализа́тор

accept 1. принима́ть **2.** при-живля́ть(ся) *(о трансплан-тате)*

acceptability 1. переноси́-мость *(напр. вакцин)* **2.** приживля́емость *(транс-плантата)*

acceptance 1. приня́тие; при-ём **2.** приживле́ние

graft ~ приживля́емость трансплантáта

access 1. дóступ *(оператив-ный)* **2.** припáдок, при́ступ *(болезни)*

accessory 1. добáвочный, до-полни́тельный, вспомогá-тельный **2.** побóчный, вто-ростепéнный

accident 1. слу́чай **2.** несчá-стный слу́чай; катастрóфа; авáрия **3.** осложне́ние

anaphylactic ~ анафилакти́-ческий шок

cerebral ~ инсу́льт

fatal ~ несчáстный слу́чай со смертéльным исхóдом

home ~ бытовáя трáвма

serum ~ анафилакти́ческий шок

accommodate 1. размещáть; устрáивать **2.** помогáть **3.** примиря́ться ◇ **to** ~ **the**

wounded размести́ть рáне-ных

accommodation 1. аккомодá-ция **2.** мéсто *(в поезде, на пароходе и т.п.)* **3.** удóбст-во ◇ **amount of hospital** ~ пропускнáя спосóбность больни́цы

hospital ~ коли́чество боль-ни́чных кóек

accompany сопровождáть; сопу́тствовать

accomplish 1. выполня́ть; за-кáнчивать; завершáть **2.** совершéнствовать

accomplished 1. закóнчен-ный, завершённый, вы́пол-ненный **2.** иску́сный, óпыт-ный, квалифици́рованный

accumulate накáпливать, скопля́ться

accumulation 1. накоплéние, аккумуля́ция, скоплéние **2.** кумуля́ция

accuracy 1. тóчность; прá-вильность **2.** достовéр-ность; тщáтельность

acellular бескле́точный

acetic у́ксусный

ache боль *(особенно продол-жительная, тупая)* ‖ бо-лéть ◇ **to give an** ~ причи-ня́ть боль; **to have an** ~ ис-пы́тывать боль

acheless безболéзненный

achieve достигáть; добивáться

achromic ахроматический; неокрáшенный; неокрáши-вающийся; бесцвéтный

acid кислотá ‖ ки́слый; кис-лóтный

acetic ~ у́ксусная кислотá

acetylsalicylic ~ ацетилса-лици́ловая кислотá

arachidonic ~ арахидóновая кислотá

ascorbic ~ аскорбúновая кислотá, витамúн С

bile ~ жёлчная кислотá

carbonic ~ ýгольная кислотá

citric ~ лимóнная кислотá

deoxyribonucleic ~ дезокси-рибонуклеúновая кислотá, ДНК

double-stranded deoxyribonucleic ~ двухспирáльная ДНК

ethacrynic ~ этакрúновая кислотá

hydrochloric ~ солянáя кислотá

lactic ~ молóчная кислотá

lipoteichoic ~s липотейхóевые кислóты

malic ~ яблочная [оксиянтáрная] кислотá

nuclei(ni)c ~ нуклеúновая кислотá

oncogenic ribonucleic ~ онкогéнная РНК

phen(yl)ic ~ карбóловая кислотá, фенóл

phosphoric ~ фóсфорная кислотá

ribonucleic ~ рибонуклеúновая кислотá, РНК

salicylic ~ салицúловая кислотá

transfer ribonucleic ~ трáнспортная РНК

trifluoromethane sulfonic ~ трифторметансульфóновая кислотá

uric ~ мочевáя кислотá

acid-base кислóтно-щелочнóй

acidemia ацидемúя

acid-fast кислотоупóрный, кислотоустóйчивый

acidification 1. подкислéние 2. окислéние

acidify подкислять; окислять(ся)

acidity кислóтность

gastric juice ~ кислóтность желýдочного сóка

total ~ óбщая кислóтность

acidophilic ацидофúльный

acidosis ацидóз

compensated ~ компенсúрованный ацидóз

diabetic ~ диабетúческий ацидóз

metabolic ~ метаболúческий ацидóз

respiratory ~ дыхáтельный [гáзовый] ацидóз

uremic ~ уремúческий ацидóз

acid-proof, acid-resistant, acid-seal кислотоупóрный, кислотоустóйчивый

acid-treated обрабóтанный кислотóй

acinar 1. гроздевúдный (о железах) 2. ацинóзный

acinus áцинус; дóлька (напр. печени, лёгкого)

acne угрú, áкне ◇ ~ conglobata шаровúдные угрú, фолликулярный дерматúт; ~ erythematosa рóзовые [крáсные] угрú; ~ neonatorum угрú новорождённых; ~ pustulosa пустулёзные угрú; ~ syphilitica сифилитúческие угрú; ~ urticata экскориúрованные угрú; ~ vulgaris обыкновéнные [юношеские] угрú

bromide ~ брóмистые угрú

chlorine ~ хло́ристые угри́
contagious ~ контагио́зные угри́
cystic ~ кисто́зные угри́
iodide ~ ио́дистые угри́
keloid ~ кело́идный фолликули́т
premenstrual ~ предменструа́льные угри́
acoustic акусти́ческий
acquired приобретённый
acrocentric акроцентри́ческий
acrocyanosis акроцианоз
acrodermatitis акродермати́т
Hallopeau's ~ персисти́рующий акродермати́т, пустулёзный сто́йкий акродермати́т Аллопо́
papular ~ папулёзный акродермати́т, синдро́м Кро́сти — Джано́тти
acromegalia акромегали́я
acromial акромиа́льный
acrosin акрози́н (акросома́льный антиген)
acrylamide акрилами́д
act 1. акт; де́йствие; проце́сс ‖ де́йствовать; ока́зывать де́йствие 2. де́ло; посту́пок ‖ поступа́ть; влия́ть
~ of delivery родово́й акт, ро́ды
ACTH см. adrenocorticotropic hormone
actin акти́н
acting де́йствующий
long ~ пролонги́рованного де́йствия (о препарате)
actinomycosis актиномико́з
action 1. (воз)де́йствие; влия́ние; эффе́кт 2. рабо́та
control ~ регуля́ция, осуществле́ние контро́ля

emergency ~s экстренные [авари́йные] де́йствия; оказа́ние неотло́жной по́мощи
activate 1. активи́ровать, повыша́ть реакти́вную спосо́бность 2. де́лать радиоакти́вным
activation актива́ция, возбужде́ние, стимуля́ция
antibody-mediated ~ антителозави́симая актива́ция (лимфоцитов)
bypass ~ актива́ция по альтернати́вному пути́
cardiac ~ стимуля́ция се́рдца
cognate ~ актива́ция аутоимму́нных механи́змов
complement ~ актива́ция комплеме́нта
gene ~ актива́ция ге́нов
reciprocal ~ взаимоактива́ция
synaptic ~ синапти́ческое возбужде́ние
activator возбуди́тель, актива́тор, активи́рующий фа́ктор
alternative pathway ~ актива́тор альтернати́вного пути́ (активации комплемента)
leukoagglutinating ~ лейкоагглютини́н
lymphocyte ~ актива́тор лимфоци́тов
metabolic ~ метаболи́ческий актива́тор
plasminogen ~ актива́тор плазминоге́на
activin активи́н (Т-клеточный фактор роста)
activity 1. акти́вность; рабо́-

та; де́ятельность 2. радио-
акти́вность

agglutinating ~ агглютини́-
рующая акти́вность

anti-idiotype ~ антиидиоти-
пи́ческая акти́вность

antimicrobial ~ антимик-
ро́бная [антибактериа́ль-
ная] акти́вность

antineoplastic ~ противо-
о́пухолевая акти́вность

bactericidal ~ бактерици́д-
ная акти́вность

burst-feeder ~ бурстфи́дер-
ная акти́вность *(в клеточ-
ной культуре)*

colony-promoting ~ коло-
ниестимули́рующая акти́в-
ность

cytolytic ~ цитолити́ческая
акти́вность

cytostatic ~ цитостати́че-
ская акти́вность

electrobiological ~ биоэлек-
три́ческая акти́вность

enzymatic ~ ферментати́в-
ная акти́вность

fibrinolytic ~ фибринолити́-
ческая акти́вность

helper ~ хе́лперная акти́в-
ность, акти́вность лимфо-
ци́тов-хе́лперов

killer ~ ки́ллерная акти́в-
ность, акти́вность (кле́ток-)
ки́ллеров

life ~ жизнеде́ятельность

physical ~ физи́ческая ак-
ти́вность, физи́ческая на-
гру́зка

promoting ~ уси́ливающая
акти́вность

sperm-agglutinating ~ сперм-
агглютини́рующая акти́в-
ность

suppressor ~ супре́ссорная
акти́вность

surface ~ пове́рхностная
акти́вность

uterine ~ сократи́тельная
де́ятельность ма́тки

actomyosin актомиози́н

actual по́длинный, и́стинный

acuity 1. острота́ *(напр. слуха, зрения)* 2. о́стрый
хара́ктер *(болезни)* 3. я́с-
ность, чёткость

acupressure 1. акупресс́ура
(метод рефлексотерапии)
2. остано́вка кровотече́ния
путём прошива́ния крово-
точа́щего сосу́да

acupuncture иглоука́лыва-
ние, иглотерапи́я, акупунк-
ту́ра

acute 1. о́стрый *(о заболевании)* 2. о́стрый; прониц́а-
тельный *(об уме)* 3. о́ст-
рый, то́нкий *(о слухе)* 4.
си́льный, ре́зкий *(о боли)*

acuteness острота́ *(напр.
зрения, слуха)*

acyesis же́нское беспло́дие

adamantine относя́щийся к
зубно́й эма́ли

adamantoblast адаманто-
бла́ст

adaptation адапта́ция; при-
способле́ние

socio-environmental ~ со-
циа́льная адапта́ция

adapter 1. ада́птер, переход-
ни́к 2. держа́тель *(пробирок)*

add прибавля́ть, присоеди-
ня́ть

addict наркома́н; алкого́лик

drug ~ наркома́н

addicted склóнный ◇ to be ~ to имéть пристрáстие к; to be ~ to drink имéть пристрáстие к выпивке

addiction 1. склóнность *(к чему-л.)*, пáгубная привы́чка 2. наркомáния

alcohol ~ хронúческий алкоголúзм

drug ~ привыкáние к чрезмéрному употреблéнию лекáрственных средств; наркомáния

additional дополнúтельный, добáвочный

additive 1. добáвка, прúмесь 2. консервáнт

adduction аддýкция *(приведéние мышцы конéчности к срéдней лúнии тéла)*

adductor аддýктор, приводя́щая мы́шца

adenine аденúн

adenitis аденúт *(воспалéние желéзы или лимфатúческого узлá)*

mesenteric ~ мезаденúт

adenocarcinoma аденокарцинóма, желéзистый рак

acinar ~ ацинóзная аденокарцинóма

alveolar ~ альвеоля́рная аденокарцинóма

clear-cell ~ светлоклéточная аденокарцинóма

follicular ~ фолликуля́рная аденокарцинóма

mucinous ~ слúзистая аденокарцинóма

papillar ~ папилля́рная аденокарцинóма

adenocele кистá желéзы

adenoculture лимфобактериáльная культýра

adenocystoma цистаденóма, аденокистóма

adenocyte аденоцúт *(клéтка пéредней дóли гипофúза)*

adenodynia боль в желéзе

adenofibroma фиброаденóма, аденофибрóма

adenofibrosis фибрóзные изменéния желéзы

adenogenous происходя́щий из желéзистой ткáни

adenohypophysis аденогипóфиз, пéредняя дóля гипóфиза

adenoid аденóидный

adenoiditis аденоидúт

adenoids *pl* аденóиды

adenolymphitis лимфаденúт

adenolymphoma лимфаденóма, аденолимфóма

adenoma аденóма

Hürthle cell ~ оксифúльная аденóма щитовúдной желéзы, аденóма из клéток Гю́ртле

islet ~ инсулóма, аденóма островкóвой ткáни

malignant ~ аденокарцинóма

oxyphilic ~ оксифúльная аденóма

adenomatous аденоматóзный

adenomectomy аденомэктомúя, простатэктомúя

perineal ~ промéжностная аденомэктомúя

transurethral ~ трансуретрáльная аденомэктомúя

adenomyosis аденомиóз

adenomyxoma аденомиксóма

adenopathy аденопатúя

adenosis аденóз, поражéние желёз

adenovirus аденовúрус

adequacy 1. адеква́тность, соотве́тствие 2. доста́точность 3. компете́нтность

immunochemical ~ иммунохими́ческая иденти́чность

adherence 1. прилипа́ние; скле́ивание 2. адге́зия; сраще́ние

glass ~ адге́зия на стекле́, адге́зия к стеклу́

adherent 1. сращённый, сро́сшийся, приро́сший, прикреплённый 2. кле́йкий, вя́зкий

adhesion 1. адге́зия; соедине́ние; слипа́ние; прилипа́ние 2. спа́йка, сраще́ние 3. заживле́ние *(раны)*

adviser консульта́нт

medical ~ врач-консульта́нт

adynamia адинами́я; сла́бость, бесси́лие

adynamic сла́бый, бесси́льный

aeration аэра́ция, аэри́рование

aeriferous воздухоно́сный

aeroallergen аэроаллерге́н, аллерге́н во́здуха

aerobe аэро́б

aerobian, aerobic аэро́бный

aerocele возду́шная киста́; возду́шная по́лость

aerodontalgia аэродонталги́я *(боль в зубах, вызванная резким перепадом атмосферного давления)*

aerophagy аэрофаги́я, глота́ние во́здуха

aerosol аэрозо́ль

aetiology *см.* etiology

afebrile безлихора́дочный

affect 1. аффе́кт, эмоцио-

на́льная реа́кция 2. поража́ть; влия́ть, возде́йствовать {NB: *произношение сущ.* ['æfekt], *гл.* [ə'fekt]}

affected пораже́нный *(болезнью)*, страда́ющий *(каким-л. недугом)*

affection заболева́ние; пораже́ние *(какого-л. органа)*

affective аффекти́вный, эмоциона́льный

affectivity возбуди́мость, эмоциона́льность

afferent аффере́нтный, принося́щий, центростреми́тельный

affinity 1. сродство́; аффините́т; аффи́нность 2. схо́дство; бли́зость

chemical ~ хими́ческое сродство́

afflict поража́ть *(болезнью)*

affliction 1. боле́знь; физи́ческий недоста́ток 2. печаль

afflux прито́к, прили́в *(крови)*

afterbirth после́д, плаце́нта, пло́дные оболо́чки

after-care 1. ухо́д *(за выздоравливающим)*; доле́чивание 2. ухо́д и наблюде́ние за же́нщиной по́сле ро́дов

after-cataract втори́чная катара́кта

aftereffect последе́йствие

after-image *офт.* после́довательный о́браз

after-pain 1. *pl* боле́зненные послеродо́вые схва́тки 2. боль, испы́тываемая по́сле *(чего-л.)*

afterpotential следово́й потенциа́л *(напр. на электрокардиограмме)*

afterstain *гист.* дополни́тельная окра́ска; контра́стная окра́ска

aftertreatment 1. долéчивание **2.** реабилита́ция

afunctional нефункциони́рующий, недéйствующий

agammaglobulinemia агаммаглобулинемия

agar ага́р

bile salt ~ жёлчный ага́р

blood ~ кровяно́й ага́р

glucose ~ глюко́зный ага́р

glycerin ~ ага́р с глицери́ном

plain ~ просто́й ага́р; мясопепто́нный ага́р

semisolid ~ полужи́дкий ага́р

soft ~ мя́гкий ага́р

agarose агаро́за

agar-tube проби́рка с ага́ром

age 1. во́зраст; продолжи́тельность жи́зни **2.** совершенноле́тие **3.** ста́рость

~ of human life продолжи́тельность жи́зни челове́ка

anatomical ~ морфологи́ческий [сомати́ческий] во́зраст

bone ~ *рентг.* ко́стный во́зраст

childbearing ~ репродукти́вный [деторо́дный] во́зраст

chronological ~ календа́рный во́зраст

culture ~ во́зраст культу́ры (*напр. клеток*)

gestational ~ гестацио́нный во́зраст

middle ~ срéдний во́зраст

physiological ~ физиологи́ческий во́зраст

retirement ~ пенсио́нный во́зраст

school ~ шко́льный во́зраст

walking ~ во́зраст, в кото́ром ребёнок на́чал ходи́ть

age-dependent возрастно́й

agenesia, agenesis агенези́я, врождённое отсу́тствие о́ргана

agent агéнт; фа́ктор; возбуди́тель; срéдство

activating ~ активи́рующий фа́ктор

aggregating ~ фа́ктор, вызыва́ющий агрега́цию (*напр. тромбоцитов*)

alkylating ~ алкили́рующий агéнт

antimicrobial ~ антимикро́бное срéдство

antiviral ~ противови́русное срéдство

bacterial ~ бактериа́льный возбуди́тель

carrying ~ перено́счик (*инфекции*)

causative ~ возбуди́тель болéзни, этиологи́ческий фа́ктор

environmental ~ фа́ктор внéшней среды́

fusing ~ фа́ктор, вызыва́ющий слия́ние клéток

germicidal ~ бактерици́дное срéдство

immunosuppressive ~ иммунодепресса́нт, иммуносупрéссор, иммунодепрес́сивное срéдство

infectious ~ возбуди́тель инфéкции, инфекцио́нный агéнт

priming ~ сенсибилизи́рующий фа́ктор

topical ~ местнодействующее средство (напр. мазь)

triggering ~ 1. фактор, запускающий реакцию 2. хелперный фактор

agglomeration агломерация

agglutinability способность к агглютинации

agglutination 1. агглютинация; склеивание 2. слипание (краёв раны)

cold ~ криоагглютинация

partial ~ неполная агглютинация

spontaneous ~ самопроизвольная агглютинация

agglutinin агглютинин, агглютинирующее вещество

cold ~ холодовый агглютинин

aggravate ухудшаться, обостряться (о болезни)

aggravation 1. ухудшение (состояния здоровья), обострение (болезни) 2. агравация (преувеличение больным симптомов болезни)

aggregability способность к агрегации (напр. тромбоцитов)

aggregation агрегация

monolayer ~ агрегация (клеток) в монослое

aggression 1. агрессивность 2. вмешательство (оперативное) 3. клеточная цитотоксическая реакция

aging 1. старение 2. определение возраста 3. созревание (напр. клеток популяции)

agitation 1. волнение; возбуждение; беспокойство 2. взбалтывание; перемешивание, встряхивание

nervous ~ нервное возбуждение

agitator мешалка

aglossia 1. аглоссия, врождённое отсутствие языка 2. немота

aglutition дисфагия, расстройство глотания

agonal агональный; предсмертный

agonist 1. агонист (мышца) 2. вещество, обладающее сродством к рецептору

agony 1. агония 2. мучение, страдание, сильнейшая боль

agranulocyte агранулоцит, незернистый лейкоцит

agranulocytosis агранулоцитоз (отсутствие или резкое уменьшение количества гранулоцитов в крови)

Schultz's ~ аллергический агранулоцитоз, агранулоцитоз Шульца

aid 1. помощь; содействие; поддержка ‖ помогать, оказывать помощь 2. помощник 3. вспомогательное средство 4. протез

blind ~ тифлотехнический прибор (для чтения слепых)

domiciliary ~ помощь на дому

first ~ первая помощь

hearing ~ слуховой аппарат

nursing ~ санитарка; няня

obstetric ~ родовспоможение

aid-man санитар

AIDS *см.* acquired immunodeficiency syndrome
aid-woman санита́рка
ail 1. боле́ть, заболева́ть,
чу́вствовать недомога́ние 2.
беспоко́ить; причиня́ть
боль; му́чить
ailing боле́зненный
ailment недомога́ние, нездо-
ро́вье, боле́знь
ainhum анью́м, айнгу́м
(*тропическая болезнь*)
air 1. во́здух; атмосфе́ра 2.
прове́тривать, вентили́ро-
вать 3. суши́ть на воздухе
ambient ~ атмосфе́рный
во́здух
expired ~ выдыха́емый во́з-
дух
inspired ~ вдыха́емый во́з-
дух
residual ~ оста́точный объём лёгких
respiratory ~ дыха́тельный
объём во́здуха
airborne 1. возду́шно-ка́-
пельный, переноси́мый по
во́здуху 2. прису́тствую-
щий в во́здухе
air-dried вы́сушенный на
во́здухе
airplane самолёт
ambulance ~ санита́рный
самолёт
airproof воздухонепроница́е-
мый, гермети́чный
airway 1. дыха́тельные пути́
2. воздухово́д
akinesia акинези́я, дви́га-
тельный парали́ч
alarm 1. трево́га; сигна́л тре-
во́ги ‖ трево́жить, вызы-
ва́ть трево́гу 2. страх, смя-
те́ние

albication побеле́ние, обес-
цве́чивание, приобрете́ние
бе́лой окра́ски
albinism альбини́зм (*врождённое отсутствие пиг-
ментации*)
albuginea бело́чная оболо́чка
albumin альбуми́н
egg ~ овальбуми́н, я́йчный
альбуми́н
albuminoid белковоподо́бный
albuminous альбуми́новый
albuminuria протеинури́я;
альбуминурия
alcohol алкого́ль, спирт; эти́-
ловый спирт, этано́л
absolute [dehydrated] ~ аб-
солю́тный спирт
ethyl ~ этано́л, эти́ловый
спирт
alcoholic алкого́льный, спир-
тово́й
alcoholism алкоголи́зм;
пья́нство
alcoholize 1. обраба́тывать
спи́ртом 2. превраща́ть в
спирт
alcoholometer спирто́метр
aldehyde альдеги́д
formic ~ формальдеги́д
aldosterone альдостеро́н
aleukemia алейкеми́я, алей-
кеми́ческий лейко́з
alexia алекси́я (*вербальная
слепота*)
algesia повы́шенная чувстви́-
тельность к бо́ли
algetic болево́й, боле́зненный
algomenorrhea альгомено-
ре́я, боле́зненная менстру-
а́ция
alienation психо́з; психи́че-
ское заболева́ние
alienist психиа́тр

alignment 1. выпрямле́ние, выра́внивание 2. зубно́й ряд

aliment пи́ща, пита́ние

alimentary 1. пищево́й 2. пищевари́тельный 3. пита́тельный

alimentation кормле́ние, пита́ние

   artificial ~ иску́сственное пита́ние

   forced ~ принуди́тельное кормле́ние

   oral ~ перора́льное кормле́ние

   rectal ~ некта́льное пита́ние

alimentotherapy диетотерапи́я, лече́бное пита́ние

alive 1. живо́й 2. существу́ющий, де́йствующий, остаю́щийся в си́ле

alkalemia алкало́з

alkali щёлочь

   caustic ~ е́дкая щёлочь

alkalify подщела́чивать, ощела́чивать

alkaline щелочно́й

   weakly ~ слабощелочно́й

alkalinization подщела́чивание, ощела́чивание

alkalinize подщела́чивать

alkalosis алкало́з

   altitude ~ высо́тный алкало́з

   metabolic ~ метаболи́ческий алкало́з

   respiratory ~ дыха́тельный [респирато́рный] алкало́з

   uncompensated ~ декомпенси́рованный алкало́з

alkaluria щелочна́я реа́кция мочи́

allele алле́ль, алле́льный ген

   compatibility ~s алле́ли совмести́мости

   dominant ~s домина́нтные алле́ли

   recessive ~s рецесси́вные алле́ли

allelic алле́льный

allelism алле́льность

allelotype аллелоти́п

allergen аллерге́н

   inhalant ~ аэроаллерге́н, аллерге́н во́здуха

allergen-challenged аллергизи́рованный, сенсибилизи́рованный аллерге́ном

allergenicity аллерге́нность

   cross ~ перекрёстная аллерге́нность

allergic аллерги́ческий

allergid аллерги́д (сыпь аллергической природы)

allergist врач-аллерго́лог

allergization аллергиза́ция, сенсибилиза́ция аллерге́ном

allergologist врач-аллерго́лог

allergology аллерголо́гия

allergy аллерги́я, повы́шенная чувстви́тельность

   atopic ~ атопи́я, атопи́ческая аллерги́я

   bacterial ~ бактериа́льная аллерги́я

   cold ~ холодо́вая аллерги́я

   contact ~ конта́ктная аллерги́я

   delayed ~ аллерги́ческая реа́кция заме́дленного ти́па

   dermal ~ ко́жная аллерги́я

   dietary ~ пищева́я аллерги́я

   drug ~ лека́рственная аллерги́я

   food ~ пищева́я аллерги́я

grass pollen ~ поллиноз, сенная лихорадка

house dust ~ аллергия к домашней пыли

workplace ~ профессиональная аллергия

allergy-prone предрасположенный к аллергии

alleviate облегчать, смягчать *(боль)*

alleviation облегчение, смягчение *(боли)*

alloantigen аллоантиген

allocation размещение; распределение; локализация

alloepitope аллоантигенная детерминанта, аллодетерминанта, аллоэпитоп

allogene рецессивный ген

allogenic аллогенный *(относящийся к другой особи того же биологического вида)*

allograft аллотрансплантат

allografting аллотрансплантация *(пересадка органа или ткани от другой особи того же вида)*

alloimmunization аллоиммунизация

alopecia алопеция, облысение, плешивость

areata ~ гнёздная [очаговая] алопеция

cicatrical ~ рубцовая алопеция

marginal ~ краевое облысение

roentgen ~ рентгеновская алопеция

senile ~ старческая [сенильная] алопеция

alter (из)менять

alteration изменение; альте-

рация; перестройка *(организма)*

alternating альтернирующий, чередующийся, перемежающийся, сменяющийся

alternation альтернация, чередование, смена, перемена

alveolar альвеолярный; ячеистый

alveole альвеола; ячейка; луночка

alveolitis альвеолит

amaurosis амавроз, слепота

diabetic ~ слепота при диабете

hysteric ~ психогенная слепота

uremic ~ уремическая слепота

ambiguous неясный, сомнительный *(напр. о диагнозе)*

ambiopia диплопия, двоение *(в глазах)*

amblyopia амблиопия

ambulance 1. полевой госпиталь 2. санитарно-транспортное средство, автомобиль скорой помощи 3. врачебный пункт ◇ **to call in an ~** вызвать автомобиль скорой помощи

army ~ полевой госпиталь

medical ~ санитарный транспорт

ambulant 1. перемежающийся *(о болезнях)* 2. амбулаторный

ambulatory амбулаторный, ходячий *(о больном)*

ambustion ожог

amebiasis амёбиаз, амёбная дизентерия

hepatic ~ амёбиа́з пе́чени

intestinal ~ амёбная дизенте́рия

amebocyte блужда́ющая кле́тка, амебоци́т

ameboid амёбообра́зный, амёбови́дный

amelioration улучше́ние *(напр. состояния здоро́вья)*

ameloblast амелобла́ст, адамантобла́ст

amelogenesis амелогене́з *(развитие зубной эмали)*

amenorrhea аменоре́я *(отсутствие менструаций)*

emotional ~ психоге́нная аменоре́я

hypothalamic ~ гипоталами́ческая аменоре́я

lactation ~ лактацио́нная аменоре́я

physiologic ~ физиологи́ческая аменоре́я

amicrobic безмикро́бный, стери́льный

amitosis амито́з *(прямое деление ядра клетки)*

ammonia аммиа́к

liquid ~ *разг.* нашаты́рный спирт

amnesia амнези́я, утра́та па́мяти

anterograde ~ антерогра́дная амнези́я

episodic ~ периоди́ческая [эпизоди́ческая] амнези́я

amniocentesis амниоцентЕ́з *(пункция плодного пузыря)*

genetic ~ амниоцентЕ́з по генети́ческим показа́ниям

transabdominal ~ чрезбрюши́нный амниоцентЕ́з

vaginal ~ влага́лищный амниоцентЕ́з

amniochorial относя́щийся к амнио́ну и хорио́ну

amnion амнио́н, амниоти́ческая оболо́чка

amnionitis амниони́т *(воспаление амниона)*

amniorrhea изли́тие [отхожде́ние] околопло́дных вод

amorphous амо́рфный; бесструкту́рный

ampelotherapy виноградолече́ние, ампелотерапи́я

amphoteric амфоте́рный *(обладающий свойствами кислоты и основания)*

amplitude 1. амплиту́да 2. полнота́ *(пульса)*; оби́лие *(кровоснабжения)*

ampoule, ampule *фарм.* а́мпула

vacuum-sealed ~ запа́янная а́мпула

ampulla *анат.* а́мпула

~ of the uterine tube а́мпула ма́точной трубы́

amputate ампути́ровать; удаля́ть

amputating ампутацио́нный

amputation ампута́ция; удале́ние

Alanson's ~ кругова́я ампута́ция по Алансо́ну

Bier's ~ ампута́ция (го́лени) по Би́ру

Bunge's ~ безнадко́стничная ампута́ция, ампута́ция по Бу́нге

Callander's ~ ампута́ция (бедра́) по Калле́ндеру

Carden's ~ ампута́ция (бедра́) по Ка́рдену

Chopart's ~ ампутáция по Шопáру

Farabeuf's ~ ампутáция по Фарабéфу

Forbes ~ ампутáция (стопы́) по Фóрбсу

Jaboulay's ~ ампутáция (бедрá с чáстью тáза) по Жабулé

Kirk's ~ ампутáция (бедрá) по Кúрку

Larrey's ~ ампутáция (вéрхней конéчности у плечевóго сустáва) по Ларрéю

Lisfranc's ~ ампутáция по Лисфрáнку

Pirogoff's ~ ампутáция (стопы́) по Пирогóву

amyelination демиелинизáция, разрушéние миелúновой оболóчки (нервных волокон)

amyelinic безмиелúновый

amyelotrophy спиннáя сухóтка, *tabes dorsalis*

amygdala 1. миндáлина 2. миндалевúдное тéло

amygdalectomy тонзиллэктомúя

amygdalitis тонзиллúт

amylaceous содержáщий крахмáл, крахмáлистый

amylase амилáза

amylasuria амилазурúя (увеличенное выделение амилазы с мочой)

amylogenesis образовáние крахмáла

amyloid амилóид ‖ амилóидный

amyloidosis амилоидóз, амилóидная дистрофúя

amylum крахмáл

anabiosis анабиóз

anabolic анаболúческий, ассимиляциóнный

anabolism ассимиляция, анаболúзм

anabolite анаболúт

anaerobe анаэрóб

facultative ~ факультатúвный анаэрóб

obligate ~ облигáтный анаэрóб

anaerobic анаэрóбный

anaerobiosis *микр.* анаэробиóз

anal анáльный, заднепрохóдный

analeptic аналéптик, укрепляющее [стимулúрующее] срéдство ‖ аналептúческий, укрепляющий

analgesia аналгезúя (1. обезболивание 2. отсутствие болевой чувствительности)

analgesic, analgetic анальгезúрующее [болеутоляющее] срéдство, анальгéтик ‖ анальгезúрующий, обезбóливающий, болеутоляющий

analysis (pl analyses) анáлиз; прóба; исслéдование

activation ~ активациóнный анáлиз

antigenic ~ антигéнный анáлиз

basal ~ исслéдование основнóго обмéна

check ~ контрóльный анáлиз

cluster ~ клáстерный анáлиз

colorimetric ~ колориметрúческий анáлиз

electron microprobe ~ анáлиз ме́тодом электро́нного микрозо́нда

enzyme ~ ферме́нтный ана́лиз

flow cytometric ~ прото́чный цитометри́ческий ана́лиз

gel-blotting ~ *иммун.* гель-бло́ттинг, ана́лиз ме́тодом бло́ттинга в ге́ле

idiotypic ~ идиотипи́ческий ана́лиз

immunogenotypic ~ иммуногенети́ческий ана́лиз

immunometric ~ коли́чественный иммуноана́лиз

linear regression ~ лине́йно-регрессио́нный ана́лиз

sequential ~ после́довательный ана́лиз

spectroscopic ~ спектроскопи́ческий ана́лиз

tracer ~ иссле́дование при по́мощи ме́ченых а́томов

X-ray ~ рентгенографи́ческий ана́лиз

X-ray diffraction ~ рентгенострукту́рный ана́лиз

analyze де́лать ана́лиз; подверга́ть ана́лизу; анализи́ровать; иссле́довать

anamnesis ана́мнез

immunologic ~ иммунологи́ческая па́мять

anamnestic анамнести́ческий

anaphase анафа́за

anaphylactic анафилакти́ческий

anaphylaxis анафилакси́я, анафилакти́ческая реа́кция

acute ~ анафилакти́ческий шок

anaplasia анаплази́я

anasarca анаса́рка *(распро-*

странённый отёк подкожной клетчатки)

anastomosis анастомо́з, со́устье

arteriovenous ~ артериовено́зный анастомо́з

Braun's ~ анастомо́з по Бра́уну

end-to-end ~ анастомо́з «коне́ц в коне́ц»

end-to-side ~ анастомо́з «коне́ц в бок»

Galen's ~ анастомо́з по Га́лену

intestinal ~ кише́чный анастомо́з

side-to-end ~ анастомо́з «бок в коне́ц»

side-to-side ~ анастомо́з «бок в бок»

anatomic(al) анатоми́ческий; морфологи́ческий; структу́рный

anatomist 1. ана́том 2. прозе́ктор; препара́тор

anatomy 1. анато́мия 2. препари́рование, анатоми́рование, вскры́тие

applied ~ прикладна́я анато́мия

comparative ~ сравни́тельная анато́мия

descriptive ~ описа́тельная [систе́мная] анато́мия

pathological ~ патологи́ческая анато́мия

regional ~ топографи́ческая анато́мия

anavaccine анавакци́на, уби́тая вакци́на

ancillary вспомога́тельный, дополни́тельный

androgen андроге́н *(мужской половой гормон)*

android мужеподо́бный

andrology андроло́гия

anemia анеми́я

Addison-Biermer ~ перници́озная анеми́я, боле́знь Аддисо́на — Би́рмера

aplastic ~ апласти́ческая анеми́я

bleeding ~ постгеморраги́ческая анеми́я

bothriocephalus ~ ботриоцефа́льная анеми́я

congenital ~ of newborn гемолити́ческая боле́знь новорождённых

Cooley's ~ анеми́я Ку́ли, больша́я талассеми́я

deficiency ~ алимента́рная [нутрити́вная] анеми́я

Fanconi's ~ анеми́я [синдро́м] Фанко́ни *(наследственная гипоплазия костного мозга)*

hemolytic ~ гемолити́ческая анеми́я

hemolytic autoimmune ~ гемолити́ческая аутоимму́нная анеми́я

hemorrhagic ~ геморраги́ческая анеми́я

hypochromic ~ гипохро́мная анеми́я

hypoferric [iron deficiency] ~ железодефици́тная анеми́я

microcytic ~ микроцита́рная анеми́я

normocytic ~ нормоцита́рная анеми́я

posthemorrhagic ~ постгеморраги́ческая анеми́я

sickle cell ~ серпови́дноклёточная [дрепаноцита́рная] анеми́я

sideropenic ~ железодефици́тная анеми́я

splenic ~ спленоге́нная [спленомегали́ческая] анеми́я

anemic анеми́чный, малокро́вный

anergy анерги́я

anesthesia анестези́я, обезбо́ливание

Bier's local ~ ме́стная внутриве́нная анестези́я по Би́ру

block ~ проводнико́вая анестези́я

caudal ~ кауда́льная анестези́я

conduction ~ проводнико́вая анестези́я

endobronchial ~ эндобронхиа́льный нарко́з

endotracheal ~ эндотрахеа́льный [интратрахеа́льный] нарко́з

epidural ~ эпидура́льная [перидура́льная] анестези́я

general ~ нарко́з, о́бщая анестези́я, о́бщее обезбо́ливание

infiltration ~ инфильтрацио́нная анестези́я

aneurysm аневри́зма

aortic ~ аневри́зма а́орты

arteriovenous ~ артериовено́зная аневри́зма

cardiac ~ аневри́зма се́рдца

dissecting ~ рассла́ивающая аневри́зма *(аорты)*

fusiform ~ веретенообра́зная аневри́зма

primary ~ и́стинная аневри́зма

Rasmussen's ~ аневри́зма Ра́смуссена

spurious ~ ло́жная аневри́зма

aneurysmatic аневризмати́ческий

aneurysmectomy аневризмэктоми́я (иссечение аневризмы)

angiectasia, angiectasis ангиэктази́я (расширение сосуда)

angiitis васкули́т, ангии́т (воспаление стенок сосуда)
allergic cutaneous ~ аллерги́ческий ко́жный ангии́т
necrotizing ~ некротизи́рующий ангии́т
visceral ~ висцера́льный ангии́т

angina 1. ангина 2. стенокарди́я, грудна́я жа́ба ◇ ~ decubitus стенокарди́я поко́я; ~ follicularis фолликуля́рная ангина; ~ pectoris стенокарди́я, грудна́я жа́ба ~ of effort стенокарди́я напряже́ния
agranulocytic ~ агранулоцита́рная ангина
Ludwig's ~ ангина Лю́двига
lymphatic ~ инфекцио́нный мононуклео́з

anginal 1. ангино́зный 2. стенокарди́ческий

angioblast ангиобла́ст

angioblastoma ангиобласто́ма

angiocardiography ангиокардиографи́я

angiocholitis холанги́т, ангиохоли́т (воспаление жёлчных протоков)

angioclast кровооста́навливающий зажи́м

angioedema ангионевроти́ческий отёк, отёк [болезнь] Кви́нке

angiogenesis разви́тие кровено́сных сосу́дов

angiography ангиографи́я, вазографи́я
cerebral ~ церебра́льная ангиографи́я

angiology ангиоло́гия

angioma ангио́ма, сосу́дистая о́пухоль

angiomatosis ангиомато́з

angioneurosis ангионевро́з, вазоневро́з

angioparesis ангиопаре́з

angiopathy ангиопати́я, вазопати́я (нарушение тонуса кровеносных сосудов)

angiopoiesis ангиопоэ́з (процесс образования сосудов)

angiorrhexis ангиоре́ксис (разрыв кровеносного сосуда)

angioscope капилляроско́п

angiotaxis 1. кровоточи́вость, геморраги́ческий диате́з 2. гемофили́я

angiotelectasia, angiotelectasis телеангиэктази́я (локальное чрезмерное расширение мелких сосудов)

angiotensin ангиотензи́н

angiotribe ангиотри́б (вид кровоостанавливающего зажима)

angiotrophoneurosis ангиотрофоневро́з

angle у́гол

angular угловой

angulation образова́ние угла́; переги́б (петли кишечника, мочеточника)

anhidrosis ангидро́з, отсу́тствие потоотделе́ния

anhydrous безво́дный

anicteric безжелту́шный

animal живо́тное
  germfree ~ безмикро́бное [стери́льное] живо́тное
  test ~ подо́пытное живо́тное

animal-borne передаю́щийся [переноси́мый] живо́тными (об инфекции)

anisocytosis анизоцито́з

anisometropia анизометропи́я (различная рефракция правого и левого глаза)

anisotropic анизотро́пный; име́ющий ра́зные физи́ческие характери́стики

ankle 1. голеносто́пный суста́в 2. лоды́жка

ankylosis анкило́з (неподвижность сустава)
  artificial ~ артроде́з
  bony ~ ко́стный анкило́з

annihilation уничтоже́ние, истребле́ние

annoying раздража́ющий; навя́зчивый; беспоко́ящий

annular 1. кольцеви́дный, перстневи́дный 2. кольцеобра́зный

annuloplasty аннулопла́стика (напр. митрального клапана)

anoia слабоу́мие, деме́нция

anointment сма́зывание (напр. раны)

anomalous анома́льный; непра́вильный

anomaly анома́лия, непра́вильность, ненорма́льность
  cardiac ~ поро́к се́рдца
  congenital ~ врождённая анома́лия, поро́к разви́тия

anorectal аноректа́льный (относящийся к заднему проходу и прямой кишке)

anorectic относя́щийся к анорекси́и; снижа́ющий аппети́т

anorexia анорекси́я (отсутствие аппетита)

anorexigenic анорексиге́нный

anosigmoidoscopy ректороманоскопи́я, ректосигмоидоскопи́я

anosmia аносми́я (отсутствие обоняния)

anovulation ановуля́ция (отсутствие овуляции)

anoxemia гипоксеми́я (сниженное содержание кислорода в крови)

anoxia гипокси́я, кислоро́дное голода́ние, кислоро́дная недоста́точность

ansa петля́, петлеобра́зная структу́ра

antacid см. antiacid

antagonism антагони́зм

antalgic анальгези́рующий, обезбо́ливающий, болеутоля́ющий

antecedent предше́ствующий (заболеванию)

antehypophysis аденогипо́физ, пере́дняя до́ля гипо́физа

ante mortem до наступле́ния сме́рти, пе́ред сме́ртью

antenatal антената́льный, внутриутро́бный; дородово́й, предродово́й

ante partum дородово́й, предродово́й

anteposition смеще́ние кпе́реди (об органе)

anterior пере́дний

anteversion смеще́ние кпереди; поворо́т кпе́реди (*об органе*)

anthelix противозавито́к (*ушной раковины*)

anthelmintic глистого́нное сре́дство ‖ противоглѝстный, антигельмѝнтный

anthracosis антрако́з (*отложение каменноугольной пыли в органах и тканях*)

anthrax 1. сибѝрская я́зва 2. карбу́нкул

anthropogenesis антропогене́з

antiacid антацѝдное сре́дство (*нейтрализующее кислотность*) ‖ антацѝдный (*нейтрализующий кислотность*)

antiallergic противоаллергѝческий, антиаллергѝческий

antibacterial антибактериа́льный

antibiotic антибио́тик

   broad-spectrum ~ антибио́тик широ́кого спе́ктра де́йствия

antibody антите́ло

   aggregated ~s агрегѝрованные антитела́

   complement-fixing ~ комплементсвя́зывающее антите́ло

   labeled ~ ме́ченое антите́ло

   sensitizing ~ сенсибилизѝрующее антите́ло

   sperm-agglutinating ~ спермагглютинѝрующее антите́ло

antibody-dependent антителозавѝсимый

antibody-producing антителообразу́ющий

anticoagulant антикоагуля́нт

anticomplementarity антикомплемента́рность (*напр. молекулярной структуры*)

antidiuretic антидиуретѝческое сре́дство ‖ антидиуретѝческий

antidote антидо́т, противоя́дие

antiemetic противорво́тное лека́рственное сре́дство

antifebrile жаропонижа́ющее сре́дство ‖ жаропонижа́ющий

antifertility 1. вызыва́ющий вы́кидыш 2. противозача́точный

antigen антиге́н

   Australia ~ австралѝйский антиге́н, антиге́н гепатѝта B

   bacterial ~ бактериа́льный антиге́н

   hepatitis B surface ~ пове́рхностный антиге́н гепатѝта B

   histocompatibility ~ антиге́н тка́невой совместѝмости, антиге́н гистосовместѝмости

   oncofetal ~ карциноэмбриона́льный [онкоэмбриона́льный] антиге́н

antigenicity антиге́нность

antihelix см. anthelix

antihistaminic антигистамѝнный, противогистамѝнный

antihypertensive гипотензѝвное сре́дство ‖ гипотензѝвный, снижа́ющий артериа́льное давле́ние

anti-immune антииммỳнный

anti-inflammatory противовоспалѝтельный

antimicrobial антимикро́бный, противомикро́бный

antimycotic противогрибкóвый

antineoplastic противоóпухолевое срéдство ‖ противоóпухолевый

antioxidant антиоксидáнт, ингибúтор окислéния

antipyretic жаропонижáющее срéдство ‖ жаропонижáющий, противолихорáдочный

antirabic антирабúческое срéдство, срéдство прóтив бéшенства ‖ антирабúческий

antirheumatic противоревматúческое [антиревматúческое] срéдство ‖ противоревматúческий, антиревматúческий

antiseptic антисéптик, антисептúческое срéдство ‖ антисептúческий, обеззарáживающий

antiserum иммýнная сúворотка, антисúворотка

antispasmodic 1. спазмолитúческое срéдство ‖ спазмолитúческий 2. противосýдорожное срéдство ‖ противосýдорожный

antitoxin антитоксúн; противоя́дие

antitragus противокозелóк (ушной раковины)

antitrypsin антитрипсúн, ингибúтор трипсúна

antiviral антивúрусный, противовúрусный

antral анат. полостнóй, антрáльный, относя́щийся к пóлости или пáзухе

antrum анат. пóлость, пáзуха, пещéра

maxillary ~ верхнечелюстнáя [гáйморова] пáзуха

anulus кольцó, кольцевúдная структýра

anuria анурúя (отсутствие мочи)

anus зáдний прохóд, анáльное отвéрстие

preternatural ~ искýсственный [противоестéственный] зáдний прохóд

anxiety тревóга; страх; боя́знь; беспокóйство

anxious озабóченный, беспокóящийся

aorta аóрта

abdominal ~ брюшнáя аóрта

thoracic ~ груднáя аóрта

aortography аортографúя

apex (pl apices) 1. вершúна, верхýшка 2. кóрень зýба 3. верхýшка лёгкого
  ~ of the heart верхýшка сéрдца

apex-area óбласть верхушечного толчкá

aphakia афакúя (отсутствие хрусталика)

aphasia афазúя (нарушение речи)

aphthae (sing aphtha) áфты (язвочки на слизистой оболочке) ◇ ~ epizooticae я́щур

apical апикáльный, верхýшечный

apitherapy апитерапúя (лечебное применение пчелиного яда и его препаратов)

apitoxin пчелúный яд

aplasia аплазúя

apnea апнóэ, остановка дыхáния

31

apocrine апокри́нный, апокри́новый

aponeurosis апоневро́з

apoplexy апоплекси́я; апоплекси́ческий уда́р; кровоизлия́ние *(напр. в мозг)*

functional ~ динами́ческое наруше́ние мозгово́го кровообраще́ния

heat ~ теплово́й уда́р

thrombotic ~ тромботи́ческий инсу́льт

apparatus 1. прибо́р; аппара́т; устро́йство; аппарату́ра 2. *анат.* аппара́т

digestive ~ пищевари́тельные о́рганы

genitourinary ~ мочеполова́я систе́ма

Golgi ~ *цитол.* пласти́нчатый ко́мплекс, аппара́т Го́льджи

locomotor ~ опо́рно-дви́гательный аппара́т

respiratory ~ дыха́тельные о́рганы

vestibular ~ вестибуля́рный аппара́т

vocal ~ голосово́й аппара́т

appearance 1. вне́шний вид 2. проявле́ние; при́знак

gross ~ макроскопи́ческая карти́на

appendage отро́сток, прида́ток

appendectomy аппендэктоми́я

appendic(e)al аппендикуля́рный

appendicitis аппендици́т

appendix 1. червеобра́зный отро́сток, аппе́ндикс 2. прида́ток, отро́сток

vermicular ~ червеобра́зный отро́сток, аппе́ндикс

xiphoid ~ мечеви́дный отро́сток

appetite аппети́т

excessive ~ булими́я, патологи́чески повы́шенное чу́вство го́лода

perverted ~ извращённый аппети́т, парорекси́я

application 1. испо́льзование, употребле́ние, примене́ние 2. наложе́ние, нанесе́ние 3. компре́сс, примо́чка

~ of forceps наложе́ние щипцо́в *(при родах)*

applicant абитурие́нт

apply 1. испо́льзовать, употребля́ть, применя́ть 2. прикла́дывать; накла́дывать 3. обраща́ться *(за помощью)* ◇ to ~ cups ста́вить ба́нки; to ~ to a hospital обраща́ться в больни́цу; to ~ to a medical institute подава́ть заявле́ние в медици́нский институ́т

appoint назнача́ть

appointment 1. приём *(у врача)* 2. назначе́ние ◇ ~ for analysis направле́ние на ана́лиз

apposition 1. репози́ция, сопоставле́ние *(отломков)*, подго́нка 2. наложе́ние; присоедине́ние

periosteal ~ утолще́ние надко́стницы; периоста́льные наложе́ния

appreciate 1. оце́нивать; анализи́ровать 2. принима́ть во внима́ние

apprroach 1. подхо́д, спо́соб, ме́тод 2. до́ступ 3. приближа́ться

aggressive ~ инвази́вный ме́тод

appropriate 1. адеква́тный, подходя́щий, соотве́тствующий **2.** сво́йственный, прису́щий

approximate приблизи́тельный

approximately приблизи́тельно

apraxia апракси́я *(нарушение целенаправленных движений)*

akinetic ~ акинети́ческая [психомото́рная] апракси́я

amnestic ~ амнести́ческая апракси́я

classic ~ класси́ческая [идеокинети́ческая] апракси́я

constructional ~ конструкти́вная апракси́я

cortical ~ кортика́льная апракси́я

ideokinetic ~ идеокинети́ческая [класси́ческая] апракси́я

innervation ~ иннервацио́нная апракси́я

aptitude 1. скло́нность; предрасполо́женность **2.** соотве́тствие **3.** спосо́бность; одарённость

apyretic безлихора́дочный, апирети́ческий

apyrexia апирекси́я; безлихора́дочный пери́од *(напр. малярии)*

aqueduct *анат.* кана́л; водопрово́д

Sylvian ~ водопрово́д сре́днего мо́зга, си́львиев водопрово́д

arachnoid паути́нная оболо́ч-

ка *(головного или спинного мозга)*

arachnoidal арахноида́льный, относя́щийся к паути́нной оболо́чке

arachnoiditis арахноиди́т, воспале́ние паути́нной оболо́чки

adhesive ~ адгези́вный [сли́пчивый] арахноиди́т

arbitrary произво́льный, случа́йный

arborization древови́дное разветвле́ние

arc дуга́; изги́б; а́рка

reflex ~ рефлекто́рная дуга́

arcade арка́да *(напр. кровеносных сосудов)*

arch 1. *анат.* свод; дуга́; дугоподо́бная структу́ра **2.** сгиба́ть

~ **of foot** свод стопы́

~ **of pelvis** та́зовый по́яс

aortic ~ дуга́ а́орты

costal ~ рёберная дуга́

dental ~ зубна́я дуга́

pectoral ~ плечево́й по́яс

pelvic ~ та́зовый по́яс

vertebral ~ дуга́ позвонка́

architectonics *невр.* архитекто́ника; построе́ние; структу́ра

arcual дугообра́зный

arcuate дугообра́зный, вы́пуклый, со́гнутый в ви́де дуги́, а́рки *или* сво́да

arcus см. **arc**

area пло́щадь; простра́нство; о́бласть; зо́на; по́ле *(коры головного мозга)*

~ **of dullness** о́бласть притупле́ния *(перкуторного тона)*

areola 1. арео́ла, околососко́-

вый кружо́к 2. пигменти́рованный *или* гипереми́рованный уча́сток вокру́г оча́га воспале́ния *или* о́пухоли

areolitis ареоли́т *(воспаление молочной железы в околососковой области)*

areometer арео́метр *(прибор для определения плотности жидкости)*

argentaffin аргентаффи́нный

argentic содержа́щий серебро́

argyria, argyriasis, argyrism, argyrosis аргири́я *(пигментация тканей вследствие отложения в них серебра)*

arise возника́ть, появля́ться

arm 1. рука́ *(от кисти до плечевого сустава)* 2. плечо́ *(хромосомы)* 3. ветвь, отро́сток

aromatic аромати́ческий

arouse активизи́ровать; возбужда́ть

arrangement 1. приведе́ние в поря́док, расположе́ние, классифика́ция, расстано́вка, систематиза́ция 2. ме́ры; мероприя́тия, приготовле́ния

arrest остано́вка; заде́ржка; угнете́ние ‖ остана́вливать; заде́рживать; угнета́ть

~ **of development** заде́ржка разви́тия

~ **of hemorrhage** остано́вка кровотече́ния

cardiac ~ остано́вка се́рдца

respiratory ~ остано́вка дыха́ния

arrhythmia аритми́я, расстро́йство ри́тма серде́чных сокраще́ний

respiratory ~ дыха́тельная аритми́я

sinus ~ си́нусовая аритми́я

ventricular ~ желу́дочковая экстрасистоли́я

arsenic мышья́к, As

art уме́ние; иску́сство; мастерство́

~ **of healing** иску́сство враче́вания

arterial артериа́льный

arterialization 1. артериализа́ция *(превращение венозной крови в артериальную)* 2. васкуляризация

arteriectomy артериэктоми́я

arteriography артериографи́я

selective ~ селекти́вная артериографи́я

arteriola, arteriole артерио́ла

arteriolith известко́вые отложе́ния в сте́нке арте́рии

arteriolitis артериоли́т *(воспаление артериол)*

arteriolonecrosis артериолонекро́з

arteriopathy артериопати́я *(поражение артерии)*

arterioplasty артериопла́стика

arteriorrhexis разры́в арте́рии

arteriosclerosis артериосклеро́з

arteriospasm спазм арте́рии

arteriostenosis суже́ние арте́рии

arteriostrepsis гемоста́з скру́чиванием арте́рии

arteriotomy артериотоми́я *(вскрытие просвета артерии)*

arterious артериа́льный

arteritis артерии́т *(воспаление стенки артерии)* ◇ ~

nodosa узелко́вый (пери)артерии́т

giant-cell [Horton's] ~ гигантокле́точный [висо́чный] артерии́т, синдро́м Хо́ртона

rheumatic ~ ревмати́ческий артерии́т

syphilitic ~ сифилити́ческий артерии́т

Takayasu's ~ боле́знь отсу́тствия пу́льса, боле́знь Такая́су

artery арте́рия

axillary ~ подкрыльцо́вая арте́рия

brachial ~ плечева́я арте́рия

common carotid ~ о́бщая со́нная арте́рия

common hepatic ~ о́бщая печёночная арте́рия

femoral ~ бе́дренная арте́рия

fibular ~ малоберцо́вая арте́рия

popliteal ~ подколе́нная арте́рия

radial ~ лучева́я арте́рия

renal ~ по́чечная арте́рия

subclavian ~ подключи́чная арте́рия

ulnar ~ локтева́я арте́рия

uterine ~ ма́точная арте́рия

vertebral ~ позвоно́чная арте́рия

arthral суставно́й

arthralgia артралги́я (боль в суставе)

arthrectomy артрэктоми́я (удаление сустава)

arthrempyesis гно́йный артри́т

arthritic относя́щийся к суста́ву; артрити́ческий

arthritis артри́т (воспаление сустава) ◇ ~ fungosa грибко́вый артри́т; ~ mutilans мутили́рующий артри́т

acute ~ о́стрый артри́т

acute rheumatic ~ о́стрый суставно́й ревмати́зм

adjuvant-induced ~ адъюва́нтный артри́т

blennorrhagic ~ гоноре́йный артри́т

degenerative ~ «дегенерати́вный артри́т», остеоартри́т, остеоартро́з

dysenteric ~ дизентери́йный артри́т

exudative ~ экссудати́вный артри́т

gonococcal ~ гоноко́кковый артри́т

gouty ~ подагри́ческий артри́т

hemophilic ~ гемофили́ческий артри́т

infectional ~ инфекцио́нный артри́т

juvenile rheumatoid ~ ювени́льный ревмато́идный артри́т

psoriatic ~ псориати́ческий артри́т

reactive ~ реакти́вный артри́т

rheumatoid ~ ревмато́идный артри́т

syphilitic ~ сифилити́ческий артри́т

tuberculous ~ туберкулёзный артри́т

uratic ~ подагри́ческий артри́т

arthritism артрити́зм (предрасположение к заболева-

нию подагрой, артрита-ми)

arthrocele припухлость сустава

arthrocentesis пункция сустава

arthrodesis артродез *(хирургическая операция фиксации сустава)*

arthrodynia *см.* arthralgia

arthrography артрография

arthrolith суставная мышь, суставной камень

arthrolithiasis подагра

arthrology артрология *(раздел медицины, изучающий болезни суставов)*

arthrolysis артролиз *(иссечение спаек в анкилозированном суставе)*

arthropathy артропатия, заболевание суставов

neurogenic ~ нейрогенная артропатия

psoriatic ~ псориатический артрит

arthroplasty артропластика

arthroscope артроскоп

arthroscopy артроскопия

arthrosis артроз ◇ ~ deformans деформирующий артроз

arthrotome артротом

arthrotomy артротомия *(операция вскрытия полости сустава)*

articular суставной

articulation 1. сочленение; соединение; сустав 2. артикуляция

acromioclavicular ~ акромиально-ключичный сустав

humeral ~ плечевой сустав

pubic ~ лонное сочленение

radiocarpal ~ лучезапястный сустав

sacroiliac ~ крестцово-подвздошное сочленение

temporo-mandibular ~ височно-нижнечелюстной сустав

artificial искусственный

arytenoideus черпаловидная мышца

asbestosis асбестоз, асбестовый пневмокониоз

ascariasis аскаридоз *(глистное заболевание, вызываемое аскаридами)*

ascarides аскариды

ascend подниматься

ascending восходящий

ascites асцит *(водянка брюшной полости)*

asepsis асептика

aseptic асептический

asparagine аспарагин

aspartase аспартаза

aspect 1. аспект; точка зрения 2. часть поверхности; сторона 3. внешний вид, выражение *(лица)*

clinical ~s клинические аспекты

radiologic ~s рентгенологические данные

aspergilloma аспергиллома, аспергиллёзная мицетома

aspergillosis аспергиллёз

aspermia аспермия

asphyxia асфиксия; удушье; отсутствие дыхания ◇ ~ cyanotica синяя асфиксия; ~ neonatorum асфиксия новорождённого

blue ~ синяя асфиксия

fetal ~ внутриутробная асфиксия
local ~ ишемия
traumatic ~ травматическая асфиксия
white ~ белая асфиксия
asphyxial асфиктический
aspirate аспират, материал, полученный путём аспирации ‖ аспирировать, отсасывать *(жидкость, газ)* {NB: *произношение сущ.* ['æspərət], *гл.* ['æspəreit]}
bone marrow ~s пунктат костного мозга
fine needle ~ тонкоигольный аспират
node ~ лимфопунктат
percutaneous hepatic ~ чрескожная биопсия печени
aspiration 1. аспирация 2. дыхание; вдох
meconium ~ мекониевая аспирация
asplenia асплення *(отсутствие селезёнки)*
assay 1. анализ; тест, проба ‖ производить (количественный) анализ 2. образец *(для анализа)*
adhesion ~ адгезионный анализ
aggregation ~ агрегационный анализ
biological ~ биологический анализ *(количественное определение биологической активности)*
complement-consumption ~ реакция связывания комплемента
cytotoxicity ~ реакция цитотоксичности

double-antibody ~ метод двойных антител
idiotype ~ идиотипирование
immunoblotting ~ анализ методом иммуноблоттинга
immunofluorescence ~ иммунофлуоресцентный анализ
immunoradiometric ~ радиоиммунный анализ
immunosorbent ~ иммуносорбентный анализ
microcytotoxicity ~ микроцитотоксический тест
plaque ~ метод розеток
radioimmunosorbent ~ радиоиммуносорбентный анализ
assess оценивать
assessment 1. определение; установление 2. оценка
assimilation ассимиляция; усвоение
assist помогать
assistance помощь; содействие
assistant помощник, ассистент
doctor-laboratory ~ врач-лаборант
doctor's ~ фельдшер
laboratory ~ лаборант
associate связывать; соединять; ассоциировать
associated связанный; соединённый; ассоциированный; сопровождающий; сопутствующий
association связь; соединение; ассоциация
assume 1. допускать, предполагать 2. принимать, приобретать *(определённый характер, напр. о болезни)*

37

asthenia астения, астенический синдром

asthma астма; удушье
bronchial ~ бронхиальная астма

astigmatism астигматизм

astragalus таранная кость

astringent вяжущее средство

astroglia астроглия (звездчатые клетки, образующие нейроглию)

asymmetry асимметрия, асимметричность

asymptomatic бессимптомный

asynclitism асинклитизм (вставление головки плода в верхнюю апертуру малого таза)

ataxia атаксия (нарушение координации движений)
ocular ~ нистагм (непроизвольные движения глазных яблок)

atelectasis ателектаз

atherogenesis атерогенез, развитие атеросклероза

atherogenic атерогенный (способствующий развитию атеросклероза)

atherosclerosis атеросклероз

athetosis атетоз, атетоидный гиперкинез (непроизвольные мелкие движения пальцев рук и ног)

atlantal относящийся к атланту, относящийся к первому шейному позвонку

atlantoaxial относящийся к первому и второму шейным позвонкам

atlantooccipital атлантозатылочный

atlas атлант, первый шейный позвонок

atmosphere атмосфера; воздух; газообразная среда

atocia женское бесплодие

atonic атонический; вялый; слабый

atony атония; отсутствие тонуса; вялость; слабость

atopy атопия (наследственная предрасположенность к аллергическим заболеваниям; аллергия)

atresia атрезия

atresic, atretic атретический

atrial предсердный

atrioventricular предсердножелудочковый, атриовентрикулярный

atrium (pl atria) 1. предсердие 2. преддверие 3. полость
infection ~ ворота инфекции

atrophy атрофия (органа, ткани); истощение
~ of disuse атрофия от бездействия
acute yellow ~ острая жёлтая атрофия (печени)
brown ~ бурая атрофия (напр. миокарда)

attach прикреплять, присоединять; связывать

attachment 1. прикрепление, присоединение, фиксация 2. приспособление; устройство

atmospheric атмосферный; воздушный

attack 1. приступ, припадок (болезни) 2. поражать; разрушать; разъедать
febrile ~ приступ лихорадки

attend 1. забо́титься, уха́живать *(за больным)*, ока́зывать по́мощь 2. посеща́ть *(больного)*

attendance 1. забо́та, ухо́д; обслу́живание 2. посеще́ние *(больного)*
medical ~ медици́нское обслу́живание

attendant сиде́лка; сопровожда́ющее лицо́; обслу́живающее лицо́ ‖ сопровожда́ющий, сопу́тствующий
medical ~ фе́льдшер

attention ухо́д *(за больным)*, по́мощь *(больному)*

attenuate 1. растворя́ть; разбавля́ть 2. истоща́ть, изнуря́ть 3. ослабля́ть, смягча́ть *(боль)*

attenuation 1. растворе́ние 2. ослабле́ние, смягче́ние *(боли)* 3. ослабле́ние вируле́нтности микрооргани́змов

attitude 1. положе́ние, по́за; оса́нка 2. расположе́ние *(плода в матке)* 3. пози́ция, отноше́ние

attract привлека́ть; притя́гивать

attraction притяже́ние; тяготе́ние; влече́ние

attribute сво́йство, характе́рный при́знак, отличи́тельная черта́; ка́чество

atypical атипи́ческий, атипи́чный

audible слы́шимый, вня́тный, различи́мый

augment увеличе́ние; нараста́ние ‖ увели́чиваться {NB: *произношение сущ.* ['ɔ:gmənt], *гл.* [ɔ:g'ment]}

augmentation увеличе́ние;

нараста́ние *(температуры)*; приро́ст; добавле́ние

aura *(pl aurae)* а́ура, предве́стник (эпилепти́ческого) припа́дка

auricle 1. ушна́я ра́ковина 2. ушко́ предсе́рдия

auricular 1. ушно́й, слухово́й 2. име́ющий фо́рму ушно́й ра́ковины 3. относя́щийся к ушку́ предсе́рдия

auscultate аускульти́ровать, выслу́шивать *(больного)*

auscultation аускульта́ция, выслу́шивание *(больного)*

auscultoscope стетоско́п; фонендоско́п

autoallergy аутоаллерги́я *(повышенная чувстви́тельность к компонентам собственных тканей)*

autoantibody аутоантите́ло, аутоимму́нное антите́ло
precipitating ~ преципити́рующее аутоантите́ло

autoantigen аутоантиге́н

autoclave автокла́в ‖ стерилизова́ть в автокла́ве, автоклави́ровать

autoclaving автоклави́рование *(стерилизация давле́нием)*

autocytotoxicity аутоцитотокси́чность

autograft аутотранспланта́т, транспланта́т из со́бственной тка́ни

autografting аутотрансплата́ция, аутопла́стика, аутоге́нная транспланта́ция

autohemotransfusion аутогемотрансфу́зия

autoimmunity аутоиммуните́т

autologous аутоге́нный,

аутологи́ческий, со́бствен-
ный (об органах, о крови)
autolysis 1. ауто́лиз, самопе-
рева́ривание 2. аутоцито́-
лиз
autolytic аутолити́ческий
autophagy аутофаги́я
autopsy аутопси́я, вскры́тие
тру́па ‖ производи́ть
вскры́тие тру́па
autoradiography авторадио-
графи́я, радиоавтографи́я
autoregulation саморегуля́-
ция
autoresponse аутоимму́нный
отве́т
autosensitization аутоаллер-
гиза́ция, аутосенсибилиза́-
ция
autoserum аутосы́воротка
autosomal аутосо́мный
autosome аутосо́ма, неполо-
ва́я хромосо́ма, эухромосо́-
ма
autotransfusion аутотрансфу́-
зия, перелива́ние аутоло-
ги́чной кро́ви
autotransplantation аутотран-
спланта́ция, аутопла́стика,
аутоге́нная транспланта́-
ция
auxiliary 1. помо́щник; вспо-
мога́тельный персона́л 2.
вспомога́тельное сре́дство
или устро́йство ‖ вспомога́-
тельный
availability 1. досту́пность 2.
усвоя́емость 3. го́дность,
приго́дность 4. нали́чие
average сре́днее число́ ‖
сре́дний ‖ составля́ть в
сре́днем
avirulent авируле́нтный, лишённый вируле́нтности

axial 1. аксиа́льный, осево́й
2. относя́щийся ко второ́му
ше́йному позвонку́
axilla подмы́шечная впа́дина
axillary подмы́шечный, под-
крыльцо́вый
axion головно́й и спинно́й
мозг, центра́льная не́рвная
систе́ма
axis 1. ось 2. позвоно́чник,
позвоно́чный столб 3. вто-
ро́й ше́йный позвоно́к,
эпистрофе́й
brain ~ ствол мо́зга
electric(al) ~ электри́ческая
ось (сердца)
optical ~ зри́тельная [опти́-
ческая] ось
axolemma аксоле́мма (клеточная оболочка аксона)
axon(e) аксо́н, отро́сток осе-
во́го цили́ндра (нервной
клетки)
azoospermia азооспе́рми́я
(отсутствие сперматозо-
идов в сперме)
azurophilic азурофи́льный
azygous непа́рный (об органе)

B

baby ребёнок, младе́нец, ди-
тя́
full-term ~ ребёнок, роди́в-
шийся в срок
nursing ~ грудно́й ребёнок
premature ~ недоно́шенный
ребёнок
small-for-gestational-age ~

гипотрофи́чный новорож-
дённый

test-tube ~ «проби́рочный»
ребёнок (ребёнок, родив-
шийся в результате ис-
кусственного оплодотво-
рения in vitro)

babyhood младе́нчество,
ра́ннее де́тство

babyish младе́нческий, де́-
тский

bacillary бактериа́льный, па-
лочкови́дный, палочкооб-
ра́зный

bacillemia см. bacteremia

bacilli-carrier бациллоноси́-
тель

bacillicidal бактерици́дный

bacillosis бактериа́льная ин-
фе́кция

bacilluria бактериури́я, ба-
циллури́я (наличие бакте-
рий в моче)

bacillus (pl bacilli) баци́лла,
па́лочка

acid-fast ~ кислотоусто́йчи-
вая па́лочка

anthrax ~ сибире́язвенная
баци́лла

blue pus ~ синегно́йная па́-
лочка

colon ~ кише́чная па́лочка

diphtheria ~ дифтери́йная
коринебакте́рия, па́лочка
(Кле́бса —) Ле́ффлера

dysentery ~ дизентери́йная
бакте́рия, дизентери́йная
па́лочка, дизентери́йная
шиге́лла

Hansen's ~ па́лочка ле́пры,
па́лочка Га́нсена

hay ~ сенна́я па́лочка

Klebs-Loeffler ~ см. diphtheria bacillus

Koch's ~ микобакте́рия туберкулёза, туберкулёзная
па́лочка, бакте́рия Ко́ха

leprosy ~ см. Hansen's bacillus

Loeffler's ~ см. diphtheria
bacillus

plague ~ па́лочка чумы́

tubercle ~ см. Koch's bacillus

typhoid ~ па́лочка брюшно́-
го ти́фа

back 1. спина́ **2.** за́дняя
[ты́льная] часть; спи́нка

~ **of the throat** за́дняя сте́н-
ка гло́тки

backache боль в поясни́це;
боль в спине́

backbone позвоно́чник; по-
звоно́чный столб; спинно́й
хребе́т

backflow обра́тный ток; ре-
флю́кс

background фон; предпосы́л-
ка

genetic ~ генети́ческий фон

bacteremia бактериеми́я (наличие бактерий в крови)

bacteria (sing bacterium)
бакте́рии

acid-fast ~ кислотоусто́йчи-
вые бакте́рии

acidophilic ~ ацидофи́льные
бакте́рии

aerobic ~ аэро́бные бакте́-
рии

anaerobic ~ анаэро́бные
бакте́рии

coliform ~ колиподо́бные
бакте́рии

coryneform ~ дифтериепо-
до́бные бакте́рии

gram-negative ~ грамотри-
ца́тельные бакте́рии

gram-positive ~ грамположи́тельные бакте́рии

bacteria-contaminated загрязнённый бакте́риями

bacterial бактериа́льный, микро́бный

bactericidal бактерици́дный

bactericide бактерици́дное вещество́

bacteriemia *см.* bacteremia

bacterinia поствакцина́льная реа́кция

bacteriodiagnosis бактериологи́ческая диагно́стика

bacteriogenic вы́званный микро́бами

bacteriologic(al) микробиологи́ческий, бактериологи́ческий

bacteriologist микробио́лог, бактерио́лог

bacteriology микробиоло́гия, бактериоло́гия

bacteriolysin бактериолизи́н

bacteriolysis бактерио́лиз, ли́зис бактерий

bacteriolytic бактериолити́ческий

bacteriophage бактериофа́г
dysenteric ~ дизентери́йный бактериофа́г

bacteriophagia бактериофаги́я

bacteriophagic бактериофаги́ческий

bacterioscopy бактериоскопи́я

bacteriostatic бактериостати́ческий

bacterium (*pl* bacteria) бакте́рия
bifid ~ бифидобакте́рия
pathogenic ~ патоге́нная бакте́рия

rodlike ~ палочкови́дная бакте́рия

bacteriuria *см.* bacilluria

bag мешо́к; су́мка, паке́т ◇ ~s under one's eyes мешки́ под глаза́ми
~ of waters пло́дный пузы́рь
hot-water ~ гре́лка
medicine ~ санита́рная су́мка
obstetrical ~ 1. акуше́рская су́мка 2. метрейри́нтер (*приспособление для возбуждения родовой деятельности*)
oxygen ~ кислоро́дная поду́шка
rubber ~ рези́новый балло́н, рези́новая гру́ша
surgical ~ санита́рная су́мка; хирурги́ческая су́мка

balance 1. бала́нс; равнове́сие; состоя́ние равнове́сия ‖ сохраня́ть равнове́сие; приводи́ть в равнове́сие 2. весы́ ‖ взве́шивать
baby ~ весы́ для грудны́х дете́й
fluid-and-electrolyte ~ во́дно-солево́й бала́нс
heat ~ теплово́й бала́нс
negative ~ отрица́тельный бала́нс
nitrogen ~ азо́тистый бала́нс
positive ~ положи́тельный бала́нс
water ~ во́дный бала́нс

balanced 1. уравнове́шенный 2. пропорциона́льный

balanitis балани́т (*воспаление головки полового члена*)
ulcerative ~ я́звенный балани́т

balanoplasty баланопла́стика
balanoposthitis баланопости́т
balanorrhagia баланорраѓия
baldness алопеци́я, облысе́ние, плеши́вость
ball шар; клубо́к
~ of the eye глазно́е я́блоко
~ of the knee коле́нная ча́шка, надколе́нник
~ of thumb тена́р, возвыше́ние большо́го па́льца руки́
balloon 1. балло́н 2. балло́нный кате́тер
ballottement баллоти́рование (напр. плода в матке)
balm бальза́м
balmy 1. успока́ивающий; цели́тельный 2. бальзами́ческий
balneal бальнеологи́ческий
balneary 1. водолече́бница, бальнеологи́ческое отделе́ние 2. лече́бный минера́льный исто́чник 3. ба́ня
balneation бальнеотерапи́я
balneologic бальнеологи́ческий
balneology бальнеоло́гия
balneotherapeutics, balneotherapy бальнеотерапи́я
balsam бальза́м
Canada ~ кана́дский бальза́м
balsamic 1. бальзами́ческий 2. цели́тельный, успокои́тельный
balsamum (pl balsami) бальза́м
band 1. полоса́; поло́ска; кайма́ 2. перевя́зка; банда́ж 3. тяж; свя́зка; пучо́к ‖ свя́зывать, соединя́ть

absorption ~ полоса́ поглоще́ния
amniotic ~s амниоти́ческие перетя́жки
atrioventricular ~ пучо́к Ги́са, атриовентрикуля́рный пучо́к
vocal ~ голосова́я свя́зка
bandage 1. бинт; перевя́зочный материа́л; повя́зка ‖ бинтова́ть; перевя́зывать 2. банда́ж ◇ to apply [to put on] a ~ накла́дывать повя́зку; to roll a ~ ска́тывать бинт; to take off a ~ снима́ть повя́зку
adhesive ~ лейкопла́стырная повя́зка, накле́йка
belly ~ банда́ж
circular ~ кругова́я повя́зка
compressing ~ да́вящая повя́зка
cravat ~ косы́ночная повя́зка
cross ~ крестообра́зная повя́зка
elastic ~ эласти́чный бинт
fenestrated ~ око́нчатая (гипсовая) повя́зка
four-tailed ~ пращеви́дная повя́зка
gauze ~ ма́рлевая повя́зка
immovable ~ иммобилизу́ющая повя́зка
plaster ~ ги́псовая повя́зка
pressure ~ да́вящая повя́зка
tight ~ туга́я повя́зка
traction ~ повя́зка для вытяже́ния
triangular ~ косы́ночная повя́зка
bank банк (органов и тканей)

blood ~ 1. до́норский пункт 2. ста́нция перелива́ния кро́ви 3. банк кро́ви

gene ~ банк ге́нов

memory ~ банк да́нных

semen ~ банк спе́рмы

stem cell ~ фонд стволовы́х кле́ток

banking 1. консерва́ция о́рганов и тка́ней 2. загото́вка кро́ви

baresthesia барестези́я

baroreceptor барорецéптор

barosinusitis баросинуси́т

barotaxis барота́ксис

barotherapy баротерапи́я

barotitis бароти́т

barotrauma баротра́вма

decompression ~ декомпрессио́нная баротра́вма

barotropism баротропи́зм

barrier 1. барье́р, прегра́да, препя́тствие 2. перегоро́дка

blood-brain ~ гематоэнцефали́ческий барье́р

placental ~ плацента́рный барье́р

protective ~ защи́тный барье́р, защи́тный экра́н

bartholinitis бартолини́т (*воспаление большой железы преддверия влагалища*)

basal 1. лежа́щий в осно́ве; гла́вный 2. основно́й; база́льный

base 1. основа, ба́зис; основа́ние; ба́за ‖ основно́й, гла́вный; ба́зисный 2. *хим.* основа́ние ‖ осно́вный

~ of the heart основа́ние се́рдца

~ of the lung основа́ние лёгкого

~ of the skull основа́ние че́репа

cellular ~ основа́ние кле́тки

basic 1. основно́й, гла́вный; ба́зисный 2. *хим.* осно́вный

basilar базиля́рный, относя́щийся к основа́нию головно́го мо́зга

basis осно́ва, основа́ние; ба́зис ◇ ~ cranii основа́ние че́репа

basophil 1. базофи́л, базофи́льная кле́тка 2. базофи́льный лейкоци́т

basophilia базофили́я

basophilic базофи́льный, окра́шивающийся осно́вными краси́телями

batch 1. се́рия о́пытов, эксперимента́льная се́рия 2. про́ба (*для анализа*)

bath 1. купа́ние; ва́нна 2. ва́нна; ва́нная ко́мната 3. ба́ня; купа́льня; водолече́бница ◇ to take a ~ принима́ть ва́нну

air ~ возду́шная ва́нна

alternating ~ контра́стная ва́нна

bog ~ грязева́я ва́нна

bubble ~ жемчу́жная ва́нна

carbon dioxide ~ углеки́слая ва́нна

contrast ~ контра́стная ва́нна

halt ~ сидя́чая ва́нна

hot ~ горя́чая ва́нна

hygienic ~ гигиени́ческая ва́нна

light ~ светова́я ва́нна

mineral ~ минера́льная ва́нна

mud ~ грязева́я ва́нна

mustard ~ горчи́чная ва́нна

oxygen ~ кислоро́дная ва́нна

pearl ~ жемчу́жная ва́нна

pine needles ~ хво́йная ва́нна

radon ~ радо́новая ва́нна

sea-water ~s морски́е ва́нны

sedative ~ успока́ивающая ва́нна

sheet ~ вла́жное обёртывание

sitting ~ сидя́чая ва́нна

sulfurated hydrogen ~ серово́дородная ва́нна

sun ~ со́лнечная ва́нна

swimming ~ пла́вательный бассе́йн

bathe мыть, обмыва́ть *(тело)*; промыва́ть *(глаза, рану)*; купа́ть; купа́ться

bead гра́нула; ша́рик

glass ~s стекля́нные бу́сы, стекля́нные ша́рики

latex ~s ла́тексные гра́нулы

beaded чёткообра́зный *(напр. о росте микроорганизмов)*

beam луч; пучо́к луче́й ‖ испуска́ть лучи́; излуча́ть

laser ~ ла́зерный луч

X-ray ~ пучо́к рентге́новских луче́й

beaming 1. излуче́ние 2. облуче́ние

bean-shaped бобови́дный

bear рожда́ть, производи́ть на свет ◇ to ~ children рожа́ть дете́й

bearing 1. рожде́ние, произведе́ние на свет 2. поведе́ние 3. оса́нка, вы́правка

bearing-down поту́ги *(при родах)*

beat уда́р; толчо́к; и́мпульс; пульс, пульса́ция ‖ бить; ударя́ть; би́ться *(о сердце)*

apex [apical] ~ серде́чный (верху́шечный) толчо́к

premature ~ экстраси́стола

bed 1. ко́йка; куше́тка; крова́ть; посте́ль 2. ло́же, ру́сло ◇ to keep one's ~ соблюда́ть посте́льный режи́м; to take one's ~ слечь, заболе́ть

~ of nail ногтево́е ло́же

arterial ~ артериа́льное ру́сло

capillary ~ капилля́рное ру́сло

hospital ~ больни́чная ко́йка

labor ~ крова́ть для роже́ниц

sick ~ ко́йка в стациона́ре

nail ~ ногтево́е ло́же

vascular ~ сосу́дистое ру́сло

venous ~ вено́зное ру́сло

bedfast прико́ванный к посте́ли

bedpan подкладно́е су́дно

bedsore про́лежень

bedwetting энуре́з, ночно́е недержа́ние мочи́

beestings *pl* моло́зиво

behavior поведе́ние, реа́кция

smoking ~ привы́чка к куре́нию

belch отры́жка‖ отры́гивать

belcher страда́ющий отры́жкой

belching отры́жка

belladonna краса́вка, беллодо́нна обыкнове́нная, *Atropa belladonna*

belly 1. живо́т 2. брюшко́ *(мышцы)* 3. надува́ться; вспу́чиваться

belly-pinched résко исхудáвший; тóщий

belt ремéнь, пóяс; бандáж, корсéт

bench рабóчий стол *(в лаборатории)*
  laboratory ~ лаборатóрный стол

bend сгиб, изгúб, кривизнá ‖ сгибáть(ся), гнýть(ся)

bending 1. сгибáние 2. изгúб; кривизнá

beneficial благотвóрный, полéзный; целéбный; целúтельный

benefit 1. пóльза, блáго ‖ приносúть пóльзу, окáзывать благотвóрное воздéйствие 2. пéнсия, пособие *(по болезни)*

benign 1. доброкáчественный *(об опухоли)* 2. благотвóрный, мя́гкий *(о климате)*

benzene бензóл

bias 1. стандáртная ошúбка *(прибора, метода)* 2. *стат.* смещéние

biceps двуглáвая мы́шца, бúцепс

bicipital 1. двуглáвый 2. относя́щийся к двуглáвой мы́шце

bicornuate двурóгий *(напр. о матке)*

bicuspid 1. двуствóрчатый, двузýбчатый 2. двуствóрчатый клáпан

bifid расщеплённый *или* разделённый на две чáсти; двураздéльный; раздвóенный

bifurcation бифуркáция; разветвлéние; раздвоéние

bigeminal сдвóенный, двойнóй, пáрный

bigeminy бигеминúя

bilateral билатерáльный, дву(х)сторóнний

bilayer 1. двойнóй слой, бислóй 2. *иммун.* сэ́ндвич

bile 1. жёлчь 2. раздражúтельность; жёлчность
  A ~ жёлчь A, дуоденáльная жёлчь
  B ~ жёлчь B, пузы́рная жёлчь
  C ~ жёлчь C, печёночная жёлчь
  cystic ~ жёлчь B, пузы́рная жёлчь
  hepatic ~ жёлчь C, печёночная жёлчь
  white ~ бéлая жёлчь

biliary билиáрный, жёлчный, относя́щийся к жёлчи

biliation, biligenesis желчеобразовáние, желчеотделéние

bilirubin билирубúн
  conjugated ~ прямóй [свя́занный] билирубúн
  indirect ~ непрямóй [свобóдный] билирубúн
  total ~ óбщий билирубúн
  unconjugated ~ непрямóй [свобóдный] билирубúн

bilirubinemia билирубинемúя

bilirubinuria билирубинурúя

biliverdin биливердúн

bilobate двухдóльный; двухлóпастный

bilobular двухдóльковый

bilocular двухкáмерный; двухгнёздный

bimanual бимануáльный, двурýчный

bind свя́зывать ◇ **to** ~ **up** перевя́зывать *(рану)*

binder 1. банда́ж **2.** свя́зывающее вещество́ *(для приготовле́ния табле́ток)*

binding 1. свя́зывание; связь **2.** банда́ж

binocular бинокуля́рный *(о зре́нии)*

binovular двуяйцо́вый

binuclear двухъя́дерный

bioassay биологи́ческая про́ба

bioavailability 1. биологи́ческая досту́пность *(лека́рственного вещества́)* **2.** биологи́ческая це́нность *(пи́щи)*

biocatalysis биоката́лиз

biocenosis биоцено́з

biochemical биохими́ческий

biochemistry биохи́мия

  clinical ~ клини́ческая биохи́мия

  molecular ~ молекуля́рная биохи́мия

biocompatibility биологи́ческая совмести́мость

biocycle биоци́кл, жи́зненный цикл

biodegradation биологи́ческий распа́д, биологи́ческое разложе́ние

bioecology биоэколо́гия

bioelectric биоэлектри́ческий

bioelement биоэлеме́нт

biofeedback биологи́ческая обра́тная связь

bioflavonoids *pl* биофлавоно́иды

biologic(al) биологи́ческий

biology биоло́гия

  cell ~ цитоло́гия

  experimental ~ эксперимента́льная биоло́гия

  human ~ биоло́гия челове́ка

  molecular ~ молекуля́рная биоло́гия

  radiation ~ радиацио́нная биоло́гия

  space ~ косми́ческая биоло́гия

biomass биома́сса

biomechanics биомеха́ника

biomechanism биомехани́зм

biometric биометри́ческий

biometry биометри́я

biomicroscopy биомикроскопи́я

bionecrosis некробио́з

biooxidant биоокисли́тель, биооксида́нт

biophysical биофизи́ческий

biopotential биопотенциа́л, биоэлектри́ческий потенциа́л

biopsy биопси́я

  aspiration ~ аспирацио́нная биопси́я

  brush ~ щёточная биопси́я

  cone ~ кониза́ция *(ше́йки ма́тки)*

  endoscopic ~ эндоскопи́ческая биопси́я

  guided ~ напра́вленная биопси́я, биопси́я под контро́лем

  needle ~ пункцио́нная биопси́я

  open ~ операцио́нная биопси́я

  punch ~ пункцио́нная биопси́я

  suction ~ аспирацио́ная биопси́я

  target ~ прице́льная биопси́я

biorhythm биори́тм, биологи́ческий ритм

biospectroscopy биоспектро-
скопия

biosynthesis биосинтез

biotic жизненный, относящийся к жизни

biotin биотин, витамин Н

biotransformation биотранс-
формация

biotype биотип

biparental относящийся к
обоим родителям; унаслé-
дованный от обоих родите-
лей

biparietal межтеменной, бипариетальный

bipartite двураздельный

bipolarity биполярность

birefringence двойное луче-
преломление *(при микро-
скопии)*

birth 1. роды; рождение 2.
происхождение ◇ ~ in time
срочные роды

   cross ~ роды при попереч-
   ном положении плода

   dead ~ мертворождение

   head ~ роды при головном
   предлежании плода

   illegitimate ~ внебрачное
   деторождение

   live ~ рождение живого ребёнка

   multiple ~ роды при много-
   плодной беременности

   postmature [post-term] ~
   запоздалые роды

   premature ~ преждеврéмен-
   ные роды

   retarded ~ запоздалые роды

   single ~ роды при одно-
   плодной беременности

   still ~ мертворождение

   term ~ срочные роды

   triplet ~ роды тройней

   twin ~ роды двойней

birth-canal родовые пути

birth-certificate свидетельство о рождении

birthmark родимое пятно,
родинка

bisexual 1. бисексуальный 2.
гермафродитный, двупó-
лый

bismuth висмут, Bi

bistoury хирургический нож

bite 1. укус 2. прикус

   snake ~ укус змей

bitter горький

bitters 1. горькая настойка 2.
горькое лекарство

bladder 1. пузырь 2. мочевой
пузырь 3. полость, камера

   atonic ~ атоничный мочевой пузырь

   gall ~ жёлчный пузырь

   urinary ~ мочевой пузырь

bladdery 1. пузырчатый, пу-
зыристый 2. пустой, полый

blade 1. лезвие ножа; брит-
венное лезвие 2. пластин-
ка; лопатка; ложка аку-
шéрских щипцов

blank бланк

   prescription ~ рецептурный
   бланк

blast бластная клетка

blastocyst бластоциста *(зародышевый пузырёк)*

blastocyte бластоцит, недиф-
ференцированная эмбрио-
нальная клетка

blastocytoma бластоцитома

blastoderm бластодерма, за-
родышевая оболочка

blastodermal, **blastodermic**
бластодермальный

blastodisk бластодиск

blastogene бластоген

blastogenesis бластогенéз

blastogenic заро́дышевый, бластогéнный

blastoma о́пухоль, бласто́ма, неопла́зма, новообразова́ние

blastomatous бластомато́зный

blastomogenesis бластомогенéз

blastomogenic бластомогéнный

blastomycosis бластомико́з

Brazilian ~ брази́льский [южноамерика́нский] бластомико́з, паракокцидиоидо́з

cutaneous ~ ко́жный бластомико́з

deep ~ глубо́кий бластомико́з

European ~ европéйский бластомико́з

keloidal ~ кело́идный бластомико́з, болéзнь Ло́бо

North American ~ северо-америка́нский бластомико́з, болéзнь Ги́лкриста

pulmonary ~ лёгочный бластомико́з

South American ~ брази́льский [южноамерика́нский] бластомико́з, паракокцидиоидо́з

superficial ~ повéрхностный бластомико́з

systemic ~ системный бластомико́з

tropical ~ тропи́ческий бластомико́з

blastopore бластопо́р

blastotomy бластотоми́я

blastula *эмбр.* бла́стула

blastulation образова́ние бла́стулы

bleb 1. волды́рь; пузырёк; пузы́рь 2. *pl* пузырча́тка, пéмфигус

blebby буллёзный, пузы́рчатый

bleed 1. кровоточи́ть, истека́ть кро́вью 2. пуска́ть кровь ◇ to ~ to death истéчь кро́вью

bleeding 1. кровотечéние || кровоточа́щий 2. кровопуска́ние ◇ ~ at the nose носово́е кровотечéние

arterial ~ артериа́льное кровотечéние

delayed ~ по́зднее кровотечéние

occult ~ скры́тое кровотечéние

profuse ~ профу́зное [оби́льное] кровотечéние

troublesome ~ опа́сное кровотечéние

vaginal ~ влага́лищное кровотечéние

varical ~ кровотечéние из варико́зно расши́ренных вен

blender 1. смеси́тель 2. измельчи́тель тка́ней

blending 1. смéшивание 2. измельчéние

blennorrhagia, blennorrhea 1. патологи́ческие сли́зистые выделéния 2. гонорéя

blepharitis блефари́т (*воспалéние век*)

blepharospasm спазм век

blind 1. слепо́й; незря́чий || ослепля́ть, лиша́ть зрéния 2. неви́димый, скры́тый 3. *опт.* диафра́гма, блéнда ◇ to go ~ ослéпнуть

blindness слепота́

color ~ цветова́я слепота́

night ~ кури́ная слепота́

psychogenic ~ психоге́нная слепота́, истери́ческий амавро́з

blister 1. волды́рь; (водяно́й) пузы́рь ‖ покрыва́ться волдыря́ми *или* пузыря́ми; вызыва́ть волдыри́ *(на коже)* 2. вытяжно́й пла́стырь ‖ прикла́дывать пла́стырь

blistered пузы́рчатый; покры́тый пузыря́ми

blistering образова́ние пузыре́й ‖ вызыва́ющий образова́ние пузыре́й

block 1. блок; заку́порка; блокиро́вка ‖ блокирова́ть, препя́тствовать 2. блока́да *(напр. сердца)* 3. *гист.* блок

intraventricular ~ внутрижелу́дочковая блока́да

sinoauricular ~ синоаурикуля́рная блока́да

snap-frozen ~ криоста́тный блок

surgery ~ операцио́нный блок

blockade 1. блока́да, прекраще́ние проводи́мости 2. нару́ше́ние проходи́мости; заку́порка

blocker блока́тор

calcium entry ~ блокатор ка́льциевого кана́ла

ion-channel ~ блокатор ио́нных кана́лов

blocking 1. блоки́рование; заку́порка; непроходи́мость 2. блока́да 3. *псих.* внеза́пная остано́вка ре́чи 4. *псих.* обры́в мы́слей, переры́в ассоциа́ций

blood 1. кровь 2. происхожде́ние; род 3. родство́ 4. темпера́мент, хара́ктер

ampuled ~ консерви́рованная кровь

artificial ~ кровезамени́тель

autologous ~ аутологи́чная кровь

banked ~ консерви́рованная кровь

blue ~ вено́зная кровь

cadaveric ~ тру́пная кровь

citrated ~ цитра́тная кровь

clotted ~ сверну́вшаяся кровь

compatible ~ совмести́мая кровь

conserved ~ консерви́рованная кровь

cord ~ пупови́нная кровь

defibrinated ~ дефибрини́рованная кровь

donated ~ до́норская кровь

fresh ~ свежезагото́вленная кровь

heparinized ~ гепаринизи́рованная кровь

incompatible ~ несовмести́мая кровь

laky ~ гемолизи́рованная кровь

occult ~ скры́тая кровь

oxygenated ~ кровь, насы́щенная кислоро́дом

pooled ~ сме́шанная кровь *(от нескольких доноров)*

preserve ~ консерви́рованная кровь

Rh-negative ~ ре́зус-отрица́тельная кровь

Rh-positive ~ ре́зус-положи́тельная кровь

stored ~ консерви́рованная кровь

venous ~ венозная кровь

whole ~ цельная кровь

blooded окровавленный

bloodless бескровный; бледный; анемичный; вялый

bloodstain кровяное пятно

bloodstained запачканный кровью; окрашенный кровью

bloodstasis застой крови, стаз

bloodstream 1. кровяное русло 2. кровоток; ток крови; кровообращение

bloodstroke кровоизлияние (в мозг); апоплексия

blotting иммун. блоттинг

electrophoretic ~ электроблоттинг

press ~ пресс-блоттинг

Western ~ вестерн-блоттинг

blown запыхавшийся, еле переводящий дыхание

blue синяя краска; голубая краска || синий; голубой

alcian ~ альциановый синий

Berlin ~ берлинская лазурь

bromphenol ~ бромфеноловый синий

Evans ~ голубой Эванса

methylene ~ метиленовый синий

Prussian ~ берлинская лазурь

toluidine ~ толуидиновый синий

trypan ~ трипановый синий

bluish синеватый, синюшный, цианотичный

bluishness синюшность, синеватая окраска (напр. кожи, лица, конечностей), цианоз

blunt тупой || притуплять

blunt-edged с неровными краями (напр. о ране)

blunt-pointed тупоконечный (об инструменте)

blur 1. затуманивание || затуманивать 2. расплывчатость; нечёткость, неясность || расплываться

blurring 1. затуманивание, затемнение (напр. сознания) 2. расплывчатость; нечёткость, неясность

~ of vision неясность зрения

blushing прилив крови к лицу

board совет; правление

~ of doctors консилиум

~ of health отдел здравоохранения

medical ~ медицинская комиссия

bodily телесный, физический

body 1. тело, туловище 2. организм 3. тельце 4. труп 5. корпус (аппарата)

~ of cell тело клетки

~ of nail ногтевая пластинка

~ of womb тело матки

Aschoff's ~ гранулёма Ашоффа — Талалаева (при ревматизме)

Barr ~ тельце Барра, половой хроматин

basal ~ базальная гранула, кинетосома

carotid ~ каротидное тельце

central ~ центросома

foreign ~ инородное тело

inclusion ~ внутриклеточное включение

Jolly's ~ тéльце Жоллú *(включéние в эритроцитах при окрáске по Романовскому — Гимзе)*

Malpighian ~s мальпúгиев клубочек *(почки)*

Meissner's ~ тéльце Мéйсснера, осязáтельное тéльце

Pacinian ~ тéльце Пачúни, пластúнчатое тéльце

Russell's ~ руссéлевское [фуксинофúльное] тéльце

striate ~. полосáтое тéло

vertebral ~ тéло позвонкá

vitreous ~ стекловúдное тéло

yellow ~ жёлтое тéло

boil 1. фурýнкул **2.** кипéние ‖ кипятúть

boiling 1. кипячéние **2.** кипéние ‖ кипящий

bolus 1. пищевóй комóк **2.** большáя пилюля; шáрик, бóлюс

bond связь; соединéние; связка ‖ скреплять, связывать

covalent ~ ковалéнтная связь

peptide ~ пептúдная связь

bone 1. кость **2.** *pl* скелéт; костяк

ankle ~ тарáнная кость

breast ~ грудúна

bregma ~ теменнáя кость

calf ~ малоберцóвая кость

cancellous ~ гýбчатое вещество кóсти

carpal ~ кость запястья

compact ~ компáктный слой кóсти

cortical ~ кортикáльный слой кóсти

cylindrical ~ трýбчатая кость

ear ~ слуховáя кóсточка

flank ~ подвздóшная кость

heel ~ пяточная кость

hip ~ тáзовая кость

iliac ~ подвздóшная кость

ischial ~ седáлищная кость

long ~ длúнная [трýбчатая] кость

malar ~ скуловáя кость

mandibular ~ нúжняя чéлюсть

navicular ~ ладьевúдная кость

occipital ~ затылочная кость

parietal ~ теменнáя кость

pubic ~ лобкóвая кость

radial [spoke] ~ лучевáя кость

temporal ~ висóчная кость

trabecular ~ гýбчатая кость

turbinate ~ носовáя рáковина

ulnar ~ локтевáя кость

zygomatic ~ скуловáя кость

book кнúга; журнáл ‖ запúсывать; заносúть в кнúгу; регистрúровать

~ of reference спрáвочник

order ~ журнáл назначéний *(врача)*

sick ~ журнáл регистрáции больных

border 1. granúca; грань **2.** каймá, каёмка, край

brush ~ щёточная каёмка *(эпителиальной ткани)*

bordered окаймлённый; отрóченный

boring сверлéние; бурéние ‖ сверлящий

born рождённый

Borrelia *pl* боррéлии *(род спирохет)*

bottle буты́лка, буты́ль, флако́н ‖ разлива́ть по буты́лкам

dropping ~ ка́пельница

feeding ~ буты́лочка для кормле́ния (*грудного ребёнка*)

flat-sided ~ культура́льный флако́н с пло́ской сте́нкой

hot-water ~ гре́лка

measuring ~ ме́рная ко́лба

bottle-fed иску́сственно вска́рмливаемый (*о грудном ребёнке*)

botulism ботули́зм, аллантиа́зис

bougie буж; расшири́тель; зонд

olive-tipped ~ зонд с расшире́нием на конце́

bougi(e)nage бужи́рование

bound 1. грани́ца, преде́л ‖ ограни́чивать 2. скачо́к (*температуры*)

boundary 1. преде́л; поро́г; грани́ца 2. тень (*на рентгеногра́мме*); ко́нтур

bout при́ступ (*болезни*); припа́док

drinking ~ запо́й

repeated ~ рециди́в

bowel кишка́; *pl* кише́чник

infarcted ~s инфа́ркт кише́чника

large ~ то́лстая кишка́

small ~ то́нкая кишка́

box 1. я́щик; коро́бка 2. бокс, бокси́рованная пала́та

ambulance ~ су́мка пе́рвой по́мощи; похо́дная апте́чка

dressing ~ 1. я́щик с перевя́зочным материа́лом 2. бикс, стерилизацио́нная коро́бка

dry ~ вытяжно́й шкаф

humidified ~ вла́жная ка́мера

Rh-typing ~ ка́мера для определе́ния ре́зус-принадле́жности кро́ви

boyhood о́трочество

brace 1. банда́ж; корсе́т; фикси́рующее устро́йство 2. скоба́ ‖ скрепля́ть; свя́зывать

brachial плечево́й

brachialgia брахиалги́я (*боль в плече́*)

brachiocephalic плечеголовно́й

brachiocubital плечелоктево́й

brachium плечо́ (*ве́рхняя часть руки до локтево́го суста́ва*)

bradycardia брадикарди́я (*пони́женная частота́ серде́чных сокраще́ний*)

sinus ~ си́нусовая брадикарди́я

bradykinin брадикини́н

brain 1. головно́й мозг 2. рассу́док, ра́зум 3. *pl* у́мственные спосо́бности, интелле́кт; ум

brainstem ствол головно́го мо́зга

braking торможе́ние

branch 1. ветвь; ответвле́ние ‖ разветвля́ться, разделя́ться 2. отделе́ние, филиа́л 3. о́трасль

branchial бранхиоге́нный, жа́берный

brash изжо́га; ки́слая отры́жка

break разры́в; отве́рстие; щель ‖ разрыва́ть; прорыва́ть(ся), вскрыва́ться (*напр. о нарыве*); ло́паться ◇ to ~ out высыпа́ть (*о сыпи*)

chromatid ~ хромати́дный разры́в

chromosome ~ хромосо́мный разры́в

breakage разры́в

breakdown 1. ухудше́ние (*здоровья*) 2. распа́д; разложе́ние; расщепле́ние ~ **of hemoglobin** распа́д гемоглоби́на

celular ~ разруше́ние кле́ток

protein ~ расщепле́ние белка́

breaking 1. разры́в 2. разруше́ние; распа́д 3. дробле́ние, фрагмента́ция ~ **of waters** разры́в пло́дных оболо́чек

breaking-out высыпа́ние, появле́ние сы́пи; сыпь

breakpoint то́чечный разры́в

breast 1. моло́чная железа́; грудь 2. грудна́я кле́тка ◇ **to give the ~ to a child** корми́ть ребёнка гру́дью

breastbone груди́на

breast-fed вско́рмленный гру́дью

breast-feeding вска́рмливание (*ребёнка*) гру́дью, грудно́е вска́рмливание

breath 1. дыха́ние; вдох 2. вдыха́емый и выдыха́емый во́здух

assisted ~ управля́емое дыха́ние

panting ~ затруднённое дыха́ние

breathe дыша́ть ◇ **to ~ in** вдыха́ть; **to ~ out** выдыха́ть

breathing дыха́ние ‖ дыха́тельный

abdominal ~ брюшно́е [диафрагма́льное] дыха́ние

agonal ~ агона́льное дыха́ние

automatic ~ управля́емое дыха́ние

bronchial ~ бронхиа́льное дыха́ние

controlled ~ управля́емое дыха́ние

goose ~ свистя́щее дыха́ние

hard ~ затруднённое дыха́ние

harsh ~ жёсткое дыха́ние

hurried ~ учащённое дыха́ние

irregular ~ неравноме́рное дыха́ние

periodic ~ дыха́ние Че́йна — Сто́кса, периоди́ческое дыха́ние

rough ~ затруднённое дыха́ние

shallow ~ пове́рхностное дыха́ние

slow ~ заме́дленное дыха́ние

smooth ~ ро́вное дыха́ние

stridulous ~ свистя́щее дыха́ние

ventral ~ брюшно́е [диафрагма́льное] дыха́ние

breathlessness одышка, диспно́э

breech я́годицы

breeding 1. селе́кция, отбо́р; скре́щивание 2. размноже́ние

bridge 1. мост; мо́стик; перемы́чка 2. перено́сица 3. мостови́дный зубно́й проте́з

~ of the nose переносица

antigen ~ антигённый мостик

cell ~ межклеточный мостик

intercellular ~ десмосома

bridging образование мостика

bridle 1. уздечка (*напр. языка*) 2. фиброзный тяж

bright 1. яркий; светлый 2. блестящий 3. способный 4. благоприятный (*о прогнозе*)

brim 1. верхний край 2. граница входа в таз

pelvic ~ верхний край входа в таз

brine 1. рапа; соляной раствор 2. морская вода

brisket грудина

brittle ломкий, хрупкий

broad широкий; свободный; обширный

broken 1. сломанный, разбитый 2. ослабленный (*о здоровье*) 3. нарушенный; фрагментарный

bromidrosis бромидроз, зловонный пот

bromine бром, Br

bromism бромизм (*хроническое отравление бромом*)

bronchial бронхиальный

bronchiectasis бронхоэктаз (*расширение участка бронха*)

bronchiole бронхиола

bronchiolitis бронхиолит

obliterating ~ облитерирующий бронхиолит

bronchitis бронхит ◇ ~ obliterans облитерирующий бронхит

asthmatoid ~ астматический бронхит

capillary ~ капиллярный бронхит

catarrhal ~ катаральный бронхит

croupous ~ крупозный бронхит

exudative ~ экссудативный бронхит

fibrinous ~ фибринозный бронхит

hemorrhagic ~ геморрагический бронхит

mechanic ~ механический бронхит

plastic ~ пластический бронхит

productive ~ продуктивный бронхит

pseudomembranous ~ псевдомембранозный бронхит

putrid ~ гнилостный бронхит

bronchoadenitis бронхоаденит

bronchoalveolar бронхоальвеолярный

bronchoalveolitis бронхопневмония, очаговая пневмония

bronchogenic бронхогенный

bronchogram бронхограмма

bronchography бронхография

broncholith бронхолит, бронхиальный конкремент

broncholithiasis бронхолитиаз

bronchology бронхология

bronchomycosis бронхомикоз

bronchopathy бронхопатия (*поражение бронхов*)

bronchophony бронхофони́я

bronchoplasty пла́стика бро́нха

bronchopleural бронхоплевра́льный

bronchopneumonia бронхопневмони́я, очаго́вая пневмони́я

bronchoradiography бронхографи́я

bronchorrhagia кровотече́ние из сосу́дов бро́нхов

bronchorrhea бронхоре́я

bronchoscope бронхоско́п

   fiberoptic ~ фибробронхоско́п, бронхоско́п с волоко́нной о́птикой

bronchoscopic бронхоскопи́ческий

bronchoscopy бронхоскопи́я

bronchospasm бронхоспа́зм

bronchospirography бронхоспирографи́я

bronchostaxis кровотече́ние из сосу́дов бро́нхов

bronchostenosis стено́з [суже́ние] бро́нха

bronchostomy бронхостоми́я

bronchotomy бронхотоми́я *(вскрытие просвета бронха)*

bronchus *(pl* bronchi) бронх

broth бульо́н *(жидкая питательная среда)*

   beef-extract ~ мясопепто́нный бульо́н

   glycerol ~ бульо́н с глицери́ном

   nutrient ~ пита́тельный бульо́н

   peptone ~ пепто́нный бульо́н

   serum ~ сы́вороточный бульо́н

   trypsin ~ трипсинизи́рованный бульо́н

brow 1. бровь 2. лоб

brow-ache 1. мигре́нь 2. невралги́я ве́тви тройни́чного не́рва

brucellar бруцеллёзный

brucellosis бруцеллёз

bruise 1. синя́к, гемато́ма, кровоподтёк 2. уши́б ‖ ушиба́ть

   external ~ нару́жная гемато́ма, кровоизлия́ние

bruising размозже́ние, разда́вливание; уши́б

bruissement «коша́чье мурлы́канье» *(аускультативный феномен)*

bruit шум; звук *(при аускультации)* ◇ ~ de frottement шум тре́ния; ~ de galope ритм гало́па

   aneurysmal ~ аневризмати́ческий шум

   carotid ~ шум над со́нной арте́рией

   crackling ~ крепита́ция

   placental ~ плацента́рный шум

   vascular ~ сосу́дистый шум

brush щётка

   hand ~ щётка для мытья́ рук

   test-tube ~ ёршик *(для мытья лабораторной посуды)*

brushing 1. соска́бливание 2. щёточная биопси́я

bubble пузы́рь, пузырёк ‖ покрыва́ться пузыря́ми; кипе́ть

   gastric air ~ га́зовый пузы́рь желу́дка

bubo(n) бубо́н

bubonic бубóнный
buccal щёчный; трансбуккáльный
buccinator щёчная мы́шца
buccogingival щёчно-десневóй
buccolabial щёчно-губнóй
bud *эмбр.* пóчка; зачáток
  tooth ~ зубнóй зачáток
buffer бу́фер, бу́ферный раствóр
buffered бу́ферный
bug клоп
build 1. телосложéние 2. укрепля́ть *(здоровье)*
built-in встрóенный; вживлённый, имплант́ированный
bulb 1. *анат.* лу́ковица 2. луковицеобрáзное расширéние 3. шáрик *(термометра)* 4. продолговáтый мозг
  ~ of aorta лу́ковица аóрты
  ~ of eye глазнóе я́блоко
  ~ of hair волосяня́я лу́ковица
  duodenal ~ лу́ковица двенадцатипéрстной кишки́
  hair ~ волосяня́я лу́ковица
  Krause's end ~ кóлба Крáузе, чувстви́тельное нéрвное окончáние
  olfactory ~ обоня́тельная лу́ковица
  taste ~ вкусовáя лу́ковица
bulbar 1. *анат.* относя́щийся к лу́ковице 2. бульбáрный, относя́щийся к продолговáтому мóзгу
bulge 1. вы́пуклость; выпя́чивание ‖ выпя́чиваться; выдавáться 2. варикóзное расширéние *(сосуда)*

bulging 1. вспу́чивание; выпя́чивание; вздýтие 2. разбýхший; вы́пуклый; вы́пяченный
bulimia булими́я, патологически повы́шенное чу́вство гóлода
bulk 1. объём; мáсса; основнáя мáсса 2. содержи́мое тóлстого кишéчника
bulla пузы́рь; волды́рь
bullous буллёзный
bundle пучóк; тяж; свя́зка
  ~ of His предсéрдно-желу́дочковый [атриовентрикуля́рный] пучóк, пучóк Ги́са
  atrioventricular [His'] ~ *см.* **bundle of His**
bur 1. бор *(стоматологический)* 2. трепанациóнное сверлó
buret(te) бюрéтка
  volume ~ градуи́рованная бюрéтка
burn 1. ожóг *(за исключением ожога кипятком)* ‖ обжигáть, получáть ожóг 2. прижигáть
  alkali ~ ожóг щёлочью
  chemical ~ хими́ческий ожóг
  flame ~ ожóг плáменем
  heat ~ терми́ческий ожóг
  lightning ~ поражéние мóлнией
  radiation ~ лучевóй ожóг
  solar ~ сóлнечный ожóг
  thermal ~ терми́ческий ожóг
burned обожжённый
burner горéлка
  gas ~ гáзовая горéлка
burning 1. горéние; жжéние 2. прижигáние

bursa *анат.* су́мка, мешо́к; синовиа́льная су́мка

bursal относя́щийся к синовиа́льной су́мке

bursectomy бурсэктоми́я *(иссечение синовиальной сумки)*

bursitis бурси́т *(воспаление синовиальной сумки)*

  Achilles ~ ахиллобурси́т, бурси́т пя́точного сухожи́лия

butter ма́сло

  mineral [petroleum] ~ вазели́н

buttocks *pl* я́годицы

bypass 1. обхо́д; обво́д 2. обходно́й анастомо́з, шунт 3. шунти́рование ‖ обходи́ть; шунти́ровать

  cardiopulmonary ~ 1. иску́сственное [экстракорпора́льное] кровообраще́ние 2. аппара́т иску́сственного кровообраще́ния, АИК

  esophageal ~ обходно́й эзофагогастроанастомо́з; шунти́рование пищево́да

  heart-lung ~ иску́сственное [экстракорпора́льное] кровообраще́ние

  vein ~ обходно́е вено́зное шунти́рование

C

cabinet:

  deep-freeze ~ ка́мера глубо́кого замора́живания

  disinfection ~ дезинфекцио́нная ка́мера

  drug ~ *см.* medicine cabinet

  drying ~ суши́льный шкаф

  first-aid ~ апте́чка пе́рвой по́мощи

  instrument ~ инструмента́льный шкаф

  oxygen ~ кислоро́дная ка́мера

  medicine ~ апте́чка

cachectic кахекти́ческий

cachectin кахекти́н, фа́ктор некро́за о́пухолей

cachexia кахекси́я, о́бщая атрофи́я; упа́док сил ◇ ~ strumipriva струмипри́вная кахекси́я; ~ suprarenalis надпо́чечниковая кахекси́я

  cancerous ~ ра́ковая кахекси́я

  hypophyseal ~ гипофиза́рная кахекси́я

  malarial ~ маляри́йная кахекси́я

  mercurial ~ меркуриали́зм *(хроническое отравление ртутью)*

  saturnine ~ свинцо́вая кахекси́я

  uremic ~ уреми́ческая кахекси́я

cadaver труп

cadaveric тру́пный

caducous отпада́ющий, вре́менный

caecum *(pl* caeca) слепа́я кишка́

caffeine кофеи́н

cage кле́тка; ка́мера

  restraining ~ кле́тка для иммобилиза́ции *(лабораторных животных)*

calcaneodynia кальканоди-

ни́я *(боль в пяточной кости)*
calcaneum, calcaneus пя́точная кость
calcar пя́точная шпо́ра; остеофи́т
calcareous 1. кальцифици́рованный, обызвествлённый 2. известко́вый
calcification 1. кальцино́з, кальцифика́ция, обызвествле́ние 2. окостене́ние
calcify подверга́ться кальцино́зу, обызвествля́ться
calcinosis кальцино́з, кальцифика́ция, обызвествле́ние
calcipexy отложе́ние ка́льция
calcium ка́льций, Ca
calciuria кальциури́я, нали́чие ка́льция в моче́
calculary, calculous калькулёзный
calculus *(pl calculi)* конкреме́нт, ка́мень
  aural ~ се́рная про́бка
  biliary ~ жёлчный конкреме́нт
  blood ~ флеболи́т; тромб
  bronchial ~ бронхоли́т
  dental ~ зубно́й ка́мень
  intestinal ~ кише́чный конкреме́нт, энтероли́т
  lacrimal ~ лакриоли́т, конкреме́нт слёзного мешо́чка
  pancreatic ~ панкреати́ческий конкреме́нт
  urinary ~ мочево́й конкреме́нт
calf икра́ *(ноги)*
calix *(pl calices)* см. calyx
call 1. вы́зов; телефо́нный вы́зов *(врача)* 2. нанести́

визи́т *(больному)* ◇ to be on ~ ходи́ть по вы́зовам; to ~ in a doctor вы́звать [пригласи́ть] врача́
emergency ~ вы́зов ско́рой медици́нской по́мощи
sick ~ 1. вы́зов к больно́му; посеще́ние *(врачом)* больно́го 2. враче́бный приём больны́х
callosity 1. омозоле́лость 2. кело́ид
callus 1. мозо́ль 2. ко́стная мозо́ль
calmodulin кальмодули́н
calorie кало́рия
calorimeter калори́метр
calorstat термоста́т
calvaria свод че́репа
calyx *(pl calyces)* 1. чашеви́дная структу́ра 2. по́чечная ча́шка
camera 1. ка́мера 2. по́лость ◇ ~ anterior bulbi пере́дняя ка́мера глазно́го я́блока; ~ cordis по́лость перика́рда; ~ posterior bulbi за́дняя ка́мера глазно́го я́блока
gamma ~ га́мма-ка́мера
scintillation ~ сцинтилляцио́нная ка́мера
thermovision ~ теплови́зор
camisole смири́тельная руба́шка
camphene скипида́р
camphor ка́мфора
canal 1. прохо́д; кана́л 2. (выводно́й) прото́к, тру́бка
abdominal ~ па́ховый кана́л
alimentary ~ пищевари́тельный тракт
anal ~ заднепрохо́дный [ана́льный] кана́л

arterial ~ артериа́льный [бота́ллов] прото́к

cervical ~ of the uterus цервика́льный кана́л, кана́л ше́йки ма́тки

deferent ~ семявыноса́щий прото́к

ear ~ нару́жный слуховой прохо́д

femoral ~ бе́дренный кана́л

Haversian ~ га́версов кана́л, кана́л остео́на

inguinal ~ па́ховый кана́л

spinal ~ позвоно́чный кана́л

canaliculus (_pl_ **canaliculi)** кана́лец ◇ **~ cochleae** водопрово́д ули́тки

cancellated решётчатый, се́тчатый

cancer 1. рак, карцино́ма **2.** злока́чественная о́пухоль, злока́чественное новообразова́ние (_см. тж_ carcinoma)

nondifferentiated ~ недифференци́рованный рак

occult ~ бессимпто́мный рак

scirrhous ~ скирро́зный рак, скирр

soft ~ медулля́рный рак

cancericidal разруша́ющий ра́ковые кле́тки

cancerigenic канцероге́нный

cancerous злока́чественный; ра́ковый

cancriform, cancroid напомина́ющий злока́чественную о́пухоль

candidiasis кандидо́з, кандидамико́з

candidin кандиди́н (_антиген из клеток Candida, ис_-

пользуемый в кожных аллергических пробах)

cankering изъязвле́ние, разъеда́ние

cankerous изъязвля́ющий

cannabism каннаби́зм, гаши́шная наркома́ния

cannula _мед. тех._ каню́ля; тру́бочка; по́лая игла́

artery ~ артериа́льный кате́тер

cannulation 1. катетериза́ция **2.** введе́ние каню́ли, канюли́рование

thoracic duct ~ канюли́рование грудно́го прото́ка

cap 1. колпа́к, колпачо́к ‖ надева́ть колпачо́к **2.** противозача́точный колпачо́к **3.** медици́нская ша́почка **4.** наконе́чник

cervical ~ колпачо́к на ше́йку ма́тки

capacity 1. ёмкость, объём, вмести́мость **2.** мо́щность, производи́тельность **3.** функциона́льная акти́вность

allergenic ~ аллергизи́рующий потенциа́л

antigen-binding ~ антигенсвя́зывающая спосо́бность (_антисыворотки_); антигенсвя́зывающая ёмкость (_иммуносорбента_)

basic ~ осно́вность (_концентрация водородных ионов_)

exercise ~ спосо́бность переноси́ть физи́ческую нагру́зку

lung ~ жи́зненная ёмкость лёгких

mental ~ у́мственные спосо́бности

patient ~ число́ ко́ек (в больни́це)

phagocytic ~ фагоцита́рная акти́вность

proliferative ~ пролиферати́вный потенциа́л

secretory ~ секрето́рная акти́вность

transforming ~ трансформи́рующая акти́вность

vital ~ жи́зненная ёмкость лёгких

working ~ работоспосо́бность

capillary капилля́р; капилля́рная тру́бка ‖ капилля́рный

capitatum голо́вчатая кость

capitulum анат. голо́вка

capsule 1. анат. оболо́чка; ка́псула 2. фарм. желати́новая ка́псула

gelatinous ~ желати́новая ка́псула

joint ~ суставна́я ка́псула

kidney [renal] ~ по́чечная ка́псула

splenic ~ ка́псула селезёнки

car:

ambulance ~ санита́рная маши́на; маши́на ско́рой по́мощи

hospital ~ санита́рный ваго́н

hospital ward ~ ваго́н для ра́неных

medical ~ санита́рный ваго́н

carbohydrates pl углево́ды

carbon 1. углеро́д, C 2. у́голь

absorbent [activated] ~ активи́рованный у́голь

carbonaceous 1. углеро́дистый, углеро́дный 2. содержа́щий у́голь

carboxylation карбоксили́рование

carboxypeptidase карбоксипептида́за

carbuncle карбу́нкул; карбу́нкул сибире́язвенный

carcinoembryonic карциноэмбриона́льный

carcinogen канцероге́н, канцероге́нное вещество́

carcinogenesis канцерогене́з, онкогене́з

carcinogenic канцероге́нный, вызыва́ющий заболева́ние ра́ком

carcinogenity онкоге́нность, канцероге́нность

carcinoid карцино́ид

carcinoma рак, карцино́ма (см. тж cancer)

acinar ~ аденокарцино́ма

advanced ~ запу́щенный рак

alveolar cell ~ альвеоля́рнокле́точный рак

basal cell ~ базалио́ма, база́льно-кле́точный рак

bronchogenic ~ бронхоге́нный рак

clear-cell ~ светлокле́точный рак, рак по́чки

epidermoid ~ плоскокле́точный [эпидермо́идный] рак

mucinous ~ колло́идный [слизеобразу́ющий] рак

papillary ~ папилля́рный [сосо́чковый] рак

small-cell ~ мелкокле́точный рак

solid ~ со́лидный рак

spindle cell ~ веретенокле́точный рак

squamous cell ~ плоскоклёточный [эпидермо́идный] рак

carcinosarcoma карциносарко́ма

card ка́рта; ка́рточка; бланк

examination ~ экзаменацио́нный билет

immunization record ~ ка́рта вакцина́ции; календа́рь вакцина́ции

medical ~ 1. температу́рный лист 2. медици́нская ка́рта

patient ~ амбулато́рная ка́рта больно́го

record ~ регистрацио́нная ка́рточка

school health ~ санита́рная ка́рта шко́льника

cardia карди́я, кардиа́льное отве́рстие

cardiac 1. больно́й с заболева́нием се́рдца 2. сре́дство, возбужда́ющее серде́чную де́ятельность ‖ серде́чный, кардиа́льный

cardialgia кардиалги́я, боль в се́рдце

cardiocentesis пу́нкция се́рдца

cardiodynia кардиалги́я, боль в се́рдце

cardiogenic кардиоге́нный, обусло́вленный де́ятельностью се́рдца

cardiogram 1. кардиогра́мма 2. электрокардиогра́мма, ЭКГ

exercise ~ кардиогра́мма при нагру́зке

ultrasonic ~ эхокардиогра́мма

cardiograph кардио́граф; электрокардио́граф

cardiographic кардиографи́ческий; электрокардиографи́ческий

cardiography кардиографи́я; электрокардиографи́я

cardiolipin кардиолипи́н

cardiologist кардио́лог

cardiology кардиоло́гия

cardiomegaly кардиомегали́я

cardiomyopathy кардиомиопати́я

congestive ~ засто́йная [конгести́вная] кардиомиопати́я

restrictive ~ рестрикти́вная кардиомиопати́я, фибро́зный эндокарди́т

cardionecrosis очаго́вый некро́з миока́рда

cardiorrhexis разры́в се́рдца

cardiospasm кардиоспа́зм

cardiostimulator кардиостимуля́тор; электрокардиостимуля́тор

cardiotocography электрокардиографи́я плода́

cardiotomy 1. кардиотоми́я, вскры́тие се́рдца 2. резе́кция ка́рдии (желудка)

cardiovascular серде́чно-сосу́дистый

care 1. забо́та, попече́ние, ухо́д (за больным) ‖ забо́титься, уха́живать (за больным) 2. наблюде́ние (врача) 3. обслу́живание (больного) ◇ to take ~ уха́живать (за больным); under the ~ of a physician под наблюде́нием врача́ ~ of public health обще́ственное здравоохране́ние bed ~ постéльный режи́м

day ~ дневнóй ухóд

dental ~ стоматологи́ческая по́мощь

domiciliary ~ медици́нская по́мощь на домý

follow-up ~ 1. наблюдéние во внебольни́чных усло́виях 2. реабилита́ция

free ~ беспла́тная медици́нская по́мощь

home ~ 1. медици́нская по́мощь на домý 2. дома́шний ухóд

hospital ~ стациона́рное лечéние

immediate ~ неотло́жная медици́нская по́мощь

inpatient ~ больни́чная по́мощь; стациона́рное лечéние

intensive ~ интенси́вная терапи́я

maternity ~ охра́на матери́нства

medical ~ медици́нское обслýживание; медици́нская по́мощь

obstetric ~ акушéрская по́мощь

outpatient ~ амбулато́рное лечéние; амбулато́рная по́мощь

pediatric ~ педиатри́ческая по́мощь

primary health ~ перви́чная мéдицинская по́мощь

secondary ~ специализи́рованная медици́нская по́мощь

tertiary ~ высокоспециали-зи́рованная медици́нская по́мощь

caries 1. ка́риес 2. патологи́ческое разрушéние ко́сти

carious карио́зный

carotic кароти́дный

carotid 1. со́нная артéрия 2. кароти́дный

carpal кость запя́стья ‖ запя́стный

carriage 1. транспортиро́вка 2. носи́тельство (бактéрий)

carrier 1. носи́тель, перено́счик (возбуди́теля болéзни); бактерионоси́тель, бациллоноси́тель 2. ген. носи́тель рецесси́вного аллéля

asymptomatic ~ бессимпто́мный носи́тель

germ ~ носи́тель инфéкции

healthy ~ бессимпто́мный носи́тель

immune ~ иммýнный носи́тель

related ~ близкоро́дственный носи́тель

solid-phase ~ твердофа́зный носи́тель

symptom-free ~ бессимпто́мный носи́тель

unconjugated ~ свобо́дный [неконъюги́рованный] носи́тель

carry нести́, носи́ть, переноси́ть ◇ to ~ on вести́; to ~ out выполня́ть

cartilage хрящ

articular ~ суставно́й хрящ

intervertebral ~ межпозвоно́чный диск

shield-like ~ щитови́дный хрящ (горта́ни)

cartilaginous хрящево́й

cascade:

classical complement ~ класси́ческий путь актива́ции комплеме́нта

case 1. слу́чай *(заболева́ния)* 2. больно́й, пацие́нт; ра́неный 3. набо́р *(медицинских инструме́нтов)* 4. коро́бка, я́щик

~ of emergency 1. слу́чай заболевания, тре́бующий неотло́жной по́мощи 2. больно́й, тре́бующий неотло́жной по́мощи

advanced ~ запу́щенный слу́чай

borderline ~ пограни́чное состоя́ние

fatal ~ лета́льный исхо́д, смерте́льный слу́чай

hospital ~ больни́чный слу́чай *(заболевания)*; стациона́рный больно́й

lying-down ~ посте́льный [лежа́чий] больно́й

medical ~ клини́ческий слу́чай

missed ~ нераспо́знанное заболева́ние

neglected ~ запу́щенный слу́чай

walking ~ ходя́чий больно́й

caseation 1. творо́жистый некро́з, казео́з 2. осажде́ние казеи́на, створа́живание

casebook журна́л для регистра́ции больны́х

casein казеи́н

caseous творо́жистый; казео́зный

casework патрона́ж, патрона́жная рабо́та

cast 1. ги́псовая повя́зка; ши́на 2. слепо́к *(ги́псовый)* 3. *pl* цили́ндры *(мочевые)*

bacterial ~s бактериа́льные цили́ндры

blood ~s кровяны́е цили́ндры

coma ~s комато́зные цили́ндры *(при диабете)*

dental ~ зубно́й слепо́к; ги́псовый слепо́к зубно́го ря́да

epithelial ~s эпителиа́льные цили́ндры

false ~s ло́жные цили́ндры

fatty ~s жировы́е цили́ндры

fibrinous ~s фибрино́зные цили́ндры

granular ~s зерни́стые цили́ндры

hair ~ трихобезоа́р, волося́на́я о́пухоль *(инородное тело в желудке из клубка проглоченных волос)*

hyaline ~s гиали́новые цили́ндры

leukocyte ~s гиали́новые цили́ндры с включе́нием лейкоци́тов

mucous ~s ло́жные цили́ндры

red cell ~s эритроцита́рные цили́ндры

renal ~s по́чечные цили́ндры

spiral ~s мочевы́е цили́ндры спира́льной фо́рмы

tube [urinary] ~ мочевы́е цили́ндры

waxy ~s восковѝдные цили́ндры

castrate кастра́т ‖ кастри́ровать

castration кастра́ция

functional ~ гормона́льная кастра́ция

X-rays ~ рентгенологи́че-
ская кастра́ция
casualt/y 1. несча́стный слу́-
чай; катастро́фа; ава́рия;
повреждéние 2. смерть от
ранéния *или* несча́стного
слу́чая 3. ра́неный; поражённый; уби́тый 4. *pl* са-
нита́рные потéри ◇ in case
of ~ в слу́чае скоропости́ж-
ной смéрти; to hold ~ies
уха́живать за ра́неными
catabolic катаболи́ческий
catabolism катаболи́зм, дис-
симиля́ция
catabolite катаболи́т, про-
ду́кт катаболи́зма
catacrotic катакроти́ческий
catacrotism катакро́та
catagen катагéн *(фаза в
цикле развития волоса)*
catagenesis катагенéз; инво-
лю́ция
catalase катала́за
catalepsy каталепси́я; оцепе-
нéние
cataleptic каталепти́ческий
catalysis ката́лиз
catalyst катализа́тор
catalytic каталити́ческий
catalyzator катализа́тор
catalyze катализи́ровать
catalyzer катализа́тор
catamenia менструа́ция
catamenial менструа́льный
catamenogenic вызыва́ющий
менструа́цию
catamnesis ката́мнез
catamnestic катамнести́че-
ский
cataphasia *псих.* катафази́я
cataphora летарги́я с перио́-
дами непо́лного пробужде́-
ния

cataplasia катаплази́я, анап-
лази́я
cataplexy катаплекси́я *(эмо-
циональная астения)*
cataract катара́кта *(помут-
нение хрусталика)*
  adherent ~ катара́кта с синéхиями
  adolescent ~ подростко́вая
  катара́кта
  axial ~ центра́льная ката-
  ра́кта
  black ~ чёрная [бу́рая] ка-
  тара́кта
  blue ~ голуба́я катара́кта
  brown ~ чёрная [бу́рая]
  катара́кта
  capsular ~ капсуля́рная ка-
  тара́кта
  central ~ центра́льная ка-
  тара́кта
  cerulean ~ голуба́я ката-
  ра́кта
  complete ~ по́лная катара́к-
  та
  complicated ~ осложнённая
  катара́кта
  congenital ~ врождённая
  катара́кта
  contusion ~ контузио́нная
  катара́кта
  coralliform ~ коралловидная катара́кта
  coronary ~ венéчная [коро-
  на́рная] катара́кта
  cortical ~ кортика́льная ка-
  тара́кта
  cupuliform ~ чашеви́дная
  катара́кта
  diabetic ~ диабети́ческая
  катара́кта
  electric ~ электри́ческая
  катара́кта

embryonal ~ врождённая катара́кта

floriform ~ розе́точная катара́кта

fluid ~ моло́чная катара́кта

fusiform ~ веретенообра́зная катара́кта

general ~ помутне́ние всех слоёв хруста́лика

glaucomatous ~ глаукома́тозная катара́кта

gray ~ ста́рческая кортика́льная катара́кта

green ~ глауко́ма

heterochromic ~ гетерохро́мная катара́кта

hypermature ~ перезре́лая катара́кта

immature ~ незре́лая катара́кта

incipient ~ начина́ющаяся катара́кта

intumescent ~ набуха́ющая катара́кта

irradiation ~ лучева́я катара́кта

lacteal ~ моло́чная катара́кта

lamellar ~ сло́истая [зонуля́рная] катара́кта

lenticular ~ лентикуля́рная катара́кта

mature ~ зре́лая катара́кта

milky ~ моло́чная катара́кта

Morgagnian ~ морга́ниева катара́кта

naphthalinic ~ нафтали́новая катара́кта

nuclear ~ я́дерная катара́кта

overripe ~ перезре́лая катара́кта

perinuclear ~ перинуклеа́рная катара́кта

peripheral ~ перифери́ческая катара́кта

polar ~ поля́рная катара́кта

primary ~ перви́чная катара́кта

progressive ~ прогресси́рующая катара́кта

punctate ~ то́чечная катара́кта

pyramidal ~ пирамида́льная катара́кта

ripe ~ зре́лая катара́кта

secondary ~ втори́чная катара́кта

senile ~ ста́рческая катара́кта

siliculose ~ катара́кта с сухо́й ка́псулой

soft ~ мя́гкая катара́кта

spindle ~ веретенообра́зная катара́кта

stellate ~ звёздчатая катара́кта

subcapsular ~ субкапсуля́рная катара́кта

total ~ по́лная катара́кта

toxic ~ токси́ческая катара́кта

traumatic ~ травмати́ческая катара́кта

zonular ~ зонуля́рная [сло́истая] катара́кта

cataractous катара́ктный

catarrh 1. ката́р, воспале́ние сли́зистой оболо́чки **2.** ката́р ве́рхних дыха́тельных путе́й

atrophic ~ атрофи́ческий рини́т

autumn [hay] ~ поллино́з, сенна́я лихора́дка

catarrhal катара́льный

catatonia кататони́ческий синдро́м, кататони́я

catatonic кататони́ческий
catatony *см.* catatonia
catch 1. захва́т ‖ хвата́ть, захва́тывать 2. заде́ржка, приостано́вка *(дыхания)* 3. то́рмоз ◇ to ~ a chill [to ~ a cold] простуди́ться; to ~ a disease заболе́ть
catecholamine катехолами́н
catgut ке́тгут
catharsis 1. очище́ние кишечника слаби́тельными 2. *псих.* ка́тарсис
cathepsin катепси́н
catheter кате́тер
  cardiac ~ серде́чный зонд
  embolization ~ кате́тер для эмболиза́ции
  flexible ~ ги́бкий кате́тер
  Foley ~ кате́тер-балло́н Фоле́я
  heart ~ серде́чный зонд
  intravascular ~ сосу́дистый кате́тер
  Nélaton's ~ (эласти́чный) кате́тер Нелато́на
  permanent ~ постоя́нный кате́тер
  Pezzer ~ кате́тер Пецце́ра *(с расширением на конце)*
  suction ~ аспирацио́нный кате́тер
  ureteral ~ мочето́чниковый кате́тер
catheterization катетериза́ция
  cardiac ~ катетериза́ция се́рдца
  selective ~ селекти́вная [избира́тельная] катетериза́ция
caudal кауда́льный; хвостово́й
caul 1. во́дная оболо́чка пло-

да́ 2. оболо́чка, перепо́нка 3. большо́й са́льник
causal причи́нный, кауза́льный
causation этиоло́гия; причи́ны заболева́ния
causative явля́ющийся причи́ной *(болезни)*, вызыва́ющий *(болезнь)*, причи́нный
cause причи́на, основа́ние ‖ быть причи́ной; вызыва́ть
  ~ of death причи́на сме́рти
  immediate ~ непосре́дственная причи́на
  internal ~ эндоге́нный фа́ктор
  predisposing ~ предрасполага́ющий фа́ктор
  ultimate ~ первопричи́на
  unspecified ~ неустано́вленная причи́на
cause-and-effect причи́нно-сле́дственный
caustic ка́устик, каусти́ческая со́да; е́дкое вещество́ ‖ каусти́ческий, е́дкий; разруша́ющий; разъеда́ющий
cauterization каутериза́ция; прижига́ние
cauterodyne электроно́ж
cautery 1. каутериза́ция; прижига́ние 2. термока́утер, гальванока́утер
  cold ~ криотерапи́я
cava по́лая ве́на
caval кава́льный *(относящийся к полой вене)*
caveola я́мка *(на поверхности клетки)*
cavern 1. каве́рна 2. по́лость, впа́дина
  osteal ~ ко́стная каве́рна

cavernoma кавернóзная гемангиóма, кавернóма

cavernous кавернóзный; пещéристый; полостнóй

cavitation образовáние пóлости; образовáние кавéрны

cavity 1. пóлость; впáдина **2.** кариóзная пóлость, дуплó *(зуба)* **3.** лýнка *(предметного стекла)*

abdominal ~ брюшнáя пóлость

abscess ~ пóлость абсцéсса

articular ~ суставнáя пóлость

nasal ~ пóлость нóса

oral ~ пóлость рта

pelvic ~ пóлость тáза

peritoneal ~ брюшúнная пóлость

pleural ~ плеврáльная пóлость

thoracic ~ груднáя пóлость

visceral ~ пóлость тéла

cecal относящийся к слепóй кишкé

cecity слепотá

cecum 1. слепáя кишкá **2.** *гельм.* кишéчный ствол *(у сосáльщиков)*

celiac брюшнóй, чрéвный

celialgia, celiodynia боль в животé

celiorrhaphy ушивáние брюшнóй стéнки

celioscope лапароскóп

celioscopy лапароскопúя

celiotomy лапаротомúя

exploratory ~ диагностúческая лапаротомúя

cell 1. клéтка **2.** кáмера; сéкция; ячéйка; отсéк

acidophilic ~ ацидофúльная [оксифúльная, эозино-фúльная] клéтка *(передней доли гипофиза)*

acinar ~ ацинáрная клéтка

adipose ~ липоцúт, жировáя клéтка

adventitional ~ перицúт, адвентициáльная [периваскулярная] клéтка, клéтка Ружé

alveolar ~ эпителиáльная клéтка лёгочной альвеóлы

ameboid ~ амебоцúт, блуждáющая клéтка

argentaffin ~ кишéчный аргентаффиноцúт, аргентофúльная клéтка

argyrophilic ~ аргирофúльная клéтка

basophilic ~ базофúл, базофúльный лейкоцúт

blast ~ блáстная клéтка *(незрелая клетка-предшественник)*

blood ~ клéтка крóви

caliciform ~ бокаловúдная (эпителиáльная) клéтка

chief ~ **1.** глáвная клéтка *(слизистой оболочки желудка)* **2.** хромофóбный аденоцúт **3.** глáвная клéтка околощитовúдной железы

Clara ~ клéтка Клáра, секретóрная клéтка бронхиóлы

columnar ~ цилиндрúческая клéтка

cone ~ кóлбочка сетчáтки

connective tissue ~s клéтки соединúтельной ткáни

cuboid(al) ~ кубúческий эпителиоцúт

cultured ~ культивúруемая клéтка

decidual ~ децидуáльная клéтка

dendritic ~s дендри́тные клётки

dentinal ~ одонтобла́ст

dividing ~ де́лящаяся клётка

dust ~ кониофа́г, пылева́я клётка

egg ~ яйцеклётка

endocrine ~ эндокри́нная клётка

epidermal ~ эпидерма́льная клётка, эпидермоци́т

epithelial ~ эпителиоци́т, эпителиа́льная клётка

erythroid ~ эритро́идная клётка

fat ~ липоци́т, жирова́я клётка

foam ~ пе́нистая клётка

germ ~ полова́я клётка *(яйцеклетка или спермато-зоид)*

giant ~ гига́нтская клётка

glia ~ глиоци́т

goblet ~ бокалови́дная (эпителиа́льная) клётка

granulocytic ~ гранулоци́т

granulosa ~ зерни́стая клётка *(яичника)*

gustatory ~ вкусова́я клётка

heart disease ~s клётки серде́чных поро́ков

helper ~ клётка-хе́лпер, клётка-помо́щник

hemopoietic ~ кроветво́рная [гемопоэти́ческая] клётка

hepatic ~ гепатоци́т, печё-ночная клётка

Hürthle ~ клётка Гюртле

immunocompetent ~ имму-нокомпете́нтная клётка

inflammatory ~s клётки вос-пали́тельного инфильтра́та

intact ~ инта́ктная клётка

islet ~ инсулоци́т, остро-вко́вая клётка

killer ~ клётка-ки́ллер, клётка-уби́йца

Kupffer's ~ звёздчатый ре-тикулоэндотелиоци́т, клёт-ка Ку́пфера

labeled ~ ме́ченая клётка

Langerhans ~s клётки Лан-герга́нса, макрофа́ги де́рмы

LE ~s клётки кра́сной вол-ча́нки, LE-клётки, клётки Ха́ргрейвса

lining ~ выстила́ющая клёт-ка

lymphoid ~ лимфо́идная клётка

malignant ~ ра́ковая [о́пу-холевая] клётка; клётка злока́чественного новообра-зова́ния

marrow ~ клётка ко́стного мо́зга

memory ~ клётка па́мяти

mesangial ~ мезангиа́льная клётка *(фагоцит почки)*

migratory ~ блужда́ющая клётка, амебоци́т

mobile ~ подви́жная клётка

mononuclear ~ одноя́дерная [мононуклеа́рная] клётка, мононуклеа́р

motor ~ дви́гательная клёт-ка *(1. эфферентный ней-рон 2. клетка переднего рога спинного мозга)*

mucous ~ муко́идная [сли́-зистая] клётка

multinucleated ~ многоя́дер-ная клётка

mutant ~ мута́нтная клётка

natural cytotoxic ~ есте́ственная цитотоксическая клетка, NC-клетка

natural killer ~ естественная клетка-киллер, NK-клетка

natural suppressor ~ естественная клетка-супрессор, NS-клетка

NC ~ *см.* natural cytotoxic cell

neoplastic ~ опухолевая клетка

nerve ~ нейрон, нервная клетка

neurosecretory ~ нейросекреторная клетка

NK ~ *см.* natural killer cell

nontreated ~ интактная клетка

NS ~ *см.* natural suppressor cell

nucleated ~ клетка с ядром, ядросодержащая клетка

null ~ «нулевой» лимфоцит, «нулевая» клетка

osteogenic ~ остеобласт

oxyntic обкладочная [париетальная] клетка *(желудка)*

packed red ~s эритроцитарная масса

parietal ~ *см.* oxyntic cell

phagocytic ~ фагоцит

pheochrome ~ хромаффиноцит, феохромоцит

pilar ~ столбовая клетка

plasma ~ плазматическая клетка, плазмоцит

pluripotential ~ плюрипотентная клетка

precursor ~ клетка-предшественник

preserved ~s консервированные клетки

prickle ~ шиповатый эпидермоцит

primordial germ ~ гоноцит, первичная половая клетка

progenitor ~ клетка-предшественник

promotor ~ промоторная клетка

red blood ~ эритроцит

rod ~ палочка сетчатки

rod nuclear ~ палочкоядерный лейкоцит

rosette-forming ~s розеткообразующие клетки

scavenger ~ макрофагоцит

Schwann ~ шванновская клетка *(макрофаг глии)*

secretory ~ секреторная клетка

sensitized ~ сенсибилизированная клетка

sex ~ половая клетка *(яйцеклетка или сперматозоид)*

sickle ~ серповидная клетка

smooth muscle ~ гладкомышечная клетка

somatic ~ соматическая клетка

sperm ~ сперматозоид

spindle ~ веретенообразная клетка

spine ~ шиповатый эпидермоцит

stem ~ 1. столбовая клетка 2. клетка эмбриобласта

stromal ~ стромальная клетка

suppressor ~ клетка-супрессор, супрессорная клетка

T ~ Т-лимфоцит

tactile ~ осязательная клетка

target ~ клётка-мишёнь
target binding ~ клётка, свя́зывающая мишёнь
taste ~ вкусова́я клётка
T helper ~ Т-клётка-хёлпер, Т-клётка-помо́щник
triggered ~ стимули́рованная клётка
T suppressor cytotoxic ~ цитотокси́ческая Т-клётка-супре́ссор
tumor ~ о́пухолевая клётка
unprimed ~ неприми́рованная клётка (не имевшая контакта с антигеном)
vacuolated ~ вакуолизи́рованная клётка
wandering ~ блужда́ющая клётка, амебоци́т
white blood ~ лейкоци́т
yeast ~ дрожжева́я клётка
cell-free бескле́точный
cellular клёточный, яче́истый
cellularity насы́щенность клётками
cellule 1. клётка 2. яче́йка
cellulitis целлюли́т (воспаление подкожной клетчатки или рыхлой соединительной ткани)
crepitant ~ анаэро́бная инфе́кция, га́зовый [крепити́рующий] целлюли́т
pelvic ~ параметри́т
cellulose клетча́тка; целлюло́за
cellulotoxic цитотокси́ческий
celom эмбр. цело́м, втори́чная по́лость
celoscope эндоско́п
celoscopy эндоскопи́я
celotomy грыжесече́ние
cement 1. цеме́нт (пломби-

ровочный) 2. цеме́нтное вещество́ зу́ба
center 1. центр 2. сре́дняя то́чка те́ла 3. гру́ппа не́рвных кле́ток, выполня́ющая определённую фу́нкцию
~ of lens опти́ческий центр ли́нзы или хрусталика
~ of ossification центр окостене́ния
blood donor ~ до́норский пункт
cell ~ центросо́ма, центросфе́ра
child health ~ де́тская поликли́ника
community blood ~ центр перелива́ния кро́ви
dialysis ~ центр гемодиа́лиза
first-aid ~ пункт пе́рвой медици́нской по́мощи
germinal ~ заро́дышевый центр
health ~ центр здоро́вья
maternity welfare ~ же́нская консульта́ция
medical ~ медици́нский центр; медици́нский пункт
newborn ~ отделе́ние новорождённых, неонатологи́ческий центр
primary care ~ пункт перви́чной ме́дико-санита́рной по́мощи
senior ~ дом престаре́лых; гериатри́ческий центр
transfusion ~ центр перелива́ния кро́ви, (гемо)трансфузио́нный центр
traumatology ~ травматологи́ческий пункт
centesis пу́нкция, проко́л; перфора́ция

centrifugal 1. эфферéнтный; выносящий 2. относящийся к центрифу́ге

centrifugation центрифуги́рование

density gradient ~ центрифуги́рование в градиéнте плóтности

differential ~ дифференциáльное центрифуги́рование

high-speed ~ (высоко)скоростнóе центрифуги́рование

low-speed ~ низкоскоростнóе центрифуги́рование

centrifuge центрифу́га ‖ центрифуги́ровать

superspeed ~ ультрацентрифу́га

centriole центриóль

centripetal афферéнтный, приносящий, центростреми́тельный

centroblast центроблáст

centrocyte центроци́т

centromere ген. центромéра, кинетохóр

centrosome цитол. центросóма, центросфéра, центрáльное тéльце

cephalalgia цефалги́я, головнáя боль

cephalic головнóй; краниáльный

cephalitis энцефали́т

cephalocele чéрепно-мозговáя гры́жа

cephalocentesis пу́нкция чéрепа

cephalodynia цефалги́я, головнáя боль

cephalopelvimetry цефалопельвиметри́я, измерéние головки плодá и тáза рожéницы

cephalotome мед. тех. краниотóм

cephalotomy акуш. краниотоми́я, цефалотоми́я

cephalotractor акушéрские щипцы́

cerclage серкля́ж (1. наложéние кругового шва вокруг отверстия матки при истмико-цервикальной недостаточности 2. метод скрепления костных отломков)

cerebellar мозжечкóвый

cerebellitis воспалéние мозжечкá

cerebellum мозжечóк

cerebral церебрáльный; чéрепно-мозговóй; относящийся к головнóму мóзгу

cerebralgia цефалги́я, головнáя боль

cerebrifugal эфферéнтный, центробéжный; иду́щий от мóзга к перифери́и

cerebripetal афферéнтный, центростреми́тельный; иду́щий к мóзгу

cerebromeningitis менингоэнцефали́т

cerebropathy церебропати́я; заболевáние головнóго мóзга

cerebrosclerosis склерóз головнóго мóзга, церебросклерóз

cerebrospinal цереброспинáльный, спинномозговóй

cerebrovascular цереброваскуля́рный

cerebrum головнóй мозг

certain определённый

certifiable подлежа́щий обяза́тельной регистра́ции

certificate спра́вка, свиде́тельство; сертифика́т ◇ **to extend a ~** продли́ть больни́чный лист
~ of birth свиде́тельство о рожде́нии
~ of health враче́бное свиде́тельство, спра́вка о состоя́нии здоро́вья
~ of incapacity of work больни́чный лист, листо́к нетрудоспосо́бности
~ of vaccination спра́вка о вакцина́ции
birth ~ свиде́тельство о рожде́нии
death ~ свиде́тельство о сме́рти
medical [sickness] ~ больни́чный лист, листо́к нетрудоспосо́бности

certified апроби́рованный, прове́ренный

ceruloplasmin церулоплазми́н

cervical(is) 1. ше́йный 2. цервика́льный, относя́щийся к ше́йке ма́тки

cervicectomy ампута́ция ше́йки ма́тки, трахелэктоми́я

cervicitis цервици́т *(воспаление шейки матки)*

cervicodynia бо́ли в о́бласти ше́и

cervicofacial ше́йно-лицево́й

cervico-occipital ше́йно-заты́лочный

cervicovaginal ше́ечно-влага́лищный

cervicovesical относя́щийся к ше́йке ма́тки и мочево́му пузырю́

cervix *(pl* **cervices)** 1. ше́я 2. ше́йка *(какого-л. органа)* ◇ **~ uteri** ше́йка ма́тки

cesarean ке́сарево сече́ние
abdominal ~ абдомина́льное ке́сарево сече́ние
low-section ~ ни́зкое ке́сарево сече́ние, ке́сарево сече́ние в ни́жнем ма́точном сегме́нте

chain цепь; цепо́чка
heavy ~ тяжёлая цепь *(иммуноглобулина)*
idiotype-bearing ~ (полипепти́дная) цепь, содержа́щая идиотипи́ческую детермина́нту
light ~ лёгкая цепь *(иммуноглобулина)*

chair:
bath ~ кре́сло-ката́лка, инвали́дная коля́ска
dental ~ зубоврачёбное кре́сло

chalk мел
French ~ тальк

challenge 1. при́знак; симптома́тика 2. контро́льное зараже́ние *(лабораторных животных)* 3. (антиге́нный) сти́мул; провокаци́онная проба
allergen ~ аллергиза́ция, стимуля́ция аллерге́ном; провока́ция
glucose ~ са́харная нагру́зка

chalon кейло́н *(ингибитор клеточного деления)*

chamber 1. ка́мера; отсе́к; резервуа́р 2. пала́та *(в*

больнице) **3.** полость
(*напр. сердца*)
altitude ~ барокáмера
blood-counting ~ гемоцитó-
метр
counting ~ счётная кáмера
diffusion ~ диффузиóнная
кáмера
drip ~ кáпельница
drying ~ сушúльная кáме-
ра, сушúльный шкаф
hemocytometer ~ гемоцитó-
метр
hybridization ~ *иммун.* кáмера для гибридизáции,
блот-ячéйка
immunoassay ~ кáмера для
иммуноанáлиза
ionization ~ ионизациóнная
кáмера
pocket ~ кармáнный дозú-
метр
pressure ~ барокáмера
pulp ~ пóлость корóнки
(*зуба*)
sterilization ~ стерилиза-
циóнная кáмера
chancre шанкр
hard [hunterian] ~ твёрдый
[гýнтеровский] шанкр
mixed ~ смéшанный шанкр
soft ~ мя́гкий шанкр
sporotrichotic ~ споротри-
хóзный шанкр
trypanosome ~ трипаносóм-
ный шанкр
chancriform напоминáющий
твёрдый шанкр
chancroid мя́гкий шанкр
chancrous относя́щийся к
твёрдому шáнкру
change изменéние; альтерá-
ция ‖ изменя́ть(ся), ме-
ня́ть(ся)

~ of the voice изменéние
гóлоса; мутáция гóлоса
fatty ~ жировóе перерождéние
malignant ~ малигнизáция,
злокáчественное перерож-
дéние
postmortem ~ посмéртное
изменéние
changeability измéнчивость;
неустóйчивость; непосто-
я́нство
channel канáл, путь
character **1.** характéрная
чертá, прúзнак; свóйство **2.**
харáктер
acquired ~ приобретённый
прúзнак
diagnostic ~ диагностúче-
ский прúзнак
distinguishing ~ отличú-
тельный прúзнак
dominant ~ доминáнтный
прúзнак
recessive ~ рецессúвный
прúзнак
sex-limited ~ прúзнак, ог-
ранúченный пóлом
sex-linked ~ прúзнак, сцéп-
ленный с пóлом
characteristic **1.** характерú-
стика **2.** характéрная чертá, прúзнак; осóбенность;
свóйство ‖ типúчный, ха-
рактéрный
characterize характеризовáть
charcoal древéсный ýголь
activated ~ активúрованный
ýголь
charge плáта ‖ взимáть плá-
ту
chart таблúца; грáфик; диаг-
рáмма; схéма; кáрта
clinical ~ истóрия болéзни

hospital ~ ка́рта стациона́рного больно́го; исто́рия боле́зни

patient's ~ ка́рточка больно́го

temperature ~ температу́рный лист

check 1. прове́рка; контро́ль ‖ проверя́ть; контроли́ровать 2. препя́тствие ‖ препя́тствовать

viability ~ тест на жизнеспосо́бность

cheek щека́

cheilitis хейли́т (воспаление губы) ◇ ~ exfoliativa эксфолиати́вный хейли́т

actinic ~ актини́ческий хейли́т

angular ~ ангуля́рный стомати́т, зае́да

apostematous ~ апостемато́зный хейли́т

impetiginous ~ гно́йный хейли́т

solar ~ актини́ческий хейли́т

cheiloplasty хейлопла́стика, пласти́ческая опера́ция на губе́

cheilorrhaphy сшива́ние губы́

cheilosis хейло́з

cheilotomy хейлотоми́я

chelator хела́тор, хелати́рующий аге́нт

chemical 1. хими́ческое вещество́, химика́т 2. pl химика́лии

chemicophysical фи́зико-хими́ческий

chemiluminescence хемилюминесце́нция

chemotherapy химиотерапи́я

chemist 1. хи́мик 2. фармаце́вт, апте́карь ◇ ~'s (shop) апте́ка

chemistry хи́мия

clinical ~ клини́ческая биохи́мия

forensic ~ суде́бная [токсикологи́ческая] хи́мия

histological ~ гистохи́мия

medical ~ клини́ческая биохи́мия

chemoattractant хемоаттракта́нт

chemoattraction хемоаттра́кция (адгезия клеток к поверхности хемоаттрактантов)

chemoceptor хемоце́птор

chemoimmunity иммунохи́мия

chemoimmunotherapy химиоиммунотерапи́я (комбини́рованное лечение химиопрепаратами и иммунокорректорами)

chemokinesis хемокине́з

chemokinetic хемокинети́ческий, относя́щийся к хемокине́зу

chemoluminescence хемолюминесце́нция

chemotaxin хемотакси́н, хемотакси́ческий фа́ктор

chemotaxis хемота́ксис

leukocyte ~ хемота́ксис лейкоци́тов

chemotherapeutic химиотерапевти́ческий

chemotherapy химиотерапи́я

adjuvant ~ вспомога́тельная химиотерапи́я

maintenance ~ подде́рживающая химиотерапи́я

selective ~ селекти́вная

[избирáтельная] химиотерапи́я

chest груднáя клéтка

   alar ~ плóская груднáя клéтка

   asthenic ~ астени́ческая груднáя клéтка

   barrel [emphysematous] ~ бочкообрáзная [эмфизематóзная] груднáя клéтка

   flat ~ плóская груднáя клéтка

   funnel ~ воронкообрáзная груднáя клéтка

   keeled ~ килеви́дная груднáя клéтка, «кури́ная грудь»

   kyphotic ~ кифоти́ческая груднáя клéтка

   lordotic ~ лордоти́ческая груднáя клéтка

   rachitic ~ рахити́ческая груднáя клéтка

   scoliotic ~ сколиоти́ческая груднáя клéтка

   weak ~ «слáбые» лёгкие *(предрасположенные к болезням)*

chiasm 1. перекрёст *(напр. нервных волокон)* 2. *ген.* хиáзма

   optic ~ перекрёст зри́тельных нéрвов, зри́тельный перекрёст

chief глáвный

child ребёнок

   retarded ~ ýмственно отстáлый ребёнок

childbearing рóды, родовóй акт; деторождéние

childbed послеродовóй перио́д

childbirth рóды, родовóй акт

childhood дéтство

childlessness бездéтность

children *(pl om* **child)** дéти

   ◇ ~ **at risk** дéти с повы́шенным ри́ском *(заболевáния)*

chill простýда; ознóб; лихорáдка; охлаждéние ‖ чýвствовать озно́б ◇ **to catch a** ~ простуди́ться

   febrile ~ лихорáдочный озно́б

   shaking ~ потрясáющий озно́б

chilliness, chilling познáбливание

chimera химéра, химéрный органи́зм *(организм, состоящий из генетически различных тканей или клеток)*

chimerism *ген.* химери́зм

chin подборóдок

chiropractice хиропрáктика

chlamydia *(pl* **chlamydiae)** хлами́дия

chlamydosis хламидио́з

chloasma хлоáзма *(гиперпигментация кожи в виде желтовато-коричневых пятен)* ◇ ~ **gravidarum** хлоáзма берéменных; ~ **hepaticum** хлоáзма при заболевáниях пéчени; ~ **periorale virginium** околоротовáя дéвичья хлоáзма; ~ **uterinum** хлоáзма берéменных

chloracne хлорáкне *(угреви́дная сыпь вследствие контакта с хлористыми соединениями)*

chloralism хлорали́зм *(токсикомания, вызванная злоупотреблением хлоралгидратом)* chloramine хлорами́н

chlorhydric солянокислый

chloride 1. хлористоводоро́дный 2. хло́ристый

chloridimetry коли́чественное определе́ние хлори́дов

chlorinate хлори́ровать

chlorination хлори́рование

chlorine хлор, Cl

chloroform хлорофо́рм

chloroma хлоро́ма (1. лейко́зный инфильтрат при хлорлейкозе 2. хлорлейко́з)

chloropenia гипохлоремия

choana анат. 1. хоа́на 2. углубле́ние, воро́нка

choke вызыва́ть асфикси́ю

choking 1. уду́шье, удуше́ние 2. заку́порка, затыка́ние, засоре́ние

choky 1. задыха́ющийся 2. уду́шливый, ду́шный

cholagogic желчего́нный

cholagogue желчего́нное сре́дство ǁ желчего́нный

cholangeitis см. cholangitis

cholangiectasis холангиэкта́зия (расширение жёлчного протока)

cholangiocarcinoma холангиокарцино́ма (рак жёлчного протока)

cholangiogram холангиогра́мма

cholangiography холангиогра́фия

  percutaneous transhepatic ~ чреско́жная чреспечёночная холангиогра́фия

cholangioma холангио́ма, адено́ма жёлчных путе́й

cholangiopancreatography холангиопанкреатографи́я

endoscopic retrograde ~ эндоскопи́ческая ретрогра́дная холангиопанкреатографи́я

cholangitis холанги́т, ангиохоли́т (воспаление жёлчных протоков)

cholecyst жёлчный пузы́рь

cholecystectomy холецистэкто́мия (удаление жёлчного пузыря)

cholecystic относя́щийся к жёлчному пузырю́

cholecystis жёлчный пузы́рь

cholecystitis холецисти́т (воспаление жёлчного пузыря)

  acalculous ~ беска́менный холецисти́т

  calculous ~ калькулёзный холецисти́т

  emphysematous ~ эмфизема́тозный [га́зовый] холецисти́т

  gangrenous ~ гангрено́зный холецисти́т

  gaseous ~ см. emphysematous cholecystitis

  noncalculous ~ см. acalculous cholecystitis

  phlegmonous ~ флегмоно́зный холецисти́т

cholecystogram холецистогра́мма

cholecystography холецистогра́фия

cholecystokinin холецистокини́н

cholecystolithiasis желчнока́менная боле́знь

cholecystolithotripsy холецистолитотрипси́я (дробление конкрементов в жёлчном пузыре)

cholecystopathy заболевáние жёлчного пузыря́

cholecystopexy холецистопекси́я

cholecystoptosis холецистопто́з

cholecystorrhaphy холецисторафи́я *(наложение швов на жёлчный пузырь)*

cholecystostomy холецистостоми́я

cholecystotomy холецистотоми́я

choledochocele холедохоцéле

choledochogram холедохогрáмма *(рентгенограмма жёлчных путей)*

choledochography холедохографи́я

choledocholith холедохоли́т, конкремéнт в óбщем жёлчном протóке

choledocholithiasis нали́чие конкремéнтов в óбщем жёлчном протóке

choledocholithotomy холедохолитотоми́я *(удаление конкрементов из общего жёлчного протока)*

choledocholithotripsy холедохолитотрипси́я *(дробление конкрементов в общем жёлчном протоке)*

choledochoplasty холедохоплáстика *(реконструктивная операция на общем жёлчном протоке)*

choledochotomy холедохотоми́я *(рассечение общего жёлчного протока)*

cholelith жёлчный конкремéнт, жёлчный кáмень

cholelithiasis желчнокáменная болéзнь, холелитиáз

cholelithic желчнокáменный

cholelithotripsy холелитотрипси́я *(дробление жёлчных конкрементов)*

cholemesis рвóта жёлчью

choleperitonitis жёлчный [билиáрный] перитони́т

cholera холéра

El Tor ~ холéра Эль-Тóр

choleragen холерогéн, холéрный экзотокси́н

choleraic холéрный

choleric холери́ческий *(о темпераменте)*; раздражи́тельный, жёлчный

cholerigenic вызывáющий холéру

choleroid напоминáющий холéру

cholestasia, cholestasis холестáз, застóй жёлчи

cholestatic холестати́ческий

cholesteremia (гипер)холестеринеми́я

cholesterin холестери́н

cholesterinemia (гипер)холестеринеми́я

cholesterinuria холестеринури́я

cholesterogenesis си́нтез холестери́на

cholesterol холестери́н

total ~ óбщее содержáние холестери́на

cholesterolemia (гипер)холестеринеми́я

cholesteroluria холестеринури́я

cholic жёлчный

choline холи́н

cholinergic холинерги́ческий

cholinesterase холинэстерáза

cholinolytic холинолити́ческий

cholinomimetic холиномиметический

chologenic желчеобразующий

chololith *см.* cholelith

chololithiasis *см.* cholelithiasis

cholorrhea избыточная секреция жёлчи

choluria выделение жёлчных солей с мочой

chondral хрящевой

chondrification образование хряща; трансформация в хрящевую ткань

chondriosome *цитол.* митохондрия

chondritis воспаление хряща

chondroblast хондробласт

chondroblastoma хондробластома

chondrocalcinosis хондрокальциноз, псевдоподагра

chondrocarcinoma хондрокарцинома

chondroclast хондрокласт

chondrocyte хондроцит, хрящевая клетка

chondrodysplasia хондродисплазия

  hereditary deforming ~ наследственная деформирующая хондродисплазия

chondrodystrophia хондродистрофия

  hyperplastic ~ гиперпластическая хондродистрофия

  hypoplastic ~ гипопластическая хондродистрофия

chondrodystrophy *см.* chondrodystrophia

chondrogenesis хондрогенез *(процесс образования хрящевой ткани)*

chondrogenic хондрогенный, хрящеобразующий

chondroid хондроидный, хрящевидный

chondrolysis хондролиз, разрушение хряща

chondroma хондрома

chondromalacia хондромаляция

chondromatosis хондроматоз

chondrometaplasia хондрометаплазия

chondromucoid хондромукоид

chondromucoprotein хондромукопротейн

chondromyxoma хондромиксома

chondronecrosis хондронекроз

chondro-osteodystrophy хондроостеодистрофия

chondropathia хондропатия

chondrophyte хондрофит

chondroplasia хондроплазия

chondrosamine хондрозамин

chondrosarcoma хондросаркома

chondrosarcomatosis хондросаркоматоз

chondrotomy рассечение хряща

chorda *(pl* chordae) 1. хорда, спинная струна 2. связка, тяж 3. сухожилие

chordal 1. хордальный 2. связочный

chorea *невр.* хорея ◇ ~ major большая хорея; ~ minor *см.* rheumatic chorea

  chronic progressive [degenerative] ~ *см.* hereditary chorea

  Dubini [electric] ~ электри-

ческая [молниеносная] хорея Дубини
fibrillary ~ хорея Морвана
habit ~ тик
hereditary [Huntington's] ~ наследственная [хроническая прогрессирующая] хорея, хорея Гентингтона
hysterical ~ истерическая хорея
juvenile ~ *см.* rheumatic chorea
laryngeal ~ спазматический тик мышц гортани
Morvan's ~ хорея Морвана
paralytic ~ паралитическая хорея
rheumatic [Sydenham's] ~ малая [ревматическая] хорея, хорея Сиденгама
choreal, choreic хорейческий
choreiform хорееподобный, напоминающий хорею
choreoathetosis хореоатетоз
choreoid хорееподобный
chorial хорионический; хориальный; связанный с хорионом
chorioadenoma хориоаденома
choriocarcinoma хориокарцинома, хорионэпителиома
gestational ~ хориокарцинома матки
choriomeningitis хориоменингит
chorion *эмбр.* хорион
previllous [primitive] ~ первичный хорион
shaggy ~ ворсинчатый хорион
smooth ~ гладкий хорион
chorionic хорионический
chorioretinitis хориоретинит

choroid 1. собственно сосудистая оболочка глаза **2.** сосудистая оболочка
choroidal хориоидальный, относящийся к собственно сосудистой оболочке глаза
choroiditis хориоидит (*воспаление собственно сосудистой оболочки глаза*)
chromaffin хромаффинный
chromaffinoma феохромоцитома, феохромобластома
chromatid *ген.* хроматида ‖ хроматидный
sister ~s сестринские хроматиды
chromatin хроматин
sex ~ половой хроматин
chromatinic хроматиновый
chromatoblast хроматобласт
chromatography хроматография, хроматографический анализ
adsorption ~ адсорбционная хроматография
affinity ~ аффинная хроматография
column ~ колоночная хроматография
gas ~ газовая хроматография
gas-liquid ~ газожидкостная хроматография
gas-solid ~ газоадсорбционная хроматография
gel ~ гель-хроматография
high-performance liquid ~ жидкостная хроматография высокого разрешения
ion-exchange ~ ионообменная хроматография
liquid ~ жидкостная хроматография

stream ~ хроматографи́я в пото́ке

thin-layer ~ тонкосло́йная хроматографи́я

chromatolysis хромато́лиз

chromatophore хроматофо́р

chromatosis 1. дисхроми́я ко́жи 2. пигмента́ция·

chromium хром, Cr

chromoblast хромобла́ст (эмбриона́льная кле́тка, развива́ющаяся в пигме́нтную кле́тку)

chromocyte хромоци́т, пигме́нтная кле́тка

chromophilic хром(ат)офи́льный

chromophobe хром(ат)офо́б ‖ хром(ат)офо́бный

chromosome хромосо́ма

accessory ~ доба́вочная хромосо́ма

acentric ~ ацентри́ческая хромосо́ма

metacentric ~ метацентри́ческая хромосо́ма

neocentric ~ неоцентри́ческая хромосо́ма

Philadelphia ~ филаде́льфи́йская хромосо́ма, Ph-хромосо́ма

sex ~ полова́я хромосо́ма

telocentric ~ телоцентри́ческая хромосо́ма

chronic челове́к, страда́ющий хрони́ческой боле́знью ‖ хрони́ческий, затяжно́й (о болезни)

chronicity хрони́ческий хара́ктер (болезни)

chrysotherapy кризотерапи́я (лечение солями золота)

chyle ли́мфа

chylopoiesis образова́ние мле́чного со́ка

chylous хилёзный, мле́чный

chyluria хилури́я, выделе́ние мле́чного со́ка с мочо́й

chylus хи́лус, мле́чный сок

chymotrypsin химотрипси́н

chymotrypsinogen химотрипсиноге́н

cicatricial рубцо́вый

cicatrix рубе́ц, шрам

hypertrophic ~ гипертрофи́ческий рубе́ц

cicatrization рубцева́ние

cicatrize вызыва́ть рубцева́ние

ciliary, ciliate(d)ресни́тчатый, ресни́чный

cilium (pl cilia) 1. ресни́ца 2. цитол. ресни́чка

cineangiocardiography ангиокинематографи́я, кардиовазокинематографи́я

cinefluorography, cineradiography рентгенокинематографи́я

cinerea се́рое вещество́ головно́го или спинно́го мо́зга

circadian цирка́дный (о биологическом ритме)

circinate кольцеобра́зный, кольцеви́дный

circle 1. круг, окру́жность 2. круговоро́т, цикл, пери́од 3. гру́ппа 4. сфе́ра, о́бласть ~ of Willis ви́ллизиев круг, артериа́льный круг большо́го мо́зга

circuit 1. круго̄оборо́т 2. окру́жность, круг 3. о́бласть, сфе́ра 4. цикл 5. сеть, систе́ма pulmonary ~ ма́лый круг кровообраще́ния

systemic ~ большо́й круг кровообраще́ния

circular 1. кру́глый 2. кольцево́й, кругово́й, циркуля́рный

circulate циркули́ровать

circulation 1. циркуля́ция, кругово́е движе́ние; кругово́рот 2. кровообраще́ние

artificial ~ иску́сственное кровообраще́ние

assisted ~ вспомога́тельное кровообраще́ние

blood ~ кровообраще́ние, кровото́к

capillary ~ капилля́рное кровообраще́ние

cerebral ~ мозгово́е кровообраще́ние

collateral ~ коллатера́льное кровообраще́ние

controlled ~ контроли́руемое кровообраще́ние

coronary ~ корона́рное кровообраще́ние

extracorporeal ~ экстракорпора́льное кровообраще́ние

greater ~ большо́й круг кровообраще́ния

lesser ~ ма́лый круг кровообраще́ния

pulmonary ~ ма́лый круг кровообраще́ния

systemic ~ большо́й круг кровообраще́ния

circulatory 1. циркуля́торный, относя́щийся к кровообраще́нию 2. кровено́сный

circumcision циркумци́зия, иссече́ние кра́йней пло́ти

circumflex огиба́ющий

circumscribed ограни́ченный, очёрченный, контури́рованный

cirrhosis цирро́з

~ of liver цирро́з пе́чени

~ of lung цирро́з лёгкого

alcoholic liver ~ алкого́льный цирро́з пе́чени

atrophic liver ~ атрофи́ческий цирро́з пе́чени

biliary liver ~ билиа́рный цирро́з пе́чени

cardiac liver ~ серде́чный цирро́з пе́чени

congestive liver ~ засто́йный цирро́з пе́чени

Hanot's liver ~ цирро́з пе́чени Гано́

Laënnec's liver ~ *см.* portal cirrhosis

pigment liver ~ пигме́нтный цирро́з

portal liver ~ порта́льный цирро́з пе́чени, цирро́з пе́чени Лаэннёка

posthepatitic liver ~ постгепати́тный цирро́з пе́чени

postnecrotic liver ~ постнекроти́ческий цирро́з пе́чени

primary biliary liver ~ перви́чный билиа́рный цирро́з пе́чени

toxic liver ~ токси́ческий цирро́з пе́чени

cirrhotic цирроти́ческий

cirsoid варико́зный

cistern 1. по́лость; цисте́рна (*в мягкой оболочке мозга*) 2. резервуа́р

~ of cytoplasmic reticulum цисте́рна эндоплазмати́ческого рети́кулума, цисте́рна эндоплазматической сети

citrate цитра́т, соль лимо́нной кислоты́

citrated цитра́тный

clamp зажи́м, ско́бка ‖ скрепля́ть, зажима́ть

Mikulicz' ~ зажи́м Мику́лича

Payr's ~ зажи́м Па́йра

clarification 1. просветле́ние, осветле́ние 2. очище́ние, очи́стка

clarify 1. осветля́ть 2. очища́ть

clasmatocyte клазматоци́т

clasmatosis клазмато́з

clasmocytoma ретикулосарко́ма

class класс; разря́д; гру́ппа; катего́рия ‖ классифици́ровать

year ~ возрастна́я гру́ппа

classification классифика́ция

claudication хромота́

intermittent ~ перемежа́ющаяся хромота́

clavicle ключи́ца

clavicotomy рассече́ние ключи́цы

clavicula ключи́ца

clavicular ключи́чный

clavisternomastoid груди́но-ключи́чно-сосцеви́дный

clavus мозо́ль; омозоле́лость; нато́птыш

cleaning очи́стка ‖ очища́ющий

cleanse очища́ть; дезинфици́ровать

clear 1. чи́стый; прозра́чный; я́сный; све́тлый 2. очища́ть, устраня́ть, выводи́ть

clearance 1. кли́ренс 2. очище́ние, коэффицие́нт очище́ния

creatinine ~ кли́ренс креатини́на

immune ~ имму́нный кли́ренс (почечная фильтрация комплексов антиген — антитело)

renal ~ по́чечный кли́ренс

tissue ~ тка́невый кли́ренс

urea ~ кли́ренс мочеви́ны

clearing просветле́ние (гистологического препарата)

cleavage деле́ние; дробле́ние; расщепле́ние, сегмента́ция

enzymic ~ ферментати́вный гидро́лиз

peptic ~ пепти́ческий гидро́лиз

proteolytic ~ протео́лиз, протеолити́ческое расщепле́ние

total ~ по́лное дробле́ние (яйцеклетки)

tryptic ~ трипсино́лиз, гидро́лиз трипси́ном

cleaving расщепле́ние

freeze ~ гист. замора́живание — ска́лывание

cleft щель, расще́лина ‖ расщеплённый

clerk:

inpatients ~ больни́чный регистра́тор; рабо́тник спра́вочной слу́жбы больни́цы

medical record ~ медици́нский стати́стик

outpatients ~ регистра́тор амбулато́рных больны́х

click 1. щелчо́к (аускультати́вный феномен) 2. доба́вочный серде́чный тон 3.

щёлканье, потрёскивание (*в суставе*)

systolic ~ систоли́ческий щелчо́к

climacteric кли́макс, климактери́ческий перио́д ‖ климактери́ческий

climacterium кли́макс, климактери́ческий перио́д

climate кли́мат

climatic климати́ческий

climatology климатоло́гия

clinic 1. кли́ника, лече́бница **2.** поликли́ника **3.** практи́ческие заня́тия студе́нтов-ме́диков в кли́нике ◇ ~ **for women 1.** гинекологи́ческая кли́ника **2.** же́нская консульта́ция

day and night ~ круглосу́точный стациона́р

mental health ~ психиатри́ческая кли́ника

prenatal ~ же́нская консульта́ция

primary care ~ амбулато́рия перви́чной медици́нской по́мощи

clinical клини́ческий, относя́щийся к тече́нию боле́зни

clinician клиници́ст; практику́ющий врач; врач-консульта́нт

clinicopathologic кли́нико-патологи́ческий

clip зажи́м; скоба́ ‖ зажима́ть, скрепля́ть

clipping наложе́ние зажи́мов *или* ско́бок

clitoris кли́тор

clone клон

aberrant ~ мута́нтный клон

antigen-producing ~ антиге́н-продуци́рующий клон

antigen-reactive ~ антиге́н-реакти́вный клон

autoreactive ~ ауореакти́вный клон

malignant ~ неопласти́ческий клон

proliferating ~ пролифери́рующий клон

recombinant ~ рекомбина́нтный клон

self-maintaining ~ ауторе-акти́вный клон

clonic клони́ческий (*о судорогах*)

cloning клони́рование

clonogenic клоноге́нный

clonogenicity клоноге́нность

clonotype клоноти́п

preimmune ~ преимму́нный клоноти́п

clonus кло́нус, мы́шечное сокраще́ние

close бли́зкий; закры́тый

closure закры́тие (*раны*)

clot комо́к, сгу́сток (*напр. крови*) ‖ свёртываться; сгуща́ться

~ **of blood** сгу́сток кро́ви, тромб

adherent ~ прили́пший тромб

postmortem ~ посме́ртный сгу́сток кро́ви

clotting свёртывание (*крови*); образова́ние сгу́стка

cloud *рентг.* затемне́ние, тень; пятно́

cloudiness хлопьеви́дное помутне́ние

cloudy о́блачный, тума́нный; непрозра́чный, му́тный; затума́ненный, нея́сный clubbed булавовидный, утолщённый на одном конце

clubbing «барабанные палочки», утолщение концевых фаланг пальцев

clubfoot косолапость

clump изолированная группа, скопление (*напр. клеток*)
blast ~ скопление бластных клеток

clumping агрегация частиц (*напр. бактерий*); агглютинация

cluneal ягодичный

clunis ягодица

cluster гроздь; пучок; группа; *ген.* кластер; скопление (*напр. клеток*) ‖ образовывать скопления
gene ~ кластер генов

clustering *ген.* образование кластеров

clysma (*pl* clysmata) клизма

clyster клизма; клистир ‖ ставить клизму

clysterize ставить клизму

cnemis 1. голень 2. большеберцовая кость

coacervate *биохим.* коацерват

coacervation *биохим.* коацервация

coadaptation *биол.* коадаптация

coagglutination коагглютинация

coagglutinin коагглютинин

coaggregation коагрегация

coagulable коагулирующийся

coagulant коагулянт

coagulate свёртывать(ся), коагулировать

coagulation свёртывание, коагуляция

coagulogram коагулограмма

coagulopathy коагулопатия

coagulum сгусток, свёрток, коагулят

coalescence слияние; соединение; срастание

coarct сжимать(ся), суживать(ся)

coarctate 1. сжатый 2. сжимать(ся), суживать(ся)

coarctation сужение, стеноз, стриктура, коарктация (*аорты*)

coarse 1. грубый; жёсткий (*напр. о хрипах*) 2. необработанный

coarticulation сочленение

coat оболочка; плева; покров; налёт ‖ покрывать, обволакивать
adventitial ~ адвентициальная оболочка
antibody ~ плёнка из антител, иммуноглобулиновая плёнка
buffy ~ лейкоцитарная плёнка
mucous ~ слизистая оболочка
muscular ~ мышечная оболочка
serous ~ серозная оболочка

coating покрытие
enteric ~ кишечнорастворимое покрытие таблетки

cocaine кокаин

cocainism кокаинизм

cocarcinogen кокарциноген

cocarcinogenesis кокарциногенез

"cocarde" туберкулиновая папула, папула Манту

85

coccal ко́кковый

coccidioidin кокцидиоиди́н *(диагностический аллерген кокцидий)*

coccidioidomycosis кокцидиоидо́з

coccus *(pl* cocci) кокк

coccygeal ко́пчиковый

coccyx ко́пчик

cochlea ули́тка *(внутреннего уха)*

cochlear ули́тковый, кохлеа́рный

cocktail смесь, кокте́йль
lytic ~ лити́ческая смесь
nutritional ~ пита́тельная смесь

coction ва́рка, кипяче́ние

code код *(напр. генети́ческий)* ‖ коди́ровать

codon *ген.* кодо́н
initiation ~ иниции́рующий кодо́н
nonsense ~ бессмы́сленный кодо́н, но́нсенс-кодо́н
start ~ иниции́рующий кодо́н
stop [termination] ~ стоп-кодо́н, термини́рующий кодо́н

coefficient коэффицие́нт
absorption ~ коэффицие́нт поглоще́ния
immunogenicity ~ и́ндекс иммуноге́нности
interassay ~ of variation коэффицие́нт вариа́ции для се́рии ана́лизов
intra-assay [within-assay] ~ of variation среднестати́стическая погре́шность ме́тода

coexpression коэкспре́ссия

cofactor кофа́ктор

cohort кого́рта *(группа людей)*; континге́нт

coimmunization иммуниза́ция одновреме́нно двумя́ антиге́нами

coimmunoprecipitation коиммунопреципита́ция

coitus ко́итус, половой акт

cold *разг.* просту́да ◇ to catch [to take] a ~ простуди́ться
common ~ на́сморк
hay ~ аллерги́ческий рини́т; сенна́я лихора́дка; сенно́й на́сморк

colibacillus *(pl* colibacilli) кише́чная па́лочка

colic 1. ко́лика, ре́зкая боль 2. относя́щийся к то́лстой кишке́
appendicular ~ аппендикуля́рная ко́лика
biliary [gallstone] ~ жёлчная [печёночная] ко́лика
intestitinal ~ кише́чная ко́лика
lead ~ свинцо́вая ко́лика
renal ~ по́чечная ко́лика
saturnine ~ свинцо́вая ко́лика

colitis коли́т, воспале́ние то́лстой кишки́
granulomatous ~ гранулёмато́зный коли́т
ischemic ~ ишеми́ческий коли́т
pseudomembranous ~ псевдомембрано́зный коли́т
ulcerative ~ я́звенный коли́т

collaboration коопера́ция; взаимоде́йствие
cell-to-cell ~ межкле́точное взаимоде́йствие

collagen коллаге́н

collagenase коллагена́за

collagenolysis растворе́ние коллаге́на

collagenoses коллагено́зы, коллаге́новые боле́зни

collagenous коллаге́новый

collapse 1. колла́пс 2. шок 3. депре́ссия

anaphylactic ~ анафилакти́ческий шок

circulatory ~ сосу́дистая недоста́точность

collapsed спа́вшийся (об органе)

collar-bone ключи́ца

collateral коллатера́ль ‖ коллатера́льный

colliquation разжиже́ние; размягче́ние

colliquative вла́жный, колликвацио́нный (о некрозе)

collodion колло́дий

coloenteritis энтероколи́т

colon ободо́чная кишка́; то́лстая кишка́

ascending ~ восходя́щая ободо́чная кишка́

descending ~ нисходя́щая ободо́чная кишка́

giant ~ мегако́лон

irritable ~ синдро́м раздражённой то́лстой кишки́

left ~ см. descending colon

right ~ см. ascending colon

sigmoid ~ сигмови́дная ободо́чная кишка́

transverse ~ попере́чная ободо́чная кишка́

colonization образова́ние коло́ний (напр. микроорганизмов)

colonoscope колоноско́п

colonoscopy колоноскопи́я

colony коло́ния (бактерий, клеток)

clonal ~ клона́льная коло́ния

dominant ~ домини́рующая коло́ния

genuine ~ и́стинная коло́ния

hemopoietic ~ коло́ния кроветво́рных кле́ток

neoplastic ~ коло́ния о́пухолевых кле́ток

pure ~ и́стинная коло́ния

rough ~ коло́ния R-ти́па

colony-forming колониеобразу́ющий (о клетках)

colopexy колопекси́я (фиксация ободочной кишки)

coloproctitis колопрокти́т

color цвет; тон; отте́нок; пигме́нт; окра́ска ‖ кра́сить, окра́шивать(ся)

coloration окра́ска, раскра́ска, окра́шивание

colorimeter колори́метр

colorimetric колориметри́ческий

colostomy колостоми́я (наложение свища на ободочную кишку)

colostrum моло́зиво

colpitis кольпи́т, вагини́т

colpodynia боль во влага́лище

colpopathy паталогия влага́лища

colpoptosis выпаде́ние влага́лища

colposcope кольпоско́п, влага́лищное зе́ркало

colpotomy кольпотоми́я

column 1. анат. столбча́тая структу́ра 2. позвоно́чник,

позвоно́чный столб 3. коло́нка

spinal [vertebral] ~ позвоно́чник, позвоно́чный столб

columnar сто́лбчатый, цилиндри́ческий

coma ко́ма, комато́зное состоя́ние; бессозна́тельное состоя́ние

alcoholic ~ алкого́льная ко́ма

diabetic ~ диабети́ческая ко́ма

hepatic ~ печёночная ко́ма

uremic ~ уреми́ческая ко́ма

comatose комато́зный

combine соединя́ть(ся); объединя́ть(ся)

combustion 1. ожо́г 2. сгора́ние; окисле́ние (*органи́ческих веще́ств*)

comedo (*pl* **comedones**) комедо́н, чёрный у́горь

comment:

medical ~ враче́бное заключе́ние

comminute толо́чь; дроби́ть; то́нко измельча́ть

commissure 1. *анат.* спа́йка 2. спа́йка, комиссу́ра, шва́рта, сине́хия

commissurotomy комиссурото́мия

mitral ~ митра́льная комиссурото́мия

common обы́чный; о́бщий; распространённый

communicate сообща́ться

communication 1. *анат.* соедине́ние 2. переда́ча; распростране́ние; связь; сообще́ние

compact пло́тный, сжа́тый, компа́ктный

compatibility совмести́мость, сочета́емость

compatible совмести́мый

compensation компенса́ция; выра́внивание; уравнове́шивание

competence компете́нция; компете́нтность

immunologic ~ иммунологи́ческая компете́нтность

competition конкуре́нция, сопе́рничество

antigenic ~ антиге́нная конкуре́нция

complain жа́ловаться

complaint жа́лоба (*больно́го*)

complement 1. *иммун.* компле́мент 2. компле́кт, набо́р, дополне́ние

complement-binding *иммун.* свя́зывающий компле́мент

complete зако́нченный; по́лный ‖ зака́нчивать, заверша́ть

complex ко́мплекс, совоку́пность ‖ ко́мплексный; сло́жный, комбини́рованный

AIDS-related ~ СПИД-ассоции́рованный ко́мплекс

antigen-antibody ~ ко́мплекс антиге́н — антите́ло

atrial ~ предсе́рдный ко́мплекс (*электрокардиогра́ммы*)

avidin-biotin ~ авиди́н-биоти́новый ко́мплекс

cell-bound immune ~ имму́нный ко́мплекс, фикси́рованный на кле́тке

circulating immune ~ циркули́рующий иммунный ко́мплекс

Golgi ~ пласти́нчатый ко́мплекс, ко́мплекс [аппара́т] Го́льджи

HLA ~ гла́вный ко́мплекс гистосовмести́мости, HLA-ко́мплекс

immune ~ имму́нный ко́мплекс

major histocompatibility ~ см. HLA complex

PAP ~ пероксида́зо-антипероксида́зный ко́мплекс

primary tuberculous ~ перви́чный туберкулёзный ко́мплекс

QRS [ventricular] ~ желу́дочковый ко́мплекс, QRS-ко́мплекс (электрокардиограммы)

compliance пласти́чность, пода́тливость; растяжи́мость, эласти́чность (ткани или органа)

patient ~ соблюде́ние больны́м режи́ма и схе́мы лече́ния

complicate осложня́ть, усложня́ть

complicated осложнённый

complication осложне́ние

component компоне́нт, составна́я часть

compose составля́ть ◇ to be ~d of состоя́ть из

composite смесь; соедине́ние

composition соста́в; структу́ра; смесь; соедине́ние

amino acid ~ аминокисло́тный соста́в

compound соедине́ние; смесь; соста́в ‖ сме́шивать;

составля́ть ‖ составно́й, сло́жный

labeled ~ ме́ченое соедине́ние

ring ~ цикли́ческое соедине́ние

tagged ~ ме́ченое соедине́ние

compress компре́сс; мя́гкая давя́щая повя́зка ‖ сжима́ть, сда́вливать {NB: произноше́ние сущ. ['komp-res], гл. [kəm'pres]}

cold ~ холо́дный компре́сс

dry ~ сухо́й компре́сс

wet ~ вла́жный компре́сс

compression сжа́тие, сдавле́ние; прижа́тие; компре́ссия

conation волево́е уси́лие; акти́вное де́йствие

concanavallin A конканавали́н A

concave во́гнутый; впа́лый

conceive забере́менеть, зача́ть

concentrate концентра́т ‖ концентри́рованный

banked ~ консерви́рованная ма́сса

concentration концентра́ция

conception 1. зача́тие, оплодотворе́ние 2. конце́пция

concha (pl conchae) ра́ковина (напр. ушная)

conclusion вы́вод, заключе́ние ◇ to draw a ~ сде́лать вы́вод

concomitant сопу́тствующий (напр. о симптоме)

concordance ген. схо́дство, конкорда́нтность

concordant схо́дный, конкорда́нтный

concrement конкремент, камень

concurrent совпадающий, действующий одновременно

concussion сотрясение, толчок; контузия, ушиб
~ of the brain сотрясение головного мозга
cerebral ~ сотрясение головного мозга

condition 1. состояние (здоровья), положение 2. заболевание 3. условие 4. pl режим
adverse ~s неблагоприятные условия
critical ~ критическое состояние
environmental ~s условия окружающей среды
pathogen-free ~s стерильные [безмикробные] условия

conditioned условный; обусловленный

condom презерватив, кондом

conductibility физиол. проводимость

conduction физиол. проведение

conductivity физиол. проводимость

condylar анат. мыщелковый

condyle анат. мыщелок

condyloma кондилома (бородавчатое разрастание в области половых органов или заднего прохода)
flat ~ широкая [плоская, сифилитическая] кондилома
pointed ~ остроконечная

бородавка, остроконечная кондилома

cone 1. конус 2. колбочка (сетчатки)

configuration конфигурация

confirm подтверждать

confluence слияние

confluent сливной; сливающийся

confusion псих. спутанность сознания

congelation 1. гист. замораживание; застывание, затвердевание 2. коагуляция, свёртывание

congenerous родственный, однородный

congenital врождённый

congested застойный; гиперемированный; переполненный кровью

congestion застой; гиперемия; прилив крови
active ~ артериальная [активная] гиперемия
passive ~ венозная [застойная, пассивная] гиперемия
venous ~ венозный застой

congestive застойный; переполненный кровью

conglutination иммун. конглютинация

conglutinin иммун. конглютинин

conglutinogen иммун. конглютиноген

coniophage кониофаг, пылевая клетка

conization конизация, клиновидная биопсия

conjugate 1. конъюгировать; соединяться; сливаться 2. парный, соединённый, связанный 3. конъюга́та *(та-за)*

conjugation конъюга́ция, конъюги́рование; соедине́ние; слия́ние
solid-phase ~ твердофа́зовое конъюги́рование

conjunctiva конъюнкти́ва, соедини́тельная оболо́чка гла́за

conjunctival конъюнктива́льный

conjunctivitis конъюнктиви́т
◇ ~ medicamentosa лека́рственный конъюнктиви́т
allergic ~ аллерги́ческий конъюнктиви́т
epidemic ~ эпидеми́ческий конъюнктиви́т
gonococcal ~ гоноко́кковый конъюнктиви́т
hay fever ~ конъюнктиви́т при сенно́й лихора́дке
inclusion ~ конъюнктиви́т с включе́ниями *(в клетке)*

connect соединя́ть(ся), свя́зывать(ся)

connection связь, соедине́ние
temporary ~ вре́менная связь

consanguinity кро́вное родство́

consciousness созна́ние ◇ to lose ~ теря́ть созна́ние
clouded ~ затума́ненное созна́ние

conservative консервати́вный *(о методе лечения)*

consider счита́ть, полага́ть, рассма́тривать

considerable значи́тельный

consideration соображе́ние; рассмотре́ние

consistence консисте́нция

consolidation консолида́ция *(сращение кости)*; затверде́ва́ние

constant конста́нта, постоя́нная величина́ ‖ постоя́нный
affinity ~ аффи́нная конста́нта
association ~ *хим.* конста́нта ассоциа́ции
decay ~ постоя́нная радиоакти́вного распа́да
dissociation ~ *хим.* конста́нта диссоциа́ции
equilibrium ~ конста́нта равнове́сия

constipation запор
atonic ~ атони́ческий запо́р
proctogenous ~ проктоге́нный запо́р
spastic ~ спасти́ческий запо́р

constituent составна́я часть

constitute образо́вывать; составля́ть

constitution 1. строе́ние, структу́ра; соста́в 2. конститу́ция, телосложе́ние 3. геноти́п

constrict стя́гивать; сжима́ть; пережима́ть, сда́вливать *(напр. кровеносный сосуд)*

constriction суже́ние

constrictor 1. констри́ктор, сжима́ющая мы́шца, сфи́нктер 2. зажи́м, жгут

consult сове́товаться, консульти́роваться ◇ to ~ a doctor обрати́ться к врачу́

consultant врач-консульта́нт

consultation 1. конси́лиум *(врачей)* 2. консульта́ция *(врача-специалиста)*

contact 1. конта́кт, соприкоснове́ние ‖ быть в конта́кте, соприкаса́ться 2. возде́йствие зара́зного нача́ла 3. перено́счик инфе́кции, бациллоноси́тель

contagious контагио́зный, зара́зный, инфекцио́нный

contain содержа́ть, вмеща́ть

contaminant при́месь

contaminate 1. загрязня́ть 2. инфици́ровать, заража́ть

contamination 1. контамина́ция, загрязне́ние; зараже́ние; инфици́рование 2. *псих.* контамина́ция
radioactive ~ радиоакти́вное загрязне́ние

content 1. содержа́ние 2. *pl* содержи́мое

continuity непреры́вность, неразры́вность

continuous постоя́нный, непреры́вный; дли́тельный

contraception контраце́пция, предупрежде́ние бере́менности

contraceptive противозача́точное сре́дство, контрацепти́в ‖ противозача́точный
intrauterine ~ внутрима́точный контрацепти́в, внутрима́точная спира́ль
oral ~ ора́льный контрацепти́в

contract сокраща́ться(ся); сжима́ть(ся); су́живать(ся)

contractility сократи́мость, сократи́тельная спосо́бность *(мышцы)*

contraction 1. сокраще́ние; сжа́тие; суже́ние 2. родова́я схва́тка

tonic ~ тони́ческое сокраще́ние

ventricular ~ си́стола [сокраще́ние] желу́дочков

contracture контракту́ра
Dupuytren's ~ контракту́ра ладо́нного апоневро́за, контракту́ра Дюпюитре́на
extensive ~ разгиба́тельная контракту́ра
flexion ~ сгиба́тельная контракту́ра

contraindication противопоказа́ние

contralateral противополо́жный, располо́женный на противополо́жной стороне́

contrary противополо́жный; обра́тный

contrast контра́ст, контрасти́рование ‖ контрасти́ровать {NB: *произношение сущ.* ['kɒntra:st], *гл.* [kən'tra:st]}

contribute соде́йствовать, спосо́бствовать

control 1. регуля́ция, управле́ние ‖ управля́ть, контроли́ровать 2. контро́ль, прове́рочный о́пыт
~ of bleeding остано́вка кровотече́ния; контролирование кровотечения
age-matched ~ контро́ль по возрастны́м гру́ппам
birth [fertility] ~ регули́рование рожда́емости
sex-matched ~ контро́ль по по́лу

contuse ушиби́ть; конту́зить

contusion уши́б; конту́зия
cerebral ~ уши́б мо́зга

conus 1. ко́нус 2. склера́льный ко́нус *(при близору́кости)*

convalesce выздора́вливать, поправля́ться

convalescence выздоровле́ние; пери́од выздоровле́ния

convalescent выздора́вливающий

convergence конверге́нция

conversion 1. измене́ние; превраще́ние 2. *псих.* конве́рсия

antigen ~ антиге́нная конве́рсия

gene ~ конве́рсия ге́на

convert превраща́ть

convertase конверта́за

convex вы́пуклый, вы́гнутый

convey передава́ть, проводи́ть *(звук)*

convolute свёрнутый, изви́тый, скру́ченный

convolution 1. изги́б, скру́чивание 2. изви́лина мо́зга

convulse 1. вызыва́ть су́дороги, конву́льсии 2. би́ться в конву́льсиях

convulsion су́дорога, конву́льсия

central ~ ко́рковая су́дорога

clonic ~ клони́ческая су́дорога

epileptiform ~ эпилептифо́рмная су́дорога

febrile ~s фебри́льные су́дороги *(у новорождённого)*

posttraumatic ~ посттравмати́ческая су́дорога

puerperal ~ эклампси́я в послеродово́м пери́оде

tetanic [tonic] ~ тони́ческая су́дорога

convulsive су́дорожный, конвульси́вный

cooling охлажде́ние

local ~ ме́стное охлажде́ние

surface ~ пове́рхностное охлажде́ние

water ~ водяно́е охлажде́ние

cooperation взаимоде́йствие; коопера́ция *(напр. кле́ток)*

cell-to-cell ~ межкле́точное взаимоде́йствие

coordination согласо́ванное де́йствие, координа́ция

copper медь, Cu

coproantibody копроантите́ло, копроге́нное антите́ло

coprogenous копроге́нный, ка́ловый

coprolith ка́ловый конкреме́нт, копроли́т

coprostasia копроста́з, запо́р

copulation 1. ко́итус, половой акт 2. копуля́ция

copy *ген.* ко́пия, ре́плика ‖ копи́ровать, реплици́ровать

coracoclavicular клювови́дноключи́чный

coracohumeral клювови́дноплечево́й

coracoid клювови́дный отро́сток *(лопатки)* ‖ клювови́дный

cord 1. кана́тик, шнур, тяж, свя́зка 2. пупови́на, пупо́чный кана́тик 3. спинно́й мозг

enamel ~ эма́левый тяж

germinal ~s заро́дышевые тяжи́

spermatic ~ семенно́й кана́тик

spinal ~ спинно́й мозг

umbilical ~ пупови́на, пупо́чный кана́тик

vocal ~s голосовы́е скла́дки

cordiform сердцеви́дный

core 1. сердцеви́на; сте́ржень 2. центра́льная ма́сса некротизи́рованной тка́ни фуру́нкула 3. штифт *(искусственного зуба)* 4. ги́псовый сле́пок

corium де́рма, со́бственно ко́жа

corn мозо́ль, омозоле́лость
hard ~ твёрдая мозо́ль
soft ~ водяна́я мозо́ль

cornea рогови́ца, рогова́я оболо́чка гла́за

corneal рогови́чный, корне́а́льный

corneitis керати́т

corneous роговой, рогови́дный

cornification огрогове́ние, кератиниза́ция

cornified оргогове́вший

cornual роговой, рогови́дный

coronaritis коронари́т *(воспаление венечных артерий сердца)*

coronary вене́чный, корона́рный *(о сосудах сердца)*

coronavirus коронави́рус

coronoid клювови́дный

corporal теле́сный, веще́ственный, материа́льный

corpse труп

corpulence ту́чность, ожире́ние

corpus *(pl* corpora) те́ло

corpuscle части́ца; те́льце; фо́рменный элеме́нт кро́ви; кле́тка
amylaceous [amyloid] ~s амило́идные тельца́
articular ~s капсули́рованные не́рвные оконча́ния в суставно́й су́мке

Babès-Ernst ~s зёрна Ба́беша — Э́рнста, метахромати́ческие зёрна

basal ~ база́льное те́льце, блефаропла́ст

blood ~ кле́тка кро́ви; фо́рменный элеме́нт кро́ви

bone ~ ко́стная кле́тка, остеоци́т

bridge ~ *цитол.* десмосо́ма

chromophil ~ те́льце Ни́ссля

colloid ~s амило́идные тельца́

colostrum [Donné's] ~s моло́зивные тельца́, тельца́ Донне́

Golgi-Mazzoni ~s лукови́цеобра́зные (не́рвные) тельца́, тельца́ Го́льджи — Маццо́ни

lamellated ~s пласти́нчатые (не́рвные) тельца́, тельца́ Фа́тера — Пачи́ни

Malpighian ~ мальпи́гиево те́льце *(1. почечное тельце 2. уст. лимфатический фолликул селезёнки)*

Meissner's ~ осяза́тельное (не́рвное) те́льце, (чувстви́тельное) те́льце Ме́йснера

Negri ~s тельца́ Не́гри

red ~ эритроци́т

Vater-Pacini ~s *см.* lamellated corpuscles

white ~ лейкоци́т

corpuscular относя́щийся к части́цам *или* тельца́м, корпускуля́рный

correct 1. исправля́ть, поправля́ть 2. пра́вильный, то́чный

correction попра́вка; улучшёние; исправлёние; коррёкция

orthopedic ~ ортопедическая коррёкция

targeted ~ направленная коррёкция

correlation корреляция; взаимодействие, взаимосвязь

invert ~ обратная корреляция

linear ~ прямолинёйная корреляция

multiple ~ множественная корреляция

spurious ~ ложная корреляция

corrosion коррозия, разъедание

cortex (*pl* cortices) 1. корковое вещество (*органа*) 2. кора головного мозга

cortical кортикальный, корковый

corticifugal кортикофугальный (*направленный от коры головного мозга*)

corticipetal, corticoafferent кортико-афферентный, кортико-петальный (*направленный к коре головного мозга*)

corticospinal кортико-спинальный

corticosteroid кортикостероид, кортикостероидный гормон ‖ кортикостероидный

corticosterone кортикостерон

corticothalamic кортико-таламический

corticotropin кортикотропин, адрёно-кортикотропный гормон, АКТГ

corticovisceral кортико-висцеральный

cortin кортин (*экстракт коры надпочечника*)

cortisol кортизол

cortisone кортизон

cortisone-resistant кортизон-резистёнтный

coryza острый ринит, насморк

cosmetology косметология

cost стоимость ‖ стоить

costal рёберный

costalgia боль в области ребра (рёбер)

costectomy резёкция ребра

costicartilage рёберный хрящ

costochondral рёберно-хрящевой

costoclavicular рёберно-ключичный

costophrenic рёберно-диафрагмальный

costopleural рёберно-плевральный

costosternal рёберно-грудинный

costotomy резёкция ребра

costovertebral рёберно-позвоночный

cotton вата

absorbent ~ гигроскопическая вата

purified ~ очищенная вата

raw ~ негигроскопическая вата

co-twin однояйцовый близнёц

cotyle вертлужная впадина

cotyledon котиледон (*макроскопическая структурная единица плаценты*)

cough кашель ‖ кашлять ◇

to ~ out, to ~ up откашливать, отхаркивать; to have a bad ~ сильно кашлять
barking ~ лающий кашель
dry ~ сухой кашель
hacking ~ покашливание
nervous ~ нервный кашель
nonproductive ~ непродуктивный кашель
productive ~ влажный кашель
reflex ~ рефлекторный кашель
troublesome ~ мучительный кашель
unproductive ~ *см.* nonproductive cough
whooping ~ коклюш
count 1. счёт, отсчёт, подсчёт, определение количества ‖ считать **2.** количество ◇ **to do [to make] smb's blood** ~ провести подсчёт форменных элементов крови
blood ~ гемограмма, подсчёт форменных элементов крови
colony ~ **1.** определение количества колоний (*микроорганизмов, клеток*) **2.** количество колоний
complete blood ~ клинический анализ крови
differential blood ~ определение лейкоцитарной формулы
high basophil ~ базофилия
high eosinophil ~ эозинофилия
high lymphocyte ~ лимфоцитоз
high monocyte ~ моноцитоз
high neutrophil ~ нейтрофилёз
high platelet ~ тромбоцитоз
high red cell ~ эритроцитоз
leukocyte ~ лейкоцитарная формула
low platelet ~ тромбоцитопения
counter 1. счётчик **2.** противоположный, обратный
counterimmunoelectrophoresis противоточный [встречный] иммуноэлектрофорез
counterindication противопоказание
counterstain 1. контрастный краситель **2.** контрастное окрашивание
counterstaining контрастное окрашивание
countertraction вытяжение
course ход, течение (*болезни*)
~ **of labor** течение родов
~ **of training** курс обучения
postoperative ~ течение послеоперационного периода
couveuse кувез (*инкубатор для недоношенных детей*)
cover покрывать
coverage 1. покрытие **2.** охват, зона действия
medical ~ охват медицинским обслуживанием
coverglass, coverslip покровное стекло
coxa (*pl* **coxae**) тазобедренный сустав
coxal относящийся к тазобедренному суставу
coxalgia коксалгия, коксодиния (*боль в тазобедренном суставе*)

coxarthria, coxarthritis *см.* coxitis

coxarthropathy заболевáние тазобéдренного сустáва

coxarthrosis коксартрóз

coxitis коксúт, воспалéние тазобéдренного сустáва

coxodynia *см.* coxalgia

coxofemoral тазобéдренный

coxopathy заболевáние тазобéдренного сустáва

crackle потрéскивание, треск, хруст ‖ потрéскивать, трещáть, хрустéть

crackles *pl* крепитúрующие хрúпы

cramp 1. сýдорога; спазм ‖ вызывáть сýдорогу *или* спазм 2. *pl* кóлики ◇ ~ in leg сýдорога икронóжной мýшцы

accesory ~ кривошéя

intermittent ~ столбнÝк

sural ~ сýдорога икронóжной мýшцы

writer's ~ пúсчий спазм

cranial черепнóй, краниáльный

craniocele краниоцéле, черепнáя грýжа

craniocerebral чéрепно-мозговóй

cranioclasis краниоклазúя

cranioclast краниоклáст, акушéрские кóстные щипцÝ

craniofacial чéрепно-лицевóй

craniography краниогрáфúя, рентгенографúя чéрепа

craniometer краниóметр

craniometry краниометрúя

craniopagus краниопáг

cranioplasty краниоплáстика

craniotabes краниотáбес *(размягчение костей черепа)*

craniotomy 1. трепанáция чéрепа 2. *акуш.* краниотомúя

craniotrypesis трепанáция чéрепа

cranium чéреп

cerebral ~ мозговóй чéреп

visceral ~ лицевóй чéреп

crawl 1. пóлзать 2. чýвствовать мурáшки по тéлу

creatin креатúн

creatinine креатинúн

creatinuria выделéние креатúна с мочóй

credit *амер.* зачёт

creeps *pl* мурáшки

crenotherapy лечéние минерáльными вóдами

crepitation 1. хруст, потрéскивание 2. крепитúрующие хрúпы; крепитáция

crescent *гист.* полулýние, полумéсяц

crest *анат.* грéбень, гребешóк, вÝступ

cretinism кретинúзм

cribriform, cribrose решётчатый, ситовúдный

cricoid перстневúдный хрящ *(гортани)*

cripple 1. калéка, инвалúд ‖ калéчить 2. хромáть

crisis 1. крúзис 2. криз *(напр. гипертонический)*

anaphylactoid ~ анафилактóидный шок

aplastic ~ апластúческий криз

asthmatic ~ астмати́ческий криз

blast(ic) ~ бла́стный криз

cerebral ~ инсу́льт

crista (*pl* cristae) *см.* crest

criteria (*sing* criterion) крите́рии

diagnostic ~ диагности́ческие крите́рии

critical 1. опа́сный, крити́ческий 2. относя́щийся к кри́зису, перело́мный

crossbred гибри́дный, сме́шанный

crossbreed гибри́д

crossing-over кроссинго́вер (*перекрёст хромосом*)

cross-linking перекрёстное свя́зывание

cross-reaction перекрёстная реа́кция

cross-reactivity перекрёстная реакти́вность

cross-section попере́чный срез

croup круп

catarrhal ~ ло́жный круп, псе́вдокруп

diphtheritic ~ и́стинный дифтери́йный круп

false ~ ло́жный круп, псевдокру́п

membranous ~ и́стинный дифтери́йный круп

croupous крупо́зный

crown 1. коро́нка (*зуба*) ǁ ста́вить коро́нку (*на зуб*) 2. те́мя, маку́шка

crowning 1. проре́зывание голо́вки (*плода*) 2. надева́ние коро́нки (*на зуб*)

crude 1. неочи́щенный 2. сыро́й, необрабо́танный

3. непереваренный 4. гру́бый

crushing разда́вливание; дробле́ние; размозже́ние

crust ко́рка; струп ǁ покрыва́ться ко́ркой; покрыва́ться стру́пьями

crutch косты́ль ǁ ходи́ть на костыля́х ◇ to go on ~es ходи́ть на костыля́х

cry крик; плач ǁ крича́ть; пла́кать

cryocrit криокри́т (*относи́тельное содержание криоглобулина в цельной сыворотке*)

cryoextraction криоэкстра́кция

cryofibrinogenemia криофибриногенеми́я

ccryofiltration криофильтра́ция

ccryofixation криофикса́ция

ccryoglobulin криоглобули́н

cryoglobulinemia криоглобулинеми́я

cryoprecipitation криопреципита́ция, холодо́вая преципита́ция

cryoprobe криозо́нд

cryospasm спазм, вы́званный хо́лодом

cryostat криоста́т

cryosurgery криохирурги́я

cryotherapy криотерапи́я

cryotome замора́живающий микрото́м

crypt кри́пта

cryptococcosis криптококко́з

crystal криста́лл

asthma [Charcot-Leyden] ~s криста́ллы Шарко́ — Ле́йдена

crystalline кристалли́ческий

crystallization кристаллиза́ция, образова́ние криста́ллов

cubital локтево́й

cuboid кубови́дная кость (плюсны)

cudbear ла́кмус

cuff манже́та, манже́тка
 blood pressure ~ манже́та сфигмомано́метра

cul-de-sac анат. слепо́й мешо́к, за́мкнутое простра́нство
 ~ of Douglas ду́гласово простра́нство

culdocentesis пу́нкция прямокише́чно-ма́точного углубле́ния

culdoscope кульдоско́п

culdoscopy кульдоскопи́я

cultural культура́льный, относя́щийся к культу́ре (напр. бактерий)

culture 1. культу́ра (напр. бактерий); посе́в 2. культиви́рование, выра́щивание ‖ культиви́ровать, выра́щивать ◇ to take a ~ де́лать посе́в, высева́ть
 aerobic ~ аэро́бная культу́ра
 agar ~ ага́ровая культу́ра
 aging ~ ста́реющая [дегенери́рующая] культу́ра
 anaerobic ~ анаэро́бная культу́ра
 bacterial ~ бактериа́льная культу́ра
 blood ~ гемокульту́ра
 cell ~ культу́ра кле́ток
 cell-depleted ~ бескле́точная культу́ра
 continuous ~ непреры́вная культу́ра
 droplet ~ культу́ра в вися́чей ка́пле, ка́пельная культу́ра
 established ~ стабилизи́рованная культу́ра
 liquid ~ жидкосе́йная суспензио́нная культу́ра
 mixed-cell ~ сме́шанная культу́ра кле́ток
 mixed lymphocyte ~ сме́шанная культу́ра лимфоци́тов
 monolayer ~ моносло́йная культу́ра
 passaged ~ пересева́емая культу́ра
 perfusion ~ перфузио́нная культу́ра
 primary ~ перви́чная культу́ра
 second ~ втори́чная культу́ра
 slide ~ культу́ра на предме́тном стекле́
 stock ~ чи́стая культу́ра
 tissue ~ культу́ра тка́ней, тка́невая культу́ра

cumulation накопле́ние, скопле́ние, кумуля́ция

cuneate, cuneiform клинови́дный, клинообра́зный

cup 1. ча́ша 2. чашеобра́зная структу́ра 3. ста́вить ба́нки

cupping примене́ние ба́нок

curability излечи́мость

curable излечи́мый

curage кюрета́ж, выска́бливание

curative лече́бный, целе́бный, цели́тельный

cure 1. лека́рство, сре́дство

2. курс лече́ния 3. лече́ние ‖ лечи́ть, выле́чивать, изле́чивать ◇ ~ for a cough сре́дство от ка́шля

air ~ аэротерапи́я

mud ~ грязелече́ние

rest ~ лече́ние поко́ем

shaking ~ вибрацио́нный масса́ж

starvation ~ лече́бное голода́ние

work ~ трудотерапи́я

cureless неизлечи́мый

curettage кюрета́ж, выска́бливание

suction ~ ва́куум-або́рт

curette кюре́тка ‖ выска́бливать кюре́ткой

curettement кюрета́ж, выска́бливание

curietherapy кюритерапи́я

application ~ аппликацио́нная кюритерапи́я

intracavitary ~ внутриполостна́я кюритерапи́я

curing 1. лече́ние 2. выздоровле́ние, исцеле́ние

curvature 1. искривле́ние, изги́б; кривизна́ 2. сгиба́ние

curve крива́я; кривизна́; изги́б

antigen elimination ~ крива́я кли́ренса антиге́на

binding ~ крива́я свя́зывания (напр. антигена с антителом)

dose-response ~ крива́я до́зовой зави́симости

precipitation ~ крива́я преципита́ции

survival ~ крива́я выжива́емости

temperature ~ температу́рная крива́я

cut поре́з; разре́з; ре́заная ра́на

cutaneous ко́жный

cuticle 1. ко́жица, кути́кула; ве́рхний слой 2. эпиде́рмис

cutis ко́жа

cuvet(te) кюве́та

cyanosis циано́з

cyanotic цианоти́чный, синю́шный

cycle круг; цикл; кругооборо́т

anovulatory ~ ановулято́рный цикл

cardiac ~ серде́чный цикл

cell ~ кле́точный цикл, цикл деле́ния кле́тки

circadian ~ цирка́дный цикл

development ~ цикл разви́тия

life ~ жи́зненный цикл

menstrual ~ менструа́льный цикл

ovarian ~ овариа́льный цикл

replication ~ реплика́тивный цикл

cyclic цикли́ческий, периоди́ческий

cyclitis цикли́т

cycloplegia парали́ч аккомода́ции, циклоплеги́я

cylinder 1. по́чечный [мочево́й] цили́ндр 2. цилиндри́ческая ли́нза

graduated ~ ме́рный цили́ндр

cylindruria цилиндрури́я (выделение цилиндров с мочой)

cyst 1. киста́ 2. ци́ста, за-
щи́тная оболо́чка 3. пузы́рь
adventitious ~ ло́жная кис-
та́
amniotic ~ амниоти́ческая
киста́
dental ~ зубна́я киста́
dermoid ~ дермо́идная кис-
та́
follicular ~ фолликуля́рная
киста́
hydatid ~ гидати́дная киста́
mucous ~ сли́зистая киста́
retention ~ ретенцио́нная
киста́
sebaceous ~ са́льная киста́
synovial ~ синовиа́льная
киста́
cystadenoma цистадено́ма
cystectomy цистэктоми́я *(1.
удаление мочевого пузыря
2. удаление жёлчного пу-
зыря 3. удаление кисты 4.
удаление части капсулы
хрусталика)*
cystic 1. кисто́зный 2. пу-
зы́рный
cystiform пузыреобра́зный
cystine цисти́н
cystitis цисти́т *(воспаление
мочевого пузыря)*
cystocele гры́жа мочево́го
пузыря́
cystodynia при́ступы бо́лей в
мочево́м пузыре́
cystography (рентгено)цис-
тогра́фия
cystolith конкреме́нт мочево́-
го пузыря́
cystolithiasis цистолитиа́з
*(образование конкремен-
тов в мочевом пузыре)*
cystolithotripsy цистолито-
трипси́я

cystoma кисто́ма, цисто́ма,
кисто́зная о́пухоль
cystorrhagia кровотече́ние из
мочево́го пузыря́
cystoscope цистоско́п
cystoscopy цистоскопи́я
cytochemistry цитохи́мия
cytocidal разруша́ющий
кле́тки
cytocide цитоци́дный аге́нт,
аге́нт, разруша́ющий кле́т-
ки
cytodiagnosis цитодиагно́сти-
ка
cytodieresis цитокине́з, кле́-
точное деле́ние
cytogenetic цитогенети́че-
ский
cytogenetics цитогене́тика
cytogeny цитогене́з *(происхождение и дифференци-
ровка клеток)*
cytogram цитогра́мма
cytokinesis цитокине́з, кле́-
точное деле́ние
cytolemma плазмоле́мма,
плазмати́ческая мембра́на
cytologist цито́лог
cytology цитоло́гия
cytolysosome цитолизосо́ма
cytolytic цитолити́ческий,
разруша́ющий кле́тки
cytomegaly цитомегали́я
cytometry цитометри́я *(подсчёт и измерение клеток)*
cytomorphology цитоморфо-
ло́гия
cytopathic цитопати́ческий
cytopathogenic цитопатоге́н-
ный
cytopathology цитопатоло́-
гия, кле́точная патоло́гия
cytopenia цитопени́я

cytophotometry цитофото-
метри́я

cytoplasm цитопла́зма, про-
топла́зма

cytoplasmic цитоплазмати́че-
ский

cytopoiesis цитопоэ́з, образо-
ва́ние кле́ток

cytosis цито́з

cytoskeleton цитоскеле́т

cytosol цитозо́ль

cytosome те́ло кле́тки

cytostatic цитостати́ческий

cytotoxic(al) цитотокси́че-
ский

cytotoxicity цитотокси́чность
allo(antigen-)specific ~ ал-
лоантигензави́симая цито-
токси́чность
antibody-dependent ~ анти-
телозави́симая цитотокси́ч-
ность
cell-mediated ~ кле́точно-
опосре́дованная цитоток-
си́чность

D

dacryoadenitis дакриоадени́т
(воспаление слёзной желе-
зы)

dacryocyst слёзный мешо́к

dacryocystitis дакриоцисти́т
(воспаление слёзного меш-
ка)

dacryolith слёзный конкре-
ме́нт, дакриоли́т

dactyl па́лец

dactylar пальцево́й

dactylic пальцеви́дный

dactylogryposis дактилогри-
по́з (врождённое искривление пальцев)

dactyloscopy дактилоскопи́я

daltonism дальтони́зм

damage поврежде́ние; де-
фе́кт; наруше́ние; пораже́-
ние ‖ поврежда́ть; пора-
жа́ть
antibody-mediated ~ анти-
те́ло-опосре́дованный ли́зис
immune ~ имму́нный ли́зис
permanent ~ необрати́мое
пораже́ние
radiation ~ лучево́е пора-
же́ние, радиацио́нное по-
вреждёние

damaged повреждённый

damp вла́жность, сы́рость ‖
увлажня́ть, сма́чивать ‖
вла́жный, сыро́й

dandruff пе́рхоть

danger опа́сность; угро́за;
риск

dangerous опа́сный

data pl да́нные; показа́тели;
пара́метры; характери́сти-
ки; фа́кты ◇ ~ for study
материа́л исследо́вания
basic ~ исхо́дные да́нные
family ~ родосло́вная; се-
ме́йный
medical ~ клини́ческие
да́нные

date 1. да́та, число́ 2. срок,
перио́д
~ of admission вре́мя по-
ступле́ния (больно́го)
delivery ~ срок ро́дов
expiration ~ срок го́дности
(лекарственного средст-
ва)

day день; су́тки ◇ once a ~
оди́н раз в день (напр. о

приёме лекарства); per ~ в сýтки

~ of entry дáта поступлéния *(больного)*

bed ~ кóйко-дéнь

deactivation дезактивáция, дезактивúрование

dead 1. мёртвый, умéрший; безжúзненный 2. вызывáть онемéние *или* окоченéние ‖ онемéвший; окоченéвший

deadborn мертворождённый

deadmute глухонемóй

deaeration деаэрáция, удалéние вóздуха

deaf глухóй; тугоýхий ◇ to become ~ глóхнуть

deaf-and-dumb глухонемóй

deaf-dumbness глухонемотá

deaf-mute глухонемóй

deaf-mutism глухонемотá

deafness глухотá

deallergization гипосенсибилизáция, десенсибилизáция

deallergize десенсибилизúровать

deamidation дезаминúрование

dean декáн

death 1. смерть 2. отмирáние, омертвéние, некрóз, гúбель 3. смéртный слýчай ◇ ~ by drowning смерть от утоплéния

accidental ~ смерть в результáте несчáстного слýчая

apparent ~ клинúческая смерть

cell ~ некрóз клéток

fetal [intrauterine] ~ внутриутрóбная смерть

radiation ~ смерть от облучéния

sudden ~ внезáпная [скоропостúжная] смерть

violent ~ насúльственная смерть

death-rate смéртность

death-throes агóния *(предсмертная)*

debilitate ослабля́ть, расслабля́ть; изнуря́ть, истощáть

debilitation ослаблéние, слáбость; истощéние

debility 1. дебúльность 2. слáбость; истощéние, астенúя

mental ~ слабоýмие

nervous ~ неврастенúя

sexual ~ импотéнция, половóе бессúлие

débridement хирургúческая обрабóтка рáны

debris 1. остáтки органúческих вещéств 2. оскóлки, облóмки 3. зубнóй налёт

calcified ~ зубнóй кáмень

decalcification декальцинáция

decapitate декапитúровать, обезглáвливать *(погибший плод)*

decarboxylation декарбоксилúрование

decay 1. гниéние, разложéние; распáд ‖ гнить, разлагáться; распадáться 2. ослаблéние, упáдок, расстрóйство *(здоровья)*

decease смерть, кончúна ‖ умерéть, скончáться

deceased умéрший, сконча́вшийся

decide реша́ть(ся)

decidua децидуáльная [отпада́ющая] оболо́чка *(мат-ки)*

decision реше́ние

decoction отва́р

decolorization, decolorizing обесцве́чивание

decompensation декомпенса́ция

decomplementation удале́ние комплеме́нта *(из сыворотки)*

decomposition 1. расщепле́ние 2. разложе́ние, распа́д; ли́зис

decompression декомпре́ссия, сниже́ние давле́ния

decongestant противозасто́йное *или* противоотёчное (лека́рственное) сре́дство ‖ противозасто́йный, противоотёчный

decontamination дезактива́ция; специа́льная обрабо́тка; деконтамина́ция; обезвре́живание; очи́стка; обеззара́живание

decrease сниже́ние, уменьше́ние; пониже́ние, ослабле́ние, спад ‖ снижа́ться, уменьша́ться; понижа́ться, ослабева́ть, спада́ть

decrement 1. уменьше́ние, сниже́ние, угаса́ние; ухудше́ние 2. фа́за стиха́ния заболева́ния

decrepit дря́хлый, сла́бый; престаре́лый

decubation пери́од реконвалесце́нции *(при инфекционной болезни)*

decubital относя́щийся к про́лежню

decubitus 1. лежа́чее положе́ние 2. про́лежень

decussate перекре́щиваться

decussation перекре́ст, перекре́щивание; пересече́ние

dedifferentiation дедифференциро́вка

deep 1. глубоко́ располо́женный, глубо́кий 2. *псих.* подсозна́тельный

defatigation переутомле́ние, кра́йняя уста́лость, перенапряже́ние

defatted обезжи́ренный

defatting обезжи́ривание

default отсу́тствие; недоста́ток *(чего-л.)*

defecation 1. очище́ние, осветле́ние, отста́ивание 2. дефека́ция, опорожне́ние кише́чника

defect 1. дефе́кт, поро́к *(развития)*; недоста́ток; отсу́тствие 2. поврежде́ние, наруше́ние

atrial septal ~ дефе́кт межпредсе́рдной перегоро́дки

birth ~ врождённый дефе́кт, врождённый поро́к

color-vision ~ наруше́ние цветово́го зре́ния

developmental ~ поро́к разви́тия

filling ~ *рентг.* дефе́кт наполне́ния

immunologic ~ иммуноло́гический дефе́кт

memory ~s расстро́йства па́мяти

visual field ~ выпаде́ние по́ля зре́ния

defective 1. несоверше́нный; непо́лный, недоста́точный, дефе́ктный, нару́шенный 2. дефекти́вный; у́мственно отста́лый

defense 1. защи́та 2. имму́нная защи́та; *pl* защи́тные си́лы органи́зма
  radiological ~ радиацио́нная защи́та
deferent 1. вынося́щий, отводя́щий (*напр. о сосуде*) 2. эфферéнтный, центробéжный (*о нервном импульсе*)
defibrillation дефибрилля́ция (*сердца*)
defibrillator дефибрилля́тор
  cardiac ~ кардиодефибрилля́тор
defibrination дефибрини́рование; удалéние фибрина
deficiency 1. отсу́тствие (*чего-л.*); нехва́тка, дефици́т 2. недоста́ток, порок (*развития*)
  cellular immune ~ дефицит клеточного иммунитета
  circulatory ~ недоста́точность кровообраще́ния
  complement ~ недоста́точность комплемéнта
  immune ~ иммунодефици́т; иммунодефици́тное состоя́ние, иммунологи́ческая недоста́точность
  mental ~ у́мственная неполноцéнность; слабоу́мие
  platelet ~ тромбоцитопени́я
  polyclonal immunoglobulin ~ поликлона́льная иммуноглобули́новая недоста́точность
  stem cell ~ дефици́т стволовы́х клéток
  vitamin ~ гиповитамино́з
deficient 1. недоста́точный, недостаю́щий 2. несовершéнный, лишённый (*чего-л.*)

deficit недоста́точность, недоста́ток, дефици́т; отсу́тствие
  cognitive ~ нарушéние познава́тельной спосо́бности
  pulse ~ дефици́т пу́льса
define 1. определя́ть, выявля́ть, распознава́ть (*напр. заболевание*) 2. очéрчивать, обознача́ть грани́цы (*напр. операционного поля*)
definite определённый; несомнéнный; я́сный (*напр. о диагнозе*)
definition 1. определéние, выявлéние, распознава́ние (*напр. заболевания*) 2. я́сность, чёткость
definitive 1. оконча́тельный, несомнéнный 2. развито́й, по́лный 3. характéрный
deformation 1. дефорáция, деформи́рование, изменéние фо́рмы 2. порок развития, уро́дство
deforming деформи́рующий (*напр. об артрозе*)
deformity 1. порок разви́тия, уро́дство 2. деформа́ция, недоста́ток, дефéкт
  bony ~ ко́стная деформа́ция
  hereditary ~ порок разви́тия
degenerate дегенери́ровать, вырожда́ться; ухудша́ться; перерожда́ться ‖ дегенерати́вный, вы́родившийся
degeneration дегенера́ция, вырождéние; перерождéние; дистрофи́я, деграда́ция

105

adipose ~ жировáя дистро-
фи́я

amyloid ~ амилоидóз, ами-
лóидная дегенерáция

colliquative ~ влáжный
[колликвациóнный] некрóз

cystic ~ кистóзное пере-
рождéние

fibrinoid ~ фибринóидный
некрóз

granular ~ зерни́стая дист-
рофи́я

waxy ~ амилоидóз, ами-
лóидная дегенерáция

degenerative дегенерати́в-
ный, вырождáющийся; пе-
рерождённый

deglutition глотáние, заглá-
тывание

degradation 1. деградáция,
разрушéние; распáд 2. де-
генерáция, вырождéние

hydrolytic ~ гидрóлиз, гид-
ролити́ческое расщеплéние

degranulation дегрануля́ция,
потéря зерни́стости

degree 1. ступéнь, стéпень,
у́ровень 2. стéпень родствá,
колéно 3. звáние, учёная
стéпень 4. грáдус

reduced ~ of nourishment
недостáточное питáние

dehiscence раскрывáние,
расхождéние (напр. краёв
раны)

dehumidification обезвóживание; высу́шивание

cool ~ лиофилизáция, лио-
фи́льное высу́шивание

dehydrate обезвóживать, де-
гидрати́ровать; теря́ть вóду

dehydration обезвóживание,
дегидратáция

deintoxication дезинтоксикá-
ция

deionization деионизáция

deionizator деионизáтор

dejection 1. испражнéния,
кáловые мáссы 2. отхождé-
ние кáла, дефекáция 3. ме-
ланхóлия, депрéссия

delactation 1. отня́тие ребёнка от груди́ 2. прекращé-
ние лактáции

delay 1. задéржка, запáзды-
вание; замедлéние ‖ задéр-
живать, запáздывать, мéд-
лить 2. отсрóчка, отклáды-
вание ‖ отсрóчивать, от-
клáдывать

~ of mensis задéржка мен-
струáции

~ of ovulation задéржка
овуля́ции

developmental ~ отставáние
в развити́и

delayed задéржанный, за-
мéдленный, пóздний

deletion ген. делéция

antigenic ~ антигéнная делéция

clonal ~ делéция клóна

delicate 1. хру́пкий; слáбый,
болéзненный 2. тóнкий, óстрый (о слухе) 3. чувстви́-
тельный, тóчный (о прибо-
ре)

delimitation разграничéние,
размежевáние, определé-
ние грани́ц

delirious бредовóй, бессвя́з-
ный (о речи); находя́щий-
ся в бреду́

delirium дели́рий, делириóз-
ный синдрóм; бред, бредо-
вóе состоя́ние ◇ ~ tremens

бе́лая горя́чка, алкого́льный бред

senile ~ ста́рческий дели́рий

violent ~ бу́йный бред

delitescent скры́тый, лате́нтный

deliver 1. ока́зывать по́мощь при ро́дах, принима́ть ро́ды 2. рожа́ть; рожда́ть 3. доставля́ть, снабжа́ть, отпуска́ть *(напр. лекарственное средство)* ◇ **to ~ a lecture** чита́ть ле́кцию

delivery 1. родоразреше́ние; ро́ды 2. доста́вка, пода́ча, о́тпуск *(напр. лекарственного средства)* ◇ **~ at term** сро́чные ро́ды

~ of head проре́зывание голо́вки *(плода)*

~ of shoulders рожде́ние пле́чиков *(плода)*

abdominal ~ родоразреше́ние путём ке́сарева сече́ния

breech ~ ро́ды при ягоди́чном предлежа́нии плода́

cesarean ~ родоразреше́ние путём ке́сарева сече́ния

delayed ~ запозда́лые ро́ды

forceps ~ «щипцо́вые» ро́ды

immature ~ преждевре́менные ро́ды

induced ~ стимули́рованные ро́ды

postmature ~ запозда́лые ро́ды

premature ~ преждевре́менные ро́ды

spontaneous ~ самопроизво́льные [спонта́нные] ро́ды

vaginal ~ влага́лищное родоразреше́ние

vertex ~ ро́ды при теменно́м предлежа́нии плода́

deltoid дельтови́дная мы́шца ‖ дельтови́дный

delusion ма́ния; галлюцина́ция, бред

delusive бредово́й

demand потре́бность, необходи́мость ‖ тре́бовать

demarcation разграниче́ние, демарка́ция

dement слабоу́мный

dementia (приобретённое) слабоу́мие, деме́нция

demineralization деминерализа́ция

demise смерть, кончи́на

demography демогра́фия, стати́стика народонаселе́ния

demyelin(iz)ation демиелиниза́ция

denaturant денатури́рующий аге́нт, денатура́нт

denaturation денатура́ция, денатури́рование

dendrite дендри́т, отро́сток не́рвной кле́тки

dendritic 1. дендри́тный, снабжённый дендри́тами 2. древови́дный; дендрити́ческий; ветвя́щийся

denervate денерви́ровать

denervation денерва́ция

dens *(pl dentes)* 1. зуб *(см. тж* **tooth***)* 2. зубе́ц 3. зубови́дный отро́сток

dense пло́тный; то́лстый; густо́й; компа́ктный

density пло́тность; густота́; компа́ктность

antigen ~ антиге́нная пло́тность

cellular ~ пло́тность кле́точной популя́ции

dental 1. зубно́й 2. зубовраче́бный, стоматологи́ческий

dentine денти́н

dentist зубно́й врач, дантист

dentistry лече́ние зубо́в; зубоврачева́ние; стоматологи́ческая по́мощь

dentition 1. зубно́й ряд 2. проре́зывание зубо́в

dentogenous одонтоге́нный

denture 1. зубно́й ряд 2. зубно́й проте́з 3. зубно́е протези́рование

denucleated лишённый ядра́

denudation обнаже́ние, оголе́ние; денуда́ция

denuded обнажённый, оголённый

denutrition недоеда́ние; истоще́ние

deodorant дезодора́нт

deodorization дезодора́ция

deossification деминерализа́ция ко́стной тка́ни

deoxidation восстановле́ние; раскисле́ние

deoxyribonuclease дезоксирибонуклеа́за, ДНКа́за

Department of Health министе́рство здравоохране́ния

department 1. отделе́ние *(в больни́це)* 2. отде́л; факульте́т

admission ~ приёмное отделе́ние

emergency ~ отделе́ние неотло́жной по́мощи

inpatient ~ стациона́рное отделе́ние

maternity ~ роди́льное отделе́ние

outpatient ~ поликли́ника, поликлини́ческое отделе́ние, амбулато́рия

record ~ регистрату́ра

depend зави́сеть

dependence зави́симость

drug ~ лека́рственная зави́симость

depigmentation депигмента́ция

depilate удаля́ть во́лосы

depilation депиля́ция, удале́ние воло́с

depilator(y) депилято́рий

depletion 1. сниже́ние; истоще́ние, обедне́ние 2. очище́ние *или* опорожне́ние кише́чника 3. кровопуска́ние

classical pathway ~ истоще́ние класси́ческого пути́ *(активации комплемента)*

complement ~ истоще́ние комплеме́нта

plasma ~ плазмафере́з

depolarization деполяриза́ция

depolymerization деполимериза́ция

depopulation уменьше́ние чи́сленности популя́ции

deposit 1. оса́док, отсто́й; отложе́ние; преципита́т ‖ дава́ть оса́док; откла́дываться 2. налёт *(напр. зубно́й)* ‖ образо́вывать налёт *(напр. зубно́й)*

deposition 1. депони́рование, отложе́ние, осажде́ние 2. оса́док; на́кипь

immune complex ~ отложе́ние имму́нных ко́мплексов

depot 1. склад, храни́лище 2. *физиол.* депо́
fat ~ жирово́е депо́
medical ~ склад ме́дико-санита́рного иму́щества

depress подавля́ть, угнета́ть; ослабля́ть; понижа́ть, сни

depressant депресса́нт
immunologic ~ иммунодепресса́нт

depression 1. депре́ссия; упа́док, подавле́ние, угнете́ние 2. ослабле́ние; пониже́ние, сниже́ние 3. отпеча́ток; вдавле́ние
~ of strength упа́док сил
respiratory ~ угнете́ние дыха́ния

depressive депресси́вный; подавля́ющий; угнета́ющий

depressor 1. опуска́ющая мы́шца, депре́ссор 2. депре́ссорный нерв *(снижающий артериальное давление)*

deprivation депривация, лише́ние, утра́та

depth 1. глубина́ 2. интенси́вность; полнота́, густота́ *(цвета)*

depurant очисти́тельное сре́дство

depuration очи́стка, очище́ние

depurative очища́ющий

derangement 1. расстро́йство, наруше́ние, дисфу́нкция 2. психи́ческое расстро́йство

dereism *псих.* фанта́зия, фантази́рование

derm(a) де́рма, со́бственно ко́жа

dermal, dermatic ко́жный

dermatitis дермати́т, воспале́ние ко́жи
allergic ~ аллерги́ческий дермати́т
atopic ~ атопи́ческий дермати́т
contact ~ конта́ктный дермати́т
exfoliative ~ эксфолиати́вный дермати́т
industrial ~ профессиона́льный дермати́т
mite ~ клещево́й дермати́т
radiation ~ лучево́й [радиацио́нный] дермати́т
seborrheic ~ себоре́йная экзе́ма

dermatologist дермато́лог

dermatology дерматоло́гия

dermatomycosis дерматомико́з

dermatomyositis дерматомиози́т

dermatoplasty переса́дка ко́жи

dermatosclerosis дерматоскле́роз

dermatosis дермато́з

dermic ко́жный; эпидерма́льный

dermis де́рма, со́бственно ко́жа

dermographism дермографи́зм

dermoid дермо́ид, дермо́идная киста́

dermopathy дермопати́я, заболева́ние ко́жи

desalting обессо́ливание, опресне́ние

desamidization дезамини́рование

descend спуска́ться, сходи́ть

descending нисходя́щий, напра́вленный вниз

descent 1. пониже́ние; паде́ние, ослабле́ние 2. опуще́ние (органа)

describe опи́сывать

description описа́ние

desensitization 1. гипосенсибилиза́ция, десенсибилиза́ция 2. восстановле́ние норма́льного психи́ческого состоя́ния

nonspecific ~ неспецифи́ческая десенсибилиза́ция

specific ~ специфи́ческая десенсибилиза́ция

desiccation высыха́ние; высу́шивание, су́шка; обезво́живание

desiccator 1. эксика́тор 2. суши́льный шкаф

desmocyte десмоци́т, фибробла́ст

desmoid 1. десмо́идная фибро́ма, десмо́ид 2. фибро́зный

desmone десмо́н

desmopathy пораже́ние свя́зок

desmotomy рассече́ние свя́зок

desmurgy десмурги́я (учение о повязках)

desorption десо́рбция

desoxydation восстановле́ние, раскисле́ние

desquamation десквама́ция; шелуше́ние, слу́щивание

desquamative десквамати́вный; шелуша́щийся

destaining обесцве́чивание

destroy разруша́ть; уничтожа́ть

destruction дестру́кция, разруше́ние, уничтоже́ние

immune ~ имму́нное повре́жде́ние; имму́нный ли́зис

target cell ~ ли́зис [дестру́кция] кле́ток-мише́ней

destructive вре́дный, па́губный; деструкти́вный; разруша́ющий

detachment отделе́ние; отсло́йка; отры́в; отщепле́ние; расщепле́ние

retinal ~ отсло́йка сетча́тки

detect обнару́живать; определя́ть; диагности́ровать, выявля́ть

detectable выявля́емый (напр. о заболевании)

detection обнаруже́ние, выявле́ние (напр. заболева́ния)

colorimetric ~ колориметри́я; колориметри́ческий ана́лиз

early ~ ра́нняя диагно́стика

detector 1. дете́ктор 2. да́тчик

oxygen ~ кислоро́дный анализа́тор

detergent детерге́нт, мо́ющее сре́дство ‖ мо́ющий, очища́ющий

anionic ~ анио́нный детерге́нт

nonionic ~ неио́нный детерге́нт

deterioration 1. ухудше́ние 2. деграда́ция; повреждё́ние; разруше́ние

clinical ~ клини́ческое ухудше́ние

determinant 1. определя́ющий [реша́ющий] фа́ктор

‖ определя́ющий, реша́ющий 2. *ген.* (антиге́нная) детермина́нта, эпито́п 3. *ген.* сайт свя́зывания

antigenic ~ антиге́нная детермина́нта, эпито́п

cell-attachment ~ сайт свя́зывания с кле́ткой *(на макромолекуле)*

covert ~ скры́тая антиге́нная детермина́нта

haptenic ~ гапте́новая детермина́нта

hidden ~ скры́тая антиге́нная детермина́нта

"jumping" ~ «мигри́рующая» антиге́нная детермина́нта *(эпитоп, не имеющий строгой локализации)*

multiclonal ~s поликло́на́льные антиге́нные детермина́нты

neoantigenic ~ 1. (кле́точная) неодетермина́нта 2. опухолеспецифи́ческий антиге́н

principal ~ иммунодомина́нтный эпито́п, основна́я антиге́нная детермина́нта

T-cell surface ~ пове́рхностная детермина́нта [антиге́нный реце́птор] Т-кле́ток

determination 1. определе́ние, установле́ние; детермина́ция 2. ана́лиз 3. кри́зис *(в течении болезни)*

determine детермини́ровать, устана́вливать, обусло́вливать

 blood group ~ определе́ние гру́ппы кро́ви

detoxication детоксика́ция, дезинтоксика́ция, обезвре́живание я́да

detrimental вре́дный, па́губный

detritus детри́т; проду́кт распа́да тка́ни; оско́лки, обло́мки

deuteranopia дейтеранопи́я *(отсутствие восприятия зелёного цвета)*

develop 1. развива́ть 2. обнару́живать 3. создава́ть; разраба́тывать

development 1. рост, разви́тие 2. эволю́ция 3. совершенство́вование, улучше́ние 4. проявле́ние *(напр. рентгеновской плёнки)* 5. разрабо́тка

arrested ~ заде́ржка разви́тия

mental ~ у́мственное разви́тие

postnatal ~ постната́льное разви́тие

prenatal ~ внутриутро́бное разви́тие

sexual ~ полово́е разви́тие

developmental развива́ющийся

deviate отклоня́ться *(от нормы)*; отступа́ть

deviation девиа́ция, отклоне́ние *(от нормы)*

 complement ~ фикса́ция [свя́зывание] комплеме́нта; отклоне́ние комплеме́нта

 standard ~ *стат.* станда́ртное отклоне́ние

device 1. устро́йство, приспособле́ние, прибо́р, аппара́т 2. приём, ме́тод, спо́соб, план

dextral расположенный справа, правый

dextrality праворукость

dextran декстран
  cross-linked ~ сефадекс

dextrose декстроза, Д-глюкоза

diabetes диабет; сахарный диабет ◇ ~ insipidus несахарный диабет; ~ mellitus сахарный диабет
  alloxan ~ аллоксановый диабет
  early-onset ~ ювенильный диабет
  occult ~ скрытый диабет

diabetic 1. диабетический 2. больной диабетом

diabetid диабетид (кожные проявления диабета)

diabetogenic диабетогенный, вызывающий диабет

diagnose ставить диагноз, диагностировать; распознавать; выявлять; устанавливать

diagnosed диагностированный, выявленный
  newly ~ впервые диагностированный

diagnosis (pl diagnoses) 1. диагноз 2. диагностика ◇ ~ by exclusion диагностика методом исключения; ~ ex juvantibus диагноз, основанный на оценке результатов лечения; to make the ~ поставить диагноз
  admission ~ диагноз при поступлении больного
  clinical ~ клинический диагноз
  computer-assisted ~ компьютерная диагностика
  cytologic ~ цитологическая диагностика, цитодиагностика
  differential ~ дифференциальная диагностика
  doubtful ~ сомнительный диагноз
  error ~ 1. ошибочный диагноз 2. ошибочная диагностика
  final ~ окончательный диагноз
  indeterminate ~ неясный диагноз
  missed ~ ошибочный диагноз
  pathologic ~ патолого-анатомический диагноз
  predominant ~ основной диагноз
  presumptive ~ предположительный диагноз
  provisional ~ предварительный диагноз
  serum ~ серодиагностика, серологическая диагностика
  surgical ~ операционный диагноз
  topical ~ топическая диагностика
  ultrasonic ~ ультразвуковая диагностика

diagnostic диагностический; отличительный

diagnostics диагностика

dialysis диализ
  peritoneal ~ перитонеальный диализ
  renal ~ гемодиализ

diameter диаметр
  biparietal ~ бипариетальный размер (головки плода)

diapedesis диапедез

diaper пелёнка ‖ пеленáть
diaphoresis потоотделéние; потéние
diaphragm 1. перегорóдка, перепóнка, мембрáна 2. *анат.* диафрáгма
diaphragmatic диафрагмáльный
diaphyseal диафизáрный, относя́щийся к диáфизу
diaphysis (*pl* **diaphyses**) диáфиз, тéло дли́нной трýбчатой кóсти
diarrhea понóс, диарéя
  bloodstained ~ кровáвый понóс
  choleraic ~ холéрный понóс
  fatty ~ стеаторéя, жи́рный понóс
  watery ~ водяни́стый стул
diarrheal, diarrheic вызывáющий понóс
diastase диастáза, амилáза
diastole диáстола (*фаза сердечного цикла*)
diastolic диастоли́ческий
diathermy 1. диатерми́я 2. диатермокоагуля́ция
diathesis диатéз
  bleeding ~ геморраги́ческий диатéз
  exudative ~ экссудати́вный диатéз
  hemorrhagic ~ геморраги́ческий диатéз
  uratic ~ мочеки́слый диатéз
dicrotism дикроти́ческий пульс, дикроти́я
die умирáть, погибáть
diener лаборáнт; препарáтор
diet 1. питáние, стол ‖ питáться 2. диéта, рациóн ‖ соблюдáть диéту ◇ **to be on** [**to keep**] **a** ~ соблюдáть диé-

ту; **to prescribe a** ~ прописáть диéту
  balanced ~ сбаланси́рованная диéта
  bland ~ щадя́щая диéта
  fasting ~ голóдная диéта; разгрýзочная диéта
  high-calorie ~ высококалори́йная диéта
  high-protein ~ высокобелкóвая диéта
  light ~ щадя́щая диéта
  low-calorie ~ малокалори́йная [низкокалори́йная] диéта
  protective ~ щадя́щая диéта
  salt-free ~ бессолевáя диéта
  vegetarian ~ вегетариáнская диéта
dietary диéта, рациóн ‖ диети́ческий
dietetics диетолóгия
dietitian врач-диетóлог
dietotherapy диетотерапи́я, лечéбное питáние
difference 1. рáзница; разли́чие, отли́чие 2. рáзность 3. отличи́тельный при́знак
  sex ~ половы́е разли́чия
different разли́чный, рáзный
differentiate дифференци́ровать
differentiation 1. дифференци́рóвка, дифференциáция 2. просветлéние окрáшенного срéза
  cellular ~ клéточная дифференци́рóвка
difficulty трýдность; препя́тствие; затруднéние; помéха
diffluent растекáющийся, переходя́щий в жи́дкое состоя́ние

diffuse диффу́зный, разли-
то́й

diffusion 1. диффу́зия; рас-
простране́ние; проникнове́-
ние **2.** диа́лиз

digastric двубрю́шная мы́шца
‖ двубрю́шный (*о мышце*)

digest перева́ривать

digestion 1. усвое́ние [пере-
ва́ривание] пи́щи, пищева-
ре́ние **2.** сбра́живание,
фермента́ция

digestive сре́дство, стимули́-
рующее пищеваре́ние ‖
пищевари́тельный; способ-
ствующий пищеваре́нию

digit па́лец

digital 1. пальцево́й, относя́-
щийся к па́льцам **2.** паль-
цеви́дный

dihescence расхожде́ние краёв ра́ны

dilatation *см.* dilation

dilate расширя́ть(ся), растя́-
гивать(ся)

dilation расшире́ние, дилата́-
ция
cervical ~ **1.** раскры́тие
ше́йки ма́тки (*в родах*) **2.**
расшире́ние ше́йки ма́тки
(*манипуляция*)

dilator 1. *мед. тех.* расшири́-
тель, дилата́тор **2.** мы́шца-
расшири́тель

diluent разбави́тель; раство-
ри́тель ‖ разбавля́ющий,
растворя́ющий

dilution 1. разбавле́ние, раз-
веде́ние **2.** сла́бый раство́р
end-point ~ коне́чное раз-
веде́ние

dimension разме́ры, величи-
на́

diminish уменьша́ть(ся),

убавля́ть(ся); ослабля́ть,
слабе́ть

diminution 1. уменьше́ние,
сокраще́ние, суже́ние
(*просвета*) **2.** дымину́ция
(*напр. хромосом*)

dimness сла́бость (*напр. зрения*); ту́склость, нея́сность

diopter диоптри́я

dioxide:
carbon ~ углеки́слый газ,
двуо́кись углеро́да
hydrogen ~ пе́рекись водо-
ро́да

diphtheria дифтери́я, дифте-
ри́т
faucial ~ дифтери́я зе́ва
laryngeal ~ дифтери́йный
[и́стинный] круп

diphtheritic дифтери́йный

diplegia диплеги́я

diplococcus (*pl* **diplococci**)
диплоко́кк

diploid дипло́ид ‖ дипло́ид-
ный, с двойны́м набо́ром
хромосо́м

diplopia диплопи́я, двое́ние
(в глаза́х), двойно́е ви́де-
ние

dipping 1. глубо́кая пальпа́-
ция **2.** ме́тод пальпа́ции
пе́чени

dipsomania дипсомани́я,
хрони́ческий алкоголи́зм

direction указа́ние, предпи-
са́ние; направле́ние

disability поте́ря трудоспо-
со́бности; нетрудоспосо́б-
ность; инвали́дность
mental ~ у́мственная не-
полноце́нность
occupational ~ утра́та про-
фессиона́льной трудоспо-
со́бности

temporary ~ вре́менная нетрудоспосо́бность

disable теря́ть трудоспосо́бность; обусло́вливать поте́рю трудоспосо́бности, кале́чить

disablement инвали́дность; нетрудоспосо́бность

disadvantage недоста́ток

disadvantageous неблагоприя́тный

disaggregation распа́д, растворе́ние

disarrangement расстро́йство, наруше́ние

disarticulation экзартикуля́ция, вычлене́ние

discharge 1. выделе́ние; истече́ние ‖ выделя́ть(ся); истека́ть 2. выделе́ния; секре́т; отделя́емое 3. выпи́сывать (больно́го)

caseous ~ творо́жистые выделе́ния

profuse ~ оби́льные выделе́ния

purulent ~ гно́йные выделе́ния

salivary ~ слюноотделе́ние, салива́ция

vaginal ~ влага́лищные выделе́ния

watery ~ водяни́стые выделе́ния

discission рассече́ние, разре́з

discitis дисци́т

disclosure выявле́ние, обнаруже́ние

discoid дискови́дный

discoloration обесцве́чивание

discomfort недомога́ние; дискомфо́рт; беспоко́йство ‖ недомога́ть; чу́вствовать дискомфо́рт; беспоко́ить

discontinue прекраща́ть; прерыва́ть; остана́вливать

discordant дискорда́нтный; несоотве́тствующий; несовпада́ющий; противоречи́вый

discrepancy несоотве́тствие, разли́чие, расхожде́ние, несхо́дство

discrete разде́льный; дискре́тный; преры́вистый

discrimination распознава́ние, различе́ние

disease 1. боле́знь, заболева́ние ‖ вызыва́ть боле́знь 2. пораже́ние; расстро́йство; недомога́ние

Acosta's ~ см. mountain disease

acute respiratory ~ о́строе респирато́рное заболева́ние

Adams-Stokes ~ боле́знь [синдро́м] А́дамса — (Морга́ньи —) Сто́кса

Addison-Biermer ~ боле́знь Аддисо́на — Би́рмера, пернициозная анемия

Addison's ~ аддисо́нова [бро́нзовая] боле́знь, боле́знь Аддисо́на

advanced ~ запу́щенное заболева́ние

allergic ~ аллерго́з, аллерги́ческое заболева́ние

Alzheimer's ~ боле́знь Альцге́ймера, пресени́льная деме́нция

Aran-Duchenne ~ боле́знь Ара́на — Дюше́нна, прогресси́рующая мы́шечная атрофи́я

associated ~ сопу́тствующее заболева́ние

autoimmune ~ аутоимму́нное заболева́ние

Banti's ~ синдро́м Ба́нти, гепатолиена́льный фибро́з

Basedow's ~ базе́дова боле́знь, боле́знь Гре́йвса, диффу́зный тиреотокси́ческий зоб

Bechterew's ~ боле́знь Бе́хтерева, анкилози́рующий спондилоартри́т

Behçet's ~ боле́знь [синдро́м] Бе́хчета, большо́й афто́з Туре́на

Besnier-Boeck-Schaumann ~ боле́знь Бенье́ — Бе́ка — Шаума́нна, саркоидо́з

Blocq's ~ боле́знь Бло́ка, астазия-абазия

Bouillaud's ~ о́стрый суставно́й ревмати́зм; ревмати́ческая лихора́дка

Bourneville's ~ боле́знь Бурневи́лля, туберо́зный склеро́з

Bright's ~ гломерулонефри́т, уст. бра́йтова боле́знь

Brill's ~ боле́знь Бри́лла, споради́ческий сыпно́й тиф

Brill-Symmers ~ боле́знь Бри́лла — Си́ммерса, гигантофолликуля́рная лимфо́ма

Buerger's ~ боле́знь Бю́ргера, облитери́рующий тромбангии́т

Buschke's ~ 1. склереде́ма взро́слых, боле́знь Бу́шке 2. криптококко́з, бластомико́з Бу́ссе — Бу́шке

Busse-Buschke ~ криптококко́з, бластомико́з Бу́ссе — Бу́шке

caisson ~ кессо́нная боле́знь

Carrion's ~ боле́знь Каррио́на, бартонеллёз

Castellani's ~ боле́знь Кастелла́ни, бронхоспирохето́з

celiac ~ целиаки́я

Chagas' ~ боле́знь Ша́гаса, америка́нский трипаносомо́з

Charcot's ~ боле́знь Шарко́, амиотрофи́ческий боково́й склеро́з

Christian-Weber ~ см. Weber-Christian disease

collagen ~ коллагено́з, систе́мное заболева́ние соедини́тельной тка́ни

coronary ~ корона́рная боле́знь, систе́мная боле́знь се́рдца

Crohn's ~ боле́знь Кро́на, региона́льный илеи́т

Cruveilhier's ~ боле́знь Крювелье́, прогресси́рующая мы́шечная атрофи́я

Darling's ~ боле́знь Да́рлинга, гистоплазмо́з

Déjerine-Sottas ~ боле́знь Дежери́на — Сотта́, гипертрофи́ческий неври́т

Dercum's ~ боле́знь Де́ркума, адипозалги́я, боле́зненный липомато́з

Deutschländer's ~ боле́знь Де́йчлендера, ма́ршевая стопа́

Devergie's ~ боле́знь Девержи́, кра́сный волосяно́й отрубеви́дный лиша́й

Dubini's ~ молниено́сная хоре́я Дуби́ни

Economo's ~ см. von Economo's disease

English ~ 1. рахи́т 2. де-
пре́ссия, хандра́

Erb's ~ боле́знь Э́рба, про-
гресси́рующая мы́шечная
дистрофи́я

Fabry's ~ боле́знь Фа́бри,
диффу́зная ангиокерато́ма
ту́ловища

Filatov-Dukes ~ боле́знь
Фила́това — Дью́кса, чет-
вёртая боле́знь, скарлати-
но́зная красну́ха

Filatov's ~ инфекцио́нный
мононуклео́з, боле́знь
Пфе́йффера, анги́на Фила́-
това

Forbes' ~ боле́знь Фо́рбса,
гликогено́з III типа

Friedländer's ~ боле́знь
Фри́длендера, облитери́ру-
ющий эндартерии́т

Gamstorp's ~ боле́знь Га́м-
сторпа, эпизоди́ческая се-
ме́йная адинами́я

Gerhardt's ~ боле́знь Ге́р-
хардта, эритромелалги́я

Gibert's ~ боле́знь Жибе́ра,
ро́зовый лиша́й

Gilchrist's ~ бластомико́з
Ги́лкриста, североамери-
ка́нский бластомико́з

Graefe's ~ боле́знь Гре́фе,
хрони́ческая прогресси́ру-
ющая нару́жная офталь-
моплеги́я

Graves' ~ *см.* Basedow's disease

Günther's ~ боле́знь Гю́н-
тера, мукополисахаридо́з
II ти́па

Hansen's ~ боле́знь Га́нсе-
на, ле́пра, *уст.* прока́за

Harley's ~ боле́знь Гарле́я,

ночна́я пароксизма́льная
гемоглобинури́я

Hashimoto's ~ зоб Хасимо́-
то, хрони́ческий лимфома-
то́зный тиреоиди́т

Henoch's ~ *см.* Schönlein's
disease

hemorrhagic ~ of newborn
геморраги́ческая боле́знь
новорождённых

hereditary ~ насле́дственное
заболева́ние

Hirschsprung's ~ боле́знь
Ги́ршспрунга, идиопати́че-
ское расшире́ние то́лстого
кише́чника

Hodgkin's ~ боле́знь Хо́дж-
кина, лимфогранулемато́з

Horton's ~ мигре́нь [синд-
ро́м] Хо́ртона, гистами́но-
вая цефалги́я

immunodeficient ~ иммуно-
дефици́тное заболева́ние

Jüngling's ~ боле́знь Ю́нг-
линга, туберкулёзный кис-
то́зный мно́жественный ос-
ти́т

Kahlbaum's ~ боле́знь
Кальба́ума, кататони́че-
ская шизофрени́я

Kahler's ~ боле́знь Ка́лера,
миело́мная боле́знь, мно́-
жественная миело́ма, плаз-
моцито́ма

Kashin-Bek ~ боле́знь Ка́-
шина — Бе́ка, у́ровская
боле́знь, эндеми́ческий де-
форми́рующий остеоартро́з

Klemperer's ~ боле́знь
Кле́мперера

Korsakoff's ~ ко́рсаковский
психо́з, о́стрый алкого́ль-
ный психо́з Ко́рсакова

Kussmaul-Meier's ~ боле́знь

Куссма́уля — Ме́йера, узелко́вый периартерии́т

Laënnec's ~ цирро́з пе́чени Лаэнне́ка, порта́льный цирро́з пе́чени

Libman-Sacks ~ эндокарди́т Ли́бмана — Са́кса, волча́ночный эндокарди́т

Little's ~ боле́знь Ли́ттла *(форма детского церебрального паралича)*

Lobo's ~ боле́знь Ло́бо, кело́идный бластомико́з

Marie-Strümpell ~ *см.* **Bechterew's disease**

Mediterranean ~ больша́я талассеми́я, средиземномо́рская анеми́я

metabolic ~s боле́зни наруше́ния обме́на веще́ств

Mikulicz's ~ боле́знь [синдро́м] Мику́лича *(увеличение слёзных и слюнных желез со снижением их секреторной функции)*

Mitchell's ~ боле́знь Ми́тчелла, эритромелалги́я

Morvan's ~ синдро́м [хоре́я] Морва́на

mountain ~ го́рная боле́знь, боле́знь Ако́сты

occupation ~ профессиона́льное заболева́ние

Osler-Weber-Rendu ~ насле́дственная геморраги́ческая телеангиэктази́я, боле́знь Рандю́ — Ве́бера — О́слера

Paget's ~ боле́знь Пе́джета *(1. деформирующая остеодистрофия 2. рак соска молочной железы)*

pandemic ~ пандеми́я

parasitic ~ паразита́рная боле́знь

Parkinson ~ боле́знь Паркинсо́на, дрожа́тельный парали́ч

parrot ~ пситтако́з; орнито́з

Poncet's ~ туберкулёзный артри́т Понсе́

Quincke's ~ отёк [боле́знь] Кви́нке, ангионевроти́ческий отёк

radiation ~ лучева́я боле́знь

Raynaud's ~ боле́знь Рейно́ *(идиопатический пароксизмальный двусторонний цианоз пальцев)*

Recklinghausen's ~ боле́знь Реклингха́узена *(1. нейрофиброматоз 2. паратиреоидная остеодистрофия)*

Reiter's ~ боле́знь Ре́йтера, уретроокулосиновиа́льный синдро́м

rheumatic ~s ревмати́ческие заболева́ния

Schönlein's ~ боле́знь Шёнлейна — Ге́ноха, геморраги́ческая пу́рпура Ге́ноха

self-limited ~ боле́знь, кото́рая прохо́дит без лече́ния

serum ~ сы́вороточная боле́знь

sickle cell ~ серпови́дноклёточная анеми́я

Sjögren's ~ боле́знь [синдро́м] Шёгрена

Still's ~ боле́знь Сти́лла, форма ювени́льного ревмато́идного артри́та с системными проявлениями

systemic ~ системное заболева́ние

Takayasu's ~ боле́знь

[синдро́м] Така́ясу, боле́знь отсу́тствия пу́льса

valvular heart ~ кла́панный поро́к се́рдца

virus ~ ви́русное заболева́ние

von Economo's ~ эпидеми́ческий летарги́ческий энцефали́т Эконо́мо

Weber-Christian ~ боле́знь Ве́бера — Кри́счена, рецидиви́рующий лихора́дящий ненагна́ивающийся панникули́т

Whipple's ~ боле́знь Уи́ппла, интестина́льная [кише́чная] липодистрофи́я, липогранулемато́з брыже́йки

Wilson's ~ боле́знь Ви́льсона, гепатолентикуля́рная дегенера́ция

dish ва́нночка; ча́шка; кюве́та

Petri ~ *микр.* ча́шка Пе́три

disinfectant дезинфици́рующее сре́дство ‖ дезинфекцио́нный

desinfection дезинфе́кция, обеззара́живание

current ~ теку́щая дезинфе́кция

radiation ~ радиацио́нная дезинфе́кция

terminal ~ заключи́тельная дезинфе́кция

disinfestation, disinsection дезинсе́кция, уничтоже́ние насеко́мых

disinsertion 1. отры́в сухожи́лия *(от места прикрепле́ния)* **2.** отсло́йка сетча́тки

disintegration 1. дезинтегра́ция, распа́д, расщепле́ние; разложе́ние; раздробле́ние **2.** *псих.* дезинтегра́ция, разобще́ние

disinterment эксгума́ция

disjunction разъедине́ние; разобще́ние; отделе́ние; расхожде́ние *(хромосо́м)*

disjunctive разъединя́ющий; разобща́ющий; расходя́щийся

disk 1. диск **2.** сосо́к зри́тельного не́рва **3.** ча́шка Пе́три

A [anisotropic] ~ анизотро́пный диск, диск A *(поперечно-полосатого мышечного волокна)*

embryonic [germinal] ~ заро́дышевый диск, бластоди́ск

I ~ изотро́пный диск, диск I *(поперечно-полосатого мышечного волокна)*

intercalated ~ *гист.* вста́вочный диск

M ~ мезофра́гма, ли́ния [поло́ска] M *(поперечно-полосатого мышечного волокна)*

optic ~ диск зри́тельного не́рва

Z ~ телофра́гма, ли́ния [поло́ска] T, ли́ния [поло́ска] Z *(поперечно-полоса́того мышечного волокна)*

dislocate вы́вихнуть; смести́ться; сдви́нуться

dislocation 1. вы́вих; смеще́ние; сдвиг; перемеще́ние **2.** *ген.* дислока́ция ◇ **to reduce** ~ вправля́ть вы́вих

complicated ~ осложнённый вы́вих

compound ~ откры́тый вы́-
вих

congenital ~ врождённый
вы́вих

habitual ~ привы́чный вы́-
вих

incomplete ~ подвы́вих

dislodge 1. смеща́ть, переме-
ща́ть 2. удаля́ть *(инородное тело, жёлчные камни)*

dislodgement 1. смеще́ние,
перемеще́ние 2. удале́ние
*(инородных тел, жёлчных
камней)*

dismaturity незре́лость *(плода)*

disorder наруше́ние, рас-
стро́йство

affective ~ *псих.* аффекти́в-
ное расстро́йство

clotting ~ наруше́ние свёртывания кро́ви

cognitive ~ расстро́йство по-
знава́тельной спосо́бности

hearing ~ наруше́ние слу́ха

hyperkinetic ~ гиперкине́з

mental ~ психи́ческое рас-
стро́йство

metabolic ~ наруше́ние об-
ме́на веще́ств

nutritional ~ наруше́ние пи-
та́ния

personality ~ *псих.* измене́-
ние ли́чности

thromboembolic ~s тромбо-
эмболи́ческие осложне́ния

disorganization дезорганиза́-
ция, разруше́ние, дестру́к-
ция

dispensary 1. амбулато́рия,
диспансе́р 2. поликлини́че-
ское отделе́ние больни́цы

dispensatory *уст.* фармако-
пе́я

dispeptic диспепти́ческий

dispersity диспе́рсность

displacement 1. смеще́ние;
перемеще́ние, сдвиг 2. за-
меще́ние; вытесне́ние

disposition 1. расположе́ние,
размеще́ние 2. предраспо-
ложе́ние

disruption 1. разры́в; раз-
руше́ние; расхожде́ние
(швов) 2. дестру́кция, рас-
па́д

dissect 1. рассека́ть; вскры-
ва́ть; препари́ровать 2. рас-
сла́ивать

dissecting 1. рассека́ющий 2.
рассла́ивающий

dissection 1. рассече́ние;
вскры́тие; препари́рование,
анатоми́рование 2. рас-
слое́ние

aortic ~ расслое́ние ао́рты

disseminate диссемини́ро-
вать, распространя́ть(ся);
рассе́ивать(ся)

dissemination диссемина́ция,
распростране́ние; рассе́ива-
ние

dissimilation катаболи́зм;
диссимиля́ция

dissociation 1. диссоциа́ция,
распа́д, разложе́ние 2. дис-
социа́ция, наруше́ние взаи-
мосвя́зи, расстро́йство
*(напр. психических процес-
сов)*

dissolubility раствори́мость

dissolution 1. растворе́ние;
разжиже́ние 2. разложе́ние
3. смерть

dissolve 1. растворя́ть; раз-
жижа́ть 2. разлага́ться,
разруша́ться

dissolvent растворитель ‖ растворяющий

distal периферический, дистальный

distance расстояние; промежуток, отрезок

distant дальний; отдалённый (*напр. о метастазе*)

distensibility растяжимость; расширение

distensible эластичный, растяжимый, растягивающийся

distention 1. растяжение; расширение 2. вздутие (*живота*)

distillation дистилляция, перегонка; очищение; опреснение

distiller дистиллятор; перегонный аппарат *или* куб; опреснитель

distinct 1. различный, разный 2. явный, чёткий

distinction 1. различие, отличие, разница 2. отличительный признак, особенность; характерная черта

distinctive отличительный, характерный; особый

distinguish отличать, различать; выделять

distinguishable различимый, отличимый

distort искажать(ся); искривлять(ся); изменять(ся)

distraction 1. дистракция, вытяжение; растяжение 2. нервно-психическое возбуждение

distress дистресс; сильное недомогание
respiratory ~ респираторный дистресс, расстройство дыхания

distribute распределять

distribution 1. распределение; распространение 2. расположение; локализация

disturb растраивать, нарушать, повреждать

disturbance 1. расстройство; нарушение; повреждение 2. тревога, беспокойство
acid-base ~ нарушение кислотно-основного равновесия

diuresis диурез, выделение мочи

diuretic мочегонное средство, диуретик ‖ мочегонный

diurnal 1. дневной; ежедневный 2. суточный

divergence дивергенция; отклонение; расхождение

diversity 1. разнообразие, многообразие 2. различие, отличие 3. разновидность

diverticulum (*pl* diverticula) дивертикул

divide делить

divided 1. разделённый, дробный (*о дозировке*); раздельный 2. рассечённый

division 1. деление, разделение; распределение 2. отдел; участок; отделение (*больницы*)

dizziness головокружение

DNA *см.* deoxyribonucleic acid

doctor доктор, врач ‖ лечить; заниматься врачебной практикой ◇ ~ on duty дежурный врач; to call in a ~ вызывать врача; to

come to see a ~ обраща́ться к врачу́; to send for the ~ посыла́ть за врачо́м
attending ~ ле́чащий врач
auxiliary ~ помо́щник врача́
country ~ се́льский врач
district ~ участко́вый врач
family ~ семе́йный врач
head ~ гла́вный врач
junior ~ врач-стажёр
ward ~ пала́тный врач
dolor боль
dolorific вызыва́ющий боль
domiciliary в дома́шних усло́виях, на дому́ *(о лече́нии)*, по ме́сту жи́тельства
dominance 1. домини́рование, преоблада́ние 2. *ген.* домина́нтность
dominant домина́нта; основно́й при́знак ‖ основно́й, преоблада́ющий
donation до́норство
blood ~ до́норство кро́ви
donee реципие́нт
donor до́нор ‖ до́норский
blood ~ до́нор кро́ви
bone marrow ~ до́нор ко́стного мо́зга
universal ~ универса́льный до́нор
dorsal 1. дорса́льный, за́дний 2. спинно́й 3. ты́льный
dorsodynia боль в спине́, дорсалги́я
dorsolumbar поясни́чный
dorsum (*pl* **dorsa**) 1. спина́ 2. ты́льная пове́рхность
~ **of fingers** ты́льная пове́рхность па́льцев
~ **of foot** тыл стопы́
~ **of hand** тыл ки́сти
~ **of nose** спи́нка но́са

dosage 1. дозиро́вка, дози́рование 2. до́за 3. определе́ние до́зы
dose до́за; по́рция ‖ дози́ровать
absorbed ~ поглощённая до́за
accumulated ~ кумуляти́вная [сумма́рная] до́за
average ~ сре́дняя до́за
biological ~ биодо́за
calculated ~ расчётная до́за
cumulative ~ *см.* accumulated dose
cytopathic ~ цитопатоге́нная до́за
daily ~ су́точная до́за
divided ~ дро́бная до́за
effective ~ эффекти́вная до́за
epilation ~ эпиляцио́нная до́за
fatal ~ смерте́льная [лета́льная] до́за
initial ~ нача́льная до́за
lethal ~ смерте́льная [лета́льная] до́за
loading ~ уда́рная до́за
maintenance ~ подде́рживающая до́за
maximal tolerance ~ преде́льно допусти́мая до́за
single ~ ра́зовая [однокра́тная] до́за
sublethal ~ сублета́льная до́за
therapeutic ~ терапевти́ческая [лече́бная] до́за
threshold ~ поро́говая до́за
total ~ *см.* accumulated dose
dosimeter 1. дози́метр 2. доза́тор
dosimetry дозиметри́я

dossil тампо́н для очи́стки ра́ны

double-stranded двухспира́льный *(напр. о ДНК)*

douche 1. душ; приня́тие ду́ша 2. спринцо́вка
alternating ~ контра́стный душ
Charcot's ~ душ Шарко́

down-lying послеродово́й пери́од

drain дрена́ж, дрени́рование ‖ дрени́ровать
wick ~ туру́нда

drainage дрена́ж, дрени́рование
aspiration ~ аспирацио́нное дрени́рование

drape (хирурги́ческая) просты́ня *или* салфе́тка ‖ обкла́дывать простыня́ми *(операционное поле)*

draw 1. вытяже́ние *(конечности)* 2. извлече́ние; приготовле́ние *(настоя)* 3. выдёргивать, удаля́ть *(зуб)*

drawsheet подкладна́я пелёнка *или* клеёнка, подсти́лка

dream сон, сновиде́ние ‖ ви́деть сон

drepanocyte дрепаноци́т, серпови́дный эритроци́т

drepanocytemia серпови́дноклёточная анеми́я

dress перевя́зывать *(рану)*, бинтова́ть ◇ **to** ~ **in splints** накла́дывать ши́ну *или* ги́псовую повя́зку

dressing 1. перевя́зочный материа́л, повя́зка, перевя́зка 2. перевя́зывание *(раны)* ◇ **to do a** ~ де́лать перевя́зку

absorbent ~ вса́сывающая повя́зка

antiseptic ~ антисепти́ческая повя́зка

aseptic ~ асепти́ческая повя́зка

pressure ~ да́вящая повя́зка

tight ~ туга́я повя́зка

dried вы́сушенный; обезво́женный

drier суши́льный аппара́т; суши́лка

drill сверло́; бур; дрель; бормаши́на; дрильбо́р ‖ сверли́ть, высве́рливать

drilling сверле́ние, просве́рливание

drinker алкого́лик; пья́ница

drinking-bout запо́й

drip 1. ка́панье, стека́ние ка́пель ‖ ка́пать, стека́ть по ка́плям 2. ка́пельное внутриве́нное введе́ние

drive побужде́ние, моти́в поведе́ния; влече́ние
sexual ~ полово́е влече́ние

drop 1. ка́пля ‖ ка́пать, стека́ть по ка́плям; зака́пывать 2. *pl* ка́пли *(лекарственное средство)* 3. пониже́ние, паде́ние, сниже́ние, спад ‖ понижа́ться, па́дать, снижа́ться ◇ **a great** ~ **in temperature** ре́зкое пониже́ние температу́ры
cough ~s ка́пли от ка́шля
ear ~s ушны́е ка́пли
eye ~s глазны́е ка́пли
nasal ~s ка́пли в нос

dropper ка́пельница; пипе́тка

dropsy водя́нка, отёк
~ **of amnion** многово́дие
~ **of brain** гидроцефали́я

abdominal ~ асцит
articular ~ гидрартроз, водянка сустава
peritoneal ~ асцит
drowsiness сонливость; гиперсомния
drug 1. лекарство, лекарственное средство, медикамент, лекарственный препарат ‖ прописывать *или* давать лекарственное средство 2. наркотик ‖ давать наркотик; злоупотреблять наркотиком
diaphoretic ~ потогонное средство
emetic ~ рвотное средство
narcotic ~ наркотическое лекарственное средство
potent ~ сильнодействующее лекарственное средство
vasoactive ~ вазоактивный лекарственный препарат
drug-fast лекарственно-устойчивый
drug-induced вызванный лекарственным препаратом
drum 1. барабанная перепонка 2. барабанная полость
drunkard алкоголик; пьяница
dry сухой; обезвоженный; пересохший ‖ сушить
drying сушка, высушивание
freeze ~ лиофильная сушка
sublimation ~ сублимационная сушка
dryness сухость
duct проток; канал; ход; проход
bile ~ жёлчный проток

Botallo's ~ артериальный [боталлов] проток
cochlear ~ канал улитки (*лабиринта внутреннего уха*)
common bile ~ общий жёлчный проток
common hepatic ~ (общий) печёночный проток
cystic ~ пузырный проток
excretory ~ выводной проток
thoracic ~ грудной (лимфатический) проток
dull тупой (*о перкуторном звуке*); приглушённый; тупой (*о боли*)
dullness тупость (*перкуторного звука*); приглушённость; притуплённость; притупление
dumbness немота
dung кал, фекалии, экскременты
duodenal дуоденальный, относящийся к двенадцатиперстной кишке
duodenography дуоденография
duodenum двенадцатиперстная кишка
duplicate двойной, сдвоенный, спаренный
duplication 1. удвоение, удваивание 2. *анат.* дупликатура 3. *ген.* дупликация
dural дуральный (*относящийся к твёрдой мозговой оболочке*)
dura mater твёрдая мозговая оболочка
duration длительность, продолжительность, промежуток времени

dust 1. пыль 2. присы́пка ‖ присыпа́ть; обсыпа́ть
radioactive ~ радиоакти́вная пыль

duty 1. дежу́рство 2. фу́нкция, обя́занность ◇ on ~ дежу́рный
daily ~ су́точное дежу́рство
sanitary ~ санита́рная слу́жба

dwarfism ка́рликовость, нани́зм, микросоми́я

dye кра́ска, краси́тель ‖ кра́сить, окра́шивать
X-ray contrast ~ рентгеноконтра́стное вещество́

dying 1. умира́ние 2. умира́ющий

dysenteric дизентери́йный

dysentery дизентери́я
amebic ~ амебиа́з, амёбная дизентери́я
bacillary ~ бактериа́льная дизентери́я

dysfunction дисфу́нкция, наруше́ние фу́нкции

dysgenesia дисгенези́я (наруше́ние эмбрионального развития органов или тканей)

dysimmunity наруше́ние иммуните́та

dyskinesia дискинези́я
~ of the gallbladder дискинези́я жёлчного пузыря́

dysmenorrhea дисменорея (расстройство менструального цикла)

dysnutrition наруше́ние пита́ния

dysop(s)ia наруше́ние зре́ния

dysosmia дизосми́я (наруше́ние обоняния)

dyspepsia диспепси́я (расстройство пищеварения)

dysphagia дисфаги́я (нарушение глотания)

dysphasia дисфази́я (нарушение речи)

dysphoria псих. дисфори́я

dysplasia дисплази́я (нарушение формирования ткани или органа)
fibrous ~ фибро́зная дисплази́я

dyspnea одышка ◇ ~ at rest одышка в покое
exertional ~ одышка при физической нагру́зке
expiratory ~ экспирато́рная одышка

dyspneic страда́ющий одышкой

dysproteinemia диспротеинеми́я

dysrhythmia аритми́я

dystocia дистоци́я, патологи́ческие ро́ды; тру́дные ро́ды

dystonia дистони́я, наруше́ние то́нуса

dystrophic страда́ющий дистрофи́ей

dystrophy дистрофи́я, дегенера́ция, перерожде́ние
adiposogenital ~ адипозогенита́льная дистрофи́я, гипофиза́рное ожире́ние
muscular ~ мы́шечная дистрофи́я
nutritional ~ алимента́рная дистрофи́я, алимента́рное истоще́ние

dysuria дизури́я (расстройство мочеиспускания)

dysuric дизури́ческий

E

ear 1. у́хо 2. ушко́, отве́рстие
  acute ~ о́стрый катара́ль-
  ный сре́дний оти́т
  beach ~ нару́жный оти́т
  external ~ нару́жное у́хо
  inner ~ вну́треннее у́хо
  middle ~ сре́днее у́хо
  outer ~ нару́жное у́хо
earache отталги́я
ear-brush аппара́т для про-
  мыва́ния уше́й
eardrum 1. бараба́нная пере-
  по́нка 2. сре́днее у́хо
earflap нару́жное у́хо
earlobe ушна́я мо́чка
early 1. ра́нний, нача́льный
  2. преждевре́менный
earpick ушно́й пинце́т
earplug ушно́й тампо́н; про-
  тивошу́м
earwax ушна́я се́ра
ease облегче́ние, ослабле́ние
  (боли) ‖ облегча́ть, ослаб-
  ля́ть (боль)
easement облегче́ние, ослаб-
  ле́ние (боли)
eccentric эксцентри́ческий
ecchymosis кровоподтёк, эк-
  химо́з, синя́к
eccrine экзокри́нный, внеш-
  несекрето́рный
eccyesis внема́точная бере́-
  менность
echinococcosis эхинококко́з
Echinococcus эхиноко́кк ◇ ~
  alveolaris многока́мерный
  эхиноко́кк; ~ granulosus
  однока́мерный эхиноко́кк;
  ~ multilocularis многока́-
  мерный эхиноко́кк

echocardiogram эхокардио-
  гра́мма
echocardiograph эхокардио́-
  граф
echocardiography эхокар-
  диографи́я
echoencephalogram эхоэнце-
  фалогра́мма
echoencephalography эхоэн-
  цефалографи́я
echography эхографи́я
  gray-scale ~ эхографи́я по
  се́рой шкале́
  β-scan ~ β-скани́рующая
  эхографи́я
echolalia псих. эхолали́я,
  эхофрази́я
echopraxia псих. эхопрак-
  си́я, эхокинези́я
echoviruses pl ECHO-ви́русы
eclabium вы́ворот губы́
eclampsia эклампси́я
  puerperal ~ послеродова́я
  эклампси́я
eclampsism преэклампси́я
eclamptic эклампти́ческий
ecraseur про́волочная пе́тля
  (для удаления тканей)
ectasia эктази́я, расшире́ние,
  растяже́ние (полого органа)
ectatic эктази́рованный, рас-
  ши́ренный; спосо́бный к
  расшире́нию
ecthyma экти́ма
ectoblast эктоде́рма; перви́ч-
  ная эктоде́рма, эктобла́ст
ectocardia эктопи́я се́рдца
ectoderm эктоде́рма
ectodermal эктодерма́льный
ectopia эктопи́я
ectopic эктопи́ческий, гете-
  ротопи́ческий
ectoplasm эктопла́зма (на-

*ружный слой цитоплаз-
мы)*

ectopy *см.* ectopia

ectropion эктро́пион, вы́во-
рот ве́ка

eczema экзе́ма
  atopic ~ эндоге́нная экзе́ма
  housewife's ~ экзе́ма «до-
ма́шних хозя́ек»
  infantile ~ де́тская экзе́ма
  intractable ~ торпи́дная эк-
зе́ма
  moist ~ мо́кнущая экзе́ма
  nummular ~ монетови́дная
экзе́ма
  seborrheic ~ себоре́йная эк-
зе́ма
  weeping ~ мо́кнущая экзе́-
ма

eczematization экзематиза́-
ция, разви́тие экзе́мы

eczematoid экземоподо́бный

eczematous экземато́зный

edema 1. отёк; 2. водя́нка
  angioneurotic ~ *см.* Quincke's edema
  brain ~ отёк мо́зга
  cachectic ~ кахекти́ческий
отёк
  eyelid ~ отёк век(а)
  famine ~ алимента́рная ди-
строфи́я, безбелко́вый отёк
  inflammatory ~ воспали́-
тельный отёк
  lymphatic ~ лимфати́ческий
отёк
  malignant ~ га́зовая гангре́-
на
  migratory ~ *см.* Quincke's
edema
  nutritional ~ *см.* famine
edema
  periodic ~ *см.* Quincke's
edema

  pulmonary ~ отёк лёгких
  Quincke's ~ отёк [боле́знь]
Кви́нке, ангионевроти́че-
ский отёк
  subcutaneous ~ отёк под-
ко́жной клетча́тки

edematous отёчный

edge 1. край, грань 2. ост-
рие́, ле́звие 3. крити́ческое
положе́ние, крити́ческий
моме́нт

education образова́ние
  health ~ санита́рное про-
свеще́ние

effect 1. эффе́кт, результа́т,
сле́дствие; де́йствие 2. воз-
де́йствие, влия́ние
  adverse ~ нежела́тельное
де́йствие
  cumulative ~ кумуляти́вный
эффе́кт
  curative ~ лече́бный эф-
фе́кт, лече́бное де́йствие
  cytopathic ~ цитопати́че-
ский эффе́кт
  drug-induced ~ фармаколо-
ги́ческий эффе́кт
  habituation ~ эффе́кт при-
выка́ния
  late ~ отдалённое после́дст-
вие
  long-term ~ продолжи́тель-
ное де́йствие, дли́тельный
эффе́кт
  overt ~ я́вный эффе́кт
  poisonous ~ токси́ческое
де́йствие
  protective ~ защи́тный эф-
фе́кт
  side ~ побо́чное де́йствие
  systemic ~ систе́мный эф-
фе́кт
  threshold ~ поро́говый эф-
фе́кт

toxic ~ токси́ческое де́йствие

triggering ~ три́ггерный эффе́кт

effective де́йствующий; эффекти́вный, де́йственный

effectiveness эффекти́вность, де́йственность

effector эффе́ктор; кле́тка-эффе́ктор

cytotoxic ~ цитотокси́ческая кле́тка-эффе́ктор

efficacy эффекти́вность, де́йственность

~ of medicine эффекти́вность лека́рства·

efficiency 1. эффекти́вность, де́йственность 2. работоспосо́бность

performance ~ работоспосо́бность

efflux истече́ние, вытека́ние, отто́к

effuse излия́ние; истече́ние, выделе́ние ‖ излива́ть(ся); истека́ть, выделя́ться {NB: *произношение* *сущ.* [i'fju:s], *гл.* [i'fju:z]}

effusion 1. вы́пот 2. истече́ние, излия́ние 3. кровоте́чение, поте́ря кро́ви

pericardial ~ перикардиа́льный вы́пот

pleural ~ плевра́льный вы́пот

serous ~ серо́зный вы́пот

egg 1. яйцекле́тка 2. яйцо́; заро́дыш

~s of worms я́йца гельми́нтов

fertilized ~ оплодотворённая яйцекле́тка

ejaculate эякуля́т *(спермы)*

ejaculation эякуля́ция

ejection выбра́сывание; вы́брос

elaboration 1. вы́работка, образова́ние *(напр. клеток крови)* 2. разви́тие

elastase эласта́за

elastic эласти́чный, упру́гий

elasticity эласти́чность, упру́гость

elastin эласти́н

elastosis эласто́з

elation *псих.* эйфори́я; экзальта́ция

elbow ло́коть, локтево́й суста́в; локтева́я о́бласть

tennis ~ те́ннисный ло́коть; лучеплечево́й бурси́т, травмати́ческий эпикондили́т

elderly пожило́й, прекло́нного во́зраста

elective 1. электи́вный, избира́тельный 2. факультати́вный, необяза́тельный

electroblotting электробло́ттинг

electrocardiogram электрокардиогра́мма, ЭКГ

electrocardiography электрокардиографи́я

electrocoagulation электрокоагуля́ция

electrode электро́д

electrodialysis электродиа́лиз

electroencephalogram электроэнцефалогра́мма

electroencephalograph электроэнцефало́граф

electroimmunoassay электроиммуноана́лиз

electroimmunodiffusion иммуноэлектрофоре́з, электроиммунодиффу́зия

electroimmunoprecipitation иммуноэлектрофоре́з с последующей иммунопреципитацией

electrolyte электролит

electromassage электромассаж

electromyogram электромиограмма, ЭМГ

electromyograph электромиограф

electromyography электромиография

electrophoresis электрофорез
  affinity ~ аффинный электрофорез
  continuous ~ непрерывный электрофорез
  counter ~ встречный электрофорез
  disk ~ диск-электрофорез
  drug ~ лекарственный электрофорез
  gel ~ гель-электрофорез
  paper ~ электрофорез на бумаге
  starch ~ электрофорез в крахмале
  thin-layer ~ тонкослойный электрофорез

electropuncture электропунктура

electroshock электрошок, электросудорожная терапия

electrosleep электросон

electrostimulation электростимуляция

electrotome электронож

element 1. элемент, составная часть 2. химический элемент
  formed ~s **of blood** форменные элементы крови
  trace ~ микроэлемент

elementary 1. элементарный, простейший 2. первоначальный; первичный

elevation 1. повышение, подъём 2. поднятие, высокое расположение

elevator элеватор *(напр. зубной)*

eliminate очищать; выделять, удалять; элиминировать; ликвидировать *(напр. очаг инфекции)*

elimination очищение; выделение, экскреция; удаление; ликвидация
  immune ~ иммунный клиренс

elongation вытяжение; растяжение *(связки)*; удлинение

eluent элюэнт, растворитель

elution элюция, элюирование
  gradient ~ градиентная элюция

elytroptosis кольпоптоз, опущение влагалища

emaciation кахексия, истощение; истощённость

emanation 1. истечение; излучение, эманация 2. радиоактивный газ

embarrassment затруднение, препятствие, помеха

embedding заливка *(гистологического препарата)*

embolic эмболический

embolism эмболия
  air ~ воздушная эмболия
  amniotic fluid ~ амниотическая эмболия
  fat ~ жировая эмболия
  pulmonary ~ эмболия лёгочной артерии

embolus *(pl* **emboli)** эмбол

embrasure межзу́бный про-
межу́ток

embryo заро́дыш, эмбрио́н

embryoblast эмбриобла́ст

embryogenesis эмбриогене́з,
разви́тие заро́дыша

embryologist эмбрио́лог

embryology эмбриоло́гия

embryonal заро́дышевый,
эмбриона́льный, зача́точ-
ный

embryopathy эмбриопати́я

embryotocia або́рт, выкидыш

embryotome мед. тех. эмб-
риото́м

embryotomy эмбриотоми́я

emerge 1. появля́ться, воз-
ника́ть; выступа́ть (нару-
жу) 2. пробуждаться, вы-
ходи́ть из нарко́за

emergence 1. появле́ние,
возникнове́ние 2. пробуж-
де́ние, вы́ход из нарко́за

emergency 1. непредви́ден-
ный слу́чай; чрезвыча́йные
обстоя́тельства; тяжёлое
состоя́ние больно́го 2. не-
отло́жная по́мощь

emesis рво́та ◇ ~ gravidarum
рво́та бере́менных

emetic рво́тное сре́дство ‖
рво́тный

emiction мочеиспуска́ние

emictory мочего́нное (средство)

emigration 1. диапеде́з 2.
эмигра́ция (напр. лейкоцитов)

eminence анат. возвыше́ние,
вы́ступ, буго́р, бугоро́к

emission 1. выделе́ние (сек-
рета) 2. поллю́ция 3.
эми́ссия, излуче́ние

emitter излуча́тель

emmenia менструа́ция

emmetropia эмметропи́я

emotion эмо́ция, чу́вство;
волне́ние, аффе́кт

emphysema эмфизе́ма

altitude ~ высо́тная эмфи-
зе́ма

cutaneous ~ подко́жная эм-
физе́ма

mediastinal ~ медиасти-
на́льная эмфизе́ма, эмфи-
зе́ма средосте́ния

pulmonary ~ эмфизе́ма лёгких

emphysematous эмфизема-
то́зный

emplastic 1. пла́стырный 2.
кле́йкий, ли́пкий

emplastrum пла́стырь

emptysis кровоха́рканье, лёгочное кровотече́ние

empyema эмпие́ма (скопле-
ние гноя в полости)

pleural ~ эмпие́ма пле́вры,
пиото́ракс

emulgent эмульга́тор

emulsion эму́льсия

enamel(um) эма́ль (зубная)

enanthem(a) энанте́ма (сыпь
на слизистых оболочках)

enanthematous энанте́мный

encapsulated инкапсули́ро-
ванный, осумко́ванный

encapsulation инкапсуля́ция

encephalalgia головна́я боль

encephalic мозгово́й, относя́-
щийся к головно́му мо́згу

encephalitis энцефали́т, вос-
пале́ние головно́го мо́зга

tick-borne ~ клещево́й эн-
цефали́т

encephalocele энцефалоце́ле
(грыжа головного мозга)

encephalogram энцефало-
грáмма
encephalography энцефало-
графи́я
encephalomeningitis менинго-
энцефали́т
encephalomyelitis энцефало-
миели́т
encephalon головнóй мозг
encephalopathy энцефалопа-
ти́я, церебропати́я
hepatic ~ печёночная энце-
фалопати́я, гепатарги́я
lead [saturnine] ~ свинцó-
вая энцефалопати́я
enchondral энхондрáльный
encircle окружáть, охвáты-
вать
encirclement:
cord ~ обви́тие пупови́ны
enclitic ущемлённый
enclose заключáть, окружáть
enclosed закры́тый; заключённый, огорóженный;
зáмкнутый
encopresis энкопрéз, недер-
жáние кáла
encyst инкапсули́ровать(ся)
encysted инкапсули́рован-
ный, осумкóванный; окру-
жённый оболóчкой
end 1. конéц, окончáние 2.
предéл; грани́ца 3. смерть
endemic эндеми́ческий
endemicity эндеми́чность
endemy эндеми́я
ending окончáние; завершé-
ние
free nerve ~s свобóдные
нéрвные окончáния
motor nerve ~ дви́гательное
нéрвное окончáние
nerve ~ нéрвное окончáние

sensory nerve ~ чувстви́-
тельное нéрвное окончáние
tactile nerve ~s осязáтель-
ные [такти́льные] нéрвные
окончáния
endobronchial эндобронхи-
áльный
endocardiac, endocardial
внутрисердéчный, эндокар-
диáльный
endocarditis эндокарди́т
bacterial ~ септи́ческий
[бактериáльный] эндокар-
ди́т
mural ~ пристéночный [па-
риетáльный] эндокарди́т
vegetative [verrucous] ~ бо-
родáвчатый эндокарди́т
endocardium эндокáрд, внýтренняя оболóчка сéрдца
endocellular внутриклéточ-
ный
endocervical эндоцервикáль-
ный, относя́щийся к канá-
лу шéйки мáтки
endocervicitis эндоцервици́т
endocervix сли́зистая оболóчка канáла шéйки мáтки
endocrine эндокри́нный
endocrinologist эндокринóлог
endocrinology эндокринолóгия
endocrinopathy эндокринопа-
ти́я
endocytosis эндоцитóз
endoderm см. entoderm
endogenic эндогéнный
endolymph эндоли́мфа
endometrial относя́щийся к
эндомéтрию, эндомет-
риáльный
endometriosis эндометриóз
endometritis эндометри́т
endometrium эндомéтрий

endomysium *гист.* эндоми́зий

endoneural эндоневра́льный

endoneurium *гист.* эндоне́врий

endopericarditis панкарди́т

endoplasm *цитол.* эндопла́зма

endoreduplication эндоредупликáция

endorphines *pl* эндорфи́ны

endosalpingitis эндосальпинги́т

endosalpinx сли́зистая оболóчка мáточной трубы́

endoscope эндоскóп

endoscopy эндоскопи́я

  fiber optic ~ фиброэндоскопи́я

endosome цитоплазми́ческое тéльце

endosteum эндóст, внýтренняя оболóчка пóлости кóстного мóзга

endothelial эндотелиáльный

endothelin эндотели́н

endotheliocyte эндотелиоци́т, эндотелиáльная клéтка

endothelioma эндотелиóма

endotheliosis эндотелиóз

endothelium *гист.* эндотéлий

endotoxin *бакт.* эндотокси́н

endotracheal эндотрахеáльный

endovasculitis эндоваскули́т

endovenous внутривéнный

end-plate *анат.* концевáя пласти́нка, окончáние двигáтельного нéрва

end-stage терминáльная стáдия (*заболевания*)

end-to-end *хир.* конéц в конéц

enema кли́зма ◇ **to give an** ~ стáвить кли́зму

  barium ~ бáриевая кли́зма

  cleansing ~ очисти́тельная кли́зма

  contrast ~ контрáстная кли́зма

  double contrast ~ кли́зма с двойны́м контрасти́рованием

  lubricating ~ послабля́ющая кли́зма

  medicinal ~ лекáрственная кли́зма

  purgative ~ очисти́тельная кли́зма

  saline ~ гипертони́ческая кли́зма

  siphon ~ сифóнная кли́зма

energy 1. энéргия; си́ла; мóщность 2. *pl* уси́лия; акти́вность; дéятельность

engineering:

  biological ~ биотéхника

  gene ~ гéнная инженéрия

englobe фагоцити́ровать

englobement фагоцитóз

engorge наполня́ться (*жидкостью*); налив́аться крóвью (*об органе*)

engorgement 1. застóй (*напр. жёлчи*) 2. прили́в крóви; гиперемия

  breast [mammary] ~ нагрубáние молóчных желёз

engraftment приживлéние (*трансплантата*)

enhancement активáция, увеличéние, усилéние, повышéние

enlarge увели́чивать(ся)

enlargement 1. расширéние; увеличение (*напр. органа*)

2. развитие; рост; разрастание, распространение

enophthalmos *офт.* энофтальм

enorganic присущий организму

enter входить, поступать

enteral тонкокишечный

enteric 1. тонкокишечный 2. брюшной

enteric-coated кишечнорастворимый *(о таблетке)*

enteritis энтерит
 regional ~ регионарный энтерит
 ulcerative ~ язвенный энтерит

enterobiasis энтеробиоз, оксиуроз

enterocentesis пункция кишки

enteroclysis высокая клизма

enterococcus энтерококк

enterocolitis энтероколит *(воспаление тонкой и толстой кишок)*
 necrotizing ~ некротический энтероколит
 pseudomembranous ~ псевдомембранозный энтероколит

enterocolostomy энтероколостомия *(наложение соустья между толстой и тонкой кишками)*

enterocyst кишечная киста

enterocyte энтероцит, кишечная клетка

enterogenous энтерогенный, кишечного происхождения

enterolith кишечный конкремент, энтеролит

enterology энтерология

enteropathy энтеропатия, поражение кишечника
 gluten ~ глютеновая энтеропатия
 protein-losing ~ энтеропатия с потерей белка

enteroplegia парез *или* паралич кишечника

enteroplexy кишечный шов

enteroptosis энтероптоз, опущение внутренностей

enterorrhagia кишечное кровотечение

enterorrhexis разрыв кишки

enterospasm спазм кишечника

enterostasis кишечный стаз, кишечная непроходимость

enterostaxis кровоточивость слизистой оболочки кишечника

enterostomy энтеростомия *(формирование наружного свища тонкой кишки)*

enterotome *мед. тех.* энтеротом

enterotomy энтеротомия

enterotoxin энтеротоксин
 staphylococcal ~ стафилококковый энтеротоксин

enterovirus энтеровирус, кишечный вирус

entire 1. сплошной, непрерывный 2. чистый, беспримесный

entity:
 clinical ~ нозологическая форма, нозологическая единица

entoderm *эмбр.* энтодерма, энтобласт

entrance 1. вход, доступ *(оперативный)* 2. устье *(напр. сосуда)* 3. входное

отве́рстие (ранево́го кана́-
ла)
entrapment ущемле́ние о́рга-
на
nerve ~ ущемле́ние не́рва
entropion энтро́пион, за́во-
рот ве́ка
entry:
~ of infection входны́е во-
ро́та инфе́кции
percutaneus ~ чреско́жный
до́ступ
enucleate   энуклеи́ровать,
вылу́щивать
enucleation энуклеа́ция, вы-
лу́щивание
enuresis энуре́з, недержа́ние
мочи́
nocturnal ~ ночно́е недер-
жа́ние мочи́
envelope оболо́чка; плёнка
cell ~ кле́точная оболо́чка
nuclear   ~ оболо́чка ядра́
(клетки)
viral ~ оболо́чка ви́руса
envenom поража́ть я́дом; вы-
деля́ть яд
environment   окружа́ющая
среда́; окружа́ющие усло́-
вия
hospital ~ больни́чные ус-
ло́вия, больни́чная среда́
internal ~ вну́тренняя сре-
да́, среда́ органи́зма
sterile ~ стери́льная [без-
микро́бная] среда́
work ~ усло́вия труда́, про-
изво́дственная среда́
environmental относя́щийся к
окружа́ющей среде́
enzymatic ферментати́вный,
ферме́нтный,   энзимати́че-
ский
enzyme ферме́нт, энзи́м

biotin-dependent ~ биотин-
зави́симый ферме́нт
cleaving ~ отщепля́ющий
ферме́нт
clotting ~ коагули́рующий
ферме́нт
digestive ~ пищевари́тель-
ный ферме́нт
extracellular ~ внекле́точ-
ный ферме́нт
hydrolytic ~ гидролити́че-
ский ферме́нт
intracellular ~ внутрикле́-
точный ферме́нт
lipolytic ~ липолити́ческий
ферме́нт
oxidation-reduction ~s окис-
ли́тельно-восстанови́тель-
ные ферме́нты
proteolytic ~ протеа́за, про-
теолити́ческий ферме́нт
scavenger ~ катала́за
enzymoimmunoassay   энзи-
моиммуноана́лиз
enzymology   энзимоло́гия,
ферментоло́гия
eosin эози́н (краситель)
eosinopenia эозинопени́я
eosinophil(e)   эозинофи́л,
эозинофи́льный   грануло-
ци́т, эозинофи́льный лей-
коци́т
eosinophilia   эозинофили́я;
эозинофи́льный   лейкоци-
то́з
eosinophilic,   eosinophilous
эозинофи́льный
eparterial   располо́женный
над арте́рией
ependyma эпе́ндима
ependymocyte эпендимоци́т
ependymoma эпендимо́ма
ephelis (pl ephelides) вес-
ну́шка

epiarticular надсуставнóй

epibody эпиантитéло

epicardium эпикáрд (наружная оболочка сердца)

epicondyle надмы́щелок

epicrisis эпикри́з

epicyte эпици́т, подоци́т (эпителиальная клетка капсулы почечного клубочка)

epidemic эпидéмия ‖ эпидеми́ческий

epidemical эпидеми́ческий

epidemiologist эпидемиóлог

epidemiology эпидемиолóгия

epidemy эпидéмия

epiderm эпидéрмис

epidermal эпидермáльный

epidermis эпидéрмис

epidermomycosis дерматомикóз

epididymis эпиди́димис, придáток яи́чка

epidural эпидурáльный

epigastralgia (эпи)гастралги́я (боль в надчревной области)

epigastric надчрéвный, эпигастрáльный

epigastrium эпигáстрий, надчрéвная óбласть

epigastrocele гры́жа бéлой ли́нии (живота)

epigenetic эпигенети́ческий

epigenotype эпигеноти́п

epiglottis надгортáнник

epilation эпиля́ция, удалéние волóс

epilayer повéрхностный слой; надслóй

epilepsy эпилéпсия

epileptic эпилéптик ‖ эпилепти́ческий

epimenorrhea пройоменорéя

(укорочение менструального цикла)

epinephrine адреналóн

epinephros надпóчечник

epineurium эпинéврий (наружная оболочка нерва)

epipharyngeal носоглóточный

epipharynx носоглóтка

epiphrenic наддиафрагмáльный

epiphyseal, epiphysial эпифизáрный

epiphysis 1. эпи́физ (кости) 2. шишкови́дное тéло, эпифиз

epiploic сáльниковый

epiploon сáльник

episclera эписклéра

episcleritis эписклери́т

episiotomy эпизиотоми́я (рассечение промежности)

episode:

~ of a disease при́ступ болéзни

acute rejection ~ óстрый криз отторжéния (трансплантата)

rejection ~ криз отторжéния (трансплантата)

epistaxis носовóе кровотечéние

episternal надгруди́нный

epithelial эпителиáльный

epithelioid эпителиóидный, подóбный эпитéлию

epithelioma эпителиóма

basal cell ~ базалиóма, базáльно-клéточная эпителиóма

epithelium (pl epithelia) эпитéлий, эпителиáльная ткань

ciliated ~ мерцáтельный [ресни́тчатый] эпитéлий

columnar ~ цилиндри́ческий эпите́лий

cubical ~ куби́ческий эпите́лий

cylindrical ~ цилиндри́ческий эпите́лий

desquamated ~ слу́щенный эпите́лий

germinal ~ заро́дышевый [герминати́вный] эпите́лий

glandular ~ желе́зистый эпите́лий

multirowed ~ псевдомногосло́йный [многоря́дный] эпите́лий

oral ~ эпите́лий ротово́й по́лости

pavement ~ пло́ский эпите́лий

pigmented ~ пигме́нтный эпите́лий

pseudostratified ~ *см.* multirowed epithelium

respiratory ~ респирато́рный эпите́лий

simple ~ односло́йный эпите́лий

squamous ~ пло́ский эпите́лий

stratified ~ многосло́йный эпите́лий

transitional ~ перехо́дный эпите́лий

epitope (антиге́нная) детермина́нта, эпито́п

antigenic ~ антиге́нная детермина́нта, эпито́п

autoimmune ~ аутоантиге́нная детермина́нта, аутоэпито́п

cell-surface ~ антиге́нная детермина́нта кле́точной пове́рхности

transposable ~ перемеща́емая антиге́нная детермина́нта

epityphlon червеобра́зный отро́сток, аппе́ндикс

eponychium надногтева́я пласти́нка, эпони́хий

equilibration 1. уравнове́шивание; соотноше́ние 2. равнове́сие

equilibrium равнове́сие

acid-base ~ кисло́тно-щелочно́е равнове́сие

genetic ~ генети́ческое равнове́сие

equinia сап

equipment аппарату́ра; обору́дование; принадле́жности

equivalent эквивале́нт ‖ эквивале́нтный, равноце́нный

dose ~ эвивале́нт до́зы

erection эре́кция; выпрямле́ние

erectile эректи́льный

ergastroplasm эргастопла́зма

ergometer эрго́метр, динамо́метр

bicycle ~ велоэрго́метр

erode 1. прорыва́ться (*напр. об абсцессе*) 2. разъеда́ть, разруша́ть(ся); подверга́ться эро́зии

erogenic, erogenous эроге́нный, вызыва́ющий полово́е возбужде́ние

erosion эро́зия, неглубо́кое изъязвле́ние

erosive эрози́вный

error 1. оши́бка, погре́шность 2. отклоне́ние, расхожде́ние

diagnostic ~ диагности́ческая оши́бка

instrumental ~ погрешность прибора

measuring ~ погрешность измерения

random ~ случайная ошибка

sampling ~ ошибка выборочного исследования

erubescence 1. покраснение кожи 2. румянец

eruct отрыгивать, срыгивать

eructation отрыжка

gaseous ~ отрыжка воздухом

sour ~ кислая отрыжка

erupt 1. покрываться сыпью 2. прорезываться *(о зубах)*

eruption 1. сыпь, высыпание *(на коже)* 2. прорезывание зубов 3. вспышка *(эпидемии)*

acneiform ~ угревидная сыпь

bullous ~ буллёзная сыпь

drug ~ лекарственная сыпь

herpetic ~ герпетическое высыпание

iodine ~ йодный дерматит

papular ~ папулёзная сыпь

scarlatinal ~ скарлатинозная сыпь

eruptive относящийся к сыпи; сопровождающийся сыпью

erysipelas рожа, рожистое воспаление

surgical ~ послеоперационная рожа

erysipelatous рожистый

erythema эритема, покраснение кожи ◇ ~ necroticans некротизирующая эритема

erythematous эритематозный

erythrasma *дерм.* эритразма

erythremia эритремия

erythroblast эритробласт, нормобласт

erythroblastosis эритробластоз

fetal ~ гемолитическая болезнь новорождённых

erythrocyte эритроцит

antigen-coated [antigen-sensitized] ~ нагруженный [сенсибилизированный] антигеном эритроцит

sickle ~ дрепаноцит, серповидный эритроцит

erythrocytolysis гемолиз

erythrocytometer гемоцитометр

erythrocytopoiesis эритро(цито)поэз

erythrocytosis эритроцитоз, полицитемия

erythrocyturia эритроцитурия, гематурия

erythroderma эритродермия

erythrogenesis эритро(цито)поэз

erythrolysin гемолизин

erythrolysis гемолиз, лизис эритроцитов

erythron эритрон

erythropenia эритро(цито)пения

erythroplasia эритроплазия

erythropoiesis эритро(цито)поэз

erythropoietin эритропоэтин

erythropyknosis пикноз эритроцитов

erythrorexis *гемат.* эритрорексис

erythruria эритроцитурия, гематурия

escape выделение; истечение; просачивание ‖ выделя́ться; истека́ть; проса́чиваться

~ **of blood** кровотече́ние

esophagectasia эзофагэкта́зия, расшире́ние пищево́да

esophagism спазм пищево́да

esophagitis эзофаги́т, воспале́ние пищево́да

reflux ~ рефлю́кс-эзофаги́т

esophagodynia эзофагодини́я *(боли в пищеводе)*

esophagography эзофагографи́я, рентгеноконтра́стное иссле́дование пищево́да

esophagoscope эзофагоско́п

esophagoscopy эзофагоскопи́я

esophagostenosis суже́ние [стено́з] пищево́да

esophagostomy эзофагостоми́я, наложе́ние фи́стулы пищево́да

esophagotomy эзофаготоми́я, рассече́ние пищево́да

esophagus пищево́д

ESR *см.* **erythrocyte sedimentation rate**

essential 1. основно́й, суще́ственный **2.** идиопати́ческий

ester сло́жный эфи́р

esterase эстера́за

nonspecific ~ неспецифи́ческая эстера́за

esterification эстерифика́ция, образова́ние сло́жного эфи́ра

esthesia 1. чу́вство, ощуще́ние **2.** чувстви́тельность, восприи́мчивость

estimation оце́нка; расчёт, подсчёт

estradiol эстрадио́л

estriol эстрио́л

estrogen эстроге́н

estrone эстро́н

ethanol эти́ловый спирт, этано́л

ether просто́й эфи́р

etherification этерифика́ция, образова́ние просто́го эфи́ра

ethics:

medical ~ враче́бная э́тика

ethmoidectomy резе́кция решётчатой ко́сти

etiologic(al) этиологи́ческий, причи́нный

etiology этиоло́гия *(1. учение о причинах болезней 2. причины болезней)*

etiotropic этиотро́пный

euchromatin эухромати́н

euchromosome эухромосо́ма, аутосо́ма

eupepsia норма́льное пищеваре́ние

euploidy *ген.* эуплоиди́я

euthymic эутими́ческий

euthyroidism эутирео́з *(норма́льная функция щитовидной железы)*

eutocia норма́льная родова́я де́ятельность; норма́льные ро́ды

evacuation 1. опорожне́ние *(напр. кишечника)* **2.** эвакуа́ция, удале́ние *(напр. гноя)* **3.** дефека́ция, испражне́ние

evaginate выпя́чиваться

evagination эвагина́ция, выпя́чивание

evaluation 1. оце́нка **2.** ана́лиз *(данных)*

medical ~ медици́нская эксперти́за

evaporation 1. испаре́ние 2. выпа́ривание

eventration эвентра́ция

eversion вы́ворот (напр. ве́ка)

evidence основа́ние; да́нные, фа́кт(ы), при́знак(и); свиде́тельства; доказа́тельство ‖ служи́ть доказа́тельством, подтвержда́ть

clinical ~ клини́ческие да́нные

epidemiological ~ эпидемиологи́ческие да́нные

radiological ~ рентгенологи́ческие да́нные

evoke вызыва́ть, индуци́ровать

evolution эволю́ция; постепе́нное разви́тие; развёртывание

exacerbation обостре́ние, усиле́ние (болезни)

examination 1. освиде́тельствование; иссле́дование; обсле́дование; осмо́тр 2. экспе́рти́за; ана́лиз

bacterial ~ бактериологи́ческий ана́лиз

bimanual ~ двуру́чное [бимануа́льное] иссле́дование

blood ~ ана́лиз кро́ви

cytological ~ цитологи́ческое исследование

general ~ о́бщее обсле́дование

medical ~ враче́бный осмо́тр

microscopic ~ гистологи́ческое исследование

outpatient ~ амбулато́рное обсле́дование

post mortem ~ аутопси́я, вскры́тие тру́па

prophylactic medical ~ профилакти́ческое обследова́ние

X-ray ~ рентгенологи́ческое исследование

examine обсле́довать, иссле́довать, осма́тривать

exanthem(a) экзанте́ма, ко́жная сыпь

excavation 1. по́лость; углубле́ние; экскава́ция 2. образова́ние по́лости 3. удале́ние

excess 1. избы́ток, изли́шек; превыше́ние 2. невоздержанность (напр. в еде)

excessive чрезме́рный; избы́точный

exchange физиол. обме́н ‖ обме́нивать

fetal-maternal ~ трансплацента́рный перено́с

interchromosomal sister chromatid ~ межхромосо́мный обме́н се́стринскими хромати́дами

plasma ~ плазмаферё́з

excision иссече́ние; удале́ние

~ of tissue иссече́ние тка́ни

marginal ~ краева́я резе́кция

total ~ по́лное иссече́ние

wide ~ широ́кое иссече́ние

excitability 1. возбуди́мость, раздражи́мость 2. чувстви́тельность

excitant возбужда́ющее сре́дство ‖ возбужда́ющий

excitation возбужде́ние; раздраже́ние

excited возбуждённый, взволно́ванный

exclusion 1. исключе́ние 2. хир. выключе́ние (органа)

excoriation экскориа́ция; цара́пина; сса́дина

excrements экскреме́нты, испражне́ния; выделе́ния *(организма)*

excretion экскре́ция; выделе́ние; отделе́ние
biliary ~ экскре́ция жёлчи
sebaceous ~ саловыделе́ние
urinary ~ мочевыделе́ние

excretive, excretory экскрето́рный, выдели́тельный

excursion движе́ние, подви́жность, экску́рсия
limited ~ ограни́ченная подви́жность

exercise упражне́ние, трениро́вка; физи́ческая заря́дка ‖ упражня́ться, трениров́аться
bicycle ~ велоэргометри́я
breathing ~s дыха́тельная гимна́стика
therapeutic ~s лече́бная физкульту́ра

exeresis иссече́ние; удале́ние

exertion напряже́ние *(физическое)*; уси́лие; нагру́зка

exfoliation 1. эксфолиа́ция, шелуше́ние, отслое́ние 2. выпаде́ние моло́чных зубо́в

exhaustion 1. изнуре́ние, истоще́ние; изнеможе́ние 2. экстра́кция, экстраги́рование
immunological ~ имму́нное истоще́ние

exoantigen экзоантиге́н

exocrine, exocrinous экзокри́нный, внешнесекрето́рный

exocytosis *цитол.* экзоцито́з

exoenzyme экзоэнзи́м, внекле́точный ферме́нт

exogenous экзоге́нный

exophthalmos экзофта́льм, пучегла́зие

exophyte экзопарази́т

exophytic экзофи́тный

exoplasm экзопла́зма

exoprotease экзопротеа́за, внекле́точная протеа́за

exostosis экзосто́з *(нарост на кости)*

exotoxic экзотокси́ческий

exotoxin экзотокси́н

expand 1. увели́чиваться в объёме; расширя́ть(ся) 2. развива́ть(ся), расти́; распространя́ться

expansion 1. увеличе́ние в объёме; расшире́ние 2. рост, разви́тие; распростране́ние

expectation вероя́тность
~ of life вероя́тная продолжи́тельность жи́зни

expectorant отха́ркивающее (сре́дство)

expectorate отха́ркивать, отка́шливать *(мокроту)*

expectoration 1. отха́ркивание 2. (вы́деленная) мокро́та
bloody ~ кровоха́рканье
mucous ~ сли́зистая мокро́та
rustly ~ ржа́вая мокро́та

experiment экспериме́нт, о́пыт ‖ эксперименти́ровать {NB: *произношение* сущ. [ik'sperimənt], *гл.* [ik'speriment]}
allergic ~ аллерги́ческая про́ба
check ~ контро́льный о́пыт
trial ~ поиско́вое исследо́вание

experimental эксперимен-
та́льный, иссле́дуемый;
подо́пытный

experimentation эксперимен-
ти́рование, проведе́ние
о́пыта *или* иссле́дования

expert специали́ст; экспе́рт
◇ ~ in resuscitation реани-
ма́тор
medical ~ медици́нский
экспе́рт

expertize эксперти́за ‖ про-
води́ть эксперти́зу

expiration 1. вы́дох, выдыха́-
ние 2. умира́ние
forced ~ форси́рованный
вы́дох

expiratory выдыха́тельный,
экспирато́рный

expire 1. выдыха́ть, де́лать
вы́дох 2. сконча́ться

explant эксплянта́т *(ткань
или орган, культивируе-
мый вне организма)*

explantation эксплянта́ция

exploration 1. иссле́дование,
осмо́тр 2. диагности́ческая
опера́ция, реви́зия 3. *псих.*
эксплора́ция

explore 1. иссле́довать, об-
сле́довать; осма́тривать
(больного) 2. изуча́ть; вы-
явля́ть

exposed досту́пный, экспо-
ни́рованный

exposure 1. экспози́ция 2.
обнаже́ние *(напр. сосуда)*
~ of tumor выделе́ние о́пу-
холи
single ~ однокра́тное воз-
де́йствие

express специа́льный; сро́ч-
ный

expression 1. экспре́ссия *(ка-*

кого-л. признака) 2. отжи-
ма́ние; выжима́ние
idiotypic ~ экспре́ссия идио-
оти́па

expulsion изгна́ние; удале́-
ние; вы́брос; выта́лкивание

exsanguination 1. кровопу́с-
ка́ние 2. кровотече́ние,
поте́ря кро́ви

exsect иссека́ть, резеци́ро-
вать

exsection иссече́ние, резе́к-
ция

exsiccator 1. эксика́тор 2. су-
ши́льный шкаф

extend увели́чивать(ся), рас-
простаня́ть(ся)

extension 1. вытяже́ние, вы-
прямле́ние 2. распростра-
не́ние *(напр. инфекции)* 3.
разгиба́ние

extensive 1. обши́рный
(напр. о резекции) 2. экс-
тенси́вный *(о показателе)*

extensor мы́шца-разгиба́-
тель, эксте́нзор

exterior 1. вне́шняя [нару́ж-
ная] сторона́ ‖ вне́шний,
нару́жный 2. вне́шность,
нару́жность

extern экст́ерн

external вне́шний, нару́ж-
ный

extirpation экстирпа́ция
(полное удаление органа);
вылуще́ние

extra-articular внесуставно́й

extracellular внекле́точный

extracorpor(e)al экстракор-
пора́льный *(напр. о крово-
обраще́нии)*

extract экстра́кт; вы́тяжка
cell-free ~ бескле́точный
экстра́кт

extractable экстраги́руемый

extractibility экстраги́руемость

extraction экстра́кция; экстраги́рование; извлече́ние

extractor экстра́ктор

pulp ~ пульпэкстра́ктор

tissue ~ по́лая игла́ для пункцио́нной биопси́и

extradural экстрадура́льный

extraembryonic внезаро́дышевый

extragenital экстрагенита́льный

extraneous иноро́дный, посторо́нний

extraperitoneal внебрюши́нный, забрюши́нный

extrasystole экстраси́стола

extrauterine внема́точный

extravasation экстраваза́ция; выпотева́ние, выхожде́ние (жидкости из сосудов в ткани)

extravascular внесосу́дистый

extremity 1. край, коне́ц 2. коне́чность

extrinsic 1. вне́шний, нару́жный 2. непрису́щий, несво́йственный

extrusion 1. выта́лкивание, изгна́ние 2. выбуха́ние, смеще́ние

exudate вы́пот, экссуда́т

exudation 1. экссуда́ция 2. вы́пот, экссуда́т

exudative экссудати́вный

eye 1. глаз 2. ушко́ (иглы)

eyeball глазно́е я́блоко

eyebrow бровь

eyebulb(e) глазно́е я́блоко

eye-doctor разг. глазно́й врач

eyeglass 1. окуля́р, ли́нза (микроскопа) 2. pl очки́ 3. глазна́я ва́нночка

eyeground глазно́е дно

eyehole глазни́ца

eyelash ресни́ца

eyelid ве́ко

eyepiece окуля́р, ли́нза (микроскопа)

eyepit глазни́ца

eyeshot по́ле зре́ния

eyesight зре́ние

eyewater 1. глазна́я примо́чка 2. слёзы

F

face 1. лицо́ 2. выраже́ние лица́ 3. пове́рхность

cachectic ~ кахекти́ческое лицо́

Hippocratic ~ ма́ска Гиппокра́та

masklike ~ маскообра́зное лицо́

moon ~ лунообра́зное лицо́

tallow ~ одутлова́тое лицо́

face-lift космети́ческая опера́ция лица́ [«подтя́гивание» морщи́н]

facet(te) небольша́я суставна́я пове́рхность

facial лицево́й

facies см. face

adenoid ~ адено́идное лицо́

Corvisart's ~ лицо́ Корвиза́ра (при сердечной недостаточности)

Hutchinson's ~ лицо́ Ге́тчинсона (при двусторон-

ней наружной офтальмо-
плегии)
leonine ~ «льви́ное» лицо́
(при лепре)
facilitate облегча́ть; помо-
га́ть; спосо́бствовать
facilitation облегче́ние; по́-
мощь
facility 1. устро́йство; уста-
но́вка 2. учрежде́ние; лабо-
рато́рия 3. pl обору́дова-
ние, аппарату́ра 4. pl бла-
гоприя́тные усло́вия
day patient ~ дневно́й ста-
циона́р
hospital ~ больни́чное обо-
ру́дование
inpatient ~ стациона́р
mental health ~ психиатри́-
ческая больни́ца
facioplasty пласти́ческая
опера́ция на лице́
facioplegia парали́ч лицево́го
не́рва
factor 1. фа́ктор; аге́нт 2.
коэффицие́нт, показа́тель
accessory ~ дополни́тель-
ный фа́ктор
age ~ возрастно́й фа́ктор
age-correcting ~ попра́вка
на во́зраст
anthropogenic ~ антропо-
ге́нный фа́ктор
antianemia ~ антианеми́че-
ский фа́ктор
antihemorrhagic ~ витами́н
K
antinuclear ~ антинуклеа́р-
ный фа́ктор
antipellagra ~ ниаци́н; ан-
типеллагри́ческий фа́ктор
antirachitic ~ витами́н D
antisterility ~ витами́н E

blocking ~ блоки́рующий
фа́ктор
Castle's ~ фа́ктор Ка́сла
causative ~ причи́нный
фа́ктор
cell growth ~ фа́ктор ро́ста
кле́ток
cell loss ~ фа́ктор поте́ри
кле́ток
chemotactic ~ хемотакси́н
Christmas ~ кри́стмас-фа́к-
тор, фа́ктор IX, тромбо-
пласти́н пла́змы
climatic ~ климати́ческий
фа́ктор
clotting ~ фа́ктор свёртывающей систе́мы кро́ви
clumping ~ фа́ктор агглю-
тина́ции, агглютини́н
coagulation ~ фа́ктор свёртывания кро́ви
colony-stimulating ~ коло-
ниестимули́рующий фа́к-
тор
conditioning ~ обусло́влива-
ющий фа́ктор
control ~ регули́рующий
фа́ктор
correction ~ попра́вочный
коэффицие́нт
cumulative ~ кумуляти́вный
фа́ктор
cytopathic ~ цитопати́че-
ский фа́ктор
cytotoxic ~ цитотокси́че-
ский фа́ктор, цитотокси́н
determinal ~ определя́ющий
фа́ктор
diabetogenic ~ диабетоге́н-
ный фа́ктор
dialyzable ~ диализу́емый
фа́ктор
differentiation ~ фа́ктор
дифференциро́вки

disturbing ~ повреждающий фактор

ecological ~ экологический фактор

environmental ~ фактор внешней среды

epidermal growth ~ эпидермальный фактор роста

external ~ внешний фактор

feedback ~ коэффициент обратной связи

genetic ~ генетический фактор

growth ~ фактор роста

heat-stable ~ термостабильный фактор

helper ~ хелперный фактор

hereditary ~ наследственный фактор

hormonal ~ гормональный фактор

human ~ субъективный фактор

inhibiting ~ ингибирующий фактор, ингибитор

initiation ~ фактор инициации

intrinsic ~ внутренний фактор

lactogenic ~ пролактин, лактогенный гормон

limiting ~ ограничивающий фактор

loss ~ коэффициент потерь

macrophage-activating ~ фактор активации макрофагов

macrophage fusion ~ фактор слияния макрофагов

major ~ ведущий фактор

mendelian ~ менделевский фактор

migration inhibition ~ фактор торможения миграции

minor ~ второстепенный фактор

motivational ~ мотивационный фактор

myelopoietic ~ миелопоэтин, фактор индукции миелопоэза

permeability ~ фактор проницаемости

plasma ~ плазматический фактор

platelet activating ~ фактор активации тромбоцитов

recessive ~ рецессивный ген

relaxing ~ расслабляющий фактор

releasing ~ рилизинг-фактор, рилизинг-гормон

Rhesus ~ резус-фактор

rheumatoid ~ ревматоидный фактор

risk ~ фактор риска

rosette-inhibiting ~ фактор подавления розеткообразования

serum ~ сывороточный фактор

sex-related ~ половой фактор

skin reactive ~ медиатор аллергического воспаления; кожно-сенсибилизирующий фактор

suppressor ~ супрессорный фактор

transfer ~ фактор переноса

trophic ~ трофический фактор

uptake ~ коэффициент поглощения

factorial генный

facultative необязательный;

случа́йный; факультати́в-
ный

faculty факульте́т ◇ ~ **for
advanced training** факуль-
те́т повыше́ния квалифи-
ка́ции

medical ~ лече́бный фа-
культе́т

nursing ~ факульте́т медсестёр

pharmaceutical ~ фарма-
цевти́ческий факульте́т

sanitation and hygiene ~ са-
нита́рно-гигиени́ческий фа-
культе́т

fading 1. увяда́ние; затуха́-
ние **2.** выцветание *(окра-
шенных срезов)*

fail 1. терпе́ть неуда́чу, не
удава́ться **2.** оттрга́ть(ся)
(о трансплантате) **3.** пе-
реставать де́йствовать, вы-
ходи́ть из стро́я

failing 1. слабе́ющий **2.** недо-
стаю́щий

failure 1. недоста́точность;
расстро́йство; декомпенса́-
ция **2.** поврежде́ние; неис-
пра́вность **3.** неуда́ча, не-
благоприя́тный исхо́д

~ **of compensation** деком-
пенса́ция

~ **of development** поро́к
разви́тия

~ **of vaccination** неэффек-
ти́вность вакцина́ции

cardiac ~ серде́чная недо-
ста́точность

circulatory ~ недоста́точ-
ность кровообраще́ния

coagulation ~ наруше́ние
свёртываемости кро́ви

congestive heart ~ засто́й-
ная серде́чная недоста́точ-
ность

heart ~ серде́чная недоста́-
точность

hepatic ~ печёночная недо-
ста́точность

kidney ~ по́чечная недоста́-
точность

left ventricular ~ левожелу́-
дочковая недоста́точность

ovulatory ~ наруше́ние
овуля́ции

power ~ **of the heart** недо-
ста́точность сократи́тель-
ной спосо́бности се́рдца

renal ~ по́чечная недоста́-
точность

respiratory ~ дыха́тельная
недоста́точность

right ventricular ~ правоже-
лу́дочковая недоста́точ-
ность

faint 1. о́бморок ‖ па́дать в
о́бморок ‖ о́бморочный **2.**
сла́бость ‖ слабе́ть ‖ сла́-
бый, ослабе́вший ◇ **to be
in a** ~ быть в о́бмороке; **to
fall down in a** ~ па́дать в
о́бморок

dead ~ глубо́кий о́бморок

faintness 1. о́бморок; о́бмо-
рочное состоя́ние **2.** сла́-
бость; дурнота́ **3.** голово-
круже́ние

falciform серпови́дный

fall 1. паде́ние; пониже́ние;
ослабле́ние ‖ па́дать; пони-
жа́ться; ослабева́ть **2.** вы-
паде́ние *(волос, зубов)* ‖
выпада́ть *(о волоса́х, зу-
ба́х)* ◇ **to** ~ **sick** заболе́ть

false 1. оши́бочный; ло́жный
2. иску́сственный *(о зубах)*
3. мни́мый *(о болезни)*

false-negative ложноотрица́-
тельный

false-positive ложноположи́-
тельный

falx *анат.* серп, серпови́д-
ная структу́ра

familial семе́йный *(напр. о
болезни)*

family семья́; семе́йство

fango фа́нго *(вид лечебной
грязи)*

fangotherapy грязелече́ние

fascia (*pl* fasciae) фа́сция

fascicle пучо́к *(напр. нервных или мышечных воло-
кон)*

fascicular пучкообра́зный

fasciculate состоя́щий из
пучко́в

fasciculation 1. расположе́-
ние пучка́ми 2. фасцику-
ля́ция *(непроизвольные сокращения отдельных пуч-
ков мышечных волокон)*

fasciculus *см.* fascicle

fasciectomy фасциэктоми́я

fasciitis фасции́т

  eosinophilic ~ эозинофи́ль-
ный фасции́т

  palmar ~ ладо́нный фасци-
и́т

fascioplasty фасциопла́стика

fasciorrhaphy фасциорафи́я
(ушивание фасции)

fasciotomy фасциотоми́я
(рассечение фасции)

fascitis *см.* fasciitis

fast 1. усто́йчивый; про́ч-
ный; резисте́нтный; сто́й-
кий 2. бы́стрый, ско́рый

fasting лече́бное голода́ние

fastness усто́йчивость; про́ч-
ность; резисте́нтность;
сто́йкость

fat 1. жир ‖ жи́рный 2. по́л-
ный; ту́чный

fatal 1. лета́льный, смер-
те́льный, губи́тельный 2.
неизбе́жный

fatality 1. лета́льный исхо́д
2. несча́стный слу́чай с ле-
та́льным исхо́дом

fate 1. исхо́д 2. смерть; ги́-
бель 3. метаболи́ческий
путь

father оте́ц, роди́тель; пре́-
док

fatigability утомля́емость

fatigue утомле́ние; уста́лость

fatty 1. жи́рный, жирово́й 2.
по́лный; ту́чный; страда́ю-
щий ожире́нием

faveolate ячеистый, име́ю-
щий яче́истое строе́ние

favid фави́д

favorable благоприя́тный;
удо́бный

favus фа́вус, парша́

feature 1. осо́бенность; при́-
знак, сво́йство 2. отли-
ча́ть(ся)

  hereditary ~ насле́дствен-
ный при́знак

febricula 1. кратковре́менное
повыше́ние температу́ры
те́ла 2. о́бщее недомога́ние

febrifuge жаропонижа́ющее
сре́дство ‖ жаропонижа́ю-
щий

febrile лихора́дочный

febrility лихора́дочное со-
стоя́ние

febris *см.* fever

fecal ка́ловый, фека́льный

feces испражне́ния, экскре-
ме́нты, фека́лии, кал

fecundate оплодотворя́ть

fecundation оплодотворе́ние

artificial ~ иску́сственное оплодотворе́ние

fecundity плодови́тость, ферти́льность

fee гонора́р; вознагражде́ние; взнос
 doctor's ~ гонора́р врача́
 hospital ~ пла́та за больни́чное лече́ние

feedback обра́тная связь
 negative ~ отрица́тельная обра́тная связь
 positive ~ положи́тельная обра́тная связь

feeding кормле́ние, вска́рмливание; пита́ние
 artificial ~ иску́сственное пита́ние; иску́сственное вска́рмливание
 bottle ~ иску́сственное вска́рмливание
 breast ~ грудно́е вска́рмливание
 forced ~ принуди́тельное кормле́ние
 parenteral ~ парентера́льное пита́ние
 sham ~ ло́жное [мни́мое] кормле́ние

feel осяза́ние; ощуще́ние ‖ осяза́ть; ощуща́ть; чу́вствовать; прощу́пывать, пальпи́ровать (напр. опухоль) ◇ to ~ the pulse пальпи́ровать пу́льс

feeling ощуще́ние, чу́вство

feet (sing foot) но́ги

fellow-student одноку́рсник

female же́нщина

feminine же́нский

femoral бе́дренный

femorocele бе́дренная гры́жа

femur 1. бедро́ 2. бе́дренная кость

fenestra (pl fenestrae) окно́; отве́рстие

fenestrated око́нчатый

fenestration 1. поро́зность; яче́истая структу́ра 2. фенестра́ция (создание отверстия)

ferment ферме́нт, энзи́м (см. тж enzyme)

fermental ферме́нтный

fermentation ферментáция, броже́ние, сбра́живание

ferric содержа́щий трёхвале́нтное желе́зо

ferritin феррити́н

ferrous желе́зистый

fertile ферти́льный, деторо́дный, спосо́бный к деторожде́нию

fertility ферти́льность, плодови́тость

fertilization оплодотворе́ние

fetal 1. пло́дный 2. заро́дышевый, эмбриона́льный 3. внутриутро́бный

feticide умерщвле́ние плода́

fetid дурнопа́хнущий, злово́нный

fetometry фетометри́я (определение размеров плода)

fetoplacental фетоплацента́рный

fetoprotein фетопротеи́н, эмбриона́льный бело́к
 alpha ~ а́льфа-фетопротеи́н

fetus плод
 huge ~ гига́нтский плод
 macerated ~ мацери́рованный плод
 postmature ~ перено́шенный плод
 premature ~ недоно́шенный плод

small-for-date ~ гипотрофи́чный плод

term ~ доно́шенный плод

fever 1. жар, лихора́дка; лихора́дочное состоя́ние 2. не́рвное возбужде́ние

absorption ~ резорбти́вная лихора́дка *(напр. после родов)*

artificial ~ иску́сственная гипертерми́я

breakbone ~ лихора́дка де́нге

camp ~ сыпно́й тиф

catarrhal ~ герпети́ческая лихора́дка

continued ~ постоя́нная лихора́дка

drug ~ лека́рственная [медикаменто́зная] лихора́дка

enteric ~ 1. брюшно́й тиф 2. кише́чная инфе́кция

essential ~ идиопати́ческая лихора́дка

food ~ алимента́рная лихора́дка

goat ~ бруцеллёз

harvest ~ поко́сно-лугова́я лихора́дка, безжелту́шный лептоспиро́з

hay ~ *см.* pollen fever

hectic ~ гекти́ческая [изнуря́ющая] лихора́дка

hemorrhagic ~ геморраги́ческая лихора́дка

herpetic ~ герпети́ческая лихора́дка

intermittent ~ 1. перемежа́ющаяся [интермитти́рующая] лихора́дка; волнообра́зная [ундули́рующая] лихора́дка 2. бруцеллёз

jungle ~ 1. маляри́я 2. жёлтая лихора́дка

Malta ~ бруцеллёз

Marseilles ~ марсе́льская [средиземномо́рская клещева́я] лихора́дка

milk ~ лактацио́нный масти́т

mud ~ покосно-луговая лихорадка, безжелту́шный лептоспиро́з

nodal ~ узлова́тая эрите́ма

paludal ~ 1. *см.* mud fever 2. маляри́я

parrot ~ пситтако́з; орнито́з

parturient ~ послеродова́я лихора́дка

periodic ~ семе́йная средиземномо́рская лихора́дка

pollen ~ поллино́з, сенна́я лихора́дка

postpartum [puerperal] ~ послеродово́й се́псис

Queensland ~ Q-лихора́дка, ку-лихора́дка

rabbit ~ туляреми́я

recurrent ~ эпидеми́ческий [вши́ный] возвра́тный тиф

remittent ~ ремитти́рующая лихора́дка

rheumatic ~ ревмати́ческая лихорадка, акти́вный ревмати́зм

scarlet ~ скарлати́на

septic ~ септицеми́я, септи́ческая лихора́дка

ship ~ сыпно́й тиф

spring ~ *см.* pollen fever

therapeutic ~ лече́бная гипертерми́я

tick ~ клещева́я лихора́дка

tick-borne relapsing ~ эпидеми́ческий клещево́й возвра́тный тиф; возвра́тная клещева́я лихора́дка traumatic ~ раневáя лихорáдка; раневáя инфéкция

trench ~ окóпная лихорáдка

typhoid ~ брюшнóй тиф

undulant ~ *см.* intermittent fever

vesicular ~ пузырчáтка

wound ~ *см.* traumatic fever

yellow ~ жёлтая лихорáдка

fiber волокнó ‖ волокнúстый; волокóнный

adrenergic ~s адренергúческие (нéрвные) волóкна

argentophilic ~s аргентофúльные [ретикулúновые] волóкна

cholinergic ~s холинергúческие (нéрвные) волóкна

collagen(ic) [collagenous] ~s коллагéновые волóкна

efferent ~ эфферéнтное (нéрвное) волокнó

motor ~ двúгательное (нéрвное) волокнó

muscular ~ мы́шечное волокнó

myelinated ~ миелúновое [мя́котное] (нéрвное) волокнó

reticular ~s *см.* argentophilic fibers

unmyelinated ~ безмиелúновое [безмя́котное] (нéрвное) волокнó

fiberscope волокóнный эндоскóп

fibril фибрúлла, тóнкое волокóнце

fibrillar(y) волокнúстый; фибрилля́рный

fibrillation фибрилля́ция, трепетáние *(сердца)*

atrial ~ фибрилля́ция предсéрдий

ventricular ~ фибрилля́ция желýдочков

fibrillogenesis фибриллогенéз, образовáние фибрúлл

fibrillolysis лúзис фибрúлл, фибриллóлиз

fibrin фибрúн

fibrinemia фибринемúя

fibrinogen фибриногéн

fibrinogenous фибринообразýющий

fibrinolysis фибринóлиз, лúзис сгýстка крóви

fibrinolytic фибринолитúческий

fibrinous 1. фибринóзный, слúпчивый 2. относя́щийся к фибрúну

fibroadenoma фиброаденóма, аденофибрóма

fibroadipose фибрóзно-жировóй

fibroblast фибробла́ст

fibroblastic фибробластúческий

fibroblastoma фибробластóма

fibrocartilage волокнúстая хрящевáя ткань, волокнúстый хрящ

interarticular ~ суставнóй диск

fibrocyte фиброцúт

fibroelastic состоя́щий из фибрóзной и эластúческой ткáни

fibroelastosis фиброэластóз

fibrogenesis фиброгенéз, образовáние волокóн

fibroid 1. фибрóма 2. фибромиóма, фибролейомиóма,

лейомиофибро́ма ‖ фибро́зный

fibroma фибро́ма

fibromatosis фиброматоз

fibromatous фиброматозный

fibromectomy удале́ние фибро́мы, фибромэктоми́я

fibromuscular состоя́щий из мы́шечной и соедини́тельной тка́ни

fibromyoma *см.* fibroid 2.

fibromyositis фибромиози́т

fibroplasia фиброплази́я

  retrolental ~ ретролента́льная фиброплази́я

fibroplastic фибропласти́ческий

fibrosarcoma фибросарко́ма

fibroscopy фиброэндоскопи́я

fibrosis фибро́з

  cystic ~ кисто́зный фибро́з

fibrositis фибрози́т

  nodular ~ узелко́вый фибрози́т

fibrotic фибро́зный

fibrous волокни́стый

fibula малоберцо́вая кость

fibular малоберцо́вый

ficoll фико́лл *(синтети́ческая среда́)*

field по́ле; уча́сток; о́бласть

  ~ of microscope по́ле зре́ния микроско́па

  dark ~ тёмное по́ле

  lung ~ лёгочное по́ле

  visual ~ по́ле зре́ния

fight борьба́ ‖ боро́ться

figure 1. фигу́ра; вне́шний вид 2. изображе́ние 3. диагра́мма; чертёж 4. ци́фра

  achromatic ~ ахромати́ческая фигу́ра

  mitotic ~ фигу́ра митоти́ческого деле́ния

myelin ~s миели́новые тельца́

filament нить

  axial ~ осева́я нить

  spermatic ~ жгу́тик спермато́зоида

filamentous нитеви́дный

Filaria *(pl* Filariae) филя́рия

filariasis филяриато́з, филярио́з *(глистное заболева́ние, вызыва́емое филярия́ми)*

filiform нитеви́дный

fill пломбирова́ть *(напр. зу́бы)*

filling 1. наполне́ние; заполне́ние 2. (зубна́я) пло́мба 3. пломбирова́ние

  permanent ~ постоя́нная (зубна́я) пло́мба

  provisional [temporary] ~ вре́менная (зубна́я) пло́мба

film 1. плёнка; то́нкий слой; налёт ‖ покрыва́ться плёнкой 2. мазо́к 3. рентге́новская плёнка

  anterioposterior ~ рентгеногра́мма в пере́дне-за́дней пло́скости

  blood ~ мазо́к кро́ви

  comparison ~ контро́льная рентгеногра́мма

  conventional ~ обы́чная рентгеногра́мма

  enlargement ~ рентгеногра́мма с увеличе́нием

  lateral ~ рентгеногра́мма в боково́й прое́кции

  survey ~ обзо́рная рентгеногра́мма

  thick-blood ~ то́лстая ка́пля кро́ви

  thin-blood ~ мазо́к кро́ви

filming съёмка; рентгеногра́фия

film-preparation препара́т-мазо́к

filter фильтр ‖ фильтрова́ть

air ~ возду́шный фильтр

bacterial ~ бактериа́льный фильтр

dry ~ сухо́й фильтр

fiberglass ~ стекловолоко́нный фильтр

fold ~ скла́дчатый фильтр

membrane ~ мембра́нный фильтр

micropore ~ микропо́ристый фильтр

molecular membrane ~ молекуля́рный мембра́нный фильтр

plaited ~ скла́дчатый фильтр

ray ~ светофи́льтр

Seitz ~ фильтр Зе́йтца

filterable фильтру́ющийся

filter-funnel фильтр-воро́нка

filtrate фильтра́т ‖ фильтрова́ть

filtration фильтра́ция, фильтрова́ние

gel ~ гель-хроматогра́фия, гель-фильтра́ция

glomerular ~ клубо́чковая фильтра́ция

fimbria (pl fimbriae) бахро́мка; фи́мбрия

fimbrial относя́щийся к бахро́мке

fimbriate(d) бахро́мчатый

finding 1. нахо́дка; откры́тие; обнаруже́ние (напр. симптомов болезни) 2. pl да́нные иссле́дования, результа́ты ◇ ~s at operation да́нные опера́ции

analysis ~s да́нные ана́лиза

autopsy ~s да́нные вскры́тия

clinical ~s клини́ческие да́нные

gross ~s макроскопи́ческие да́нные

laboratory ~s да́нные лаборато́рного иссле́дования

late ~ по́здний синдро́м

microscopic ~s да́нные микроскопи́ческого иссле́дования

operative ~s операцио́нные да́нные

postmortem ~s да́нные посме́ртного иссле́дования

X-ray ~s рентгенологи́ческие да́нные

fine 1. то́нкий; мелкозерни́стый 2. чи́стый; высокока́чественный

fine-filamented тонковолокни́стый

fine-grained мелкозерни́стый

finger 1. па́лец (руки) 2. стре́лка (прибора)

clubbed ~s па́льцы в ви́де бараба́нных па́лочек

dose ~ указа́тель до́зы (на приборе)

first ~ большо́й па́лец

hammer ~ молоткообра́зный па́лец

index ~ указа́тельный па́лец

little ~ мизи́нец

long ~ сре́дний па́лец

ring ~ безымя́нный па́лец

fingernail но́готь па́льца (руки)

fingerprint 1. отпеча́ток па́льца 2. ген. пепти́дная ка́рта, хроматогра́мма

fire 1. жар; лихорáдка; воспалéние **2.** рóжа, рóжистое воспалéние

firm 1. достовéрный *(о диагнóзе)* **2.** крéпкий

firmly твёрдо, крéпко; решúтельно

fission 1. делéние *(клéтки)* **2.** расщеплéние, дроблéние, сегментáция

fissure щель; бороздá; извúлина ‖ покрывáться трéщинами

fistula фúстула, свищ
  biliary ~ жёлчный свищ
  gastric ~ желýдочный свищ
  urinary ~ мочевóй свищ

fit прúступ, припáдок; сýдороги

fitness 1. вынóсливость, натренирóванность **2.** приспосóбленность *(к внéшним услóвиям)* **3.** пригóдность

fixation 1. фиксáция, закреплéние **2.** фиксáция, свя́зывание *(напр. комплемéнта)* **3.** сгущéние; затвердевáние
  ~ **of complement** фиксáция [свя́зывание] комплемéнта
  perfusion ~ перфузиóнная фиксáция
  skeletal ~ остеосúнтез

fixative фиксáтор ‖ фиксúрующий
  Carnoy's ~ фиксáтор Карнуá
  glutaraldehyde ~ глютаральдегúдный фиксáтор

flaccid вя́лый, безвóльный; дря́блый

flagella *(sing* **flagellum)** жгýтики; реснúчки

flagellate имéющий жгýтики *или* реснúчки

flaky чешýйчатый, хлопьевúдный

flap лóскут *(ткáни)*
  bipedicle ~ лóскут на двух нóжках
  bone ~ кóстный трансплантáт
  cutaneous ~ кóжный лóскут
  jump ~ стрáнствующий лóскут
  muscle ~ мы́шечный лóскут
  pedicle ~ лóскут на нóжке
  skin ~ полнослóйный кóжный лóскут
  split-thickness ~ расщеплённый лóскут

flare 1. прилúв крóви к лицý **2.** воспалúтельная гиперемúя **3.** вспы́шка; обострéние *(болéзни)*

flask 1. флакóн; баллóн; плóская буты́ль **2.** кóлба
  boiling ~ кóлба
  Bunsen's ~ плоскодóнная кóлба, кóлба Бýнзена
  delivery ~ мéрная кóлба
  Dewar ~ сосýд Дьюáра
  distilling ~ перегóнная кóлба
  Erlenmeyer's ~ конúческая кóлба Эрленмéйера
  flat-bottomed ~ плоскодóнная кóлба
  graduated [volumetric] ~ мéрная кóлба

flat 1. плóский; рóвный **2.** притуплённый

flatfoot плоскостóпие

flatness 1. абсолю́тная тýпость *(при перкýссии)* **2.** плóскостность

flatten де́лать(ся) ро́вным, уплоща́ть(ся)

flatulence метеори́зм

fleck пя́тнышко, кра́пинка; весну́шка

flexibility 1. ги́бкость; пода́тливость; пласти́чность 2. эласти́чность; упру́гость

flexible 1. ги́бкий, пласти́чный; подви́жный 2. эласти́чный, упру́гий

flexion сгиба́ние; изги́б; сгиб

flexor мы́шца-сгиба́тель, фле́ксор

flexure 1. кривизна́ *(напр. желудка)*; изги́б; искривле́ние 2. сгиба́ние

hepatic ~ пра́вый [печёночный] изги́б ободо́чной кишки́

splenic ~ ле́вый [селезёночный] изги́б ободо́чной кишки́

flick щелчо́к

floating пла́вающий; подви́жный, блужда́ющий *(напр. об органе)*

flocculate выпада́ть в оса́док

flocculation флокуля́ция, образова́ние хло́пьев, выпаде́ние хло́пьями

floor 1. дно, основа́ние 2. диафра́гма

florid 1. цвету́щий *(о сыпи)* 2. кра́сный, багро́вый *(о цвете лица)*

flow 1. тече́ние, ток ‖ течь, истека́ть 2. менструа́ция

bile ~ выделе́ние жёлчи

blood ~ кровообраще́ние, кровото́к

coronary blood ~ корона́рный кровото́к

cutaneous blood ~ ко́жный кровото́к

placentofetal blood ~ фетоплацента́рный кровото́к

flowmeter расходоме́р

fluctuation колеба́ние; флюктуа́ция

fluid жи́дкость ‖ жи́дкий; жи́дкостный

amniotic ~ амниоти́ческая жи́дкость

ascitic ~ асцити́ческая жи́дкость

cerebrospinal ~ спинномозгова́я жи́дкость

culture ~ культу́ральная жи́дкость

extracellular ~ внекле́точная жи́дкость

follicular ~ фолликуля́рная жи́дкость

interstitial ~ тка́невая жи́дкость

lavage ~ промывна́я жи́дкость

lymphatic ~ лимфати́ческая жи́дкость

pleural ~ плевра́льный вы́пот; плевра́льная жи́дкость

seminal ~ семенна́я жи́дкость

serous ~ серо́зная жи́дкость

supernatant ~ надоса́дочная жи́дкость, супернага́нт

synovial ~ синовиа́льная жи́дкость

tissue ~ тка́невая жи́дкость

fluorescence флюоресце́нция

fluorescent флюоресци́рующий, флюоресце́нтный, светя́щийся

fluoric фто́ристый

fluoride фто́ристое соедине́ние

fluorine фтор, F

fluoroimmunoassay иммунофлюоресцéнтный анáлиз

fluorometer флюорóметр

fluoroscope 1. флюоресцúрующий экрáн 2. флюороскóп

fluoroscopy рентгеноскопúя

fluorosis флюорóз *(хроническая интоксикация фтором)*

flutter дрожáние, трепетáние; вибрáция

flux истечéние, избы́точное выделéние ‖ истекáть, обúльно выделя́ться

foam пéна

   human fibrin ~ фибрúнная гемостатúческая гýбка

foamy пéнящийся

focal 1. очагóвый, гнёздный 2. фóкусный

focus *(pl* foci) 1. очáг *(патологического процесса)* 2. фóкус *(напр. оптический)*

   ~ of disease очáг болéзни

   ~ of infection инфекциóнный очáг

fogging вуáль, затемнéние, потускнéние *(рентгеновской плёнки)*

fold склáдка; сгиб ‖ сгибáть

   fibrotic ~ тяж, фибрóзная спáйка

   inguinal ~ пáховая склáдка

   nail ~ ногтевóй вáлик

   skin ~ кóжная склáдка

   vocal ~ голосовáя склáдка

folding 1. образовáние склáдок; склáдчатость 2. обхвáт

folie психóз, мáния

follicle фоллúкул; мешóчек; сýмка

dental ~ зубнóй фоллúкул

Graafian ~ граáфов пузырёк

hair ~ волосянóй фоллúкул

lymph ~ лимфатúческий фоллúкул

primordial ~ примордиáльный [первúчный] яúчниковый фоллúкул

follicle-stimulating фолликулостимулúрующий *(о гормоне)*

follicular фолликуля́рный, относя́щийся к фоллúкулу

folliculitis фолликулúт

follow 1. соблюдáть 2. сопровождáть, следовáть (за)

following слéдующий

follow-up 1. контрóль, учёт 2. послéдующее врачéбное наблюдéние 3. изучéние отдалённых результáтов, катáмнез

   long-term ~ длúтельное наблюдéние

fontanel(le) *анат.* родничóк

food пúща; питáние

foot 1. стопá 2. основáние; нúжняя часть

   forced [march] ~ мáршевая стопá, болéзнь Дéйчлендера

   trench ~ траншéйная стопá

foramen *(pl* foramina) *анат.* отвéрстие

force сúла; усúлие

   adhesive ~ сúла сцеплéния

forceps 1. щипцы́; зажúм 2. пинцéт

   abort ~ абортцáнг

   artery ~ артериáльный зажúм

   biopsy ~ биопсúйные щипцы́

bone ~ ко́стные щипцы́
bowel ~ кише́чный зажи́м
clamp ~ кровоостана́вливающий зажи́м
crushing ~ разда́вливающий зажи́м
curved ~ изо́гнутый зажи́м
dressing ~ корнца́нг
fenestrated ~ око́нчатый зажи́м
hemostatic ~ кровоостана́вливающий зажи́м
Kocher's ~ пинце́т Ко́хера
Liston's ~ ко́стные куса́чки Ли́стона
midwifery ~ акуше́рские щипцы́
Péan's ~ кровоостана́вливающий зажи́м Пеа́на
slide ~ пинце́т для предме́тных стёкол
surgical [thumb, tissue] ~ хирурги́ческий пинце́т
forearm предпле́чье
forefinger указа́тельный па́лец
forehead лоб
foreign иноро́дный, чужеро́дный
foremilk моло́зиво
foreskin кра́йняя плоть
form 1. фо́рма; вид; разнови́дность; тип 2. образо́вывать, формирова́ть
band ~ палочкоя́дерный нейтрофи́льный лейкоци́т
cell-surface ~ мембра́нная [пове́рхностная] фо́рма (иммуноглобулина)
involution ~ дегенерати́вная фо́рма
monomeric ~ мономе́рная фо́рма (белка)

polymeric ~ полиме́рная фо́рма (белка)
replicative ~ репликати́вная фо́рма
rod ~ палочкови́дная фо́рма
rough ~ шерохова́тая фо́рма, R-фо́рма (колоний)
formalin формали́н
formation 1. образова́ние; формирова́ние; форма́ция 2. строе́ние, структу́ра
blood ~ кроветворе́ние, гемопоэ́з
bone ~ остеогене́з, костеобразова́ние
colony ~ микр. колониеобразова́ние
formication формика́ция (ощущение ползания мурашек)
formula 1. фо́рмула; за́пись 2. соста́в (напр. лекарственного средства) 3. номенклату́ра
formulary фармакологи́ческий спра́вочник
formulate формули́ровать
formulation техноло́гия приготовле́ния лека́рственного сре́дства
fornicate сво́дчатый
fornix (pl fornices) 1. свод головно́го мо́зга 2. свод, сво́дчатое образова́ние
vaginal ~ свод влага́лища
fossa (pl fossae) анат. я́мка, углубле́ние
canine ~ соба́чья я́мка
coronoid ~ вене́чная я́мка
cubital ~ локтева́я я́мка
femoral ~ бе́дренная я́мка
iliac ~ подвздо́шная я́мка
jugular ~ ярёмная я́мка

pituitary [sellar] ~ гипофизарная ямка

fossette 1. небольшое углубление, вдавление 2. язва роговицы

foster выхаживать *(больного)*, ухаживать *(за больным)*

found основывать, учреждать

founder основатель

fovea *(pl* foveae) *анат.* ямка, углубление; впадина

foveate вдавленный

foveola ямка, ямочка, мелкое углубление

foveolate с мелкими вдавлениями; с мелкими углублениями

fraction фракция; часть; доля

   blood plasma ~s электрофоретические фракции плазмы крови

   gamma-globulin ~ гамма-глобулиновая фракция *(сыворотки крови)*

   postgradient ~ постградиентная фракция

   subcellular ~ субклеточная фракция

fractional фракционный; дробный

fractionate фракционировать, разделять

fracture 1. перелом ‖ ломать 2. трещина; излом

   articular ~ внутрисуставной перелом

   atrophic ~ атрофический перелом

   closed ~ закрытый перелом

   complete ~ полный перелом

   complicated ~ осложнённый перелом

   composite ~ множественный перелом

   compound ~ сложный перелом

   compression ~ компрессионный перелом

   congenital ~ врождённый перелом

   consolidated ~ сросшийся перелом

   dentate ~ зубчатый перелом

   depressed ~ вдавленный перелом

   direct ~ прямой перелом

   epiphysial ~ эпифизарный перелом

   extra-articular ~ внесуставной перелом

   flexion ~ флексионный перелом

   impacted ~ вколоченный перелом

   intra-articular ~ внутрисуставной перелом

   linear ~ линейный перелом

   multiple ~ множественный перелом

   non-united ~ несросшийся перелом

   oblique ~ косой перелом

   open ~ открытый перелом

   pathologic ~ патологический перелом

   simple ~ простой перелом

   spiral ~ спиральный перелом

   spontaneous ~ патологический [спонтанный] перелом

   sprain ~ отрывной перелом

stellate ~ звёздчатый перелóм

subperiosteal ~ поднадкóстничный перелóм

supracondylar ~ надмы́щелковый перелóм

supramalleolar ~ надлоды́жковый перелóм

torsion ~ спирáльный перелóм

transverse ~ попéрчный перелóм

united ~ срóсшийся перелóм

fragile 1. хрýпкий, лóмкий (*напр. о костях*) 2. слáбый (*о здоровье*)

fragility 1. хрýпкость, лóмкость (*напр. костей*) 2. слáбость (*здоровья*)

fragment фрагмéнт; кусóк, облóмок, оскóлок; отрéзок, часть

fragmentation фрагментáция, делéние на фрагмéнты; дроблéние

frame 1. каркáс, óстов, костя́к 2. опрáва (*очков*) 3. телосложéние

framework 1. зубнóй мост; зубнóй протéз 2. каркáс

frangibility хрýпкость, лóмкость (*напр. костей*)

freckle веснýшка; пятнó, пя́тнышко

free свобóдный; неприкреплённый ◇ ~ of charge бесплáтно

freezing 1. заморáживание ‖ заморáживающий 2. отморожéние

fremitus вибрáция; дрожáние, колебáние

pericardial ~ шум трéния перикáрда

pleural ~ шум трéния плéвры

vocal ~ голосовóе дрожáние

frenulum *анат.* уздéчка

frenzy бéшенство, нейстовство, бýйство

frequency частотá

ultra-high [very high] ~ ультравысóкая частотá

vibration ~ частотá колебáний

frequent чáстый, чáсто повторя́емый

fresh 1. свéжий, бóдрый 2. прéсный 3. чи́стый

friable хрýпкий; лóмкий; ры́хлый; рассы́пчатый

friction 1. трéние; шум трéния 2. растирáние

fright испýг, страх

frigidity 1. хóлодность; безразли́чие 2. фриги́дность, пони́женное половóе влечéние (*у женщин*)

front передняя сторонá ‖ перéдний

frontal лóбный; фронтáльный; перéдний

frontoparietal лóбно-темённóй

frostbite 1. отморожéние ‖ отморáживать 2. отморóженное мéсто

frottage растирáние, массáж

frozen 1. заморóженный 2. замёрзший

fuchsine фукси́н

basic ~ основнóй фукси́н

fulgurant стреля́ющий (*о боли*)

fulminant 1. скоротéчный; молниенóсный (*о течении*

болезни) **2.** стреля́ющий *(о боли)*

fumigation фумига́ция, оку́ривание, дезинфе́кция

function фу́нкция; де́йствие ‖ функциони́ровать; де́йствовать

functional функциона́льный; де́йствующий, акти́вный

functionary функциона́льный

fundal относя́щийся к дну *(органа)*

fundamental основно́й; суще́ственный; фундамента́льный

fundic относя́щийся к дну *(органа)*

fundiform пращеви́дный, петлеви́дный

fundus *(pl* **fundi)** дно *(органа)*
~ **of eye** глазно́е дно
~ **of stomach** дно желу́дка

funduscope офтальмоско́п

fungal грибко́вый; относя́щийся к гриба́м

fungicide фунгици́д

fungiform грибови́дный

fungistatic приостана́вливающий рост грибко́в

fungous *см.* **fungal**

fungus *(pl* **fungi)** гриб; грибо́к

funicle 1. пупови́на **2.** кана́тик; семенно́й кана́тик **3.** пучо́к не́рвных воло́кон

funiculitis фуникули́т, воспале́ние семенно́го кана́тика

funnel воро́нка
dropping ~ ка́пельная воро́нка
separating ~ дели́тельная воро́нка

fur налёт на языке́

furcation разветвле́ние, раздвое́ние

furfuraceous чешу́йчатый

furrowed испещрённый боро́здками, боро́здчатый

furuncle фуру́нкул

fused 1. соединённый **2.** распла́вленный

fusiform веретенообра́зный

fusion 1. слия́ние, сраще́ние, си́нтез **2.** сплав **3.** *офт.* фу́зия

fusocellular веретенообразноклето́чный

G

gag *мед. тех.* роторасшири́тель ‖ применя́ть роторасшири́тель

gain приобрета́ть, получа́ть ‖ приобрете́ние; прибавле́ние ◇ ~ **in health** улучше́ние здоро́вья; ~ **in weight** прибавле́ние в ве́се; **to** ~ **strength** набира́ться сил *(после болезни)*

gait похо́дка
ataxic ~ атакти́ческая похо́дка
cerebellar ~ мозжечко́вая похо́дка
hobbling ~ прихра́мывающая похо́дка
tottering ~ нетвёрдая похо́дка

galactic сре́дство, стимули́рующее лакта́цию ‖ стимули́рующий лакта́цию galactogenic вызывающий образование молока

galactopoiesis лактация

galactorrhea галакторея *(самопроизвольное истечение молока)*

galactosis лактация

galactostasia галактостаз *(застой молока)*

gall 1. жёлчь 2. жёлчный пузырь 3. жёлчность, раздражительность

gallbladder жёлчный пузырь
  ruptured ~ перфорация жёлчного пузыря

gallstone жёлчный конкремент, жёлчный камень

galvanization гальванизация

gametal гаметический, зародышевый

gamete гамета, половая клетка

gametic гаметический, зародышевый, относящийся к половой клетке

gametocyte гаметоцит, первичная половая [зародышевая] клетка

gametogenesis гаметогенез

gamma-chamber гамма-камера

gammapathy гамма(глобулино)патия
  monoclonal ~ моноклональная гаммапатия

ganglion (*pl* **ganglia**) ганглий

ganglionary ганглиозный, ганглионарный

ganglionblocker ганглиоблокатор

gangliosides *pl* ганглиозиды

gangrene гангрена
  gaseous ~ газовая гангрена
  humid ~ влажная гангрена

gap 1. отверстие, щель 2. интервал, промежуток; расстояние

gargle полоскание *(для горла)* ‖ полоскать *(горло)*

gas газ ‖ газовый
  war ~ боевое отравляющее вещество

gash глубокая рана ‖ наносить глубокую рану

gasping затруднённое дыхание

gastralgia (эпи)гастралгия *(боль в области желудка)*

gastrectomy гастрэктомия, удаление всего желудка *или* его части

gastric желудочный, относящийся к желудку

gastrin гастрин

gastritic 1. относящийся к гастриту 2. страдающий гастритом

gastritis гастрит, воспаление желудка

gastroduodenoscopy гастродуоденоскопия

gastrodynia *см.* gastralgia

gastroenteric желудочно-кишечный

gastroenterologist гастроэнтеролог

gastroenterology гастроэнтерология

gastroenteropathy гастроэнтеропатия

gastroenteroptosis гастроэнтероптоз

gastroenterostomy гастроэнтеростомия; гастроэнтероанастомоз

gastroesophageal желудочно-пищеводный

gastrogavage зондовое питание, кормле́ние че́рез желу́дочный зонд

gastrogenic гастроге́нный

gastrointestinal желу́дочно-кише́чный

gastrology гастроло́гия *(уче́ние о боле́знях желу́дка)*

gastropathy гастропати́я

gastroptosis гастропто́з *(опу́щение желу́дка)*

gastrorrhagia гасторрраги́я, желу́дочное кровотече́ние

gastrorrhaphy ушива́ние желу́дка

gastroscope гастроско́п

gastroscopy гастроскопи́я

gastrostomy гастростоми́я, наложе́ние желу́дочного свища́

gastrotomy гастротоми́я, операти́вное вскры́тие желу́дка

exploratory ~ диагности́ческая гастротоми́я

gastrula *эмбр.* га́струла

gastrulation гаструля́ция

gather нарыва́ть

gage 1. ме́ра; кали́бр 2. измери́тельный прибо́р; индика́тор; да́тчик ‖ измеря́ть

alcohol ~ спирто́метр

gauze ма́рля

absorbent ~ гигроскопи́ческая ма́рля

hemostatic ~ гемостати́ческая ма́рля

sterile ~ стери́льная ма́рля

gavage 1. зо́ндовое пита́ние, кормле́ние че́рез желу́дочный зонд 2. суперализмента́ция

gel гель

agarose ~ агаро́зный гель

firm ~ пло́тный гель

loose ~ ры́хлый гель

polyacrylamide ~ полиакрила́мидный гель

starch ~ крахма́льный гель

gelatin 1. желати́н 2. сту́день, желе́

gelatinous желати́новый; студени́стый

gene ген

additive ~ доба́вочный ген

allelic ~ алле́ль, алле́льный ген, аллеломо́рф

antibody(-encoding) ~ антителокоди́рующий ген, ген антите́ла

closely-linked ~s сце́пленные ге́ны

disease-susceptibility ~ ген предрасположе́нности к заболева́нию

genomic ~ гено́мный [хромосо́мный] ген

HLA-linked ~ ген систе́мы HLA

multiallelic ~ мультиалле́льный ген

operating ~ ген-опера́тор

recessive ~ рецесси́вный ген

regulatory ~ ген-регуля́тор

sex-limited ~ ген, ограни́ченный по́лом

sex-linked ~ ген, сце́пленный с по́лом

structural ~ структу́рный ген

supplementary ~ дополни́тельный ген

suppressor ~ супрессо́рный ген

general генерализо́ванный, о́бщий, распространённый

generalist врач о́бщей пра́ктики; семе́йный врач

generalization генерализа́ция, распростране́ние

generalized генерализо́ванный, распространённый

generation 1. род, пото́мство, поколе́ние 2. размноже́ние, воспроизведе́ние *(пото́мства)* 3. си́нтез, образова́ние

superoxide anion ~ образова́ние супероксид-анио́нов

generator 1. генера́тор 2. да́тчик

genesis генез, происхожде́ние

genetic(al) 1. генети́ческий 2. насле́дственный

geneticist гене́тик

genetics гене́тика

molecular ~ молекуля́рная гене́тика

genic ге́нный

genital половой

genitourinary мочеполовой

genofond генофо́нд

genome гено́м

viral ~ ви́русный гено́м

genotype геноти́п, идиоти́п

heterozygous ~ гетерозиго́тный геноти́п

homozygous ~ гомозиго́тный геноти́п

genu *(pl genua)* коле́но

geriatrics гериатри́я

germ 1. заро́дыш, эмбрио́н; зача́ток 2. микро́б, бакте́рия ◇ **in** ~ в зача́точном состоя́нии

germinal заро́дышевый, эмбриона́льный, зача́точный

gerontal, **gerontic** ста́рческий, дря́хлый

gerontology геронтоло́гия

gestation бере́менность; пери́од бере́менности

gestosis гесто́з, токсико́з бере́менности

giardiasis лямблио́з

gibbosity, gibbus горб; кифо́з

giddiness головокруже́ние

gingiva *(pl gingivae)* десна́

gingival десневой

gingivitis гингиви́т, воспале́ние дёсен

ginglymus блокови́дный [шарни́рный] суста́в

girdle 1. *анат.* по́яс 2. опоя́сывающий лиша́й 3. (климати́ческий) по́яс

pelvic ~ та́зовый по́яс

thoracic ~ плечевой по́яс

glabella глабе́лла, надпереносье

gland железа́

adrenal ~ надпо́чечник

alveolar ~s альвеоля́рные же́лезы

apocrine ~ апокри́нная железа́

lacrimal ~ слёзная железа́

mammary ~ моло́чная железа́

parotid ~ околоу́шная *(слю́нная)* железа́

pineal ~ шишкови́дное те́ло

pituitary ~ гипо́физ

salivary ~s слю́нные же́лезы

sudoriparous ~ по́товая железа́

suprarenal ~ надпо́чечник

sweat ~ по́товая железа́

tarsal ~ мейбо́миева железа́

thymus ~ ви́лочковая железа́, ти́мус

thyroid ~ щитови́дная железа́

glandular гландуля́рный, желе́зистый, относя́щийся к железе́

glass 1. стекло́ ‖ стекля́нный 2. стекля́нная посу́да; скля́нка; стака́н 3. микроско́п 4. *pl* очки́

breast ~ молокоотсо́с

cover ~ покро́вное стекло́

cupping ~ медици́нская ба́нка

dropping ~ 1. ка́пельница 2. бюре́тка

medicine ~ мензу́рка

volumetric ~ ме́рный сосу́д

glaucoma глауко́ма

angle-closure ~ закры́тоуго́льная глауко́ма

open-angle ~ открытоуго́льная глауко́ма

glia (нейро)гли́я

glial глиа́льный

glioma глио́ма

globule 1. ша́рик, крупи́нка (*лекарственная форма*) 2. ка́пля

globulin глобули́н

gamma ~ га́мма-глобули́н

immune serum ~ сы́вороточный иммуноглобули́н

measles ~ корево́й глобули́н

globulinuria глобулинури́я

glome клубо́к

glomerular клубо́чковый, относя́щийся к (по́чечному) клубо́чку

glomerule *анат.* клубо́чек

glomerulonephritis гломерулонефри́т

hypocomplementemic ~ гломерулонефри́т с гипокомплементеми́ей

immune complex-mediated ~ иммуноко́мплексный гломерулонефри́т

glomerulopathy нефропати́я

transplant ~ посттрансплантацио́нная нефропати́я

glomerulus (*pl* glomeruli) клубо́чек

glossa язы́к

glossectomy ампута́ция *или* резе́кция языка́

glossitis глосси́т (*воспаление языка*)

glossodynia глоссалги́я, глоссодини́я

glossopharyngeal языкогло́точный

glottis голосова́я щель

glove перча́тка

rubber ~ рези́новые перча́тки

glucocorticoid глюкокортико́ид

glucose глюко́за, виногра́дный са́хар

glue клей ‖ кле́ить; прикле́ивать(ся), прилипа́ть

gluteal ягоди́чный, относя́щийся к ягоди́чной о́бласти

glycemia гликеми́я (*наличие глюкозы в крови*)

glycerin глицери́н

buffered ~ забу́ференный глицери́н

glycerol *см.* glycerin

glycocalyx гликока́ликс (*поверхностный гликопротеидный или полисахаридный слой клетки*)

glycogen гликоге́н, живо́тный крахма́л

glycogenesis гликогене́з

glycolipid гликолипи́д

glycolysis глико́лиз, расщепле́ние глюко́зы

glycopeptide гликопепти́д

glycoprotein гликопротеи́н

glycosuria глик(оз)ури́я

glycosylation гликозили́рование

gnathalgia боль в че́люсти

gnathic челюстно́й

goiter зоб, стру́ма
  Basedow's ~ базе́дова боле́знь, боле́знь Гре́йвса, диффу́зный тиреотокси́ческий зоб

gold зо́лото, Au

gonad гона́да, полова́я железа́

gonadotrop(h)ic гонадотро́пный, влия́ющий на половы́е же́лезы

gonadotrop(h)in гонадотропи́н, гонадотро́пный гормо́н
  chorionic ~ хориони́ческий гонадотропи́н

gonarthritis гони́т, гонартри́т (*воспаление коленного сустава*)

gonioscope гониоско́п (*прибор для исследования радужно-роговичного угла глаза*)

goniotomy гониотоми́я

gonococcal гоноко́кковый

gonocyte гоноци́т, перви́чная полова́я кле́тка

gonorrhea гонорея́

gonorrheal гоноре́йный

gout пода́гра

gouty подагри́ческий

gradient градие́нт
  density ~ градие́нт пло́тности

pH ~ градие́нт pH

graduate 1. мензу́рка; ме́рный стака́н 2. выпускни́к 3. око́нчить уче́бное заведе́ние ◇ to ~ from the academy око́нчить акаде́мию {NB: *произношение сущ.* ['grædʒuət], *гл.* ['grædʒueit]}

graft транспланта́т, импланта́т ‖ транспланти́ровать
  allogenic ~ гомотранспланта́т, аллотранспланта́т
  autologous ~ аутотранспланта́т
  bone ~ ко́стный транспланта́т
  bridging ~ мостови́дный транспланта́т
  cadaveric ~ тру́пный транспланта́т
  cutis ~ ко́жный лоску́т
  delayed ~ лоску́т для отсро́ченной пла́стики
  epidermic ~ эпидерма́льный транспланта́т
  free ~ свобо́дный лоску́т
  full-thickness ~ полносло́йный ко́жный транспланта́т
  organ ~ о́рганный транспланта́т
  pedicle ~ лоску́т на но́жке
  tissue ~ тка́невый лоску́т
  tumor ~ о́пухолевый транспланта́т
  vascular ~ сосу́дистый транспланта́т

grafting транспланта́ция, переса́дка; импланта́ция
  skin ~ переса́дка ко́жи

grain зерно́, гра́нула, крупи́нка

gram-negative грамотрица́тельный

gram-positive грамположи́тельный

grant стипе́ндия

granular зерни́стый; грануля́рованный

granularity зерни́стость

granulation 1. образова́ние гра́нул 2. *pl* грануляцио́нная ткань

granule гра́нула; зёрнышко; зерно́
  acidophilic ~ ацидофи́льная гра́нула
  basal ~ база́льное те́льце, база́льная гра́нула
  cytoplasmic ~ цитоплазмати́ческая гра́нула
  Palade's ~ рибосо́ма, гра́нула Пала́да
  storage ~ накопи́тельная вакуо́ль

granulocyte гранулоци́т, гранулоцита́рный лейкоци́т
  eosinophile ~ эозинофи́л

granulocytopenia гранулоцитопени́я
  malignant ~ агранулоцито́з
  rebound ~ реакти́вная гранулоцитопени́я

granuloma гранулёма

granulomatosis гранулематоз

granulopenia *см.* **granulocytopenia**

gravid бере́менная

gravida бере́менная же́нщина

gravidity бере́менность

gray се́рое вещество́ (*головного и спинного мозга*)

green:
  brilliant ~ бриллиа́нтовый зелёный
  bromocresol ~ бромкрезо́ловый зелёный

methyl ~ мети́ловый зелёный

grid 1. *рентг.* решётка, растр 2. *гист.* се́тка, объектодержа́тель

grip 1. грипп 2. внеза́пная ре́зкая боль

grippal гриппо́зный

grippe грипп

groin пах, па́ховая о́бласть

groove *анат.* борозда́, боро́здка, желобо́к; углубле́ние; фиссу́ра

group гру́ппа
  AIDS risk ~ гру́ппа ри́ска по СПИДу
  blood ~ гру́ппа кро́ви
  Duffy blood ~ гру́ппа кро́ви Да́ффи
  Kell blood ~ гру́ппа кро́ви Ке́лла
  Kidd blood ~ гру́ппа кро́ви Ки́дда
  Lewis blood ~ гру́ппа кро́ви Лью́иса
  Lutheran blood ~ гру́ппа кро́ви Лютера́на
  MNS blood ~ гру́ппа кро́ви MNS
  P blood ~ гру́ппа кро́ви P
  Rhesus blood ~ гру́ппа кро́ви по ре́зус-фа́ктору
  Sutter's blood ~ гру́ппа кро́ви Са́ттера

grouping группирова́ние; классифици́рование
  blood ~ определе́ние гру́ппы кро́ви
  leukocyte ~ типи́рование лейкоци́тов

grow расти́, развива́ться

growth 1. рост, разви́тие 2. новообразова́ние, о́пухоль

3. культиви́рование; культу́ра *(бактерий)*

bacterial ~ рост бакте́рий

guide 1. направи́тель; зонд 2. крите́рий, показа́тель 3. показа́ние к опера́ции

guideline руково́дство, устано́вка; *pl* методи́ческие рекоменда́ции

gullet пищево́д

gum десна́

gustation вкус; про́ба на вкус

gustative, gustatory вкусово́й

gut 1. кишка́ 2. ке́тгут 3. *эмбр.* перви́чная кише́чная тру́бка

gymnastics гимна́стика

  hygienic ~ гигиени́ческая гимна́стика

  remedial ~ лече́бная физкульту́ра

gynecologic(al) гинекологи́ческий

gynecologist гинеко́лог

gynecology гинеколо́гия

gynecopathy гинекологи́ческое заболева́ние

gyrus (*pl* **guri**) изви́лина *(коры полушарий головного мозга)*

H

habit 1. привы́чка 2. (те́ло)сложе́ние, конститу́ция 3. склад, хара́ктер; скло́нность

  dietary ~s пищевы́е привы́чки

drug ~ 1. лека́рственная зави́симость 2. наркоти́ческая зави́симость

  harmful ~ вре́дная привы́чка

habitual привы́чный, обы́чный

habituation 1. приобрете́ние привы́чки, привыка́ние 2. приспособле́ние, адапта́ция

  drug ~ 1. лека́рственная зави́симость 2. наркоти́ческая зави́симость

haem-... *см.* **hem-...**

Haemamoeba плазмо́дий

hair 1. во́лос, волосо́к 2. во́лосы

  lanugo ~s пушко́вые во́лосы

  thick ~ густы́е во́лосы

half полови́на ◇ ~ **as large** вдво́е ме́ньше

half-life 1. пери́од полураспа́да *(радионуклидов)* 2. пери́од полувыведе́ния

  serum ~ вре́мя полужи́зни в кровяно́м ру́сле *(напр. антитела)*

hallucination галлюцина́ция

  auditory ~s слуховы́е галлюцина́ции

  visual ~s зри́тельные галлюцина́ции

hallux большо́й па́лец ноги́

hamartoma гамарто́ма

hammer 1. *мед. тех.* молото́к 2. молото́чек *(слуховая косточка)*

  reflex ~ неврологи́ческий молото́к

hand кисть руки́

handbook руково́дство, спра́вочник

drug ~ рецепту́рный спра́вочник

handicap 1. недоста́ток; дефе́кт 2. поме́ха, препя́тствие

handicapped инвали́д
physically ~ име́ющий физи́ческие недоста́тки

haploid гапло́ид ‖ гапло́идный

haploidy гаплоиди́я

haplophase гаплофа́за

haplotype гаплоти́п

hapten гапте́н

haptoglobin гаптоглоби́н

hard 1. твёрдый; пло́тный; жёсткий 2. тру́дный; тяжёлый

harelip (врождённая) расще́лина губы́, «за́ячья губа́»

harm вред ‖ наноси́ть вред

harmful па́губный, вре́дный, опа́сный

harmless безвре́дный, безопа́сный

hazard вре́дный фа́ктор; риск, опа́сность
environmental ~s вре́дные фа́кторы окружа́ющей среды́
health ~ опа́сность для здоро́вья
occupational ~s профессиона́льные вре́дности

HBsAg см. hepatitis B surface antigen

head 1. голова́ 2. анат. голо́вка, вы́ступ 3. мед. тех. наса́дка, наконе́чник 4. ум, рассу́док

headache головна́я боль, цефалги́я
sick ~ мигре́нь

headrest подголо́вник

heal 1. изле́чивать, исцеля́ть, спосо́бствовать заживле́нию или рубцева́нию 2. зажива́ть, консолиди́роваться (о переломе)

healable излечи́мый, исцели́мый

healer цели́тель

healing 1. лече́ние; изле́чивание 2. заживле́ние 3. лече́бный; целе́бный ◇ ~ by first intention заживле́ние (ра́ны) перви́чным натяже́нием; ~ by granulation [by second intention] заживле́ние (ра́ны) втори́чным натяже́нием
wound ~ заживле́ние ра́ны

health 1. здоро́вье 2. целе́бная си́ла 3. гигиени́ческий; санита́рный ◇ in ~ and disease в но́рме и при патоло́гии; to be in good ~ быть здоро́вым; to be out of ~ име́ть сла́бое здоро́вье; to look after one's ~ следи́ть за свои́м здоро́вьем
environmental ~ гигие́на окружа́ющей среды́
industrial ~ промы́шленная гигие́на
international ~ междунаро́дное здравоохране́ние
maternal ~ охра́на матери́нства
mental ~ 1. психи́ческое здоро́вье 2. психогигие́на
occupational ~ гигие́на труда́
public ~ здравоохране́ние
school ~ шко́льная гигие́на

healthful 1. здоро́вый 2. целе́бный, поле́зный; оздорови́тельный

healthy 1. здоро́вый 2. жизнеспосо́бный 3. поле́зный
apparently ~ практи́чески здоро́вый
hear слы́шать, облада́ть слу́хом
hearing 1. слух, спосо́бность слы́шать 2. преде́л слы́шимости
heart 1. се́рдце 2. сердцеви́на; ядро́; центра́льная часть
artificial ~ иску́сственное се́рдце
bovine ~ бы́чье се́рдце
heartache боль в се́рдце
heartbeating сердцебие́ние
heartburn изжо́га
heart-lung аппара́т иску́сственного кровообраще́ния, аппара́т «се́рдце — лёгкие»
heat 1. тепло́, теплота́ 2. жар, повы́шенная температу́ра
dry ~ сухо́й жар
heatstroke теплово́й уда́р
heavy 1. тяжёлый; си́льный, интенси́вный; оби́льный 2. пло́тный
hebephrenia гебефрени́я (форма шизофрении)
hebetude эмоциона́льное и у́мственное оскуде́ние
hectic гекти́ческий
heel пя́тка
helcoid я́звенный
helcoplasty пласти́ческое замеще́ние я́звенного дефе́кта
helix 1. завито́к (ушной раковины) 2. спира́ль (напр. молекулы ДНК)
helminthology гельминтоло́гия

heloma мозо́ль, омозоле́лость
help по́мощь ‖ помога́ть, ока́зывать по́мощь
helper 1. помо́щник, ассисте́нт 2. (кле́тка-)хе́лпер
hemagglutination гемагглютина́ция, агглютина́ция эритроци́тов
hemagglutinin гемагглютини́н
hemal кровяно́й
hemangioma гемангио́ма, сосу́дистый не́вус
hemarthrosis гемартро́з, кровоизлия́ние в суста́в
hematemesis крова́вая рво́та, гематеме́зис
hematin гемати́н
hematic 1. кровяно́й 2. де́йствующий на кровь
hematimeter гемоцито́метр
hematoblast см. hemoblast
hematochrome гематохро́м
hematocrit гематокри́т
hematogenic, hematogenous гематоге́нный
hematologic гематологи́ческий
hematologist гемато́лог
hematology гематоло́гия
hematolytic гемолити́ческий
hematoma гемато́ма
subarachnoid ~ субарахноида́льная гемато́ма
hematophage фагоци́т кро́ви
hematopoiesis см. hemopoiesis
hematoxylin гематоксили́н
iron ~ желе́зный гематоксили́н
hematuria (и́стинная) гемату́рия
false ~ ло́жная гематури́я

heme гем *(небелковая часть гемоглобина)*

hemianopsia гемианопси́я

hemic кровяно́й

hemicrania гемикра́ни́я; мигре́нь

hemilateral относя́щийся к одно́й стороне́

hemiparesis гемипаре́з

hemiplegia гемиплеги́я

hemisphere *анат.* полуша́рие

cerebellar ~ полуша́рие мозжечка́

cerebral ~ полуша́рие большо́го мо́зга

hemoblast гемоцитобла́ст, стволова́я кле́тка кро́ви

hemochromatosis гемохромато́з

hemoconcentration сгуще́ние кро́ви

hemoculture *микр.* гемокульту́ра

hemocyanin гемоцианин

hemocyte фо́рменный элеме́нт кро́ви

hemocytoblast гемоцитобла́ст, стволова́я кле́тка кро́ви

hemocytology гематоло́гия

hemocytolysis гемо́лиз

hemocytometer гемоцито́метр

hemodialysate гемодиализа́т

protein-free ~ безбелко́вый гемодиализа́т

hemodialysis гемодиа́лиз

long-term ~ хрони́ческий гемодиа́лиз

hemodialyzer иску́сственная по́чка, аппара́т иску́сственной по́чки

hemodilution гемодилю́ция, разбавле́ние [разжиже́ние] кро́ви

hemodynamic гемодинами́ческий

hemoglobin гемоглоби́н

adult ~ зре́лый гемоглоби́н

cord ~ гемоглоби́н пупови́нной кро́ви

fetal ~ фета́льный гемоглоби́н

hemoglobinopathy гемоглобинопати́я, гемоглобино́з

hemoglobinuria гемоглобину́ри́я

paroxysmal nocturnal ~ ночна́я пароксизма́льная гемоглобину́ри́я

hemogram гемогра́мма, фо́рмула кро́ви

hemology гематоло́гия

hemolymph гемоли́мфа

hemolysate гемолиза́т

hemolysin гемолизи́н

hemolysis гемо́лиз

hemolytic гемолити́ческий

hemolyze гемолизи́ровать, разруша́ть эритроци́ты

hemopathy гемопати́я

hemophage фагоци́т кро́ви

hemophilia гемофили́я

hemophiliac гемофи́лик, больно́й гемофили́ей

hemopoiesis гемопоэ́з, кроветворе́ние

extramedullary ~ экстрамедулля́рный гемопоэ́з

fetal ~ фета́льный гемопоэ́з

hemopoietic гемопоэти́ческий, кроветво́рный

hemopoietin гемопоэти́н

hemoptysis кровоха́рканье

hemorrhage 1. кровотече́ние 2. кровоизлия́ние ‖ кровоточи́ть ◇ to suppress ~ останови́ть кровотече́ние

atonic ~ атони́ческое кровотече́ние

capillary ~ капилля́рное кровотече́ние

fetal-maternal ~ поступле́ние кро́ви плода́ в кровото́к ма́тери

heavy ~ профу́зное кровотече́ние

internal ~ вну́треннее кровотече́ние

hemorrhagic геморраги́ческий, относя́щийся к кровотече́нию

hemorrhoid геморро́й, геморроида́льная ши́шка

strangulated ~ ущемлённый геморро́й

hemostasis 1. гемоста́з, остано́вка кровотече́ния 2. гемоста́з, кровяно́й стаз

hemostatic кровоостана́вливающее сре́дство ‖ гемостати́ческий, кровоостана́вливающий

hemothorax гемото́ракс

hemotoxic гемотокси́ческий

hemotoxin гемотокси́н

heparinization гепариниза́ция

hepatectomy удале́ние пе́чени, гепатэктоми́я

partial ~ резе́кция пе́чени

hepatic печёночный

hepatitis гепати́т ◇ ~ A инфекцио́нный [эпидеми́ческий] гепати́т, гепати́т A, боле́знь Бо́ткина; ~ B сы́вороточный гепати́т, гепати́т B

autoimmune ~ аутоимму́нный гепати́т

serum ~ сы́вороточный гепати́т, гепати́т B

hepatocellular печёночно-кле́точный, гепатоцеллюля́рный

hepatocyte гепатоци́т, паренхимато́зная печёночная кле́тка

hepatolienal гепатолиена́льный, печёночно-селезёночный

hepatolithiasis образова́ние *или* нали́чие камне́й в пе́чени

hepatologist гепато́лог, врач-специали́ст по боле́зням пе́чени

hepatoma гепато́ма, первична́я о́пухоль пе́чени

hepatomegalia, hepatomegaly гепатомегали́я, увеличе́ние пе́чени

hepatopathy боле́знь пе́чени

hepatorrhexis разры́в пе́чени

hepatotoxic гепатотокси́ческий, гепатотокси́чный

hepatotoxicity гепатотокси́чность, токси́ческое де́йствие на пе́чень

herb трава́; расте́ние

hereditary насле́дственный

heredity насле́дственность

heritable насле́дственный; насле́дуемый

hernia гры́жа

~ **of intervertebral disk** гры́жа межпозвоно́чного ди́ска

constricted ~ ущемлённая гры́жа

crural [femoral] ~ бе́дренная гры́жа

gluteal ~ седа́лищная гры́жа

hiatal ~ грыжа пищеводного отверстия диафрагмы
incarcerated ~ ущемлённая грыжа
inguinal ~ паховая грыжа
irreducible ~ невправимая грыжа
reducible ~ вправимая грыжа
sliding ~ скользящая грыжа
strangulated ~ ущемлённая грыжа
true ~ истинная грыжа
umbilical ~ пупочная грыжа
ventral ~ грыжа брюшной стенки
hernial грыжевой
herpes *дерм.* герпес
herpetic герпетический
herpetiform герпетиформный, сходный с герпесом
heteroantibody гетероантитело
heteroantigen гетероантиген
heteroantigenic гетероантигенный
heteroantiserum гетерологичная иммунная сыворотка
heterochromia гетерохромия
heteroepitope гетероэпитоп, гетероантигенная детерминанта
heterogeneity гетерогенность, разнородность, неоднородность
heterogeneous гетерогенный, разнородный, неоднородный
heterografting ксенотрансплантация
heterolateral контралатеральный, расположенный на противоположной стороне
heterotopous смещённый, имеющий неправильное положение; гетеротопический
heterozygote *ген.* гетерозигота
heterozygous гетерозиготный
hiatus *анат.* отверстие, щель
aortic ~ аортальное отверстие (*диафрагмы*)
esophageal ~ пищеводное отверстие (*диафрагмы*)
hiccough, hiccup икота ‖ икать
hidden скрытый; латентный; невидимый
hidrosis 1. потоотделение 2. гипергидроз, потливость
hidrotic потогонное средство ‖ потогонный
high-activity 1. высокоактивный 2. высокорадиоактивный
high-caloric высококалорийный
high-toxic высокотоксичный
hilus ворота органа
hip 1. тазобедренный сустав 2. бедро
hirsutism гирсутизм (*избыточное оволосение*)
hirudinize ставить пиявки
histaminase гистаминаза
histamine гистамин
histidine гистидин
histiocyte осёдлый макрофаг, гистиоцит
cardiac ~ миоцит Аничкова
histiocytosis гистиоцитоз
malignant ~ злокачественный гистиоцитоз

histochemistry гистохи́мия

histocompatibility тка́невая совмести́мость

histogenesis гистогене́з

histogenous гистоге́нный

histogram гистогра́мма

histoincompatibility тка́невая несовмести́мость

histologic(al) гистологи́ческий

histologist гисто́лог

histology гистоло́гия, уче́ние о тка́нях

histolytic разруша́ющий ткань

histone *биохим.* гисто́н

histoplasmin гистоплазми́н

histoplasmosis гистоплазмо́з

history исто́рия боле́зни

antecedent ~ ана́мнез

case ~ исто́рия боле́зни; ана́мнез

familial [family] ~ семе́йный ана́мнез

life ~ ана́мнез жи́зни

medical ~ исто́рия боле́зни

occupational ~ профессиона́льный ана́мнез

past ~ ана́мнез

patient ~ *см.* medical history

personal ~ ана́мнез жи́зни

social ~ социа́льный ана́мнез

histotome микрото́м

histotripsy разда́вливание [размозже́ние] тка́ни

hives крапи́вница; сыпь

hoarse си́плый, хри́плый (*о голосе*); гру́бый, ре́зкий

hoarseness хрипота́, охри́плость (*голоса*)

holder держа́тель; кронште́йн; штати́в

cone ~ тубусодержа́тель

cotton ~ па́лочка с ва́тным тампо́ном

head ~ держа́тель головы́

needle ~ иглодержа́тель

test tube ~ штати́в для проби́рок

hole отве́рстие; углубле́ние

hollow 1. пустота́, по́лость; *стом.* карио́зная по́лость ‖ пусто́й, по́лый 2. *анат.* углубле́ние, впа́дина ‖ впа́лый

home:

convalescent ~ санато́рий для выздора́вливающих

geriatric ~ 1. дом престаре́лых 2. гериатри́ческая больни́ца

maternity ~ роди́льный дом

nursing ~ 1. ча́стная лече́бница 2. дом престаре́лых *или* инвали́дов с медици́нским обслу́живанием

terminal care ~ стациона́р для больны́х с неблагоприя́тным прогно́зом

homeopathic гомеопати́ческий

homeopathist гомеопа́т

homeopathy гомеопа́тия

homeostasis *физиол.* гомеоста́з

immunological ~ имму́нный гомеоста́з

homeostatic гомеостати́ческий, относя́щийся к гомеоста́зу

homicidal 1. одержи́мый мы́слью об уби́йстве (*о душевнобольном*) 2. уби́йственный, смертоно́сный

homing *иммун.* хо́минг, эффе́кт «до́ма»

homogenate гомогена́т
  whole cell ~ кле́точный гомогена́т

homogeneity гомоге́нность, одноро́дность

homogeneous гомоге́нный, одноро́дный

homogenization гомогениза́ция

homogenizer гомогениза́тор

homograft аллотранспланта́т

homografting аллотранспланта́ция

homolateral относя́щийся к одно́й и той же стороне́; располо́женный на той же стороне́

homologous 1. соотве́тственный 2. гомологи́ческий

homology 1. соотве́тствие 2. гомоло́гия

homosexual гомосексуали́ст ‖ гомосексуа́льный

homotransplantation аллотранспланта́ция

homozygote *ген.* гомозиго́та

homozygous гомозиго́тный

hood вытяжно́й шкаф

hook крюк; крючо́к ‖ захва́тывать крючко́м

hook-shaped крючкова́тый, крючкови́дный, крючкообра́зный

hookworm анкилосто́ма, нема́тода
  American ~ нека́тор *(возбудитель некатороза)*

hoose гельми́нтный бронхи́т

hordeolum ячме́нь, мейбоми́т

hormone гормо́н
  adrenocortical ~ гормо́н коры́ надпо́чечников
  adrenocorticotropic ~ кортикотропи́н, адренокортикотро́пный гормо́н, АКТГ
  androgenic ~s андроге́ны, мужски́е половы́е гормо́ны
  antidiuretic ~ антидиурети́ческий гормо́н, вазопресси́н
  chorionic gonadotropic ~ хориони́ческий гонадотропи́н
  follicle-stimulating ~ фолликулостимули́рующий гормо́н, ФСГ
  luteinizing ~ лютеинизи́рующий гормо́н
  parathyroid ~ паратгормо́н, паратирео́идный гормо́н
  sex ~s половы́е гормо́ны
  steroid ~s стеро́идные гормо́ны
  thyroid-stimulating ~ тиреотропи́н, тиреотро́пный [тиреостимули́рующий] гормо́н ˙

horn рог, рогови́дный отро́сток

horny 1. роговой; рогови́дный 2. оровове́вший

hospital больни́ца; лече́бница; го́спиталь; лазаре́т ◇ ~ **for women** гинекологи́ческая больни́ца; **to be admitted to** ~ поступи́ть в больни́цу; **to be in** ~ лежа́ть в больни́це
  camp ~ полево́й го́спиталь
  charity ~ благотвори́тельная больни́ца
  children's ~ де́тская больни́ца
  day ~ дневно́й стациона́р
  district ~ райо́нная больни́ца
  general ~ 1. больни́ца о́бщего про́филя 2. гла́вный

[центра́льный] вое́нный го́спиталь

maternity ~ роди́льный дом

mental ~ психиатри́ческая больни́ца

multi-field ~ многопро́фильная больни́ца

one-field ~ однопро́фильная больни́ца

private ~ ча́стная больни́ца

public ~ госуда́рственная больни́ца

special ~ специализи́рованная больни́ца

teaching ~ ба́зовая больни́ца

hospitalization госпитализа́ция, помеще́ние в стациона́р

hospitalize госпитализи́ровать, помеща́ть в стациона́р

host 1. хозя́ин (*паразита*); органи́зм-носи́тель (*паразита*) **2.** реципие́нт

intermediate ~ промежу́точный хозя́ин

hostel общежи́тие

hour:

consulting ~s приёмные часы́ (*у врача*)

labor ~s рабо́чее вре́мя

human челове́к ‖ челове́ческий

humeral плечево́й, относя́щийся к плечево́й ко́сти

humeroradial плечелучево́й

humeroscapular плечелопа́точный

humeroulnar плечелоктево́й

humerus плечева́я кость

humid 1. сыро́й, вла́жный **2.** сопровожда́ющийся отха́р-

киванием *или* выделе́ниями

humidification увлажне́ние

humidify увлажня́ть

humidity сы́рость, вла́жность

humor тканева́я жи́дкость

aqueous ~ водяни́стая вла́га, внутриглазна́я жи́дкость

crystalline ~ **1.** хруста́лик **2.** стекло́ви́дное те́ло

humoral гумора́льный

hunger 1. го́лод; чу́вство го́лода **2.** голода́ние; дли́тельное недоеда́ние ‖ голода́ть, испы́тывать го́лод

hurt 1. поврежде́ние; ра́на; ране́ние ‖ нанести́ поврежде́ние; ра́нить **2.** боль ‖ причиня́ть боль

hyalin гиали́н, гиали́новое вещество́

hyaline гиали́новый; прозра́чный, стеклови́дный

hyalinize подверга́ться гиали́новому перерожде́нию

hyalinosis гиалино́з, гиали́новая дистрофи́я

hyaloplasm гиалопла́зма

hyaluronidase гиалурони́да́за

hybrid гибри́д ‖ гибри́дный, сме́шанный

hybridity гибри́дность

hybridization гибридиза́ция, скре́щивание

hybridoma гибридо́ма

hydatid 1. эхиноко́кковая киста́ **2.** гидати́дный, эхиноко́кковый

hydatidosis эхинококко́з

hydradenitis гидрадени́т

hydragogue слаби́тельное, вызыва́ющее выделе́ние жи́дкости из кише́чника

173

hydramnion, hydramnios многово́дие, гидрамнио́н

hydrarthrosis гидрартро́з, водя́нка суста́ва

hydration гидрата́ция

hydriatrics водолече́ние, гидротерапи́я

hydrocardia гидроперика́рд, водя́нка перика́рда

hydrocele гидроце́ле, водя́нка оболо́чек яи́чка

hydrocephalus, hydrocephaly гидроцефали́я, водя́нка головно́го мо́зга

hydrogen водоро́д, H

hydrolysis гидро́лиз

hydrolyzate гидролиза́т, проду́кт гидро́лиза

hydrolyze подверга́ть гидро́лизу; гидролизи́ровать

hydromassage гидромасса́ж

hydronephrosis гидронефро́з

hydropericardium см. hydrocardia

hydroperitoneum асци́т, водя́нка брюшно́й по́лости

hydrophilic гидрофи́льный

hydrophobia 1. бе́шенство 2. гидрофоби́я, водобоя́знь

hydrophobic 1. относя́щийся к бе́шенству 2. гидрофо́бный (о веществе)

hydropic водя́ночный; отёчный

hydropneumoperitoneum гидропневмоперито́неум, нали́чие жи́дкости и га́за в брюшно́й по́лости

hydrops водя́нка; отёк
  fetal ~ многово́дие, гидрамнио́н

hydrosalpinx водя́нка ма́точной трубы́, гидроса́льпинкс

hydrotherapy водолече́ние, гидротерапи́я

hydrothorax гидрото́ракс

hydrotubation гидротуба́ция

hydrous во́дный; водяни́стый

hydroxide гидрокси́д

hydroxyproline оксипроли́н

hydruria полиури́я

hygiene гигие́на; санита́рная культу́ра, гигиени́ческие на́выки
  food ~ гигие́на пита́ния
  industrial ~ промы́шленная гигие́на
  mental ~ психогигие́на
  occupational ~ гигие́на труда́
  personal ~ ли́чная гигие́на
  radiation ~ радиацио́нная гигие́на
  social ~ социа́льная гигие́на

hygienic 1. гигиени́ческий 2. здоро́вый

hygienics гигие́на

hygienist гигиени́ст, специали́ст по гигие́не

hygric вла́жный

hygroscopic гигроскопи́ческий, гигроскопи́чный

hymen де́вственная плева́, ги́мен

hyoglossal подъязы́чно-язы́чный

hyoid подъязы́чная кость ‖ подъязы́чный

hyperacidity ацидо́з; гиперхлоргидри́я

hyperactivity повы́шенная акти́вность; гиперфу́нкция

hyperalgesia гипералгези́я

hyperalimentation 1. перееда́ние; перека́рмливание 2. уси́ленное пита́ние parenteral ~ парентера́льное пита́ние

hyperbilirubinemia гипербилирубинеми́я

hypercalcemia гиперкальциеми́я

hypercapnia гиперкапни́я

hyperchlorhydria гиперхлоргидри́я

hypercholesterolemia (гипер)холестеринеми́я

hyperchromatism 1. гиперхромато́з *(1. усиленная пигментация 2. усиление сродства к красителям)* 2. увеличе́ние содержа́ния хромати́на в ядре́ кле́тки

hypercoagulability гиперкоагуля́ция

hyperemesis неукроти́мая рво́та, гиперемéзис

hyperemia гипереми́я, покрасне́ние

hyperergy гипереpги́я

hyperesthesia гиперестези́я

hyperexcitability повы́шенная возбуди́мость

hyperextension 1. перерастяже́ние *(напр. связки)* 2. переразгиба́ние *(конечности)*

hyperfunction гиперфу́нкция

hypergammaglobulinemia гипергаммаглобулинеми́я

hyperglycemia гипергликеми́я

hyperhidrosis гипергидро́з, уси́ленная потли́вость

hyperimmunity напряжённый иммуните́т

hyperimmunization гипериммуниза́ция

hyperinsulinemia гиперинсулинеми́я

hyperkalemia гиперкалиеми́я

hyperkeratosis гиперкерато́з

hypermature перезре́лый

hypermenorrhea гипермено-ре́я, менорраги́я

hypermetropia дальнозо́ркость, гиперметропи́я

hypernephroma гипернефро́ма

hypernutrition *см.* hyperalimentation

hyperopia дальнозо́ркость, гиперметропи́я

hyperosmia гиперосми́я

hyperosmotic гиперосмоти́ческий

hyperostosis гиперосто́з

hyperoxia гиперокси́я

hyperoxide пе́рекись

hyperparathyroidism гиперпаратиреоз́

hyperpigmentation гиперпигмента́ция

hyperplasia гиперплази́я

lymphoreticular ~ лимфоретикуля́рная гиперплази́я

hyperproteinemia гиперпротеинеми́я

hyperptyalism гиперсалива́ция, птиали́зм

hyperpyretic гиперпирети́ческий

hyperpyrexia гиперпирекси́я

hyperpyrexial гиперпирети́ческий

hyperreactivity повы́шенная реакти́вность

hypersalivation гиперсалива́ция, птиали́зм

hypersecretion гиперсекре́ция, повы́шенная секре́ция

hypersensitivity повы́шенная чувстви́тельность, гиперчувствительность; аллергия

cold ~ холодовая гиперчувствительность

delayed ~ гиперчувствительность замедленного типа

immune complex ~ иммунокомплексная гиперчувствительность

hypersomia гигантизм, макросомия

hypersomnia гиперсомния

hypersplenism гиперспленизм

hypersthenic гиперстенический

hypersusceptibility сенсибилизация, повышенная чувствительность к воздействию тех *или* иных факторов

hypertension гипертензия

portal ~ портальная гипертензия

transient ~ транзиторная гипертензия

hypertensive 1. гипертензивный, повышающий артериальное давление 2. гипертоник

hyperthermia гипертермия, перегревание организма

hyperthyroidism гипертиреоз, гиперфункция щитовидной железы

hypertonia гипертония *(повышенный тонус мышц)*

hypertonic гипертонический

hypertrichosis гипертрихоз

hypertrophy гипертрофия

vicarious ~ викарная [заместительная] гипертрофия

work ~ рабочая гипертрофия

hypervariability гипервариабельность

hyperventilation гипервентиляция *(лёгких)*

hyperviscosity повышенная вязкость *(напр. крови)*

hypervitaminosis гипервитаминоз

hypesthesia гипестезия

hyphema гифема *(кровоизлияние в переднюю камеру глаза)*

hypnagogue снотворное средство ‖ снотворный

hypnosis гипноз

hypnotherapy гипнотерапия, лечение гипнозом

hypnotic снотворный препарат ‖ снотворный

hypnotist гипнотизёр

hypoacidity гипохлоргидрия

hypoactivity пониженная активность; гипофункция

hypoalimentation неполноценное [недостаточное] питание

hypochondrium подрёберная область

hypochromatism 1. гипопигментация 2. гипохромия, гипохромазия

hypocomplementemia гипокомплементемия

hypocorticism гипокортицизм, гипофункция коры надпочечников

hypoderm подкожная (жировая) клетчатка, гиподерма

hypodermic лекарственно′

срéдство для подкóжных инъéкций ‖ подкóжный

hypodynamia гиподинамѝя

hypoeosinophilia *гемат.* эозинопенѝя

hypofunction гипофу́нкция

hypogalactia гипогалактѝя, гиполактѝя

hypogammaglobulinemia гипогаммаглобулинемѝя

hypogastric подчрéвный, относя́щийся к подчрéвной óбласти

hypogastrium подчрéвье, подчрéвная óбласть, гипогáстрий

hypogenitalism гипогонадѝзм, гипогениталѝзм

hypoglossal подъязы́чный

hypoglossus подъязы́чный нерв

hypoglycemia гипогликемѝя
 dietary ~ алиментáрная гипогликемѝя

hypohydration обезвóживание, гипогидратáция, дегидратáция

hypokinesia гипокинезѝя, ограни́ченная подви́жность

hypokinetic гипокинети́ческий

hypomenorrhea гипоменорéя

hypomnesia гипомнезѝя, ослабление памяти

hypomotility гипокинезѝя, ограни́ченная подви́жность

hyponychial подногтевóй

hyponychium подногтевáя пласти́нка, гипони́хий, ногтевóе лóже

hypo-ovaria гипофу́нкция яи́чников

hypoperfusion недостáточная перфу́зия *(крови)*

hypopharynx гортáнная часть глóтки, гипофáринкс

hypophrenia гипофренѝя, слабоу́мие

hypophrenic 1. поддиафрагмáльный 2. у́мственно отстáлый

hypophysectomy гипофизэктомѝя

hypophysis гипóфиз, мозговóй придáток

hypopituitarism гипопитуитарѝзм *(гипофункция гипофиза)*

hypoplasia гипоплазѝя, недоразви́тие

hypoplastic гипопласти́ческий, недорáзвитый

hypoplasty *см.* hypoplasia

hypopraxia патологи́ческая бездéятельность

hypoproteinosis гипопротеинемѝя

hypoprothrombinaemia гипопротромбинемѝя

hyporesponsiveness ни́зкая реакти́вность, гипореакти́вность

hyporexia пони́женный аппети́т

hyposalivation гипосаливáция

hyposecretion пони́женная секрéция, гипосекрéция

hyposensitivity пони́женная чувстви́тельность

hyposensitization гипосенсибилизáция

hyposmia гипосмѝя, ослаблéние обоня́ния

hyposomnia бессóнница, инсомнѝя

hypospadias гипоспадѝя

hyposthenic слáбый; апати́чный; ослáбленный

hyposthenuria гипостенурия

hypotension гипотензия; пониженное давление

intracranial ~ внутричерепная гипотензия

postural ~ ортостатическая гипотензия

reflectory ~ стабильная гипотензия

hypotensive 1. гипотензивный, понижающий артериальное давление 2. гипотоник

hypothalamus гипоталамус

hypothenar гипотенар, возвышение мизинца

hypothermal гипотермический

hypothermia гипотермия, пониженная температура

deep [profound] ~ глубокая гипотермия

total body ~ общая гипотермия

hypothesis гипотеза, предложение

hypothyroidism гипотиреоз

hypotonia гипотония, гипотонус [сниженный тонус] мышцы

hypotonic гипотонический

hypotrichosis гипотрихоз, гипотрихия

hypovaria гипофункция яичников

hypoventilation гиповентиляция (лёгких)

hypovitaminosis гиповитаминоз, витаминная недостаточность

hypovolemia гемат. гиповолемия

hypovolemic гиповолемический

hypoxemia гипоксемия

hypoxanthine гипоксантин

hypoxia гипоксия, кислородное голодание, кислородная недостаточность

circulatory ~ циркулятörная гипоксия

stagnant ~ застойная гипоксия

tissue ~ тканевая гипоксия

hysterectomy гистерэктомия, экстирпация матки

hysteria истерия

hysteric(al) истерический

hysterocele гистероцеле, грыжа матки

hysterocolposcope гистерокольпоскоп

hysterocystic маточно-пузырный

hysterograph гистерограф (прибор для регистрации сокращений матки)

hystero-oophorectomy гистероофорэктомия, удаление матки с придатками

hysteropathy болезнь матки

hysteropexy фиксирование матки

hysteroptosis опущение матки

hysterorrhexis разрыв матки

hysterosalpingography гистеросальпингография, рентгенография маточных труб и матки

hysteroscopy гистероскопия, осмотр полости матки

hysterotomy гистеротомия, рассечение матки

hysterotrachelectomy ампутация шейки матки

I

iatraliptics втира́ние (*метод лечения*)

iatric(al) лече́бный, враче́бный

iatrogenic ятроге́нный

iatrogeny ятрогени́я

ice 1. лёд 2. замора́живать; моро́зить

ice-bladder пузы́рь со льдом

ichor гни́лостный [ихоро́зный] гной

ichorous гни́лостный, ихоро́зный

ichthyosis ихтио́з

icteric иктери́ческий, желту́шный; страда́ющий желту́хой

icterus желту́ха ◇ ~ neonatorum желту́ха новорождённых

nuclear ~ я́дерная желту́ха

ictus 1. уда́р пу́льса 2. внеза́пный при́ступ; внеза́пный припа́док (*напр. эпилепсии*)

ideation мышле́ние

identical иденти́чный, одина́ковый

identification 1. идентифика́ция; распознава́ние 2. определе́ние, выясне́ние

identify идентифици́ровать, распознава́ть (*напр. антиген*)

identity иденти́чность

ideomotor идеомото́рный

idiocy идиоти́я

idiogram идиогра́мма

idiopathic идиопати́ческий

idioplasm идиопла́зма, заро́дышевая пла́зма

idiosyncrasy идиосинкрази́я, повы́шенная чувстви́тельность

idiotic идиоти́ческий

idiotope идиото́п

idiotype идиоти́п, набо́р идиотипи́ческих детермина́нт (*в молекуле антитела*)

idiotypy идиотипи́я, вариа́бельность идиоти́пов

idioventricular относя́щийся к желу́дочку се́рдца, со́бственно желу́дочковый

ileac, ileal 1. подвздо́шный 2. относя́щийся к непроходи́мости кише́чника

ileectomy резе́кция подвздо́шной кишки́

ileitis иле́ит (*воспаление подвздошной кишки*)

distal ~ термина́льный иле́ит

regional ~ регiона́льный иле́ит

ileocecal илеоцека́льный, подвздо́шно-слепокише́чный

ileostomy илеостоми́я

ileotomy илеотоми́я

ileum подвздо́шная кишка́

ileus непроходи́мость кише́чника, и́леус

adynamic ~ *см.* paralytic ileus

dynamic ~ динами́ческая непроходи́мость кише́чника

generalized ~ по́лная непроходи́мость кише́чника

localized ~ части́чная непроходи́мость кише́чника

occlusive ~ механи́ческая

непроходи́мость кише́чника

paralytic ~ паралити́ческая непроходи́мость кише́чника

spastic ~ спасти́ческая непроходи́мость кише́чника

iliac *см.* **ileac 1.**

iliacus подвздо́шная мы́шца

ilium подвздо́шная кость

illegal незако́нный, кримина́льный

illness боле́знь, заболева́ние; страда́ние; нездоро́вье; расстро́йство

   associated ~ сопу́тствующее заболева́ние

   atopic ~ атопи́ческое заболева́ние

   chronic ~ хрони́ческое заболева́ние

   dangerous ~ опа́сная боле́знь

   decompression ~ кессо́нная боле́знь

   fatal ~ неизлечи́мое заболева́ние

   iatrogenic ~ ятроге́нное заболева́ние

   mental ~ психи́ческое заболева́ние

image изображе́ние; представле́ние; о́браз; отраже́ние ‖ изобража́ть; представля́ть; отобража́ть

imaging визуализа́ция, получе́ние изображе́ния

imbalance 1. дисбала́нс; наруше́ние равнове́сия **2.** несоотве́тствие

imbecile имбеци́льный; слабоу́мный

immature незре́лый; недоразви́вшийся

immaturity незре́лость; недоразви́тие

immunological ~ иммунологи́ческая незре́лость, иммунологи́ческая некомпете́нтность

immediate 1. непосре́дственный, прямо́й; ближа́йший **2.** неме́дленный, э́кстренный

immedicable инкура́бельный, неизлечи́мый

immerse погружа́ть, окуна́ть

immersion имме́рсия, погруже́ние

immobile неподви́жный; фикси́рованный *(напр. о перело́ме)*

immobility неподви́жность

immobilization иммобилиза́ция

immobilize иммобилизи́ровать; фикси́ровать

immune имму́нный; облада́ющий иммуните́том; невосприи́мчивый

immunifaction иммуниза́ция

immunity иммуните́т, невосприи́мчивость *(к боле́зни)* ◇ **to acquire** ~ приобрести́ иммуните́т

   abortive ~ несто́йкий иммуните́т

   acquired ~ приобретённый иммуните́т

   active ~ акти́вный иммуните́т

   adoptive ~ приобретённый иммуните́т

   antisperm ~ антисперма́льный иммуните́т

   antiviral ~ противови́русный иммуните́т

cell-mediated [cellular] ~ клеточный иммунитет

complete ~ абсолютный иммунитет

congenital ~ наследственный [естественный, врождённый] иммунитет

cross ~ перекрёстный иммунитет

high-grade ~ напряжённый иммунитет

humoral ~ гуморальный иммунитет

local ~ местный иммунитет

native ~ *см.* congenital immunity

passive ~ пассивный иммунитет

postvaccinal ~ прививочный иммунитет

specific ~ специфический иммунитет

tissue ~ тканевой иммунитет

immunization 1. иммунизация 2. сенсибилизация

immunoadsorbent иммуносорбент

immunoadsorption иммуносорбция

immunoaffinoelectrophoresis иммуноаффинный электрофорез

immunoanalyzer иммуноанализатор

immunoassay иммунологический анализ; иммунологическая проба

immunoautoradiography иммунорадиоавтография

immunobead иммуногранула, иммуномикроноситель, иммуносфера

immunobiological иммунобиологический

immunobiology иммунобиология

immunoblast иммунобласт

immunoblotting иммуноблоттинг

immunocompetence иммунологическая зрелость, иммунокомпетентность

immunocompetent иммунокомпетентный

immunocyte иммуноцит

immunocytology иммуноцитология

immunodeficiency иммунодефицитное состояние, иммунодефицит, иммунологическая недостаточность

acquired ~ приобретённый иммунодефицит

congenital ~ врождённый иммунодефицит

immunodepression *см.* immunosuppression

immunodiffusion иммунодиффузия

immunoelectroassay иммуноэлектрофоретический анализ

immunoelectrophoresis иммуноэлектрофорез

counter ~ противоточный [встречный] иммуноэлектрофорез

crossed ~ перекрёстный иммуноэлектрофорез

immunofixation иммунофиксация

imprint ~ иммуноимпринтинг, метод иммунофиксированных отпечатков immunofluorescence иммунофлюоресцéнция

  indirect ~ непрямáя иммунофлюоресцéнция

immunofluorimetry иммунофлюорометрúя

immunogenesis иммуногенéз

immunogenetics иммуногенéтика

immunogenic иммуногéнный

immunogenicity иммуногéнность

immunoglobulin иммуноглобулúн

immunolabel иммýнная мéтка

immunologic иммунологúческий

immunologist иммунóлог

immunology иммунолóгия

immunopathology клинúческая иммунолóгия

immunopathy иммунопатúя

immunopotentiation иммуностимуляция

immunoprecipitate иммунопреципитáт

immunoprecipitation иммунопреципитáция

immunoproliferative иммунопролифератúвный

immunoprophylaxis иммунопрофилáктика

immunoreactivity иммунореактúвность

immunoregulation иммунорегуляция

immunosorbent иммуносорбéнт

immunostimulant иммуностимулятор

immunosuppressant иммунодепрессúвное срéдство, иммунодепрессáнт

immunosuppression иммуносупрéссия, иммунодепрéссия, подавлéние иммýнного отвéта

immunotherapy иммунотерапúя

immunotolerance иммунологúческая толерáнтность

impact 1. удáр, толчóк; úмпульс 2. воздéйствие, влияние, эффéкт

impacted 1. вколóченный (о переломе); вклúненный 2. ущемлённый

impair ухудшáть(ся), пóртить(ся); причинять ущéрб (здоровью); ослаблять

impaired ослáбленный, снúженный

impairment ухудшéние; поврежлéние; нарушéние (напр. функции органа)

imperfect 1. нарýшенный; дефéктный; несовершéнный 2. непóлный; незавершённый

impetigo пузырчáтка, импетúго

implant имплантáт ‖ имплантúровать, вживлять {NB: произношение сущ. ['impla:nt], гл. [im'pla:nt]}

implantation 1. имплантáция, вживлéние; пересáдка 2. эмбр. имплантáция, нидáция 3. привúвка; перевивáние (опухолевых клеток)

implication 1. вовлечéние 2. сýщность; роль, значéние

impotence импотéнция, мужскáя половáя слáбость

impregnate 1. импрегнúровать, пропúтывать ‖ импрегнúрованный, пропúтанный **2.** оплодотворять **3.** беременная {NB: *произношение гл.* ['impregneit], *прил.* [im'pregnət]}

impregnation 1. импрегнация, пропитывание; насыщение **2.** оплодотворение; зачатие

imprint отпечаток

improve улучшать(ся)

improvement улучшение; положительная динамика *(заболевания)*

impulse 1. импульс; толчок, удар *(сердца)* **2.** мотивация, побуждение
apex ~ верхушечный толчок сердца

impurity загрязнение; примесь

inactivation инактивация

inactive инертный, пассивный, вялый; недействующий

inapparent бессимптомный; скрытый; латентный

inborn врождённый; природный

inbred 1. врождённый **2.** *ген.* инбредный

incapacitation потеря трудоспособности

incapacity 1. неспособность; несостоятельность **2.** нетрудоспособность

incidence охват; сфера действия; число случаев
disease ~ заболеваемость

incise рассекать; надрезать; иссекать

incision разрез; надрез; рассечение

included включённый; заключённый; окружённый

inclusion включение

incompatibility несовместимость

incompatible несовместимый

incompetence 1. недостаточность; функциональная недостаточность **2.** некомпетентность

incomplete 1. частичный, неполный **2.** несовершённый; незаконченный **3.** дефектный

incontinence 1. недержание **2.** невоздержанность
urinary ~ недержание мочи

incorporate 1. смешивать; включать; присоединять **2.** регистрировать

incorporation 1. смешивание; включение; присоединение **2.** регистрация

incorrect неправильный, неверный; неточный; некорректный

increase возрастание, увеличение; рост; повышение, прирост ‖ возрастать; увеличиваться; повышаться; расти {NB: *произношение сущ.* ['inkri:s], *гл.* [in'kri:s]}

incubation 1. инкубационный период **2.** инкубация, выдерживание в термостате **3.** культивирование

incubator 1. инкубатор, кувёз *(для недоношенных детей)* **2.** термостат

incurability инкурабельность, неизлечимость

incurable инкурабельный, неизлечимый, неисцелимый

index 1. показа́тель; и́ндекс; коэффицие́нт 2. указа́тельный па́лец
mitotic ~ митоти́ческий и́ндекс

indicate 1. пока́зывать, ука́зывать; обознача́ть 2. служи́ть при́знаком, свиде́тельствовать

indication 1. показа́ние; усло́вие, крите́рий 2. при́знак, симпто́м

indigenous 1. врождённый 2. сво́йственный, прису́щий

indigestion диспепси́я, расстро́йство пищеваре́ния

indirect непрямо́й; ко́свенный

individual 1. индивидуа́льный; отде́льный 2. характе́рный, осо́бенный

indolence безболе́зненность; нечувстви́тельность

induce индуци́ровать; вызыва́ть; побужда́ть; стимули́ровать

induction 1. *физиол.* инду́кция; вызыва́ние 2. вво́дный нарко́з

inductotherapy индуктотерапи́я

induration индура́ция, уплотне́ние *(органа или кожи)*; затверде́ние, отверде́ние

ineffective неэффекти́вный

ineffectiveness неэффекти́вность

inert вя́лый, ине́ртый

inertia вя́лость, ине́ртность; засто́йность

infant младе́нец; ребёнок мла́дшего во́зраста *(до 2 лет)*

breast-fed ~ ребёнок, вска́рмливаемый гру́дью
dysmature ~ недоно́шенный ребёнок
full-term ~ доно́шенный ребёнок
immature ~ недоно́шенный ребёнок
low-birth-weight ~ маловéсный ребёнок
mature ~ доно́шенный ребёнок
newborn ~ новорождённый
postmature ~ перено́шенный ребёнок
term ~ доно́шенный ребёнок

infantile младе́нческий; де́тский; инфанти́льный

infarct инфа́ркт

infarction 1. образова́ние инфа́ркта 2. инфа́ркт

infection инфе́кция; инфици́рование
adenovirus ~ аденови́русная инфе́кция
airborne ~ возду́шная инфе́кция
concurrent ~ сме́шанная инфе́кция
droplet ~ возду́шно-ка́пельная инфе́кция
focal ~ очаго́вая инфе́кция
latent ~ латéнтная инфе́кция
mixed ~ сме́шанная инфе́кция
systemic ~ систе́мная инфе́кция
viral ~ ви́русная инфе́кция

infectious инфекцио́нный; зара́зный; вы́званный инфе́кцией

infertile беспло́дный

infertility беспло́дие

infestant возбуди́тель заболева́ния

infiltration 1. инфильтра́ция; инфильтра́т 2. инфильтра́ция, проникнове́ние 3. пропи́тывание

inflammation воспале́ние

inflammatory воспали́тельный; воспалённый

influence влия́ние, возде́йствие ‖ влия́ть, ока́зывать влия́ние, возде́йствовать

influenza грипп

influenzal гриппо́зный

information информа́ция; све́дения; да́нные

infundibulum *анат.* воро́нка

infuse 1. влива́ть, проводи́ть инфу́зию 2. приготовля́вать насто́й

infusion 1. внутриве́нное влива́ние, инфу́зия 2. насто́й
arterial ~ внутриартериа́льное влива́ние
intravenous ~ внутриве́нное влива́ние
saline ~ влива́ние солево́го раство́ра

ingest глота́ть, прогла́тывать; принима́ть внутрь

ingestion глота́ние, прогла́тывание; приём внутрь

ingredient ингредие́нт, компоне́нт, составна́я часть

ingrow враста́ть *(напр. о ногте)*

inguinal па́ховый

inhalation 1. вдыха́ние; ингаля́ция 2. лека́рственная фо́рма для ингаля́ции

inhale вдыха́ть; де́лать ингаля́цию

inheritance насле́дственность; насле́дование
autosomal dominant ~ аутосо́мно-домина́нтное насле́дование

inhibit ингиби́ровать, тормози́ть, подавля́ть, заде́рживать

inhibition ингиби́ция, торможе́ние, угнете́ние, подавле́ние, заде́ржка
~ of growth угнете́ние ро́ста
competitive ~ *биохим.* конкуре́нтное ингиби́рование

inhibitor ингиби́тор

inhibitory тормозя́щий, ингиби́рующий, подавля́ющий

initial нача́льный, исхо́дный, перви́чный

initiate побужда́ть, стимули́ровать; иници́ровать

inject де́лать инъе́кцию

injection инъе́кция; парентера́льное введе́ние *(напр. лека́рственного средства)*; уко́л
bolus ~ инъе́кция уда́рной до́зы вещества́
intramuscular ~ внутримы́шечное введе́ние
intravenous ~ внутриве́нное введе́ние
single ~ однокра́тная инъе́кция

injure повреди́ть; ра́нить; ушиби́ть

injury поврежде́ние; ра́на; ране́ние; тра́вма; уши́б
birth ~ родова́я тра́вма
cold ~ отмороже́ние, обмороже́ние, холодо́вая тра́вма
crush ~ размозже́ние
heat ~ 1. теплово́й уда́р 2. терми́ческий ожо́г

radiation ~ лучево́е пораже́ние

skull ~ че́репно-мозгова́я тра́вма

vessel ~ поврежде́ние сосу́да

visceral ~ ране́ние вну́треннего о́ргана

inlet входно́е отве́рстие; вход

inner вну́тренний

innervation иннерва́ция

inoculate 1. *микр.* инокули́ровать 2. дела́ть приви́вку

inoculation 1. *микр.* посе́в, инокуля́ция 2. приви́вка, вакцина́ция; иммуниза́ция

inoperable неопера́бельный

inpatient стациона́рный [госпита́льный] больно́й

insanity психо́з; психи́ческая боле́знь

affective [alternating] ~ маниака́льно-депресси́вный прихо́з

induced ~ индуци́рованный психо́з

insemination оплодотворе́ние; осемене́ние

artificial ~ иску́сственное оплодотворе́нис

insensitive нечувстви́тельный, лишённый чувстви́тельности

insertion 1. прикрепле́ние; введе́ние; вставле́ние 2. ме́сто прикрепле́ния (*напр.* связки)

low ~ of placenta предлежа́ние плаце́нты

inside 1. вну́тренняя сторона́ || вну́тренний 2. *разг.* вну́тренности

insidious постепе́нный

insoluble нераствори́мый

insomnia бессо́нница, инсомни́я

inspect 1. осма́тривать, обсле́довать 2. проверя́ть

inspection 1. осмо́тр, обсле́дование; освиде́тельствование 2. прове́рка, инспе́кция

medical ~ медици́нский осмо́тр

inspiration вдыха́ние; вдох

inspiratory дыха́тельный

institution учрежде́ние

medical ~ лече́бное учрежде́ние

instruct инструкти́ровать; обуча́ть

instruction инстру́кция, указа́ние; обуче́ние

instrument инструме́нт; прибо́р; аппара́т

accessory ~ вспомога́тельный инструме́нт

insufficiency недоста́точность

cardiac ~ серде́чная недоста́точность

cardiovascular ~ серде́чно-сосу́дистая недоста́точность

cerebrovascular ~ недоста́точность мозгово́го кровообраще́ния

coronary ~ корона́рная недоста́точность

hepatic ~ печёночная недоста́точность

mitral ~ митра́льная недоста́точность

pulmonary ~ лёгочная недоста́точность

insufflation вдува́ние; поддува́ние; продува́ние

tubal ~ продува́ние ма́точных труб

insular инсуля́рный, острово́вый

insulin инсули́н

insult поражéние; трáвма ‖ поражáть, травми́ровать

insurance страховáние ◇ ~ upon lives страховáние жи́зни
disability ~ страховáние по нетрудоспосóбности

insusceptible нечувстви́тельный; невоспри́и́мчивый

intact интáктный; неповреждённый

intake 1. введéние; приём внутрь 2. поглощéние, потреблéние 3. всáсывание, втя́гивание

integrity цéлостность

integument 1. кóжа; нарýжный покрóв 2. оболóчка

intellect интеллéкт

intensify уси́ливать

intensity 1. интенси́вность 2. напряжённость; си́ла; энéргия

interaction взаимодéйствие; взаимосвя́зь

intercalary 1. встáвочный (напр. о нейроне); промежýточный 2. встáвленный; интерполи́рованный

intercellular межклéточный

intercostal межрёберный

intercurrent случáйный; преходя́щий; интеркуррéнтный

interface повéрхность раздéла, каймá (между кожей и слизистой оболочкой)

interfere 1. причиня́ть вред 2. мешáть, препя́тствовать; вмéшиваться

interference 1. вмешáтельство (хирургическое) 2. нарушéние, расстрóйство 3. интерферéнция

interferon интерферóн
human leukocyte ~ человéческий лейкоцитáрный интерферóн

interleukin интерлейки́н

intermediate промежýточный

intermittent перемежáющийся; интермитти́рующий; преры́вистый; периоди́ческий

intern врач-интéрн; врач-стажёр

internal внýтренний ◇ for ~ use для внýтреннего употреблéния (о лекарственном средстве)

internist терапéвт

internship амер. интернатýра; одногоди́чная стажирóвка до вы́дачи прáва на практи́ческую дéятельность
categorical ~ целевáя интернатýра

interrelation взаимосвя́зь; взаимоотношéние; соотношéние

interruption 1. прерывáние (напр. беременности); нарушéние; прекращéние 2. вмешáтельство; вторжéние
~ of pregnancy прерывáние берéменности

interspace анат. промежýток; щель

intertrochanteric межвéртельный

interval интервáл, промежýток; переры́в
bed turnover ~ оборóт кóйки
confidence ~ стат. довери́тельный интервáл

intervention вмешáтельство
surgical ~ хирурги́ческое вмешáтельство

interventricular межжелу́дочковый

intervertebral межпозвоно́чный

intestinal кише́чный

intestine 1. кишка́ 2. *pl* кише́чник

blind ~ слепа́я кишка́

large ~ то́лстая кишка́

segmented ~ ободо́чная кишка́

small ~ то́нкая кишка́

twisted ~ подвздо́шная кишка́

intolerance непереноси́мость

intoxication 1. интоксика́ция; отравле́ние 2. опьяне́ние

alcohol ~ алкого́льное опьяне́ние

intra-arterial внутриартериа́льный

intra-articular внутрисуставно́й, интраартикуля́рный

intrabronchial внутрибронхиа́льный

intracellular внутрикле́точный

intracranial внутричерепно́й

intradermal внутрико́жный, интрадерма́льный

intragastric внутрижелу́дочный

intrahepatic внутрипечёночный

intramural внутристе́ночный, интрамура́льный

intramuscular внутримы́шечный

intranatal интраната́льный (*происходящий во время родов*)

intranuclear внутрия́дерный

intraocular внутриглазно́й

intrauterine внутрима́точный; внутриутро́бный

intravenous внутривенный

intrinsic 1. врождённый; приро́дный 2. прису́щий (*чему-л.*) 3. вну́тренний; со́бственный, сво́йственный

introduce вводи́ть

introduction введе́ние; вступле́ние

intubate интуби́ровать; вводи́ть тру́бку (*в полый орган*)

intubation интуба́ция

intussusception инвагина́ция

inunction втира́ние

invade 1. проника́ть, внедря́ться 2. поража́ть; распространя́ться (*о болезни*)

invagination 1. инвагина́ция 2. вправле́ние гры́жи

invalid инвали́д

invasion 1. инва́зия 2. нача́ло заболева́ния; при́ступ боле́зни

inverse обра́тный, противополо́жный; перевёрнутый

investigation иссле́дование; изуче́ние; изыска́ние ◇ to carry on an ~ проводи́ть иссле́довательскую рабо́ту

in vitro «в проби́рке», вне органи́зма

in vivo в живо́м органи́зме

involuntary непроизво́льный

involution инволю́ция, обра́тное разви́тие; дегенера́ция

involve поража́ть (*болезнью*); вовлека́ть в патологи́ческий проце́сс; осложня́ть

iodine йод, I

ion ио́н

iridectomy иридэктоми́я

iridotomy иридотомия
iris (*pl* irides) радужка, радужная оболочка глаза
iron железо, Fe
irradiation 1. облучение 2. распространение; иррадиация 3. излучение
continuous ~ непрерывное облучение
fractional ~ дробное [фракционное] облучение
irregular 1. имеющий неправильную форму; неровный 2. несимметричный 3. нерегулярный; неравномерный
irreversible необратимый (*о процессе*)
irrigate орошать; промывать
irrigation орошение; промывание
vaginal ~ влагалищное спринцевание
irritability 1. раздражительность 2. раздражимость, чувствительность, возбудимость
irritation 1. раздражение 2. возбуждение
ischalgia ишалгия
ischemic ишемический, малокровный
ischial седалищный
ischium седалищная кость
ischuria ишурия, задержка мочи
islet *анат.* островок
isolate 1. *ген.* изолят 2. культура (*микроорганизма*) 3. изолировать, отделять; обособлять
isotonic изотонический
isotope изотоп
isotype изотип

issue 1. вытекание, истечение 2. выход; выходное отверстие 3. исход; результат (*лечения*)
itch 1. зуд ‖ вызывать зуд 2. чесотка
itching зудящий

J

jagged рваный (*о ране*)
jaundice желтуха
~ of pregnancy желтуха беременных
infectious ~ 1. инфекционный [эпидемический] гепатит, гепатит А, болезнь Боткина 2. желтушный лептоспироз
obstructive ~ механическая желтуха
posttransfusion ~ сывороточный гепатит, гепатит В
jaw 1. челюсть 2. бранша (*зажима, пинцета*)
jejunal относящийся к тощей кишке
jejunum тощая кишка
jelly-like желеобразный
jerk 1. рефлекс 2. судорожное подёргивание
knee ~ коленный рефлекс
tendon ~ сухожильный рефлекс
joint 1. сустав; диартроз; сочленение 2. соединение, место соединения ‖ соединять; связывать
ankle ~ голеностопный сустав

coxofemoral ~ тазобедрен-
ный сустав
digital ~s межфаланговые
суставы *(кисти и стопы)*
elbow ~ локтевой сустав
hip ~ тазобедренный сустав
intercarpal ~s межзапяст-
ные суставы
knee ~ коленный сустав
sacrococcygeal ~ крестцово-
подвздошное сочленение
shoulder ~ плечевой сустав
thigh ~ тазобедренный сустав
wrist ~ лучезапястный сустав

jowl челюсть

judgement мнение; взгляд;
оценка; суждение
clinical ~ клиническая
оценка

jugal скуловой, относящийся
к скуле

jugular 1. шейный 2. ярёмная вена ‖ яремный

juice сок
gastric ~ желудочный сок

junction 1. соединение; место
соединения; стык 2. синапс
gap ~ щелевой контакт
tight ~ плотный контакт

juvenile ювенильный, юно-
шеский

juxta-articular околосустав-
ной

К

kakergasia *псих.* мерергазия,

частичное расстройство
умственной деятельности

kakke бери-бери, авитами-
ноз B_1

kala-azar висцеральный лейшманиоз, кала-азар

kaliopenia гипокалиемия

kalium калий, K

kallikrein калликреин

kaolin каолин, белая глина

kaolinosis каолиноз, каоли-
новый пневмокониоз

karyoblast кариобласт

karyogamy кариогамия

kariokinesis кариокинез, не-
прямое деление клетки

karyolemma кариолемма,
кариотека, ядерная обо-
лочка

karyolymph кариолимфа,
ядерный сок

karyolysis кариолиз, раство-
рение ядра клетки

karyolytic кариолитический
(напр. о медикаменте)

karyomitosis кариомитоз

karyon клеточное ядро

karyoplasm *см.* karyolymph

karyorrhexis кариорексис,
фрагментация ядра

karyotheca *см.* karyolemma

karyotype кариотип, хромо-
сомный набор клетки

kasai алиментарная анемия

katabolism катаболизм

keck делать рвотное движение

keeled ладьевидный

keep 1. держать; сохранять ‖
содержание; состояние 2.
вести ◇ to ~ alive остаться в
живых; to be in low ~ быть в
плохом состоянии; to ~ diet
соблюдать диету; to ~ *(smb)*

in bed уд́ерживать (*кого-л.*) в постéли; to ~ record вестѝ зáпись; to ~ record of pulse вестѝ зáпись пýльса; to ~ well сохранять удовлетворѝтельное состояние
keeper санитáр *(в психиатрѝческом учреждении)*
keloid келóид
  Addison's ~ морфéа *(фóрма бляшечной склеродермѝи)*
keloidal келóидный
kelotomy грыжесечéние
keratectomy кератэктомѝя, удалéние роговѝцы
keratic 1. роговóй 2. относящийся к роговѝце
keratin кератѝн
keratinize ороговевáть
keratitis кератѝт, воспалéние роговóй оболóчки
  deep ~ глубóкий кератѝт
  herpes (simplex) ~ герпетѝческий кератѝт
  lagophthalmic ~ кератѝт вслéдствие несмыкáния век
  mycotic ~ микотѝческий кератѝт
  punctate ~ тóчечный кератѝт
  trophic ~ трофѝческий кератѝт
keratoacanthoma кератоакантóма
keratoconjunctivitis кератоконъюнктивѝт
  vernal ~ весéнний кератоконъюнктивѝт
keratoconus кератокóнус
keratoderma кератодермѝя
keratoglobus кератоглóбус
keratolytic кератолитѝческий
keratomalacia кератомаляция

keratopathy кератопатѝя
keratoplasty кератоплáстика
keratoscopy кератоскопѝя, исслéдование роговóй оболóчки
keratosis кератóз, ороговéние
  senile ~ стáрческий кератóз
keratotomy кератотомѝя, рассечéние роговѝцы
  radial ~ радиáльная кератотомѝя
kerion кериóн, глубóкая (нагнóйтельная) трихофитѝя
  Celsus' ~ кериóн Цéльса, инфильтратѝвно-нагнóйтельная трихофитѝя
kernicterus ядерная желтýха
ketoacidosis кетоацидóз
ketoaciduria кетоацидурѝя
ketogenesis кетогенéз
ketogenic кетогéнный
ketone кетóн, кетóновое тéло
ketonemia кетонемѝя
ketonuria кетонурѝя
ketosis кетóз
key 1. ключ, код 2. кнóпка 3. ведýщий, основнóй *(напр. симптом)*
kibe озноблéние
kidney пóчка
  accessory ~ добáвочная пóчка
  contracted ~ смóрщенная пóчка
  cystic ~ кистóзная пóчка
  floating ~ подвѝжная [блуждáющая] пóчка
  gouty ~ подагрѝческая нефропатѝя
  horseshoe ~ подковообрáзная пóчка
  movable ~ подвѝжная [блуждáющая] пóчка

shock ~ шо́ковая по́чка

shrunken ~ смо́рщенная по́чка

wandering ~ подви́жная [блужда́ющая] по́чка

kidney-shaped почкообра́зный

killer кле́тка-ки́ллер, кле́тка-уби́йца

natural ~ есте́ственный ки́ллер

killing 1. уби́йство; умерщвле́ние 2. ли́зис *(клеток)* ◇ ~ the nerve умерщвле́ние не́рва *(зуба)*

bystander ~ неспецифи́ческий цито́лиз

kinase кина́за

kind род; вид; сорт; класс

kindred 1. ро́дственники 2. кро́вное родство́ 3. ро́дственный; схо́жий

kinesalgia боль при движе́нии

kinescope кинеско́п

kinesialgia боль при движе́нии

kinesiatrics, kinesitherapy дви́гательная терапи́я, кинезитерапи́я

kinesthesia мы́шечное чу́вство

kinetic дви́гательный

kinetics кине́тика *(напр. реа́кции)*

boostable ~ кине́тика анамнести́ческой реа́кции

kinetocardiography кинетокардиографи́я

kinetosis боле́знь передвиже́ния *(напр. морска́я боле́знь)*

kinetotherapy дви́гательная терапи́я, кинезитерапи́я

kinin кини́н

kink 1. изги́б, переги́б, заги́б ‖ изгиба́ться, перегиба́ться 2. перекру́т ‖ перекру́чиваться 3. су́дорожный ка́шель

kininogen кининоге́н

kinking изги́б, переги́б, заги́б

kinotoxin кинотокси́н, токси́н утомле́ния

kit набо́р, компле́кт

anaphylaxic ~ набо́р для неотло́жной по́мощи при анафилакти́ческом шо́ке

dissecting ~ набо́р секцио́нных инструме́нтов

first-aid ~ набо́р *(медикаме́нтов и материа́лов)* для оказа́ния пе́рвой по́мощи

radioimmunoassay ~ набо́р для радиоиммуноана́лиза

Klebsiella клебсие́лла

kleptomania *псих.* клептома́ния

knead 1. масси́ровать; размина́ть 2. сме́шивать

kneading масси́рование; размина́ние *(приём масса́жа)*

knee коле́но

housemaid's ~ «коле́но служа́нок», препателля́рный бурси́т

snapping ~ «щёлкающий» коле́нный суста́в

kneecap надколе́нная ча́шечка, надколе́нник

floating ~ баллоти́рующий надколе́нник

kneepan *см.* kneecap

knife нож; ска́льпель ‖ рассека́ть ножо́м *или* ска́льпелем

amputation ~ ампутацио́нный скальпель

bellied ~ *разг.* брюши́стый скальпель

cautery ~ электрока́утер

cold ~ замора́живающий микрото́м

dissecting ~ анатоми́ческий ска́льпель

electric ~ электроно́ж

gypsum ~ нож для ги́пса

knife-point ко́нчик ножа́

knifer скарифика́тор

knit 1. скрепля́ть *(напр. обломки кости)* 2. сраста́ться

knitting 1. скрепле́ние *(напр. обломков кости)* 2. образова́ние ко́стной мозо́ли

knobby узлова́тый

knock стук, уда́р ‖ стучать; ударя́ть(ся)

knock-knees *pl* Х-обра́зные но́ги, *genu valgum*

knot 1. *анат.* у́зел; узело́к 2. *хир.* у́зел ‖ завя́зывать у́зел

reef ~ морско́й у́зел

surgeon's ~ хирурги́ческий у́зел

triple ~ тройно́й у́зел

knowledge зна́ние; зна́ния ◇ to our ~ наско́лько нам изве́стно...

~ of medicine медици́нские зна́ния

knuckle(-joint) суста́в па́льца

koilonychia койлонихи́я

koilosternia воронкообра́зная грудна́я кле́тка

konimeter кониме́тр *(прибор для определения запылённости)*

koniosis (пневмо)конио́з

kraurosis крауро́з

kreatinine креатини́н

kwashiorkor квашио́ркор, гидрокахекси́я, де́тская пелла́гра

kymogram кимогра́мма

kyphoscoliosis кифосколио́з

kyphosis кифо́з

L

label 1. этике́тка; накле́йка ‖ накле́ивать этике́тку; маркирова́ть 2. ме́тка ‖ ме́тить

poison ~ этике́тка «яд»

labeling 1. ме́чение, введе́ние ме́ченых а́томов 2. накле́ивание этике́ток; маркирова́ние

cross ~ перекрёстное ме́чение

labeled 1. ме́ченый 2. маркиро́ванный

labial губно́й

labile лаби́льный, неусто́йчивый

lability лаби́льность, неусто́йчивость

emotional ~ эмоциона́льная лаби́льность, эмоциона́льная неусто́йчивость

labor 1. рабо́та ‖ рабо́тать 2. ро́ды; родоразреше́ние ‖ рожа́ть ◇ ~ at full time ро́ды в срок

accelerated ~ стреми́тельные ро́ды

painless ~ ро́ды без бо́ли

precipitated ~ стреми́тельные ро́ды

premature ~ преждевре́менные ро́ды

laboratory лаборато́рия

central ~ центра́льная лаборато́рия

clinical ~ клини́ческая лаборато́рия

express ~ экспре́сс-лаборато́рия

microbiology ~ микробиологи́ческая лаборато́рия

scientific research ~ нау́чно-иссле́довательская лаборато́рия

labrocyte лаброци́т, ту́чная кле́тка, мастоци́т

labyrinth лабири́нт

labyrinthitis лабиринти́т, воспале́ние лабири́нта вну́треннего у́ха

lack 1. недоста́ток, дефе́кт ‖ испы́тывать недоста́ток 2. недоста́точность, несостоя́тельность

~ of blood малокро́вие

oxygen ~ гипокси́я

lacrimal слёзный

lacrimation слезоотделе́ние

lacrimatory вызыва́ющий слезоотделе́ние

lactalbumin лактальбуми́н, альбуми́н молока́

lactase лакта́за

lactate лакта́т

lactate dehydrogenase лактатдегидрогена́за

lactation лакта́ция

lactobacillus лактобакте́рия

lactose лакто́за, моло́чный са́хар

lactotherapy лактотерапи́я

lagging отстава́ние, запа́здывание

lambliasis лямблио́з

lame хромо́й, уве́чный ‖ кале́чить, уве́чить

lamella пласти́нка

lameness хромота́

intermittent ~ перемежа́ющаяся хромота́

laminectomy ламинэктоми́я, удале́ние ду́жки позвонка́

laminotomy ламинотоми́я

lamp:

germicidal ~ бактерици́дная ла́мпа

quartz ~ ква́рцевая ла́мпа

slit ~ щелева́я ла́мпа

substage ~ освети́тель для микроско́па

ultraviolet ~ ультрафиоле́товая ла́мпа

lancet ланце́т

lanugo пушко́вые во́лосы

lap мо́чка у́ха

laparoscopy лапароскопи́я

laparotomy лапаротоми́я

exploratory ~ диагности́ческая лапаротоми́я

larva личи́нка

larvate скры́тый, бессимпто́мный

laryngitis ларинги́т

dry ~ сухо́й ларинги́т

laryngoscope ларингоско́п, горта́нное зе́ркало

laryngoscopy ларингоскопи́я

direct ~ пряма́я ларингоскопи́я

indirect ~ непряма́я ларингоскопи́я

laryngospasm ларингоспа́зм

laryngotomy ларинготоми́я

larynx горта́нь

laser ла́зер

lash ресни́ца

last 1. продолжа́ться 2. после́дний; про́шлый

late по́здний ‖ по́здно

lately неда́вно, в после́днее вре́мя

latent латѐнтный, скры́тый

lateral боково́й, латера́льный

lattice *биохим.* решётка

lavage лава́ж, промыва́ние ‖ проводи́ть лава́ж, промыва́ть *(полость)*

  gastric ~ промыва́ние желу́дка

  intraperitoneal ~ промыва́ние брюши́ны, промыва́ние брюшно́й по́лости

lavement лава́ж, промыва́ние

law зако́н

  Einthoven's ~ пра́вило Эйнтхо́вена *(в электрокардиографии)*

  Hamburger's ~ зако́н Амбюрже́ *(о транспорте ионов кровью)*

  Talbot's ~ зако́н Та́льбота, зако́н слия́ния мелька́ний

lax сла́бый, вя́лый

laxative слаби́тельное сре́дство ‖ слаби́тельный

  saline ~ солево́е слаби́тельное

laxity дря́блость, вя́лость *(напр. кожи)*

layer слой ◇ to close in ~s закры́ть посло́йно

  boundary ~ пограни́чный слой

  cortical ~ кортика́льный [ко́рковый] слой

  enveloping ~ вне́шний [окружа́ющий] слой

  germinal ~ заро́дышевый листо́к

  horny ~ рогово́й слой

  longitudinal ~ продо́льный слой

  middle ~ сре́дний слой

  outer ~ нару́жный слой

  pigment ~ пигме́нтный слой

  stromal ~ слой строма́льных кле́ток

  surface ~ пове́рхностный слой

lead I [led] свине́ц, Pb

lead II [li:d] отведе́ние *(напр. электрокардиограммы)*

  chest ~ грудно́е отведе́ние

  esophageal ~ пищево́дное отведе́ние

  extremity ~ отведе́ние от коне́чности

  intracardial (electrode) ~ внутрисерде́чное отведе́ние

  limb ~ отведе́ние от коне́чности

  precordial ~ прекордиа́льное отведе́ние

  standard ~s станда́ртные отведе́ния

  unipolar limb ~ однопо́люсное отведе́ние

  Wilson's ~s отведе́ния Уи́лсона

leading веду́щий, гла́вный

leaflet:

  ~s of valves ство́рки кла́пана

lean худо́й, то́щий, исхуда́вший

least ◇ at ~ по кра́йней ме́ре

leave о́тпуск ◇ to be on a sick ~ находи́ться на больни́чном листе́ maternity ~ декре́тный о́тпуск

sick ~ о́тпуск по боле́зни

lechopyra послеродова́я лихора́дка

lecithin лецити́н

lecture ле́кция

plenary ~ ле́кция на плена́рном заседа́нии

leech пия́вка ‖ ста́вить пия́вки

medicinal ~ медици́нская пия́вка

left ле́вый

left-handed леворукий

leg 1. нога́ *(голень до ступни)* 2. но́жка, сто́йка

artificial ~ проте́з ни́жней коне́чности

saber ~ саблеви́дная го́лень

legionellosis легионеллёз, боле́знь легионе́ров

leiomyoma лейомио́ма

soft-tissue ~ лейомио́ма мя́гких тка́ней

leiomyosarcoma лейомиосарко́ма

leishmaniasis лейшманио́з

infantile ~ де́тский средиземномо́рский лейшманио́з

visceral ~ висцера́льный лейшманио́з, ка́ла-аза́р

length длина́; дли́тельность ◇ in ~ в длину́, длино́й

birth ~ рост (ребёнка) при рожде́нии

foot ~ длина́ стопы́

lengthening удлине́ние; растяже́ние

lens 1. ли́нза 2. хруста́лик *(глаза)* ◇ absence of the ~ отсу́тствие хруста́лика, афаки́я

artificial ~ иску́сственный хруста́лик

bifocal ~ бифока́льное очко́вое стекло́

corneal ~ рогови́чная ли́нза

eye ~ хруста́лик гла́за

intraocular ~ внутриглазна́я ли́нза

laser ~ ла́зерная ли́нза

prismatic ~ призмати́ческая ли́нза

silicone ~ силико́новая ли́нза

lentivirus лентиви́рус

leper-house лепрозо́рий

lepra *см.* leprosy

leprosary лепрозо́рий

leprosy прока́за, ле́пра

anesthetic ~ не́рвная [анестети́ческая] прока́за

cutaneous ~ лепромато́зная ле́пра

white ~ лейкоде́рма, витили́го

leptomeningitis лептоменинги́т

leptospirosis лептоспиро́з

icteric ~ желту́шный лептоспиро́з, боле́знь Васи́льева — Ве́йля

lesion повреждение, поражение

mitral ~ митра́льный поро́к *(сердца)*

lethal лета́ль, лета́льный ген ‖ лета́льный

potentially ~ потенциа́льно лета́льный

lethality лета́льность

lethargy летарги́я, дли́тельная спя́чка

lethe амнези́я

leucocyte *см.* leukocyte

leucous бéлый *(о коже)*, блéдный

leukapheresis лейкоферéз

leukemia лейкемѝя, лейкóз

  acute myeloid ~ óстрая миелóидная лейкемѝя, óстрый миелóз, óстрый миелолейкóз

  blast-cell ~ блáстная лейкемѝя

  granulocytic ~ гранулоцитáрная лейкемѝя, гранулоцитáрный лейкóз

  hairy-cell ~ волосатоклéточный лейкóз, гистиоцитáрный ретикулоэндотелиóз

  leukemic ~ лейкемѝческий лейкóз

  lymphatic ~ лимфатѝческий лейкóз, лимфатѝческая лейкемѝя

  lymphoblastic ~ лимфоблáстная лейкемѝя, лимфоблáстный лейкóз

  megakaryocytic ~ мегакариоцитáрная лейкемѝя

  myeloblastic ~ миелоблáстная лейкемѝя

  myelocytic ~ миелоцитáрный лейкóз, миелолейкóз, миелоцитáрная лейкемѝя

  myelomonocytic ~ миеломоноцитáрная лейкемѝя

  plasma cell ~ плазмоклéточный лейкóз

  promyelocytic ~ промиелоцитáрная лейкемѝя

  subleukemic ~ сублейкемѝческий лейкóз

leukocyte лейкоцѝт

  acidophilic ~ эозинофѝл, ацидофѝльный гранулоцѝт

  granular ~ гранулоцѝт, зернѝстый лейкоцѝт

  immune ~ иммунокомпетéнтный лейкоцѝт

  resident ~ осéдлый лейкоцѝт *(тканевой)*

leukocytolysis лейкоцитóлиз

leukocytopenia лейко(цито)пенѝя

leukocytosis лейкоцитóз

leukoma бельмó, лейкóма

leukopenia лейко(цито)пенѝя

leukoplakia лейкоплакѝя

leukorrhea бéли

leukotaxis лейкотáксис

leukotrienes *pl* лейкотриéны

levator поднимáющая мы́шца

level ýровень

  elevated ~ повы́шенный ýровень

  serum ~ ýровень *(чего-л.)* в сы́воротке крóви

  toxic ~ токсѝческая концентрáция, токсѝческий ýровень

levocardiogram *кард.* левогрáмма

liberate высвобождáть, освобождáть

liberation:

  energy ~ высвобождéние энéргии

libido либѝдо, половóе влечéние

library библиотéка

  clone ~ банк клóнов

  gene ~ библиотéка гéнов

license лицéнзия; разрешéние ‖ разрешáть, давáть (официáльное) разрешéние

lichen лишáй

  Wilson's ~ лишáй Вѝльсона, крáсный плóский лишáй

lichenification лихенифика́-
ция

lid ве́ко

lie 1. положе́ние *(плода)* **2.**
лежа́ть
  impacted transverse ~
  ущемлённое попере́чное
  положе́ние *(плода)*

lien селезёнка

life жизнь

lifeless безжи́зненный

lifelong в тече́ние всей жи́з-
ни

lift 1. подъём ‖ поднима́ться
2. подъёмник, лифт

ligament свя́зка
  bifurcated ~ раздвоенная
  свя́зка
  crucial ~ крестообра́зная
  свя́зка
  falciform ~ серпови́дная
  свя́зка
  inguinal ~ па́ховая свя́зка
  intraarticular ~ внутрису-
  ставна́я свя́зка
  Poupart's ~ пупа́ртова
  свя́зка
  round ~ кру́глая свя́зка

ligand лига́нд
  fluid-phase ~ раствори́мый
  лига́нд

ligate накла́дывать лигату́ру,
перевя́зывать *(напр. сосуд)*

ligation наложе́ние лигату́-
ры, перевя́зка *(напр. сосуда)*

ligature лигату́ра

light свет ‖ освеща́ть
  bright ~ я́ркий свет
  flickering ~ мерца́ющий
  свет
  polarized ~ поляризо́ван-
  ный свет
  visible ~ ви́димый свет

lighten 1. свети́ть **2.** осве-
ща́ть

light-headedness головокру-
же́ние; спу́танность

limb коне́чность
  lower ~ ни́жняя коне́чность
  upper ~ ве́рхняя коне́ч-
  ность

limit преде́л ◇ **within normal
~s** в преде́лах но́рмы
  ~ of fatigue преде́л вынос-
  ливости
  age ~ ограниче́ние по во́з-
  расту
  audibility ~ преде́л слы́ши-
  мости
  endurance ~ преде́л вынос-
  ливости
  pain ~ болево́й поро́г
  tolerance ~ преде́л перено-
  си́мости

limitation ограниче́ние

limosis обострённое чу́вство
го́лода

limp хромота́ ‖ хрома́ть
  remittent ~ перемежа́ющая-
  ся хромота́

line 1. ли́ния *(напр. клеток)*
2. грани́ца, преде́л **3.** ряд
◇ **in ~ with...** в соотве́т-
вии с...
  ~ of demarcation демарка-
  цио́нная ли́ния
  ~ of depression странгуля-
  цио́нная борозда́
  cell ~ кле́точная ли́ния
  cloned cell ~ клона́льная
  кле́точная ли́ния
  hot ~ телефо́н дове́рия
  *(анонимная психологиче-
  ская помощь)*
  immortal cell ~ иммортали-
  зо́ванная [бессме́ртная]
  ли́ния кле́ток

inbred ~ инбрёдная ли́ния
mammary ~ соско́вая ли́ния
medial ~ срёдняя ли́ния
midclavicular ~ среди́нно-ключи́чная ли́ния
midsternal ~ среднегруди́нная [стерна́льная] ли́ния
New-Zealand rats ~ *ген.* новозела́ндская ли́ния крыс
nipple ~ соско́вая ли́ния
oblique ~ коса́я ли́ния
precipitation ~ ли́ния преципита́ции
pure ~ чи́стая ли́ния
white ~ бе́лая ли́ния (живота́)
Wistar rats ~ *ген.* ли́ния крыс Виста́р
lingua язы́к (*см. тж* tongue)
lingula язычо́к
liniment жи́дкая мазь, линиме́нт
lining вы́стилка
linkage связь, сцепле́ние
genetic ~ сцепле́ние ге́нов
linked свя́занный, входя́щий в соедине́ние
lip 1. губа́ 2. край (*напр. язвы*)
hare's ~ за́ячья губа́
vulvar ~ полова́я губа́
lipase липа́за
lipoprotein ~ липопротеин-липа́за
lipidosis липидо́з (*болезнь накопления липидов*) ◇ ~
cutis et mucosae липидо́з ко́жи и сли́зистых оболо́чек, боле́знь У́рбаха — Ви́те
phosphatide ~ фосфати́дный липидо́з, боле́знь Ни́манна — Пи́ка

lipid липи́д
blood ~s липи́ды кро́ви
brain ~s липи́ды мо́зга
plasma ~s липи́ды пла́змы
lipochondrodystrophy липохондродистрофи́я
lipodystrophy липодистрофи́я
intestinal ~ интестина́льная [кише́чная] липодистрофи́я, липогранулемато́з брыже́йки, боле́знь Уи́ппла
progressive ~ прогресси́рующая сегмента́рная липодистрофи́я, боле́знь Барраке́ра — Си́монса
lipofuscin липофусци́н
lipogranulomatosis липогранулемато́з, боле́знь Хе́нда — Шю́ллера — Кри́счена
subcutaneous ~ подко́жный липогранулемато́з, боле́знь Ро́тманна — Мака́и
lipoid липи́д
lipocalcinogranulomatosis липокальциногранулемато́з
lipoma липо́ма
bone ~ липо́ма ко́сти
lipomatosis липомато́з ◇ ~
adiposis dolorosa боле́зненный липомато́з, адипозалги́я, боле́знь Де́ркума
lipophage липофа́г
lipophagia липофаги́я
lipopolysaccharid липополисахари́д
lipoproteins *pl* липопроте́ины
high-density ~ липопроте́ины высо́кой пло́тности
low-density ~ липопроте́ины ни́зкой пло́тности
serum ~ липопроте́ины сы́воротки кро́ви, сы́вороточные липопроте́ины
liposarcoma липосарко́ма

myxoid ~ миксóидная липосаркóма

liposome липосóма

lipotropic липотрóпный

liquefaction разжижéние

liquid жи́дкость ‖ жи́дкий
 wash(ing) ~ промывнáя жи́дкость

liquor жи́дкость

listen слу́шать, прослу́шивать ◇ to ~ for cardiac murmur выслу́шивать [аускульти́ровать] шумы́ в сéрдце; to ~ to the heart выслу́шивать сéрдце; to ~ to the lung выслу́шивать лёгкие

listerellosis, lister(i)osis листерелёз

lithocystotomy литоцистотоми́я

lithotomy литотоми́я, камнесечéние

lithotriptor литотри́птор

litmus лáкмус ‖ лáкмусовый

little ◇ a ~ немнóго

live жить ‖ живóй {NB: произношение гл. [liv], прил. [laiv]}

liveborn живорождённый

livedo ливéдо

liver пéчень
 congested ~ застóйная [мускáтная] пéчень
 fatty ~ жировáя пéчень
 nutmeg ~ застóйная [мускáтная] пéчень

livid (серовáто-)блéдный

lividity цианóз
 cadaveric ~ трýпные пя́тна

load нагрýзка; уси́лие ‖ нагружáть
 dosed ~ дози́рованная нагрýзка

immunogenic ~ иммуногéнный потенциáл

lobar долевóй, лобáрный

lobe анат. дóля
 ~ of the lung дóля лёгкого
 ear ~ мóчка ýха
 inferior ~ ни́жняя дóля
 middle ~ срéдняя дóля
 upper ~ вéрхняя дóля

lobectomy лобэктоми́я, удалéние дóли (напр. лёгкого)

lobular дóльковый, лобуля́рный

lobule анат. дóлька

local мéстный, локáльный, ограни́ченный

localization 1. локализáция 2. определéние местонахождéния

localize локализовáть(ся)

locate 1. определя́ть локализáцию 2. уточня́ть местоположéние

location 1. локализáция 2. определéние местонахождéния
 disease ~ локализáция патологи́ческого процéсса, sedes morbi

lochia pl лóхии (послеродовые выделения из матки)

lockjaw тризм, тони́ческий спазм мышц чéлюстей

locus (pl loci) 1. мéсто; учáсток 2. ген. лóкус ◇ ~ minoris resistentiae мéсто наимéньшего сопротивлéния, уязви́мое мéсто
 acupuncture ~ мéсто [тóчка] иглоукáлывания
 gene ~ гéнный лóкус
 immune-related ~ лóкус иммýнного отвéта
 marker ~ маркёрный лóкус

iogorrhea логорея, речевое недержание

loin поясница

long-acting длительно действующий; дюрантный *(о лекарственном препарате)*

longevity долгожительство

longitudinal продольный

long-lasting длительный, продолжительный; хронический

longsightedness дальнозоркость, гиперметропия

look 1. смотреть 2. выглядеть ◇ to ~ after ухаживать *(за кем-л.)*; to ~ for искать; to ~ ill выглядеть больным; to ~ pale выглядеть бледным

loop петля ‖ образовывать петли; перекручиваться
  Henle's ~ петля Генле
  intestinal ~ петля кишечника

loose рыхлый, свободный *(напр. повязка)*

lordosis лордоз

loss потеря, утрата
  ~ of appetite потеря аппетита
  ~ of blood кровопотеря, потеря крови
  ~ of hair выпадение волос
  ~ of memory потеря памяти, амнезия
  ~ of sensation потеря чувствительности, анестезия
  ~ of sexual power половое бессилие
  ~ of sleep бессонница
  ~ of strength упадок сил
  ~ of vision потеря зрения
  ~ of weight потеря веса, похудание

acute visual ~ острая потеря зрения
blood ~ кровопотеря, потеря крови
fetal ~ выкидыш
fluid ~ потеря жидкости
memory ~ потеря памяти, амнезия
salt ~ потеря солей *(напр. при спру)*
sense [sensory] ~ потеря чувствительности, анестезия
visual ~ потеря зрения
water ~ потеря воды
weight ~ потеря веса, похудание

lotion лосьон

loud громкий

louse вошь
  body ~ платяная вошь
  head ~ головная вошь
  pubic ~ лобковая вошь

lousicide средство против вшей

lousiness вшивость, педикулёз

low низкий

lower нижний

lowering снижение

lubrication смазывание

lues сифилис
  congenital [hereditary] ~ врождённый сифилис

lumbago люмбаго

lumbar поясничный

lumbarization люмбализация *(позвонка)*

lumen просвет *(напр. сосуда)*

lung лёгкое
  collapsed ~ спавшееся лёгкое

congested ~ застойное лёгкое

iron ~s бóксовый респирá-
тор, *уст.* «желéзные лёгкие» *(аппарат)*

lupus волчáнка ◇ ~ erythematosus крáсная волчáнка;
disseminated ~ erythematosus диссеминúрованная
крáсная волчáнка; systemic
~ erythematosus систéмная
крáсная волчáнка; ~ vulgaris простáя волчáнка
discoid ~ дискóидная волчáнка

lutein лютеúн

luteotropin лютеотрóпный
гормóн

luxation вы́вих
~ **of lens** вы́вих хрустáлика
(глаза)

lying-in родоразрешéние; рóды

lymph лúмфа

lymphadenitis лимфаденúт
inguinal ~ пáховый лимфаденúт

lymphadenopathy лимфаденопатúя
bulky ~ генерализóванная
лимфаденопатúя

lymphangi(i)tis лимфанг(и)-
úт

lymphangioma лимфангиóма

lymphatic лимфатúческий

lymphedema лимфедéма

lymphoblast лимфоблáст

lymphocyte лимфоцúт
adherent ~ адгезúвный
лимфоцúт
anti-self ~ аутоагрессúвный
лимфоцúт
circulating ~s циркулúрую-
щие лимфоцúты

cytotoxic ~ цитотоксúче-
ский лимфоцúт

null ~ «нулевóй» лимфоцúт

quiescent ~ покóящийся
лимфоцúт

rosetting ~ розеткообразýю-
щий лимфоцúт

small ~ мáлый лимфоцúт

thymus-derived ~ Т-лимфо-
цúт

lymphocytopenia лимфо(цúто)-
пенúя

lymphocytosis лимфоцитóз
limb ~ лимфатúческий отёк
конéчностей

lymphogranulomatosis лим-
фогранулематóз, болéзнь
Хóджкина

lymphography лимфографúя

lymphokine лимфокúн
efferent ~s эфферéнтные
лимфокúны
immunoregulatory ~s имму-
норегулятóрные лимфокú-
ны

lymphoma лимфóма
Burkitt's ~ лимфóма [лим-
фосаркóма] Бéркитта
diffuse aggressive ~ генерализóванная агрессúвная
лимфóма
immature ~ незрéлая лимфóма
immunoblastic ~ иммуно-
блáстная лимфóма
large-cell ~ крупноклéточ-
ная лимфóма
malignant ~ злокáчественная лимфóма
non-Hodgkin's ~ нехóдж-
кинская лимфóма
polyclonal ~ поликлонáль-
ная лимфóма

prolymphocytic ~ пролим-
фоцитáрная лимфóма
undifferentiated ~ недиффе-
ренцúрованная лимфóма
lymphopenia лимфо(цито)-
пенúя
lymphopoietin лимфопоэтúн
lymphostasis лимфостáз
lymphotoxicity лимфотоксúч-
ность
lymphotoxin лимфотоксúн
lysate лизáт, продýкт лúзиса
lysine-cystinuria лизúн-цис-
тинурúя
lysis лúзис
  osmotic ~ осмотúческий
  лúзис
  premature ~ преждеврéменный лúзис
lysogenic лизогéнный
lysosome лизосóма
lysozyme лизоцúм
lyssa бéшенство
lytic литúческий

M

maceration 1. мацерáция,
размягчéние 2. мацерáция,
вымáчивание
macerative мацерúрованный,
размягчённый
machine:
  boring ~ бормашúна
  stirring ~ мешáлка; смесú-
  тель
macrocyte макроцúт, крýп-
ный эритроцúт
macroglobulin макроглобу-
лúн

macroglobulinemia макроглó-
булинемúя
  Waldenström's ~ макроглó-
  булинемúя Вáльденстрема
macrohematuria макрогема-
турúя
macromolecular макромоле-
кулáрный
macrophage макрофáг
  alveolar ~ альвеолáрный
  макрофáг
  elicited ~ активúрованный
  макрофáг
  peritoneal ~s макрофáги
  брюшúны
  resident [stable] ~ гистио-
  цúт, осéдлый макрофáг
macula пятнó
macular пятнúстый
mad(man) душевнобольнóй
madness безýмие; психóз
magnesia магнéзия
magnetism:
  animal ~ живóтный магне-
  тúзм
magnetocardiography магни-
токардиографúя
magnetotherapy магнитоте-
рапúя
magnification увеличéние
magnifier увеличúтель; уве-
личúтельное стеклó
magnitude 1. величинá 2.
размéр; вáжность
maidenhood дéвственность
maidism пеллáгра
main глáвный, основнóй ◇
in the ~ в основнóм
maintain 1. поддéрживать 2.
содержáть
majority большинствó
malabsorption малабсóрбция,
нарушéние всáсывания (в
кишéчнике)

malacia размягчéние

malacoplakia малакоплакúя

malady болéзнь
  mental ~ душéвная [психúческая] болéзнь

malaise недомогáние

malaria малярúя
  falciparum ~ тропúческая малярúя
  induced ~ искýсственно привúтая малярúя
  malignant ~ злокáчественная малярúя
  quartan ~ четырёхднéвная малярúя, квартáна
  quotidian ~ ежеднéвная малярúя
  tertian [vivax] ~ трёхднéвная малярúя

maldevelopment порóк развúтия

maldigestion нарушéние пищеварéния

male мужчúна

malformation урóдство (врождённое)

malfunction дисфýнкция

malignancy злокáчественность

malignant злокáчественный

malinger симулúровать

malingerer симулянт

mallet молотóчек, молотóк

malleus 1. молотóчек (в ухе) 2. сап

malocclusion непрáвильная окклюзия

malodorous зловóнный

malposition непрáвильное (рас)положéние

maltose мальтóза

malunion непрáвильное сращéние

mamilla сосóк (груднóй железы)

mamma молóчная [груднáя] железá

mammography маммографúя

management:
  ~ of labor ведéние рóдов
  fluid ~ инфузиóнная терапúя
  preoperative ~ предоперациóнное ведéние
  surgical ~ хирургúческое лечéние

mandible нúжняя чéлюсть

mandibular относящийся к нúжней чéлюсти

mandrin мандрéн

manduction жевáние

maneuver ручнóй приём; процедýра
  Leopold's ~ акуш. приём Леопóльда
  Queckenstedt ~ приём [мéтод] Квéккенштедта (для исследования тока ликвора)
  Scanzoni's ~ акуш. приём Сканцóни

mania мáния
  Bell's ~ мáния Бéлла, óстрая психотúческая азотемúческая энцефалопатúя

manifest 1. очевúдный, явный 2. проявляться (о признаках болезни)

manifestation манифестáция, проявлéние; обнаружéние
  ~ of the disease проявлéние болéзни
  facultative ~ факультатúвное проявлéние
  multiple ~s мнóжественные проявлéния
  somatic ~ соматúческое

проявление *(психического заболевания)*
manipulation манипуляция
therapy ~ лечебная [терапевтическая] манипуляция
manner способ, метод ◇ **in such a** ~ таким образом
manual 1. руководство *(книга)*, справочник **2.** ручной, мануальный
map:
chromosome ~ хромосомная карта
genetic ~ генетическая карта
restriction ~ рестрикционная карта
mapping *ген.* картирование
cell surface ~ мембранное картирование
chromosome ~ хромосомное картирование
epitope ~ картирование эпитопов
multipoint ~ мультилокусное картирование
marantic истощённый, марантический
marasmus маразм
margin край
lateral ~ наружный край
lid ~ край века
medial ~ внутренний край
marginated:
sharply ~ резко очерченный
mark оценка, отметка ‖ отмечать
~ **of illness** признак болезни, симптом
marked 1. заметный, существенный, выраженный **2.** маркированный
marker маркёр

clonal ~ клональный маркёр
complementary ~ дополнительный маркёр
fluorescent ~ флюоресцентный маркёр
genetic ~ генетический маркёр
isotopic ~ изотопный маркёр
lymphoid ~ маркёр лимфоидной ткани
myeloid ~ маркёр миелопоэза
prognostic ~ прогностический признак
surface ~ поверхностный маркёр
tumor ~ маркёр опухоли
marriage брак, супружество
consanguineous ~ родственный брак
marrow костный мозг
bone ~ костный мозг
fat ~ жировой костный мозг
hypoplastic (bone) ~ гипопластичный костный мозг
spinal ~ спинной мозг
martial марциальный, содержащий железо
masculine мужской
mask маска
face ~ маска на лицо *(для наркоза)*
gas ~ респиратор; противогаз
masked маскированный *(о признаке болезни)*
masochism мазохизм
mass масса
massage массаж ‖ массировать, делать массаж
cardiac ~ массаж сердца

deep ~ глубо́кий масса́ж

open chest cardiac ~ прямо́й масса́ж се́рдца

rubbing ~ растира́ние *(при массаже)*

stroking ~ погла́живание *(при массаже)*

superficial ~ пове́рхностный масса́ж

vacuum ~ ва́куумный масса́ж

vibratory ~ вибрацио́нный масса́ж

masseter жева́тельная мы́шца

masseur 1. массажи́ст 2. массажёр

massive масси́вный; тяжёлый

mastectomy мастэктоми́я, удале́ние моло́чной железы́

radical ~ радика́льная мастэктоми́я

mastication жева́ние

mastitis масти́т, воспале́ние грудно́й железы́

~ of the newborn масти́т новорождённых

lactation [lactic] ~ масти́т во вре́мя кормле́ния гру́дью

phlegmonous ~ флегмоно́зный масти́т

purulent ~ гно́йный масти́т

mastocyte мастоци́т, ту́чная кле́тка

mastocytoma мастоцито́ма

mastoid сосцеви́дный отро́сток ‖ сосцеви́дный

mastoiditis мастоиди́т, воспале́ние сосцеви́дного отро́стка

mastopathy мастопати́я

cystic ~ кисто́зная мастопати́я

fibrous ~ фибро́зная мастопати́я

match соотве́тствовать, подходи́ть

matching 1. подго́нка, подбо́р; согласова́ние 2. про́ба на совмести́мость

donor-recipient ~ про́ба на (гисто)совмести́мость до́нора и реципие́нта

material вещество́; материа́л

suture ~ шо́вный материа́л

maternal матери́нский

maternity матери́нство

mating спа́ривание; скре́щивание

matron 1. гла́вная медици́нская сестра́ больни́цы 2. сестра́-хозя́йка больни́цы

matrix 1. ма́трикс; ма́трица 2. осно́ва; скеле́т

matter вещество́, мате́рия

gray ~ се́рое вещество́ *(мозга)*

maturate созрева́ть

maturation созрева́ние

sexual ~ полово́е созрева́ние

mature созрева́ть ‖ зре́лый, доно́шенный *(о новорождённом)*

maturity зре́лость

fetus ~ зре́лость [доно́шенность] плода́

maxilla ве́рхняя че́люсть

mazolysis отделе́ние плаце́нты

meal пи́ща, еда́ ‖ принима́ть пи́щу

meal-time вре́мя приёма пи́щи

mean:

arithmetic ~ сре́днее арифмети́ческое

measles корь

German ~ красну́ха
mitigated ~ митиги́рованная корь
measure 1. ме́ра; мероприя́тие 2. измеря́ть
precautionary [safety] ~s ме́ры предосторо́жности
measurement 1. измере́ние 2. разме́р(ы)
temperature ~ измере́ние температу́ры, термометри́я
meatus *анат.* 1. отве́рстие; прохо́д 2. кана́л
auditory ~ слухово́й прохо́д
inferior ~ ни́жний ход
nasal ~ носово́й ход
mechanism:
~ of labor механи́зм ро́дов
mechanoreceptor механореце́птор
mechanotherapy механотерапи́я
meconium меко́ний
mediastinum средосте́ние
mediate переноси́ть
mediator медиа́тор
key ~ ключево́й медиа́тор
medicable излечи́мый; поддаю́щийся лече́нию
medical медици́нский
medicament лека́рство, лека́рственное сре́дство
medicate проводи́ть медикаменто́зную терапи́ю, лечи́ть лека́рственными сре́дствами
medication медикаменто́зная терапи́я, лека́рственное лече́ние
medicine 1. медици́на 2. вну́тренние боле́зни, терапи́я 3. лека́рство, лека́рственное сре́дство ◇ to take a ~ принима́ть лека́рство

clinical ~ клини́ческая медици́на
forensic ~ суде́бная медици́на
geriatric ~ гериатри́ческая медици́на, гериатри́я
laxative ~ послабля́ющее сре́дство
legal ~ суде́бная медици́на
molecular ~ молекуля́рная медици́на
nuclear ~ медици́нская радиоло́гия
physical ~ физиотерапи́я
potent ~ сильноде́йствующее лека́рство
proprietary ~ патенто́ванное лека́рство
space ~ косми́ческая медици́на
medicolegal суде́бно-медици́нский
medium 1. среда́; пита́тельная среда́ 2. сре́дство 3. середи́на ‖ сре́дний
blood ~ пита́тельная среда́, содержа́щая кровь
contrast ~ контра́стное вещество́
double-strength ~ среда́ двойно́й концентра́ции
embedding ~ зали́вочная среда́
high-growth enhancement ~ обогащённая среда́
incubation ~ инкубацио́нная среда́
normal-strength ~ среда́ норма́льной концентра́ции
nutrient ~ пита́тельная среда́
opaque ~ контра́стное вещество́

selective ~ избира́тельная [селекти́вная] среда́

medullary 1. мозгово́й, медулля́рный 2. среди́нный; сердцеви́нный

medullospinal спинномозгово́й

meeting:
    medical ~ враче́бная конфере́нция

megacolon мегаколо́н

megakariocyte мегакариоци́т

megaloblast мегалобла́ст

meiosis мейо́з

melancholia, melancholy уны́ние, грусть, меланхо́лия

melanin мелани́н

melanoma мелано́ма
    choroidal ~ мелано́ма хориоиде́и
    malignant ~ злока́чественная мелано́ма

melanosarcoma меланосарко́ма

melanosis мелано́з

melena меле́на, дёгтеобра́зный стул ◇ ~ spuria ло́жная меле́на

member 1. член, часть те́ла; коне́чность 2. член *(организации)*
    family ~ член семьи́
    staff ~ сотру́дник

membrane 1. перепо́нка, мембра́на 2. мембра́на, оболо́чка; плёнка
    basement ~ база́льная мембра́на
    boundary ~ пограни́чная мембра́на
    diphtheritic ~ дифтери́йная плёнка
    fetal ~ пло́дная оболо́чка

    fibrous ~ фибро́зная оболо́чка
    ion-exchanger ~ ионообме́нная мембра́на
    lining ~ выстила́ющая оболо́чка
    lipoprotein ~ липопротеи́новая оболо́чка
    mucous ~ сли́зистая оболо́чка
    nuclear ~ я́дерная мембра́на
    outer ~ нару́жная мембра́на
    phage ~ оболо́чка фа́га
    placental ~ плацента́рная оболо́чка
    porous ~ по́ристая мембра́на
    red-cell ~ мембра́на эритроци́та
    semipermeable ~ полупроница́емая мембра́на
    serous ~ серо́зная оболо́чка
    synovial ~ синовиа́льная оболо́чка
    tympanic ~ бараба́нная перепо́нка

membraneous перепо́нчатый; мембрано́зный

memory па́мять
    immediate ~ кратковре́менная па́мять
    immune ~ иммунологи́ческая па́мять
    remote ~ па́мять на отдалённые собы́тия
    short-term ~ краткосро́чная [операти́вная] па́мять

meningeal менингеа́льный

meningioma менингио́ма

meningism менинги́зм

meningitis менинги́т

bacterial ~ бактериáльный менингѝтbacterial ~ бактериáльный менингѝт

basal ~ базáльный менингѝт

cerebrospinal ~ цереброспинáльный менингѝт

epidemic ~ эпидемѝческий менингѝт

meningococcal ~ менингокóкковый менингѝт

mumps ~ менингѝт при эпидемѝческом паротѝте

tuberculous ~ туберкулёзный менингѝт

meningococcemia менингококкемѝя

meningococcus менингокóкк

meninx (*pl* meninges) мозговáя оболóчка

meniscectomy менискэктомѝя, удалéние менѝска

meniscitis менисцѝт, воспалéние менѝска

meniscotomy менискотомѝя

meniscus менѝск

~ of the knee менѝск колéнного сустáва

menopause менопáуза; клѝмакс

menorrhagia менораррагѝя

menses мéсячные, менструáция

painful ~ болéзненная менструáция

vicarious ~ викáрная менструáция

menstruation *см.* menses

mental 1. ýмственный 2. душéвный; психѝческий

mentality 1. спосóбность мышлéния, интеллéкт 2. псѝхика, психѝческая дéятельность

mention упоминáние, ссы́лка на *(что-л.)* ‖ упоминáть, ссылáться

menu меню́

dietary ~ диетѝческий стол

sparing dietary ~ щадя́щая диéта

mercury ртуть, Hg

merocrine мерокрѝнный *(о секреции)*

mesaortitis мезаортѝт

mesenchyme мезенхѝма

mesenteric брыжéечный

mesentery брыжéйка

bowel ~ брыжéйка кишéчника

jejuno-ileal ~ брыжéйка тóнкого кишéчника

meshwork ячéистая структýра

trabecular ~ трабекуля́рная сеть

mesoappendix брыжéечка червеобрáзного отрóстка

mesocolon брыжéйка ободóчной кишкѝ

mesoderm мезодéрма

mesosalpinx брыжéйка мáточной [фаллóпиевой] трубы́

mesothelioma мезотелиóма

pleural ~ мезотелиóма плéвры

basal ~ базáльный менингѝт

cerebrospinal ~ цереброспинáльный менингѝт

epidemic ~ эпидемѝческий менингѝт

meningococcal ~ менингокóкковый менингѝт

mumps ~ менингѝт при эпидемѝческом паротѝте

tuberculous ~ туберкулёз-
ный менингит
meningococcemia менинго-
коккемия
meningococcus менингококк
meninx (*pl* meninges) мозговая оболочка
meniscectomy менискэкто-
мия, удаление мениска
meniscitis менисцит, воспаление мениска
meniscotomy менискотомия
meniscus мениск
~ of the knee мениск ко-
ленного сустава
menopause менопауза; кли-
макс
menorrhagia меноррагия
menses месячные, менструа-
ция
painful ~ болезненная мен-
струация
vicarious ~ викарная мен-
струация
menstruation *см.* menses
mental 1. умственный 2. ду-
шевный; психический
mentality 1. способность
мышления, интеллект 2.
психика, психическая дея-
тельность
mention упоминание, ссылка
на (*что-л.*) ‖ упоминать,
ссылаться
menu меню
dietary ~ диетический стол
sparing dietary ~ щадящая
диета
mercury ртуть, Hg
merocrine мерокринный (*о*
секреции)
mesaortitis мезаортит
mesenchyme мезенхима
mesenteric брыжеечный

mesentery брыжейка
bowel ~ брыжейка кишеч-
ника
jejuno-ileal ~ брыжейка
тонкого кишечника
meshwork ячеистая структура
trabecular ~ трабекулярная
сеть
mesoappendix брыжеечка
червеобразного отростка
mesocolon брыжейка ободочной кишки
mesoderm мезодерма
mesosalpinx брыжейка ма-
точной [фаллопиевой]
трубы
mesothelioma мезотелиома
pleural ~ мезотелиома
плевры
mesothelium *анат., эмбр.*
мезотелий
message сигнал; импульс
messenger 1. посредник,
мёссенджер 2. информа-
ционная (матричная)
РНК, мёссенджер-РНК
messing питание
metabolic метаболический,
обменный
metabolism метаболизм, обмен веществ
carbohydrate ~ углеводный
обмен
fat ~ жировой обмен
intermediary ~ промежу-
точный обмен
kidney ~ обмен веществ в
почке
lipid ~ метаболизм липидов
myocardial ~ обменные
процессы в миокарде
protein ~ белковый обмен
water ~ водный обмен

metabolite метаболи́т, проду́кт обме́на
metacarpal пя́стная кость ‖ пя́стный
metamyelocyte метамиелоци́т
metaphysis мета́физ *(часть трубчатой кости, прилегающая к эпифизу)*
metaplasia метаплази́я
metastasis метаста́з
  bone ~ ко́стный метаста́з
  brain [cerebral] ~ метаста́з в мозг
  distant ~ метаста́з на отдале́нии
  liver ~ метаста́з в пе́чень
  lung ~ метаста́з в лёгкое
  malignant ~ метаста́з злока́чественной о́пухоли
  multiple ~ мно́жественные метаста́зы
  regional ~ региона́льный метаста́з
  single ~ одино́чный метаста́з
metastasize метастази́ровать
metatarsal плюснево́й
metatarsus плюсна́
meteorism метеори́зм, скопле́ние га́зов в кише́чнике
meteoropathy метео(ро)пати́я
methemoglobin метгемоглоби́н
methemoglobinemia метгемоглобинеми́я
method 1. ме́тод, спо́соб; приём 2. систе́ма; поря́док
  ~ **of choice** ме́тод вы́бора
  ~ **of treatment** ме́тод лече́ния
  agar-diffusion ~ ме́тод диффу́зии в ага́ре

approved ~ апроби́рованный ме́тод
bleaching ~ ме́тод обесцве́чивания
cascade immunization ~ ме́тод каска́дной иммуниза́ции
colorimetric ~ колориметри́ческий ме́тод
Cone-Penfield's ~ ме́тод Ко́уна — Пе́нфилда, субокципита́льная миопласти́ческая краниотоми́я
dark field ~ ме́тод иссле́дования в тёмном по́ле
deep freeze ~ ме́тод глубо́кого замора́живания
frustrated phagocytosis ~ ме́тод незавершённого фагоцито́за
grafting ~ ме́тод транспланта́ции
Gram's (staining) ~ ме́тод окра́ски (бакте́рий) по Гра́му
graphical ~ графи́ческий ме́тод
Habel's ~ ме́тод Хе́йбела *(проверка эффективности вакцинации против бешенства)*
immune transfer ~ ме́тод иммунобло́ттинга
immunoenzyme ~ иммуноферме́нтный ме́тод
immunofluorescence ~ иммунофлюоресце́нтный ме́тод
immunoprecipitation ~ ме́тод имму́нной преципита́ции
latex agglutination ~ ме́тод [реа́кция] ла́текс-агглютина́ции

limiting dilution ~ мётод серийных разведёний

Lochart-Mummery ~ спóсоб Лóкхарт-Мáммери *(при геморроидальном кровотечении)*

Lowry's ~ мётод Лáури *(количественное определение белка в жидкости)*

luminescence ~ люминесцёнтный мётод

Monaldi ~ мётод Монáльди *(дренаж туберкулёзной каверны)*

plaque inhibition ~ мётод подавлёния бляшкообразовáния

Ranson's ~ мётод Рáнсона *(окраска нервной ткани в гистологических препаратах)*

Rinkel's ~ мётод Рúнкеля *(лечение аллергозов)*

serological ~ серологúческий мётод

Silber-Porter's ~ мётод Сúлбера — Пóртера *(определение свободных 17-оксикортикостероидов)*

Smith-Petersen's ~ мётод Смит-Пётерсена *(остеосинтез при переломе шейки бедра)*

Stoll's ~ мётод Стóлла *(в диагностике глистной инвазии)*

surface culture ~ мётод культýры в монослóе

Westergren ~ мётод Вёстергрена *(определение скорости оседания эритроцитов)*

metritis метрúт, воспалёние мáтки

metropexy фиксáция мáтки

metroptosis метроптóз, опущёние мáтки

metrorrhagia метроррагúя

metrorrhexis разрúв мáтки

metrostaxis кровотечёние из мáтки

metrotomy метротомúя, рассечёние мáтки

microadenoma микроаденóма

microagglutination микроагглютинáция

microalbuminuria микроальбуминурúя

microaneurism микроаневрúзма

microassay микроанáлиз

microbe микрóб

microbicidal бактерицúдный

microbiology микробиолóгия

microburet(te) микробюрётка

microcapsules *pl* микрокáпсулы

microcephalia, microcephaly микроцефалúя

microcirculation микроциркуляция

Micrococcus микрокóкк

microcyte микроцúт, кáрликовый эритроцúт

microcytosis микроцитóз

microfilaments *pl* микрофилámенты

microfiltration микрофильтрáция

microflora микрофлóра

microhemorrage микрогеморрагúя

microinfarct микроинфáркт

microorganism микроорганúзм

microphage микрофáг

micropipette микропипётка

microscope микроско́п
electron ~ электро́нный микроско́п
fluorescence ~ флюоресце́нтный микроско́п
luminescent ~ люминесце́нтный микроско́п
operating ~ операцио́нный микроско́п
scanning electron ~ скани́рующий [ра́стровый] электро́нный микроско́п
microscopy микроскопи́я
fluorescent ~ флюоресце́нтная микроскопи́я
light ~ световá́я микроскопи́я
microshaker микроше́йкер
microspheres *pl* микросфе́ры
microspherocytosis микросфероцито́з, анома́льно ма́ленькие шарови́дные эритроци́ты
microsurgery микрохирурги́я
microsyringe микрошпри́ц
microtechnique микромето́д
microtome *мед. тех.* микрото́м ‖ ре́зать на микрото́ме
freeze ~ замора́живающий микрото́м
microvessel микрососу́д
microvilli *pl* микроворси́нки
miction мочеиспуска́ние
midbrain сре́дний мозг
middle сре́дний (*напр. слой*)
midget ка́рлик
midgut *эмбр.* сре́дняя кишка́
midriff 1. диафра́гма 2. эпига́стрий
midsection среди́нный разре́з
midwife акуше́рка
migraine мигре́нь
migrate мигри́ровать, перемеща́ться

migration мигра́ция, перемеще́ние
cell ~ мигра́ция кле́ток
macrophage ~ мигра́ция макрофа́гов
nonrandom ~ индуци́рованная мигра́ция
random ~ спонта́нная мигра́ция
mild мя́гкий; лёгкий (*о течении болезни*)
miliaria потни́ца
milk молоко́
breast ~ грудно́е [же́нское] молоко́
cow's ~ коро́вье молоко́
mother's ~ матери́нское молоко́
pasteurized ~ пастеризо́ванное молоко́
milkpox ала́стрим, бе́лая о́спа
mimicking напомина́ющий (*что-л.*), схо́дный (*с чем-л.*)
mind 1. спосо́бность мышле́ния, интелле́кт 2. пси́хика, психи́ческая де́ятельность 3. па́мять
mind-cure психотерапи́я
mineralocorticoid минерал(о)кортико́ид
minority меньшинство́
mint мя́та, *Mentha*
miosis мио́з, суже́ние зрачка́
mirror 1. зе́ркало 2. отража́ть
frontal ~ ло́бный рефле́ктор
misadventure несча́стный слу́чай
misbirth, miscarriage вы́кидыш
spontaneous ~ самопроизво́льный вы́кидыш

miscopying ошибка копирования *(напр. при репликации ДНК)*

misdiagnosis неверный [ошибочный] диагноз

misery страдание

misplacement неправильное положение; смещение

mistake ошибка ‖ ошибаться
  diagnostic ~ диагностическая ошибка

misuse злоупотребление *(напр. медикаментами)*

mite клещ
  house dust ~ клещ домашней пыли
  itch [scab] ~ чесоточный клещ

mitigated ослабленный, смягчённый *(о боли)*

mitochondrium митохондрия

mitogen митоген

mitosis митоз, кариокинез

mitral митральный *(о клапане сердца)*

mixture 1. микстура 2. смесь 3. смешивание ‖ мешать, смешивать

moan стон ‖ стонать

mobile 1. подвижный; переносимый 2. изменчивый; непостоянный

mobility 1. подвижность 2. изменчивость; непостоянство
  joint ~ подвижность суставов

mode 1. метод, способ 2. форма, вид

model модель; образец
  mouse ~ модель на мышах, мышиная модель

moderate умеренный, средний ‖ умерять, смягчать

{NB: *произношение прил.* ['modǝгǝt], *гл.* ['modǝгeit]}

modification модификация, изменение

modified модифицированный, изменённый

modifier (ген-)модификатор
  immune response ~ иммуномодулятор

modulation модуляция

moist влажный; сырой

moisten увлажнять

molar моляр, коренной зуб
  two-root ~ двухкорневой моляр

mole 1. родимое пятно 2. плодный занос
  hydatid ~ пузырный занос

molecule молекула

mongolism синдром Дауна, эмбриодия

moniliasis монилиаз, кандидоз

monitor монитор, контролирующий прибор

monitoring мониторинг, постоянный контроль *(состояния больного)*
  drug ~ постоянное наблюдение за фармакодинамикой лекарства
  immunological ~ иммунологический мониторинг, иммунологический перманентный контроль
  radiation ~ постоянный контроль уровня радиации

monoaminoxydase моноаминоксидаза

monoclonal моноклональный

monoclonality моноклональность

monocyte моноцит

monolayer монослойная [од-
нослойная] культура
mononeuritis мононеврит ◇
~ multiplex множественный
мононеврит
mononucleasis мононуклеоз
infectious ~ инфекционный
мононуклеоз, болезнь
Пфейффера, ангина Фила-
това
monoploid гаплоид *(клетка
с гаплоидным числом хро-
мосом)*
monosaccharide моносахарид
monovaccine моновакцина
monstrosity уродство
month месяц
monthlies *pl см.* menses
mood настроение, располо-
жение духа
morbidity заболеваемость
morbilli *pl* корь
morbus болезнь, заболева-
ние
moribund умирающий
morphogenesis морфогенез
morphology морфология
mortality смертность
infant ~ детская смертность
maternal ~ материнская
смертность
neonatal ~ смертность но-
ворождённых
operative ~ смертность в
связи с операцией
mortification омертвение, некроз
mosaicism *ген.* мозаицизм
mosquito москит
motherhood материнство
motile подвижный
motility подвижность, способность к движению
basal ~ спонтанная [неин-

дуцированная] подвиж-
ность *(клеток)*
motion 1. движение 2. тело-
движение 3. *pl* испражне-
ния, кал
swing ~ маятникообразное
движение
voluntary ~ произвольное
движение
motionless неподвижный
mouse мышь
joint ~ суставная мышь
mouth 1. рот 2. отверстие;
устье ◇ by the ~ через
рот; внутрь *(о приёме лекарства)*
mouthrinse жидкость для полоскания рта
move шевелить(ся); дви-
гать(ся); передвигать(ся)
movement 1. движение; пе-
ремещение 2. дефекация
active ~s активные движе-
ния
concomital ~ содружествен-
ные движения
fetal ~s движения плода
involuntary ~s непроиз-
вольные движения
joint ~ подвижность сустава *или* суставов
orthodontic tooth ~ орто-
донтическое перемещение
зубов
passive ~ пассивное движение
pendular ~ маятникообраз-
ное движение
peristaltic ~ перистальтиче-
ское движение
rapid eye ~s быстрые дви-
жения глаз *(во время сна)*
respiratory ~s дыхательные
движения

voluntary ~s произвóльные движéния

mucopolysaccharide мукополисахарѝд

mucoprotein мукопротеѝн

mucopurulent слѝзисто-гнóйный

mucosa слѝзистая оболóчка

gastric ~ слѝзистая оболóчка желýдка

nasal ~ слѝзистая оболóчка нóса

oral ~ слѝзистая оболóчка пóлости рта

mouth-to-mouth рот в рот *(дыхание)*

mucous слѝзистый

mucoviscidosis муковисцидóз

mucus слизь

mud грязь *(напр. лечебная)*

multicystic поликистóзный

multifactorial мультифакторáльный, многофáкторный

multilocular 1. имéющий мнóжественную локализáцию 2. многокáмерный

multiple мнóжественнный *(напр. о ранениях)*

multiploidy полиплоидѝя

multiply размножáть(ся)

multivalency поливалéнтность

mummification мумификáция

mumps эпидемѝческий паротѝт, свѝнка

murmur шум *(при аускультáции)*

abdominal ~ урчáние в животé

apex ~ шум на верхýшке сéрдца

cardiac ~ шум в сéрдце

crescendo ~ шум с нарастá-

ющей грóмкостью, шум «крещéндо»

diastolic ~ диастолѝческий шум

Graham Steell's ~ шум Грэ́ма Стѝлла *(при митрáльном стенозе)*

heart ~ шум в сéрдце

late diastolic ~ конечнодиастолѝческий шум

machinery(-like) ~ шум «пóезда в тоннéле»

middiastolic ~ шум в серéдѝне диáстолы

mitral ~ шум над митрáльным клáпаном

nun's ~ шум волчкá *(выслушиваемый над яремными венами)*

pressure ~ стенотѝческий шум

presystolic ~ пресистолѝческий шум

respiratory ~s дыхáтельные шумы́

systolic ~ систолѝческий шум

muscle мы́шца, мýскул

cardiac ~ сердéчная мы́шца, миокáрд

extensor ~ мы́шца-разгибáтель

flexor ~ мы́шца-сгибáтель

involuntary ~ непроизвóльно сокращáющаяся мы́шца

papillary ~s сосóчковые мы́шцы *(сердца)*

respiratory ~s дыхáтельные мы́шцы, дыхáтельная мускулатýра

skeletal ~ скелéтная мы́шца

smooth ~ глáдкая мы́шца

striated [**striped**] ~ попéрéчно-полосáтая мы́шца

tailor's ~ портня́жная мы́шца

voluntary ~ произво́льно сокраща́ющаяся мы́шца

muscular мы́шечный

musculature мускулату́ра

limb ~ мускулату́ра коне́чности

trunk ~ мускулату́ра ту́ловища

must пле́сень

mutability изме́нчивость

mutagen мутаге́н

mutagenesis мутагене́з

mutant мута́нт

full ~ по́лный мута́нт

mutation мута́ция

chance ~ случа́йная мута́ция

chromosome ~ хромосо́мная мута́ция

gene ~ ге́нная мута́ция

germinal ~ заро́дышевая мута́ция

lethal ~ лета́льная мута́ция

muteness немота́

mutism заде́ржка ре́чи; немота́

myalgia миалги́я

myasthenia миастени́я

myatrophy миатрофи́я

Mycobacterium микобакте́рия ◇ ~ tuberculosis микобакте́рия туберкулёза, туберкулёзная па́лочка, бакте́рия Ко́ха

mycology миколо́гия

oral ~ миколо́гия по́лости рта

mycoplasma микопла́зма

mycosis мико́з, грибко́вое заболева́ние

Gilchrist's ~ бластомико́з Ги́лкриста, североамерика́нский бластомико́з

myelin миели́н

myelitis:

transverse ~ попере́чный миели́т

myelocyte миелоци́т

myelodysplasia миелодиспла́зи́я

myelofibrosis миелофибро́з, миелосклеро́з

myelogram миелогра́мма, фо́рмула ко́стного мо́зга

myelography миелографи́я

myeloma миело́ма

multiple ~ мно́жественная миело́ма, миело́мная боле́знь, плазмоцито́ма, боле́знь (Русти́цкого —) Ка́лера

plasma-cell ~ 1. *см.* multiple myeloma 2. плазмоцито́ма ко́сти

myeloperoxidase миелопероксида́за

myelophthisis миелофти́з

myocardiofibrosis миокардиофибро́з

Boeck's ~ миокардиофибро́з Бёка *(при саркоидо́зе)*

myocardiopathy:

lead ~ свинцо́вое пораже́ние миока́рда

myocarditis миокарди́т

acute isolated [Fiedler's, idiopathic] ~ идиопати́ческий [изоли́рованный] миокарди́т, миокарди́т Абра́мова — Фи́длера

interstitial ~ интерстициа́льный миокарди́т

myocardium серде́чная мы́шца, миока́рд

myoglobin миоглоби́н

myoglobinuria миоглобину-
рия
myoma миома
  uterine ~ миома матки
myopathy миопатия
  congenital ~ врождённая
  миопатия
  corticosteroid ~ кортикосте-
  роидная миопатия
  metabolic ~ метаболиче-
  ская миопатия
  paraneoplastic ~ паранео-
  пластическая миопатия
  reactive ~ реактивная миопатия
  thyreotoxic ~ тиреотоксиче-
  ская миопатия
myopia миопия, близорукость
  ~ **of high degree** высокая
  близорукость
  progressive ~ прогресси́ру-
  ющая близорукость
myorrhaphy 1. мышечный
шов **2.** сшивание мышцы
myosin миозин
myositis миозит
  epidemic ~ эпидемический
  миозит, борнхольмская болезнь
  infectious ~ инфекционный
  миозит
  ossifying ~ оссифицирую-
  щий миозит
myotonia миотония, мышеч-
ное напряжение
  Thomsen's congenital ~
  врождённая миотония, болезнь Томсена
myringotomy миринготомия,
парацентез барабанной пе-
репонки
myxedema микседема
myxoma миксома

myxovirus миксовирус

N

naevus *см.* **nevus**
nail 1. ноготь **2.** гвоздь
  fracture ~ гвоздь для лече́-
  ния перелома
  ingrown ~ вросший ноготь
  intramedullary ~ интраме-
  дуллярный гвоздь
nail-brush щётка для ногтей
nailing введение гвоздя *(при
переломе)*
naked 1. голый, обнажённый
2. лишённый оболочки, не-
изолированный
name:
  trade ~ коммерческое наи-
  менование *(напр. лекарства)*
nanism, nanosomia карлико-
вость, нанизм, наносомия
nape затылок
napkin 1. салфетка **2.** пелёнка
narcology наркология
narcomaniac наркоман
narcose наркоз
narcotic наркотик ‖ наркотический
narcotize наркотизировать
naris (*pl* **nares**) ноздря
narrow узкий; ограниченный
narrow-mouth узкогорлый
nasolacrimal носослёзный
nasopharynx носоглотка
nates *pl* ягодицы
native 1. врождённый **2.** природный, естественный

natriuresis натрийурёз

natural приро́дный, есте́ственный

nature приро́да; хара́ктер

nausea тошнота́
~ of pregnancy тошнота́ бере́менных

nauseous тошнотво́рный, отврати́тельный

navel пупо́к

navicular ладьеви́дная кость ‖ ладьеви́дный

nearby бли́жний ‖ поблизо́сти

nearly почти́, приблизи́тельно

nearsight(edness) близору́кость, миопи́я

necessary необходи́мый, ну́жный ◇ if ~ в слу́чае необходи́мости; по показа́ниям

neck 1. ше́я; ше́йка 2. го́рлышко (бутылки) 3. ту́бус
~ of the womb ше́йка ма́тки
femoral ~ ше́йка бедра́
stiff ~ риги́дность заты́лка
thigh ~ ше́йка бе́дренной ко́сти
uterine ~ ше́йка ма́тки

necrobiosis некробио́з

necrolysis некро́лиз

necropsy аутопси́я, вскры́тие тру́па

necrosis некро́з
acute tubular ~ о́стрый кана́льцевый некро́з (почки)
aseptic ~ асепти́ческий некро́з
aseptic ~ of epiphysis of tibia асепти́ческий некро́з эпи́физа большеберцо́вой ко́сти, боле́знь О́сгуда — Шла́ттера
aseptic ~ of vertebra асепти́ческий некро́з позвонка́, синдро́м Кальве́
epiphyseal ~ некро́з эпи́физа
fat ~ некро́з жи́ра, липонекро́з
focal ~ очаго́вый некро́з
ischemic ~ ишеми́ческий некро́з
liquefaction ~ колликвацио́нный некро́з
moist ~ вла́жная гангре́на
muscular ~ некро́з мы́шцы
pancreas ~ некро́з поджелу́дочной железы́, панкреонекро́з
retinal ~ некро́з сетча́тки (глаза)

necrotomy 1. аутопси́я, вскры́тие тру́па 2. некротоми́я, иссече́ние некроти́ческой тка́ни

need потре́бность, необходи́мость ‖ нужда́ться, име́ть потре́бность ◇ to ~ badly кра́йне нужда́ться
nutritional ~ потре́бность в пита́нии

needle игла́
atraumatic ~ атравмати́ческая игла́
curved ~ закруглённая игла́
cutting ~ ре́жущая игла́
fine ~ то́нкая игла́
hollow ~ по́лая игла́
hypodermic ~ игла́ для подко́жных инъе́кций
knife ~ дисцизио́нная игла́
ligature ~ лигату́рная игла́
skin suture ~ игла́ для сшива́ния ко́жи

14*

sternal puncture ~ игла́ для стерна́льной пу́нкции

straight ~ прямая игла

surgical ~ хирурги́ческая игла

suture ~ шо́вная игла

swagged ~ атравмати́ческая игла

syringe ~ игла́ для шпри́ца

needleholder иглодержа́тель

negative отрица́тельный

negativism негативи́зм

neighboring сосе́дний, располо́женный ря́дом

Neisseria нейсери́я, гоноко́кк

neonate новорождённый

neoplasia неоплази́я

neoplasm о́пухоль, новообразова́ние, неопла́зма

benign ~ доброка́чественная о́пухоль

lymphoid ~ о́пухоль лимфо́идной тка́ни

mammary ~ новообразова́ние грудно́й железы́

metastatic ~ метастати́ческое новообразова́ние

neovascularization неоваскуляриза́ция

nephelometry нефелометри́я

nephrectomy нефрэктоми́я, удале́ние по́чки

nephritis нефри́т

focal ~ очаго́вый нефри́т

glomerular ~ гломеруло-нефри́т

interstitial ~ интерстициа́льный нефри́т

lupus ~ волча́ночный нефри́т, лю́пус-нефри́т

nephrocystosis кисто́з по́чек

nephrogram рентгеногра́мма по́чек

nephrolithiasis нефролитиа́з, почечнока́менная боле́знь

nephrolithotomy нефролитотоми́я, удале́ние по́чечных камне́й

nephron нефро́н

nephropathy нефропати́я

~ of pregnancy нефропати́я бере́менных

diabetic ~ диабети́ческая нефропати́я

nephroptosis опуще́ние по́чки, нефропто́з

nephrosclerosis нефросклеро́з

Fahr's malignant ~ злока́чественный нефросклеро́з Фа́ра

nephrosis нефро́з

lipoid ~ липо́идный нефро́з

nephrotomy нефротоми́я

nerve нерв

afferent ~ центростреми́тельный нерв

cranial ~ че́репно-мозгово́й нерв

efferent ~ центробе́жный нерв

facial ~ лицево́й нерв

motor ~ дви́гательный нерв

oculomotor ~ глазодви́гательный нерв

optic ~ зри́тельный нерв

peripheral ~ перифери́ческий нерв

sensory ~ чувстви́тельный нерв

trifacial [trigeminal] ~ тройни́чный нерв

vagus ~ блужда́ющий нерв

nervous не́рвный

nestis голода́ние

net 1. сеть; се́тка 2. ячеистая структу́ра

nettle крапи́ва, *Urtica*
neuralgia невралги́я
 trigeminal ~ невралги́я тройни́чного не́рва
neurasthenia неврастени́я
neurinoma неврино́ма
neuritis неври́т
 optic ~ неври́т зри́тельного не́рва
neuroblastoma нейробласто́ма
neurodermatitis нейродерми́т
neurofibroma нейрофибро́ма
neurofibromatosis нейрофибромато́з, боле́знь Реклингха́узена
neurogenous неврогенный
neuroglia нейрогли́я
neurohypophysis нейрогипо́физ, за́дняя до́ля гипо́физа
neurologist невропато́лог
neurology невроло́гия
neuroma невро́ма
neuromyotonia нейромиотони́я
neuropathologist невропато́лог
neuropathy невропати́я
 diabetic ~ диабети́ческая невропати́я
 hereditary sensory ~ врождённая сенсо́рная невропати́я
 peripheral ~ перифери́ческая невропати́я
neuropeptide нейропепти́д
neuropsychological нейропсихологи́ческий
neurosis (*pl* neuroses) невро́з
 anxiety ~ невро́з стра́ха
 climacteric ~ климактери́ческий невро́з
neurosurgery нейрохирурги́я
neurosyphilis нейроси́филис

neurotoxicity нейротокси́чность
neurotransmitter медиа́тор
neutralization нейтрализа́ция
 antibody ~ нейтрализа́ция антите́л
neutralize нейтрализова́ть
neutropenia нейтропени́я
neutrophil(e) нейтрофи́л, нейтрофи́льный лейкоци́т
 polymorphonuclear ~ полиморфноя́дерный нейтрофи́л
 rosette-forming ~ розеткообразу́ющий нейтрофи́л
 segmented ~ сегменти́рованный нейтрофи́л
nevus (*pl* nevi) роди́мое пятно́
 melanocytic ~ меланоцита́рное роди́мое пятно́
 Sutton's ~ не́вус Са́ттона, центробе́жная лейкоде́рма
newborn новорождённый
next сле́дующий, бу́дущий
nib остриё
niche *рентг.* ни́ша
 ulcer ~ я́звенная ни́ша
nictate морга́ть; мига́ть
nidation *эмбр.* импланта́ция, нида́ция
nidus (*pl* nidi) 1. оча́г патологи́ческого проце́сса 2. ядро́ *(нерва)*
nightmare ночно́й кошма́р
nightwalker луна́тик
nippers щипцы
nipple 1. сосо́к *(грудно́й железы)* 2. со́ска
nit гни́да
nitrogen азо́т, N
 liquid ~ жи́дкий азо́т
 protein ~ белко́вый азо́т
 residual ~ оста́точный азо́т
nociceptor реце́птор бо́ли

nocturnal ночно́й
nodal узлово́й
node у́зел
  axillary lymph ~ подмы́-
шечный лимфати́ческий
у́зел
  Bouchard's ~ у́зел [узело́к]
Буша́ра *(при остеоартро-
зе)*
  gouty ~ подагри́ческий
у́зел, то́фус
  gummy ~ гуммо́зный у́зел,
гу́мма
  Heberden's ~ у́зел [узело́к]
Ге́бердена *(при остеоарт-
розе)*
  inguinal lymph ~ па́ховый
лимфати́ческий у́зел
  Keith-Flack ~ у́зел Ки́са —
Фле́ка, си́нусный у́зел
  lymphatic ~ лимфати́ческий
у́зел
  mediastinal lymph ~ меди-
астина́льный лимфати́че-
ский у́зел
  mesenteric lymph ~ мезен-
териа́льный лимфати́че-
ский у́зел
  periaortic lymph ~ периаор-
та́льный лимфати́ческий
у́зел
  regional lymph ~ регио-
на́рный лимфати́ческий
у́зел
  signal ~ ви́рховская железа́
*(надключичный лимфати-
ческий узел при раке)*
  sinus ~ си́нусный у́зел
nodose 1. узлово́й 2. узлова́-
тый
nodular узелко́вый
nodule узело́к
  rheumatoid ~s ревмато́ид-
ные узелки́

noise шум
nomenclature номенклату́ра
nonessential несуще́ственный
nonhazardous безопа́сный
nonhealing неизлечи́мый; не-
заживáющий
nonhospitalized негоспитали-
зи́рованный *(о больном)*
noninfectious неинфекцио́н-
ный
nonmotile неподви́жный
nonpathogenic непатоге́нный
nonpharmacological немеди-
каменто́зный
nonpurulent негно́йный
nonresectable не подлежа́-
щий резе́кции
nonreversible необрати́мый
nonspecific неспецифи́ческий
nontolerant нетолера́нтный
nontoxic нетокси́чный
nonviability нежизнеспосо́б-
ность
norepinephrine норадренали́н
normal норма́льный; стан-
да́ртный
normergy нормерги́я, нор-
ма́льная реакти́вность
normoblast нормобла́ст
normolipidemia норма́льный
у́ровень липи́дов в крови́
normovolemia норма́льный
объём кро́ви
nose нос
  depressed ~ провали́вшийся
нос
  running ~ на́сморк
  saddle ~ седлови́дный нос
  stuffy ~ зало́женный нос
nosebleed(ing) носово́е кро-
вотече́ние
nosogenic патоге́нный, бо-
лезнетво́рный
nosology нозоло́гия

nostril ноздря

notch надрез

note 1. запись ‖ делать запись, записывать 2. отличительный признак 3. отмечать, замечать

percussion ~ перкуторный звук

notice 1. наблюдение 2. замечать, отмечать ◇ to take ~ обращать внимание (на что-л.)

notification 1. извещение, сообщение; объявление 2. регистрация (напр. смерти)

notion 1. понятие, представление 2. взгляд, мнение

~ of compulsion навязчивая мысль

nourish питать, кормить; вскармливать

nourishment питание

noxious 1. вредный 2. ядовитый

nozzle наконечник; насадка

vaginal ~ влагалищный наконечник

nuclear ядерный

nucleocapsid нуклеокапсид

nucleolus ядрышко

nucleoprotein нуклеопротеин, ядерный белок

nucleotoxin нуклеотоксин, ядерный токсин

nucleus ядро

cell ~ ядро клетки, клеточное ядро

pyknotic ~ пикнотическое ядро

numb вызывать онемение или окоченение ‖ онемевший; окоченевший

number 1. число, количество 2. номер; показатель ◇ ~ of... ряд, некоторое количество (чего-л.)

~ of patients число пациентов

chromosome ~ число хромосом

passage ~ количество пассажей

numbness онемение; окоченение

numerous многочисленный

nurse 1. медицинская сестра 2. ухаживать (за больным, за ребёнком) ◇ ~ on duty дежурная медсестра

graduate ~ дипломированная медсестра

maternity ~ акушерка

practical ~ младшая медсестра, сиделка

registered ~ см. graduate nurse

scrub ~ операционная сестра

trained ~ см. graduate nurse

ward ~ палатная [постовая] сестра

wet ~ кормилица

nursery-maid няня, санитарка

nursing 1. уход (за больным) 2. кормление грудью (ребёнка)

nutriment продукт питания

nutrition питание

nyctalgia ночные боли

nystagmus нистагм

fatigue ~ усталостный нистагм

horizontal ~ горизонтальный нистагм

labyrinthine ~ лабиринтный нистагм

pendular ~ маятникообра́зный ниста́гм
railway ~ железнодоро́жный ниста́гм
rhythmic ~ ритми́чный ниста́гм
rotatory ~ ротато́рный ниста́гм
up-beat [vertical] ~ вертика́льный ниста́гм
vestibular ~ вестибуля́рный ниста́гм

O

oath:
Hippocratic ~ кля́тва Гиппокра́та
obdormition онеме́ние (напр. конечности)
obduction аутопси́я, вскры́тие тру́па
obesity ожире́ние
alimentary ~ алимента́рное ожире́ние
hypothalamic ~ гипоталами́ческое ожире́ние
objective объекти́в (микроскопа) ‖ объекти́вный
immersion ~ иммерсио́нный объекти́в
obligate обяза́тельный, облига́тный
oblique косо́й
obliterans облитери́рующий
obliteration облитера́ция
observation наблюде́ние, обсерва́ция
medical ~ медици́нское наблюде́ние

outpatient ~ амбулато́рное наблюде́ние
observe наблюда́ть
obsession навя́зчивое состоя́ние, обсе́ссия
obsolete 1. устаре́вший (напр. о методике лече́ния) 2. отсу́тствующий (напр. об органе)
obstetric(al) акуше́рский
obstetrician врач-акуше́р
obstetrics акуше́рство
operative ~ операти́вное акуше́рство
obstinate упо́рный; тру́дно поддаю́щийся лече́нию
obstipation запо́р
obstruction обстру́кция, заку́порка, непроходи́мость
bowel ~ непроходи́мость кише́чника
bronchial ~ обстру́кция бро́нха
intestinal ~ непроходи́мость кише́чника
pulmonary artery ~ обстру́кция [заку́порка] лё́гочной арте́рии
tracheal ~ обстру́кция трахе́и
obtain получа́ть (напр. результат исследования)
obtundent успока́ивающий
obturation обтура́ция; заку́порка
obtusion притупле́ние (напр. восприятия)
obvious очеви́дный
occasion слу́чай ◇ on the ~ of... по слу́чаю (чего-л.)
occasional 1. случа́йный, ре́дкий 2. периоди́ческий, повто́рный
occipital заты́лочный

occiput затылок

occlude 1. закупоривать, закрывать 2. смыкать зубы

occlusion 1. закупорка, закрытие; окклюзия 2. прикус (зубов)
artery ~ закупорка артерии
central retinal vein ~ окклюзия центральной вены сетчатки
intracardiac ~ внутрисердечная окклюзия

occult скрытый (напр. о кровотечении)

occupational профессиональный (напр. о заболевании); трудовой (напр. о терапии)

occur встречаться, происходить, случаться

occurrence частота, распространённость, проявление

occurring:
natural ~ естественное возникновение; распространённость в естественных условиях

ochronosis охроноз

ocular 1. окуляр, линза 2. глазной

oculist окулист, офтальмолог

oculomotor глазодвигательный, окуломоторный

odontalgia зубная боль

odontoblast одонтобласт

odontogenesis одонтогенез
imperfect ~ неполноценный одонтогенез

odontogenic одонтогенный (напр. об абсцессе)

odontology одонтология

odor запах
off ~ неприятный запах

odynophagia боль при глотании

oedema см. edema

oesophag- см. esophag-

offer предлагать

office 1. контора, канцелярия 2. кабинет (напр. врача)
admission ~ приёмный покой
dean's ~ деканат
inquiry ~ справочный стол
reception ~ приёмный покой
registration ~ регистратура

officinal официнальный, фармакопейный

off-print отдельный оттиск

offspring потомок; потомство

oil масло ‖ смазывать маслом
~ of cedar кедровое масло
~ of mint мятное масло
~ of mustard горчичное масло
olive ~ оливковое [прованское] масло
peach kernel ~ персиковое масло
peanut ~ арахисовое масло
volatile ~ эфирное масло

oilcloth клеёнка

oiled промасленный; смазанный маслом

oilpaper промасленная бумага

oil-soluble растворимый в масле

ointment мазь
eye ~ глазная мазь

olfaction обоняние

oligemia олигемия, малокровие

oligodactyly олигодактилия

oligodynamic олигодинами́ческий

oligomenorrhea олигоменоре́я, ску́дные менструа́ции

oligophrenia олигофрени́я, врождённое слабоу́мие

oliguria олигури́я

olive *анат.* оли́ва

omalgia омалги́я, бо́ли в плечево́м суста́ве

omentitis оменти́т, воспале́ние са́льника

omentopexy оментопекси́я, подшива́ние са́льника

omentum са́льник
   gastrocolic [great(er)] ~ большо́й са́льник
   lesser ~ ма́лый са́льник

omphalitis омфали́т, воспале́ние пупка́

omphalocele пупо́чная гры́жа

omphalos пупо́к

omphalotomy перереза́ние пупови́ны

onanism онани́зм

oncogene онкоге́н, онкоге́нный аге́нт ‖ онкоге́нный

oncogenesis онкогене́з

oncogenicity онкоге́нность

oncologist онко́лог

oncology онколо́гия
   pediatric ~ де́тская онколо́гия

oneirism снови́дное наруше́ние созна́ния, онири́зм

one-sided односторо́нний

onflow прито́к

onset нача́ло *(напр. боле́зни)*
   ~ **of parturition** нача́ло родово́й де́ятельности
   ~ **of the rash** высыпа́ние, появле́ние сы́пи
   disease ~ нача́ло боле́зни

ontogenesis, ontogeny онтогене́з

onychia онихи́я, воспале́ние ногтево́го ло́жа

onychomycosis онихомико́з, грибко́вое пораже́ние ногте́й

onychopathy пораже́ние ногте́й, онихопати́я

oocyte о(в)оци́т, созрева́ющая яйцекле́тка

oophorectomy оофорэктоми́я, удале́ние я́ичника

oophoritis оофори́т

opacity 1. затемне́ние 2. помутне́ние
   linear ~ *рентг.* лине́йное затемне́ние

opalescence опалесце́нция

opaque 1. тёмный; непрозра́чный 2. тупо́й ◇ **to be** ~ **to X-rays** быть непрозра́чным для рентге́новских луче́й

open открыва́ть, вскрыва́ть ‖ откры́тый

opening отве́рстие *(напр. кана́ла)*
   external ~ нару́жное отве́рстие
   internal ~ вну́треннее отве́рстие

operate опери́ровать

operating операцио́нный

operation 1. опера́ция 2. де́йствие, манипули́рование 3. проце́сс ◇ **to perform an** ~ опери́ровать; **to undergo an** ~ подверга́ться опера́ции
   ~ **of choice** опера́ция вы́бора
   Albee ~ остеотоми́я О́лби *(при ло́жном суста́ве)*

Andreus ~ операция Эндрюса *(при водянке яичка)*

Bailey ~ **1.** вентрикулосептопексия Бейли **2.** комиссуротомия Бейли

Blair-Brown's ~ кожная пластика Блэра — Брауна *(свободным лоскутом)*

Blakemore-Lord's ~ операция Блейкмора — Лорда *(вмешательство в системе воротной вены)*

bloodless ~ бескровная операция

Brock ~ **1.** закрытая вальвулотомия Брока **2.** закрытая инфундибулэктомия Брока

Campbell ~ операция Кемпбелла *(для восстановления функции коленного сустава)*

Canfield-Sturmann ~ операция Канфилда — Штурманна *(при хроническом гайморите)*

capital ~ большая [тяжёлая, опасная для жизни] операция

Cave-Rowe ~ пателлопластика Кейва — Роу

cesarean ~ кесарево сечение

Cheever's ~ операция Чивера *(вариант тонзиллэктомии)*

chest ~ операция на органах грудной клетки

Coffey's ~ **1.** операция Коффи *(метод уретеросигмоанастомоза)* **2.** гастропексия Коффи

cosmetic ~ косметическая операция

Culp-de Weerd ~ операция Калпа — де Верда *(при сужении мочеточника)*

double-stage ~ двухступенчатая [двухэтапная] операция

Dragstedt's ~ ваготомия Драгстедта

Eggers ~ операция Эггерса *(при контрактуре коленного сустава)*

Elliot's ~ трепанация склеры Эллиота *(при глаукоме)*

emergency ~ экстренная операция

Forbes' ~ ампутация Форбса *(вариант ампутации стопы)*

Freyer's ~ аденомэктомия Фрейера

Heineke-Mikulicz' ~ пилоропластика Гейнеке — Микулича

Holmgren's ~ операция Хольмгрена *(при отосклерозе)*

Horsley's ~ операция Хорсли *(при эпилепсии)*

Kelly's ~ нефропексия Келли

König's ~ **1.** операция Кёнига *(1. при врождённом вывихе бедра 2. при высоком стоянии лопатки)* **2.** ринопластика Кёнига

Lautenschläger's ~ операция Лаутеншлегера *(при озене)*

Lempert's ~ операция Лемперта *(при отосклерозе)*

Leopold-Czerny ~ операция Леопольда — Черни *(вари-*

ант вентрофиксации матки)

Leriche's ~ опера́ция Лери́ша, периартериа́льная симпатэктоми́я

Lexer's ~ **1.** ринопла́стика Ле́ксера **2.** опера́ция Ле́ксера *(восстановление опорной функции бедра)*

life-saving ~ опера́ция по жи́зненным [вита́льным] показа́ниям

Lowsley ~ **1.** нефропекси́я Ло́усли **2.** орхипекси́я Ло́усли

Lund's ~ опера́ция Лу́нда *(при косолапости)*

major ~ *см.* capital operation

Mandl's ~ опера́ция Ма́ндля *(удаление паращитовидных желёз)*

Mayo ~ опера́ция Ме́йо *(при пупочной грыже)*

McBurney ~ опера́ция Мак-Берне́я *(вид аппендэктомии)*

McMurray('s) ~ опера́ция Мак-Ма́рри *(при ложном суставе в шейке бедра)*

Millin's ~ аденомэктоми́я Ми́ллина

Moynihan's ~ резе́кция желу́дка Мо́йнихена

Murphy ~ **1.** артропла́стика Ме́рфи **2.** вентрофикса́ция матки Ме́рфи

Ogston's ~ опера́ция О́гстона *(1. при плоскостопии 2. при genu valgum)*

one-stage ~ одномоме́нтная [одноэта́пная] опера́ция

Orr' ~ опера́ция О́рра *(поперечная резекция печени)*

palliative ~ паллиати́вная опера́ция

plastic ~ пласти́ческая опера́ция

radical ~ радика́льная опера́ция

reconstructive ~ реконструкти́вная опера́ция

reparative [restorative] ~ восстанови́тельная опера́ция

revascularizating ~ опера́ция с це́лью реваскуляриза́ции

Richardson ~ энтеростоми́я Ри́чардсона

salvage ~ опера́ция по жи́зненным [вита́льным] показа́ниям

Schmieden's ~ опера́ция Шми́дена *(вид резекции локтевого сустава)*

Schwyzer's ~ опера́ция Шва́йзера *(при. гидронефрозе)*

Scott's ~ опера́ция Ско́тта *(при гидроцефалии)*

Seddon's ~ рахиотоми́я Се́ддона

Shambaugh's ~ опера́ция Шамбо́ *(при отосклерозе)*

Shea's ~ опера́ция Ши *(при отосклерозе)*

single-step ~ одномоме́нтная [одноэта́пная] опера́ция

Stewart's ~ нефроплика́ция Стю́арта *(при гидронефрозе)*

Stookey-Scarff's ~ опера́ция Сту́кея — Ска́рффа *(при гидроцефалии)*

surgical ~ хирурги́ческая опера́ция

Swenson-Hiatt's ~ опера́ция Све́нсона — Хи́атта *(при болезни Гиршпрунга)*

Thiersch ~ 1. опера́ция Ти́рша *(при выпадении прямой кишки)* 2. ко́жная пла́стика Ти́рша *(свобод-ным расщеплённым лоску-том)*

Trotter's ~ бокова́я фарин-готоми́я Тро́ттера *(при опухоли глотки)*

tuck-up ~ опера́ция подтя́-гивания ко́жи лица́

two-stage ~ опера́ция в два эта́па

urgent ~ сро́чная [неотло́ж-ная, урге́нтная] опера́ция

Warren's ~ опера́ция Уо́р-рена *(удаление опухоли молочной железы)*

Whitman's ~ опера́ция Уи́тмена *(восстановление функции тазобедренного сустава)*

Williams' ~ опера́ция Уи́л-льямса *(удлинение моче-точника)*

operative операцио́нный; операти́вный

operon *ген.* оперо́н

ophthalmia офтальми́я, вос-пале́ние гла́за

gonorrheal ~ гоноре́йная офтальми́я

migratory [sympathetic] ~ симпати́ческая офтальми́я

ophthalmic глазно́й

ophthalmologist окули́ст, оф-тальмо́лог

ophthalmology офтальмоло́-гия

ophthalmoscope офтальмо-ско́п

ophthalmoscopy офтальмо-скопи́я

opiates *pl* опиа́ты

opinion мне́ние, оце́нка

ethical ~ эти́ческая оце́нка

opisthotonus опистото́нус

opponent противопоста́влен-ный, противопоставля́ю-щий *(о мышце)*

opposite противополо́жный, противолежа́щий

opsonin опсони́н

opsonization опсониза́ция

optical 1. опти́ческий 2. глазно́й

oral ротово́й, ора́льный

orally перора́льно

orbicular кру́глый, сфери́че-ский; кольцево́й

orbit глазни́ца, орби́та

orchis яи́чко

orchitis орхи́т, воспале́ние яи́чка

mumps ~ орхи́т при эпиде-ми́ческом пароти́те

order 1. поря́док 2. назна-ча́ть, пропи́сывать *(напр. лекарственное средство)*

◇ in ~ to для того́, чтобы...

ordinary просто́й, обыкно-ве́нный, ордина́рный; ру-ти́нный

organ о́рган

cold-stored ~ криоконсер-ви́рованный о́рган

generative ~s о́рганы раз-множе́ния

iced ~ криоконсерви́рован-ный о́рган

internal ~ вну́тренний о́р-ган

living ~ живо́й о́рган

shock ~ шо́ковый о́рган

target ~ о́рган-мише́нь

organic органический

organism 1. организм 2. микроорганизм, микроб causative ~ патогенный микроорганизм

Organization: World Health ~ Всемирная организация здравоохранения, ВОЗ

organoleptic органолептический

orifice *анат.* отверстие; устье ~ of the uterus маточный зев duct ~ отверстие протока internal ~ внутреннее отверстие

origin 1. происхождение 2. место прикрепления мышцы 3. начало нерва ◇ due to unknown ~ вызванный неизвестной [невыясненной] причиной allergic ~ аллергическая природа toxic ~ токсическая природа *(процесса)*

original подлинный, оригинальный, первоначальный

originate 1. давать начало, порождать 2. происходить, брать начало

ornithosis орнитоз

oropharynx ротоглотка

orthodontia ортодонтия, ортодонтология

orthopedics ортопедия

orthopnea ортопноэ

orthostatic ортостатический

oscillating колебание, маятникообразное движение ‖ колебательный

oscillogram осциллограмма

oscillography осциллография

oscitation зевота

osculum *(pl* oscula) *анат.* пора; маленькое отверстие

osme 1. запах 2. обоняние

ossicle мелкая кость auditory ~ слуховая косточка

ossification оссификация, окостенение heterotopic ~ гетеротопная оссификация muscular ~ оссификация мышцы

osteoarthritis остеоартрит, остеоартроз nodal ~ узелковая форма остеоартроза

osteoarthrosis остеоартроз ~ of the hip коксартроз

osteoblast остеобласт

osteoblastoma остеобластома

osteochondropathy остеохондропатия endemic ~ эндемический деформирующий остеоартроз, уровская болезнь, болезнь Кашина — Бека

osteochondrosis остеохондроз juvenile vertebral ~ ювенильный остеохондроз позвоночника, болезнь Шейермана-Мау

osteoclast остеокласт

osteoclastoma остеокластома

osteodysplasia остеодисплазия

osteodystrophia остеодистрофия ◇ ~ fibrosa generalisata фиброзная генерализованная остеодистрофия

osteodystrophy остеодистрофия *(см. тж* osteodystrophia)* deforming ~ деформирую-

щая остеодистрофи́я, боле́знь Пе́джета
osteogenesis остеогене́з
imperfect ~ несоверше́нный
остеогене́з
osteology остеоло́гия
osteolysis остео́лиз
progressive ~ прогресси́рующий остео́лиз, боле́знь
Го́рхема
osteoma остео́ма
osteomalacia остеомаля́ция,
размягче́ние ко́сти
hypophosphatemic ~ гипофосфатеми́ческая остеомаля́ция
vitamin D resistent ~ остеомаля́ция, резисте́нтная к
витами́ну D
osteomyelitis остеомиели́т
hematogenous ~ гематоге́нный остеомиели́т
osteomyelosclerosis остеомиелосклеро́з, остеомиелофибро́з
osteopathy остеопати́я
hypertrophic ~ гипертрофи́
ческая остеопати́я
toxic ~ токси́ческая остеопати́я
osteopetrosis остеопетро́з
osteophyte остеофи́т
osteoporosis остеопоро́з ◇ ~
due to endocrine disorders
остеопоро́з, вы́званный эндокри́нными наруше́ниями;
~ **due to immobilization** *см.*
inactivity osteoporosis
idiopathic ~ идиопати́ческий остеопоро́з
inactivity ~ остеопоро́з
всле́дствие неподви́жности,
иммобилизацио́нный остеопоро́з

medicamentous ~ медикаменто́зный остеопоро́з
primary ~ перви́чный остеопоро́з
senile ~ сени́льный остеопоро́з
steroid ~ стеро́идный остеопоро́з
osteoradionecrosis лучево́й
остеонекро́з
osteosarcoma остеосарко́ма
osteosynthesis остеоси́нтез
nail ~ остеоси́нтез гвоздём
transosseous ~ трансоссеа́льный [чреско́стный]
остеоси́нтез
wire ~ остеоси́нтез про́волокой
osteotomy остеотоми́я
ostium (*pl* **ostia**) *анат.* у́стье; отве́рстие
otalgia боль в у́хе
otitis оти́т
adhesive ~ адгези́вный
[сли́пчивый] оти́т
otolaryngology отоларинголо́гия
otoneurosurgery отонейрохирурги́я
otoplasty отопла́стика
otosclerosis отосклеро́з
otoscopy отоскопи́я
ototoxicity ототокси́чность,
токси́чность для о́рганов
слу́ха (*напр. с лекарственном средстве*)
outbreak вспы́шка (*напр.
эпидемии*)
outburst вспы́шка
aggressive ~ вспы́шка гне́ва
outcome исхо́д, результа́т
poor ~ неблагоприя́тный
исхо́д
outer вне́шний, нару́жный

outflow отто́к ‖ вытека́ть, оттека́ть

outlook перспекти́ва; прогно́з

outpatient амбулато́рный больно́й

output:
cardiac ~ мину́тный объём се́рдца
heat ~ теплоотда́ча
urinary ~ коли́чество вы́деленной мочи́

outside нару́жный, вне́шний

outstanding выдаю́щийся; выступа́ющий

ovarian я́йчниковый

ovariotomy овариотоми́я

ovary я́йчник

oven термоста́т; печь
drying ~ суши́льный шкаф

over над; свы́ше; бо́льше ◇
to be ~ зака́нчиваться

overall спецоде́жда
doctor's ~ медици́нский хала́т

overburden перегру́зка ‖ перегружа́ть

overdistension перерастяже́ние

overdose чрезме́рная до́за ‖ передози́ровать {NB: произноше́ние сущ. ['əuvədous], гл. [,əuvə'dous]}

overeating перееда́ние

overfeeding перека́рмливание

overheating перегрева́ние

overirritation перераздраже́ние

overlap перекрыва́ющий, перекрёстный

overload перегру́зка ‖ перегружа́ть

overloading перегру́зка

kinetic ~ кинети́ческая перегру́зка

tonic ~ тони́ческая перегру́зка

overstaining избы́точная окра́ска

overstrain перенапряже́ние

overweight избы́точный вес

oviduct яйцево́д

ovulation овуля́ция

own 1. со́бственный 2. владе́ть

oxalosis оксало́з

oxidant окисли́тель, оксида́нт

oxydation окисле́ние

oxidize окисля́ть(ся)

oxygen кислоро́д, O

oxygenate насыща́ться кислоро́дом; вступа́ть в соедине́ние с кислоро́дом

oxygenation оксигена́ция

oxygenator окисли́тель

oxygenotherapy оксигенотерапи́я, лече́ние кислоро́дом

oxyhemoglobin оксигемоглоби́н

oxypurinol оксипурино́л

oxytocin окситоци́н

oxyuris остри́ца

ozena озе́на, злово́нный на́сморк

ozone озо́н

P

pacemaker води́тель ри́тма (се́рдца)
endocardial ~ эндокардиа́льный води́тель ри́тма

epicardial ~ эпикардиáльный водúтель рúтма

pachydactyly патологúческое утолщéние пáльцев

pachymeningitis пахименингúт

pachynsis патологическое утолщéние (*напр. кожи*)

pack 1. тампóн, пакéт 2. обёртывание, завёртывание ‖ обёртывать, завёртывать

gauze ~ мáрлевый тампóн

surgical ~ тампонáда

packer корнцáнг

packpaper обёрточная бумáга

pad мя́гкая проклáдка, мя́гкая подклáдка

pain 1. боль, страдáние 2. *pl* родовы́е схвáтки ◇ to cause the ~ вызывáть боль; to cry with ~ кричáть *или* плáкать от бóли; to suffer from ~ страдáть от бóли

aching ~ нóющая боль

acute ~ óстрая боль

birth ~s родовы́е схвáтки

burning ~ жгýчая боль

cardiac ~ боль в óбласти сéрдца

colicky ~ кóлика, коликообрáзная бóль

dull ~ тупáя боль

epigastric ~ боль в эпигáстрии, боль под лóжечкой

eye ~ боль в глазý *или* глазáх

false ~s лóжные родовы́е схвáтки

fasting ~ голóдная бóль, боль натощáк

girdle ~ опоя́сывающая бóль

gripping ~ щемя́щая боль

head ~ головнáя боль

joint ~ боль в сустáве *или* сустáвах, артралгúя

labor ~s родовы́е схвáтки; пóтуги

lancinating ~ кинжáльная боль

local ~ мéстная боль

low back ~ боль в крестцóво-пояснúчной óбласти

lower abdomen ~ боль в нúжней чáсти животá

lumbar ~ бóль в поясни́це

moderate ~ умéренная бóль

nocturnal ~ ночнáя бóль

permanent ~ постоя́нная бóль

piercing ~ кóлющая боль

pressing ~ давя́щая боль

pressure ~ боль при надáвливании

· radiating ~ иррадии́рующая боль

rest ~ боль в покóе

retrosternal ~ загрудúнная боль

sacral ~ боль в óбласти крестцá

severe ~ сúльная бóль

sharp ~ óстрая боль

shooting ~ стреля́ющая боль

terebrant ~ сверля́щая боль

troublesome ~ мучúтельная бóль

unbearable ~ невыносúмая бóль

painful болéзненный

painless безболéзненный

pair пáра

allelic ~ аллéльная пáра

palatal нёбный

palate нёбо

cleft ~ расщеплённое нёбо, «во́лчья пасть»

hard ~ твёрдое нёбо

soft ~ мя́гкое нёбо

palatoplasty пла́стика нёба

pale бле́дный

paleness бле́дность

palindromic рецидиви́рующий, повторя́ющийся

palliation вре́менное облегче́ние *(состояния больного)*

palliative паллиати́вный

pallid бле́дный

pallium кора́ больши́х полуша́рий мо́зга

pallor бле́дность

waxy ~ восковая бле́дность

palm 1. ладо́нь 2. гла́дить, погла́живать

palmar ладо́нный

palpable осяза́емый; пальпи́руемый

palpation пальпа́ция

bimanual ~ бимануа́льная пальпа́ция

comparative ~ сравни́тельная пальпа́ция

deep ~ глубо́кая пальпа́ция

sliding ~ скользя́щая пальпа́ция

thoroughly ~ тща́тельная пальпа́ция

palpebra *(pl* palpebrae) ве́ко

palpebrate морга́ть, мига́ть

palpitation 1. трепета́ние; дрожь 2. учащённое сердцебие́ние

palsy парали́ч ‖ парализова́ть ‖ парализо́ванный *(см. тж* paralysis)

birth ~ послеродово́й парали́ч

shaking [trembling] ~ дро-

жа́тельный парали́ч, боле́знь Паркинсо́на

paludism маляри́я

pan кюве́та, ва́нночка; испари́тель

shallow ~ пло́ская кюве́та

panacea панаце́я

pancarditis панкарди́т

pancreas поджелу́дочная железа́

pancreatectomy панкреатэктоми́я

pancreatitis панкреати́т

cystic ~ кисто́зный панкреати́т

pancreatonecrosis, pancreonecrosis некро́з поджелу́дочной железы́

pancytopenia панцитопени́я

aregenerative ~ арегенера́торная панцитопени́я

pandemia пандеми́я

pandemic пандеми́ческий

panel пане́ль, набо́р *(напр. сывороток)*

pang внеза́пная о́страя боль

panmyelopathy панмиелопати́я

panniculitis панникули́т

nodular ~ узлова́тый панникули́т

relapsing nodular nonsuppurative [Weber-Christian] ~ боле́знь Ве́бера — Кри́счена, рецидиви́рующий лихора́дящий ненагна́ивающийся панникули́т

panniculus слой *(ткани)*

pannus па́ннус

panserositis ~ пансерози́т

pansinusitis пансинуси́т

pant 1. затруднённое дыха́ние 2. задыха́ться

paper 1. бума́га 2. докла́д; статья́

filter ~ фильтрова́льная бума́га

litmus ~ ла́кмусовая бума́га

paraffined ~ парафини́рованная бума́га

papilla (pl papillae) сосо́чек; сосо́к

filiform ~ нитеви́дный сосо́чек

fungiform ~ грибови́дный сосо́чек

gustatory ~ вкусово́й сосо́чек (языка́)

major duodenal ~ см. Vater's papilla

nipple-shaped ~ сосцеви́дный сосо́чек

optic ~ сосо́к зри́тельного не́рва

Vater's ~ фате́ров сосо́к, большо́й сосо́чек двенадцатипе́рстной кишки́

papilloedema оте́к соска́ зри́тельного не́рва

papilloma папилло́ма

hard ~ твёрдая папилло́ма

Shope's ~ папилло́ма Шо́упа (ви́русная папиллома кожи)

soft ~ мя́гкая папилло́ма

papillomavirus ви́рус папилло́мы

papula па́пула

papular папулёзный

papule па́пула

papulosis папулёз

parabiosis парабио́з

paracentesis парацентэ́з

abdominal ~ пу́нкция брюшно́й сте́нки

paradoxic парадокса́льный (напр. о реакции)

paraffin парафи́н

paraffinoma парафино́ма

paragglutination группова́я агглютина́ция, пара(а)гглютинация

parainfluenza парагри́пп

paralysis парали́ч (см. тж palsy)

ascending ~ восходя́щий парали́ч, парали́ч Ландри́

compression ~ парали́ч от сдавле́ния

Erb-Charcot's [Erb-Duchenne] ~ спина́льный парали́ч Э́рба, спасти́ческий спина́льный парали́ч

familial periodic ~ семе́йный периоди́ческий парали́ч

immunologic ~ парали́ч имму́нной систе́мы

infantile ~ де́тский парали́ч

Klumpke's ~ парали́ч Клюмпке́ (при поражении плечевого нервного сплетения)

Landry's ascending ~ см. ascending paralysis

Pott's ~ парали́ч По́тта (параплегия при туберкулёзе позвоночника)

Wernicke-Mann ~ парали́ч Ве́рнике — Ма́нна (форма центрального гемипареза)

parameter пара́метр

paramyxovirus парамиксови́рус

paraneoplastic паранеопласти́ческий

paranephritis паранефри́т

paranoia парано́йя

parapertussis паракоклю́ш

paraplegia параплеги́я

spastic ~ спати́ческая пара-
плеги́я

paraproctitis парапрокти́т

paraproteinemia парапротеи-
неми́я

parapsychology парапсихо-
ло́гия

parasite парази́т, паразити́-
рующий органи́зм

  bloodsucking ~ кровососу́-
щий парази́т

  facultative ~ факультати́в-
ный парази́т

  harmless ~ непатоге́нный
парази́т

  obligate ~ облига́тный
[обяза́тельный] парази́т

parasitology паразитоло́гия

paratyphoid парати́ф

parathyroid паращитови́дная
[околощитови́дная] железа́

parenchyma паренхи́ма

parent роди́тель

parenteral парентера́льный

paresis паре́з

  flaccid ~ вя́лый парали́ч

paresthesia парестези́я

parietal 1. париета́льный,
присте́ночный 2. теменно́й

parity коли́чество ро́дов в
про́шлом *(в анамнезе)*

parkinsonismus паркинсо-
ни́зм

parorexia парорекси́я, извращённый аппети́т

parotitis пароти́т

  epidemic [infectious] ~ эпи-
деми́ческий пароти́т, свинка

paroxysm парокси́зм, при́-
ступ

part 1. часть; отде́л; сегме́нт
2. дели́ть(ся) ◇ **in** ~ части́ч-

но; **to take** ~ *(in smth)* при-
нима́ть уча́стие *(в чём-л.)*

  presenting ~ предлежа́щая
часть

  terminal ~ коне́чная часть

parthenogenesis партеногене́з

partial части́чный

participate принима́ть уча́-
стие

particle части́ца

  antigen-loaded ~ нагру́жен-
ная антиге́ном части́ца

  dust ~s части́цы пы́ли

  foreign ~s иноро́дные час-
ти́цы

  test ~ тест-части́ца

particular осо́бый, осо́бен-
ный; отде́льный

partner партнёр

  homosexual ~ гомосексу-
а́льный партнёр

parturient 1. рожа́ющая 2.
родово́й; послеродово́й

parturition ро́ды; родоразре́-
шение *(см. тж* **labor** 2.)

  pathologic ~ патологи́че-
ские ро́ды

parvovirus парвови́рус

pass проходи́ть; протека́ть
◇ **to** ~ **examinations** сдать
экза́мены; **to** ~ **through**
проходи́ть че́рез *(что-л.)*,
пропуска́ть сквозь *(что-л.)*

passable проходи́мый

passage 1. прохожде́ние;
проведе́ние 2. *анат.* про-
хо́д; отве́рстие; кана́л 3.
микр. пасса́ж ‖ пасси́ро-
вать

  food ~ прохожде́ние пи́щи

  transplacental ~ транспла-
цента́рный перено́с

passion 1. страда́ние, боль 2. страсть; аффе́кт

passionless бесстра́стный, невозмути́мый

past про́шлое, проше́дшее ◇ in the ~ в ана́мнезе, в про́шлом

pasty вя́зкий, тестообра́зный

patch 1. пятно́; бля́шка 2. ло́скут

patella пате́лла, надколе́нник

patent откры́тый; я́вный; незаро́сший; проходи́мый

paternity отцо́вство

path 1. путь, ход 2. проводя́щий путь *(нервной систе́мы)*

pathogene патоге́нный микроорганизм; патоге́нный фа́ктор

pathogenesis патогене́з

pathogenic патоге́нный

pathogenicity патоге́нность

pathognomonic патогномони́чный

pathologic(al) патологи́ческий

pathology патоло́гия
war ~ патоло́гия вое́нного вре́мени

pathway 1. путь, ход 2. проводя́щий путь *(нервной систе́мы)*
alternative ~ альтернати́вный путь
biosynthetic ~ путь биоси́нтеза

patient пацие́нт, больно́й
ambulant ~ амбулато́рный больно́й
hospital ~ стациона́рный больно́й
indoor ~ госпитализи́рованный больно́й
maintenance hemodialisis ~ больно́й, находя́щийся на подде́рживающем гемодиа́лизе
medical ~ терапевти́ческий больно́й
mental ~ психиатри́ческий пацие́нт
outdoor ~ амбулато́рный больно́й
pregnant ~ бере́менная пацие́нтка
recumbent ~ лежа́чий пацие́нт
walking ~ «ходя́чий» больно́й

pattern 1. структу́ра; конфигура́ция 2. хара́ктер, осо́бенность 3. образе́ц; моде́ль 4. схе́ма; диафра́гма
gene ~ набо́р хромосо́м

pause па́уза
compensatory ~ компенса́торная па́уза

pay плати́ть

peak верши́на; пик

pecten *анат.* гре́бень; гребешо́к
anal ~ заднепрохо́дный гре́бень

pectoral грудно́й

pediatrician педиа́тр

pediatrics педиатри́я

pedicle но́жка; стебелёк

pediculosis вши́вость

pedigree родосло́вная

peduncle но́жка *(напр. мо́зга)*

peel 1. кожура́; ко́рка 2. шелуши́ться

peeling шелуше́ние *(кожи)*

pellagra пелла́гра

pellicle 1. кóжица 2. тóнкая плёнка, налёт

pellucid прозрáчный

pelvis (*pl* pelves) *анат.* таз ◇ ~ justo minor равномéрно сýженный таз ~ of the kidney пóчечная лохáнка flat ~ плóский таз narrow ~ ýзкий таз rachitic flat ~ рахитѝческий плóский таз renal ~ пóчечная лохáнка small ~ мáлый таз

pemphigus пéмфигус, пузырчáтка ◇ ~ vulgaris вульгáрная [обыкновéнная] пузырчáтка

pencil 1. карандáш 2. (ýзкий) пучóк лучéй glass ~ стеклóграф skin ~ дермóграф

penetrability проницáемость

penetrate пенетрѝровать, проникáть

penis половóй член, пéнис

pepsin пепсѝн

peptic 1. относя́щийся к пепсѝну 2. пептѝческий; желýдочный

peptidase пептидáза

peptide пептѝд natriuretic ~ натрийуретѝческий пептѝд

per ◇ ~ day в день; ~ minute в минýту

perceptible ощутѝмый, замéтный

perception восприя́тие, ощущéние light ~ восприя́тие свéта space ~ пространственное восприя́тие

percussion перкýссия ◇ at [on] ~ при перкýссии comparative ~ сравнѝтельная перкýссия direct [immediate] ~ непосрéдственная [прямáя] перкýссия indirect ~ непрямáя перкýссия, перкýссия при пóмощи плессѝметра

percutaneous чрескóжный

perforate перфорѝровать, прободáть

perforation перфорáция, прободéние ~ of septum перфорáция перегорóдки (*напр. носа*) ~ of stomach прободéние желýдка fetal head ~ перфорáция голóвки плодá intestinal ~ перфорáция кишкѝ

perform выполня́ть; дéлать; осуществля́ть

performance: high ~ высóкая производѝтельность

perfusion перфýзия distal antegrade blood ~ дистáльная антегрáдная перфýзия (*крови*)

periarteritis периартериѝт nodular ~ узелкóвый периартериѝт, болéзнь Куссмáула — Мéйера

periarthritis периартрѝт scapulohumeral ~ плéчелопáточный периартрѝт

periarthropathy периартропатѝя

peribronchitis перибронхѝт

pericarditis перикардѝт

constrictive ~ констрикти́вный перикарди́т

dry ~ сухо́й перикарди́т

exudative ~ экссудати́вный перикарди́т

obliterating ~ облитери́рующий перикарди́т

pericardium перика́рд, серде́чная соро́чка

pericementitis периодонти́т, перицементи́т

apical ~ верху́шечный периодонти́т

pericranium надко́стница че́репа

perimetry периметри́я, измере́ние по́ля зре́ния

automated ~ автомати́ческая периметри́я

perineal проме́жностный

perineotomy перинеотоми́я

perineum проме́жность

period 1. пери́од 2. цикл 3. *pl* ме́сячные, менструа́ция

climacteric ~ климактери́ческий пери́од, кли́макс

gestational ~ пери́од бере́менности

incubation ~ инкубацио́нный пери́од

latent ~ лате́нтный пери́од

postnatal ~ послеродово́й пери́од

posttransplant ~ посттрансплантацио́нный пери́од

prodromal ~ продрома́льный пери́од

puerperal ~ послеродово́й пери́од

refractory ~ рефракте́рный пери́од

periodically периоди́чески

periodicity периоди́чность

periodontal периодонта́льный, околозубно́й

periodontium периодо́нт

periosteum надко́стница

periostitis периости́т, воспале́ние надко́стницы

peripheral перифери́ческий

periphlebitis перифлеби́т

periproctitis перипрокти́т

perish 1. погиба́ть 2. уничтожа́ть, губи́ть

peristalsis периста́льтика

esophageal ~ периста́льтика пищево́да

gastric ~ периста́льтика желу́дка

intestinal ~ периста́льтика кише́чника

waves ~ периста́льтика; перистальти́ческие во́лны

peritendinitis перитендини́т

calcific ~ кальцифици́рующий перитендини́т

peritoneum брюши́на

peritonitis перитони́т

bile ~ жёлчный перитони́т

encapsulated ~ инкапсули́рованный перитони́т

fecal ~ ка́ловый перитони́т

pelvic ~ пельвиоперитони́т

purulent ~ гно́йный перитони́т

tuberculous ~ туберкулёзный перитони́т

perivascular периваскуля́рный

perlèche перле́ш, зае́да

permanent постоя́нный, неизме́нный

permeability проница́емость

capillar ~ проница́емость капилля́ров

endothelial ~ проница́емость эндоте́лия

gas ~ проница́емость для га́зов

glomerular ~ проница́емость по́чечных клубо́чков

membrane ~ проница́емость мембра́ны

permeable проница́емый

permit позволя́ть, допуска́ть

pernicious злока́чественный

pernio(sis) ознобле́ние

peroxidation пе́рекисное окисле́ние, пероксида́ция

lipid ~ пероксида́ция липи́дов

peroxide перокси́д, пе́рекись

persist сохраня́ть, продолжа́ть существова́ть

persistence 1. сто́йкость, усто́йчивость 2. персисте́нция, персисти́рование

person:
elderly ~ пожило́й челове́к

personality псих. ли́чность
hysterical ~ истери́ческая ли́чность

personnel ли́чный соста́в, персона́л

auxiliary medical ~ вспомога́тельный медици́нский персона́л

head medical ~ руководя́щий медици́нский персона́л

junior medical ~ мла́дший медици́нский персона́л

medical ~ медици́нский персона́л

middle medical ~ сре́дний медици́нский персона́л

perspiration поте́ние, потоотделе́ние

pertussis коклю́ш

perversion извраще́ние

~ of olfaction извраще́ние обоня́ния

gustatory ~ извраще́ние вку́са

sexual ~ половое извраще́ние

pessary 1. песса́рий, ма́точное кольцо́ 2. вагина́льный суппозито́рий

pest см. plague

pestilence 1. эпиде́мия 2. чума́

pestis чума́ ◇ ~ minor ма́лая чума́, туляреми́я (см. тж plague)

petechia (pl petechiae) пете́хия

petrification петрифика́ция

petrify петрифици́роваться

phage фаг, бактериофа́г
incomplete ~ непо́лный фаг

mature ~ зре́лый фаг

weak ~ сла́бый фаг

phagedenic разъеда́ющий

phagocyte фагоци́т

phagocytosis фагоцито́з
complete ~ завершённый фагоцито́з

defective ~ непо́лный [незавершённый] фагоцито́з

phalanx (pl phalanges) фала́нга (пальца)

phallus половой член, пе́нис

pharmacodynamics фармакодина́мика

pharmacognosy фармакогно́зия

pharmacokinetics фармакокине́тика

pharmacology фармаколо́гия

pharmacy 1. фарма́ция 2. апте́ка ◇ ~ on duty дежу́рная апте́ка

pharyngitis фаринги́т

dry ~ сухо́й фаринги́т

pharyngoscopy фарингоско-
пи́я

pharynx гло́тка

phase фа́за; пери́од, ста́дия

filling ~ фа́за наполне́ния
(*напр. сердца*)

growth ~ фа́за ро́ста

healing ~ фа́за заживле́ния

inhibitory ~ фа́за торможе́-
ния

recognition ~ фа́за распоз-
нава́ния

rejection ~ фа́за отторже́-
ния

phenomenon (*pl* **phenomena**)
1. фено́мен, явле́ние 2.
симпто́м, при́знак

anamnestic ~ анамнести́че-
ская реа́кция

Donath-Landsteiner ~ фе-
но́мен До́ната — Ла́ндш-
тейнера, пароксизма́льная
холодо́вая гемоглобинури́я

knee ~ коле́нный рефле́кс

Raynaud's ~ синдро́м Рей-
но́ (*вазоспазм дистальных
отделов конечностей*)

Rivero-Carvallo's ~ симп-
то́м Риве́ро — Карва́льо
(*ускорение кровотока в
грудной клетке при вдохе*)

Schultz-Charlton ~ фено́мен
Шу́льтца — Ча́рльтона,
фено́мен гаше́ния сы́пи

toe ~ рефле́кс Баби́нского
(*пирамидный признак*)

phenotype феноти́п

cellular ~ кле́точный фено-
ти́п

phenotypic фенотипи́ческий

phenylketonuria фенилкето-
нури́я, боле́знь Фе́ллинга

pheochromocytoma феохро-
моцито́ма

phial пузырёк, флако́н (*для
лекарства*)

phimosis фимо́з

phlebitis флеби́т

phlebography флебографи́я

phlebotomy веносе́кция

phlegmon флегмо́на

gas ~ га́зовая флегмо́на

phlogistic воспали́тельный

phobia фоби́я

phonation фона́ция, произ-
несе́ние зву́ков

phonocardiography фонокар-
диографи́я

phosphatase фосфата́за

acid ~ ки́слая фосфата́за

alkaline ~ щелочна́я фос-
фата́за

phospholipid фосфолипи́д

phosphorylation фосфорили́-
рование

oxydative ~ окисли́тельное
фосфорили́рование

photoallergy фотоаллерги́я

photochemotherapy фотохи-
миотерапи́я

photocoagulation фотокоагу-
ля́ция

photometry фотометри́я

photoperceptor реце́птор све-
тово́го раздраже́ния

photophobia светобоя́знь

photoradiography флюоро-
графи́я

phrenetic маниака́льный

phrenicotomy френикотоми́я

phrenoptosis ни́зкое стоя́ние
диафра́гмы

phthiriasis лобко́вая вши́-
вость

phthysis туберкулёз лёгких,
уст. чахо́тка

physiatrist физиотерапе́вт

physical 1. физи́ческий 2. теле́сный, somatи́ческий

physician врач, до́ктор ◇ ~ in chief гла́вный врач; ~ on call врач, дежу́рный по вы́зовам

   family ~ семе́йный врач

   head ~ гла́вный врач

   hospital ~ врач стациона́ра

physiology физиоло́гия

phytoagglutinin фитоагглютини́н

phytopharmaca (*sing* phytopharmacon) медикаменто́зные сре́дства расти́тельного происхожде́ния

pia mater мя́гкая мозгова́я оболо́чка

pica извращённый аппети́т

picornavirus пикорнави́рус

picture:

   blood ~ карти́на кро́ви

   clinical ~ клини́ческая карти́на

pierce прока́лывать

piercing проко́л

pigment пигме́нт

   bile [biliary] ~ жёлчный пигме́нт

   black ~ мелани́н, чёрный пигме́нт

   blood ~ кровяно́й пигме́нт

pigmentation пигмента́ция

pile 1. во́лос 2. геморрои́да́льный у́зел 3. *pl* геморро́й

pill пилю́ля; табле́тка ◇ to take a ~ приня́ть пилю́лю

pilosis оволосе́ние

pilous волоса́тый

pilule пилю́ля

pin штифт; сте́ржень; мандре́н

intramedullary ~ внутрико́стная спи́ца (*для фиксации перелома*)

pincette пинце́т

pinna (*pl* pinnae) ушна́я ра́ковина

pinocytosis пиноцито́з

pinotherapy лече́ние го́лодом

pinworm остри́ца

pipet(te) пипе́тка ‖ ка́пать из пипе́тки

   graduated ~ градуи́рованная пипе́тка

pit я́мка; вдавле́ние

pituicyte питуици́т

pityriasis питириа́з

place 1. ме́сто 2. ста́вить, помеща́ть ◇ in ~ of... вме́сто; in the next ~ зате́м; to take ~ происходи́ть, име́ть ме́сто

placebo плаце́бо

placenta плаце́нта

plague чума́

   bubonic [glandular] ~ бубо́нная чума́

   lung [pneumonic] ~ лёгочная чума́

   septic ~ септи́ческая фо́рма чумы́

   Siberian ~ сиби́рская я́зва

planning:

   family ~ плани́рование семьи́

planocellular плоскокле́точный

plant 1. расте́ние 2. заво́д

   drug ~ лека́рственное расте́ние

planta (*pl* plantae) подо́шва (стопы́)

plantar подо́швенный

plaque бля́шка; тромбоци́т; кровяна́я пласти́нка

plasma плáзма
  blood ~ плáзма крóви
  immune ~ иммýнная плáзма
plasmacytoma, plasmocytoma плазмоцитóма
  solitary ~ изолúрованная [солитáрная] плазмоцитóма
plasmid плазмúда
  conjugative ~ конъюгатúвная плазмúда
plasmin плазмúн
plasminogen плазминогéн
plasmodium плазмóдий
plaster плáстырь
  ~ of Paris гипс
  mustard ~ горчúчник
plate 1. *анат.* пластúнка 2. *микр.* чáшка Пéтри
  nail ~ ногтевáя пластúнка
platelet тромбоцúт, кровянáя пластúнка
  giant ~ мегакариоцúт
plating *микр.* посéв на чáшки Пéтри
platypodia плоскостóпие
platysma подкóжная мýшца шéи
pledget тампóн
plenty изобúлие
pleomastia полимастúя, гипермастúя
plethora плетóра, гиперволемúя
plethysmography плетизмогрáфия
  finger ~ пальцевáя плетизмогрáфия
pleura плéвра
  parietal ~ париетáльная плéвра
  visceral ~ висцерáльная плéвра

pleurisy плеврúт
  adhesive ~ адгезúвный [слúпчивый] плеврúт
  blocked ~ осумкóванный плеврúт
  dry ~ сухóй плеврúт
  hemorrhagic ~ геморрагúческий плеврúт
  plastic ~ фибринóзный плеврúт
  serous ~ серóзный плеврúт
  wet ~ экссудатúвный плеврúт
plexitis плексúт
plexus (*pl* plexuses) сплетéние
  hemorrhoidal ~ геморроидáльное сплетéние
  lumbosacral ~ пояснúчно-крестцóвое сплетéние
  nerve ~ нéрвное сплетéние
  pelvic ~ тáзовое сплетéние
  solar ~ сóлнечное сплетéние
plica (*pl* plicae) склáдка
plication *хир.* образовáние склáдок, сбóривание
  Noble's ~ операция Нóбля, интестинопликáция
plug 1. прóбка 2. тампóн || тампонúровать 3. пломбировáть, закýпоривать
  ~ of cerumen сéрная прóбка
  cotton ~ вáтный тампóн
  wax ~ сéрная прóбка
plugging закýпорка; тампонáда
pneumococcus (*pl* pneumococci) пневмокóкк
pneumoconiosis пневмокониóз
pneumonia пневмонúя

bilateral ~ двусторо́нняя пневмони́я

caseous ~ казео́зная пневмони́я

croupous ~ крупо́зная пневмони́я

eosinophilic ~ эозинофи́льная пневмони́я

focal ~ очаго́вая пневмони́я

Friedländer's ~ фри́дленде-ровская пневмони́я *(вы-званная клебсиеллой)*

fungal ~ грибко́вая пневмони́я

gangrenous ~ гангрено́зная пневмони́я

hypostatic ~ гипостати́че-ская пневмони́я

influenzal ~ гриппо́зная пневмони́я

inhalation ~ ингаляцио́нная пневмони́я

interstitial plasma cell ~ ин-терстициа́льная плазмо-кле́точная пневмони́я

Magrassi-Leonardi's ~ пневмони́я Магра́сси — Леона́рди, эозинофи́льная моноцита́рная пневмони́я

migratory ~ мигри́рующая пневмони́я

pneumocystis ~ пневмоци́-стная пневмони́я

virus ~ ви́русная пневмони́я

pneumonitis пневмони́т

pneumothorax пневмото́ракс ◇ to apply ~ накла́дывать пневмото́ракс

artificial [induced] ~ иску́с-ственный пневмото́ракс

open ~ откры́тый пневмо-то́ракс

spontaneous ~ спонта́нный пневмото́ракс

traumatic ~ травмати́че-ский пневмото́ракс

unilateral ~ односторо́нний пневмото́ракс

valvular ~ кла́панный пневмо-то́ракс

pock о́спенная пу́стула

pocket карма́н; па́зуха

gingival ~ деснево́й карма́н

pocky рябо́й

podagra пода́гра

poikilocytose пойкилоцито́з

point 1. то́чка; ме́сто 2. ост-рие́

~ of death моме́нт сме́рти

~ of tenderness боле́знен-ная то́чка

~ of view то́чка зре́ния

fixation ~ то́чка фикса́ции

McBurney's ~ то́чка Мак-Берне́я *(при аппендиците)*

near ~ офт. бли́жняя то́ч-ка

neutral ~ нулева́я то́чка; то́чка отсчёта

painful ~ болева́я то́чка

Robson's ~ то́чка Ро́бсона *(при холецистите)*

single set-up ~ систе́ма еди́-ной то́чки *(в лучевой те-рапии)*

turning ~ of a disease кри́-зис боле́зни

zero ~ нулева́я то́чка

pointed остроконе́чный

poison 1. яд ‖ ядови́тый 2. отравля́ть

mitotic ~ митоти́ческий яд

poisoning отравле́ние

drug ~ отра́вление медика-ме́нтами

food ~ пищево́е отравле́ние

gas ~ отравлéние гáзом
heavy metal ~ отравлéние тяжёлыми метáллами
mushroom ~ отравлéние грибáми
narcotic ~ отравлéние наркóтиком
saturnine ~ отравлéние свинцóм
poisonous ядовѝтый
polarization поляризáция
pole пóлюс
opposite ~s разноимённые полюсá
poliomyelitis полиомиелѝт
poliovaccine полиовакцѝна, вакцѝна прóтив полиомиелѝта
live attenuated ~ живáя аттенуѝрованная полиовакцѝна
poliovirus полиовѝрус, вѝрус полиомиелѝта
pollen пыльцá растéний
pollex (pl pollices) большóй пáлец кѝсти
pollinosis поллинóз, сеннáя лихорáдка
pollute загрязнять
pollution загрязнéние
polyarthritis полиартрѝт
polychondritis полихондрѝт
relapsing ~ рецидивѝрующий полихондрѝт
polyclinic поликлѝника
polyclonal поликлонáльный
polycythemia полицитемѝя
polydactyly полидактилѝя, шестипáлость
polygenic полигéнный
polykaryocyte многоядерная клéтка
polymorph полиморфноядерный лейкоцѝт

polymorphism полиморфѝзм
genetic ~ генетѝческий полиморфѝзм
polymyalgia полимиалгѝя ◇ ~ rheumatica ревматѝческая полимиалгѝя
polymyositis полимиозѝт
polyneuritis полиневрѝт
polynuclear многоядерный
polyp полѝп
adenomatous ~ аденоматóзный [желéзистый] полѝп
gastric ~ полѝп желýдка
pedunculated ~ полѝп на нóжке
polypeptide полипептѝд
polyposis полипóз
intestinal ~ полипóз кишéчника
polyserositis полисерозѝт
pons анат. (вáролиев) мост
pool 1. фонд, пул (напр. клéток) 2. депó крóви (в организме)
gene ~ генофóнд
stem cell ~ популяция стволовых клéток
swimming ~ плáвательный бассéйн
pooling:
~ of data группирóвка дáнных
poor плохóй; бéдный
popliteal подколéнный
population совокýпность; популяция; населéние
clonal ~ клонáльная популяция
general ~ óбщее населéние, населéние в цéлом
memory cell ~ популяция клéток пáмяти
pure ~ гомогéнная популяция

porosity порóзность; пóристость

porphyria порфирúя ◇ ~ cutanea tarda пóздняя кóжная порфирúя

porta (pl portae) ворóта (органа)

portal портáльный, ворóтный

portion часть, дóля; сегмéнт, учáсток

pyloric ~ of the stomach пилорúческий отдéл желýдка

position положéние; позúция (см. тж posture)

erect ~ вертикáльное положéние

fetal ~ положéние плодá

horizontal ~ горизонтáльное положéние (оси сердца)

knee-chest ~ колéнно-груднóе положéние (больного)

knee-elbow ~ колéнно-локтевóе положéние (больного)

oblique ~ косóе положéние (плода)

patient ~ положéние больнóго (в постели)

prone ~ положéние на животé

side ~ положéние на бокý

supine ~ положéние лёжа на спинé

tilted ~ наклóнное положéние

Trendelenburg's ~ положéние Тренделенбýрга (с приподнятым тазом)

ventricumbent ~ положéние лёжа на животé

positive положúтельный

posset свёртываться (о крови)

possibility возмóжность

~ of recovery возмóжность выздоровлéния

possible возмóжный

poster пóстер, плакáт

posterior зáдний

posterity потóмство

post-graduate аспирáнт

posthemorrhagic постгеморрагúческий

postmortal посмéртный

postnatal послеродовóй

post-traumatic посттравматúческий

posture положéние; пóза (см. тж position)

bent ~ сóгнутое положéние

false ~ непрáвильное положéние

unilateral ~ положéние лёжа на бокý

upright ~ вертикáльное положéние

potassium кáлий, K

potency 1. эффектúвность 2. потéнция

potent мóщный; сильнодéйствующий

potential потенциáл; возмóжность; спосóбность

action ~ потенциáл дéйствия

injury ~ потенциáл повреждéния

membane ~ мембрáнный потенциáл

redox ~ окислúтельно-восстановúтельный потенциáл

pouch анат. мешóк, кармáн; дивертúкул

poverty недостáток, дефицúт (чего-л.)

powder 1. (мéлкий) порошóк

2. измельча́ть в порошо́к; припу́дривать
compound ~ сло́жный поро́шок
power мо́щность
  lens ~ си́ла ли́нзы
  radiation ~ интенси́вность радиа́ции
powerless бесси́льный
pox о́спа
  sheep ~ о́спа ове́ц
  water ~ ветряна́я о́спа
poxvirus по́ксвирус, ви́рус о́спы
practice 1. пра́ктика; враче́бная пра́ктика **2.** пра́ктика, клиенту́ра
  clinical ~ клини́ческая пра́ктика
practitioner практи́ческий врач, врач-пра́ктик
  general ~ врач о́бщего про́филя
  private ~ частнопрактику́ющий врач
precardiac прекардиа́льный
precaution предосторо́жность
precede предше́ствовать
precipitate оса́док; налёт ‖ осажда́ть; выделя́ть ‖ осаждённый {NB: *произношение сущ. и прил.* [pri'sipitət], *гл.* [pri'sipiteit]}
precipitation преципита́ция, выпаде́ние оса́дка
precipitin преципити́н
precisely то́чно
precision то́чность (*напр. исследования*)
precursor предше́ственник
prediction прогнози́рование
predisposition предрасполо́женность, скло́нность

  genetic ~ генети́ческая предрасполо́женность
  hereditary ~ насле́дственное предрасположе́ние
predominance преоблада́ние
predominantly преиму́щественно
pre-eclampsia преэклампси́я
prefer предпочита́ть
pregnancy бере́менность
  ectopic [extrauterine] ~ внема́точная [эктопи́ческая] бере́менность
  gemellary ~ бере́менность дво́йней
  multiple ~ многопло́дная бере́менность
  Rh-incompatible ~ ре́зус-несовмести́мая бере́менность
  term ~ доно́шенная бере́менность
  tubal ~ тру́бная бере́менность
pregnant бере́менная
preincubation преинкуба́ция
premature 1. преждевре́менный **2.** недоно́шенный
premed слу́шатель подготови́тельных ку́рсов при медици́нском ко́лледже
premises *pl*:
  surgical ~ операцио́нный блок
prenatal дородово́й, предродово́й
preparation 1. препара́т; образе́ц **2.** приготовле́ние
  unstained ~ неокра́шенный препара́т
prepare 1. пригота́вливать, составля́ть **2.** препари́вать
prepuce кра́йняя плоть ◇ **to remove** ~ удаля́ть [иссека́ть] кра́йнюю плоть

247

presbyopia ста́рческая даль-
нозо́ркость, пресбиопи́я

prescribe пропи́сывать *(лекарственное средство)* ◇
to ~ treatment назнача́ть
лече́ние; **to ~ to [for]**
(smb) пропи́сывать *(кому-
л. лекарство)*

prescription реце́пт; *(ле-
ка́рственная) про́пись*

presence нали́чие; прису́тст-
вие ◇ **in the ~** при нали́-
чии

present 1. настоя́щее вре́мя **2.**
прису́тствующий **3.** *акуш.*
предлежа́ть ◇ **at ~** в настоя́-
щее вре́мя; **to be ~** прису́т-
ствовать, име́ться {NB: *произношение сущ. и прил.*
['preznt], *гл.* [pri'zent]}

presentation 1. предлежа́ние
(плода) **2.** демонстра́ция
(напр. больного) **3.** прояв-
ле́ние *(признака)*

breech ~ ягоди́чное предле-
жа́ние

foot ~ ножно́е предлежа́ние

head ~ головно́е предлежа́-
ние

placental ~ предлежа́ние
плаце́нты

polar ~ 1. головно́е предле-
жа́ние **2.** ягоди́чное пред-
лежа́ние

transverse ~ попере́чное
положе́ние

preservation 1. предохране́-
ние **2.** сохране́ние, консер-
ви́рование

preserve сохраня́ть; консер-
ви́ровать

press нада́вливание, нажа́-
тие ‖ нада́вливать, нажи-
ма́ть

pressure давле́ние; сжа́тие;
нада́вливание, нажа́тие ◇
on ~ при надавливании; **to
take (blood) ~** измеря́ть
давле́ние *(кровяное)*

blood ~ кровяно́е давле́ние

daily blood ~ дневно́е кро-
вяно́е давле́ние

end-expiratory ~ давле́ние
в конце́ вы́доха

high ~ высо́кое давле́ние

intracapillary ~ капилля́р-
ное давле́ние

intracranial ~ внутричереп-
но́е давле́ние

intraocular ~ внутриглазно́е
давле́ние

intrapleural ~ давле́ние в
плевра́льной по́лости

intrathoracic ~ внутригруд-
но́е давле́ние

intraventricular ~ внутри-
желу́дочковое давле́ние

low ~ ни́зкое давле́ние

mean ~ сре́днее давле́ние

negative ~ отрица́тельное
давле́ние

oncotic ~ онкоти́ческое
давле́ние

osmotic ~ осмоти́ческое
давле́ние

positive ~ положи́тельное
давле́ние

raised ~ повы́шенное дав-
ле́ние

systolic ~ систоли́ческое
давле́ние

unequal ~ нера́вное [не-
симметри́чное] давле́ние

venous ~ вено́зное давле́ние

prevalence распространённость *(напр. заболевания)*

prevent предупрежда́ть,
предотвраща́ть

prevention предупреждéние, профилáктика

accident ~ тéхника безопáсности

vaccinal ~ вакцинопрофилáктика

preventive профилактический

previous предыдýщий, предшéствующий

prick 1. прокóл; укóл ‖ колóть, прокáлывать 2. остриё

primary первичный, основнóй

primipara первородящая

primordial первоначáльный; примитивный

prior предшéствующий

private чáстный, личный

privates *pl* нарýжные половые óрганы

probe 1. зонд 2. зондировáние ‖ зондировать

bulbous-end ~ пýговчатый зонд

grooved ~ желобовáтый зонд

guiding ~ направляющий зонд

procedure 1. процедýра 2. метóдика; мéтод; приём

proceedings *pl* трудý, протокóлы *(научного общества)*

process 1. процéсс; течéние *(болезни)* 2. приём; мéтод, спóсоб 3. *анат.* отрóсток; выступ; придáток

atherogenic ~ атерогéнный процéсс

inflammatory ~ воспалительный процéсс

irreversible ~ необратимый процéсс

procidentia выпадéние, пролáпс

proconvertin проконвертин, антифибринолизин

proctitis проктит, воспалéние прямóй кишки

proctology проктолóгия

prodromal продромáльный, предшéствующий болéзни

prodrome продрóм

prodrug предшéственник медикамéнта

produce производить; вызывáть

product:

breakdown ~ продýкт распáда

end ~ конéчный продýкт

excretory ~ продýкт выделéния

final ~ конéчный продýкт

intermediary ~ промежýточный продýкт

metabolic ~ продýкт обмéна

split ~ продýкт расщеплéния

waste ~ 1. загрязняющее веществó 2. отбрóсы, отхóды

production продýкция

autoantibody ~ продýкция аутоантитéл

spontaneous ~ спонтáнная продýкция

productive продуктивный *(напр. кашель)*

professor профéссор

profile: профиль

immunological ~ иммунологический прóфиль

psychological ~ психологический прóфиль

profound 1. глубóкий *(напр. о сне)* 2. пóлный, абсолютный *(напр. о покое)* profuse профу́зный; оби́льный

progeny пото́мство

prognosis (pl prognoses) прогно́з, предсказа́ние ◇ ~ for disease прогно́з боле́зни; ~ for life прогно́з в отноше́нии жи́зни
long-term ~ отдалённый прогно́з

program:
scientific ~ нау́чная програ́мма
screening ~ скри́нинговая програ́мма

progression прогресси́рование (напр. болезни)
disease ~ прогресси́рование боле́зни

progressive прогресси́вный

prohibit запреща́ть

projection 1. вы́ступ, отро́сток 2. прое́кция

prolactin пролакти́н
serum ~ пролакти́н сы́воротки кро́ви

prolapse пропа́пс; выпаде́ние ‖ выпада́ть {NB: произношение сущ. [ˈprəulæps], гл. [prəuˈlæps]}
hemorrhoidal ~ выпаде́ние геморроида́льных узло́в
mitral valve ~ пропа́пс митра́льного кла́пана
rectal ~ пропа́пс [выпаде́ние] прямо́й кишки́
uterine ~ выпаде́ние ма́тки

proliferation пролифера́ция; разраста́ние
tissue ~ пролифера́ция тка́ни

prolong продлева́ть

prolonged дли́тельный, затяну́вшийся, затяжно́й

prominence анат. вы́ступ, вы́пуклость

prominent выдаю́щийся; заме́тный

promoter актива́тор; стимуля́тор

promotion актива́ция; стимуля́ция

prompt бы́стрый, неме́дленный

proof 1. испыта́ние; про́ба; прове́рка 2. сто́йкий; непроница́емый
paternity ~ установле́ние отцо́вства

propagator культива́тор (прибор для культивирования микроорганизмов)

propagate распространя́ться

propagation распростране́ние

proper пра́вильный; соотве́тствующий

properdin пропердИ́н

properties pl сво́йства, ка́чества
analgesic ~ аналгети́ческие [обезбо́ливающие] сво́йства
antipyretic ~ жаропонижа́ющие сво́йства
nutritive ~ пищевы́е сво́йства
rheologic ~ реологи́ческие сво́йства (напр. крови)

prophylactic профилакти́ческий

prophylaxis профила́ктика
malarial ~ профила́ктика маляри́и
secondary ~ втори́чная профила́ктика

proportion пропо́рция, соотноше́ние

prostaglandin простагланди́н

prostate предстáтельная желе-зá, простáта

prostatitis простатит

prosthesis (*pl* prostheses) 1. протéз; искýсственный óрган 2. протезирование

hip ~ протéз тазобéдренно-го сустáва

wooden ~ деревянный про-тéз

prosthetics протезирование

prostration прострáция; из-неможéние

protease протеáза

protect защищáть

protection защита; предохранéние

radiation ~ защита от ра-диáции

protective защитный; предо-хранительный

protein протеин, белóк

acute phase ~ протéин [бе-лóк] óстрой фáзы

autologous ~ аутологичный белóк

Bence-Jones ~ белóк Бенс-Джóнса (*при миеломной болезни*)

blood ~ белóк крóви

carrier ~ белóк-носитель

denatured ~ денатурирó-ванный белóк

foreign ~ чужерóдный бе-лóк

reduced ~ восстанóвленный белóк

shock ~ шóковый протéин, шóковый белóк

specific ~ специфический белóк

vegetable ~ растительный белóк

proteinase протеинáза

proteinkinase протеинкинáза

proteinosis протеинóз, белкó-вая дистрофия

muscle ~ протеинóз мышц

proteinuria протеинурия

febrile ~ лихорáдочная про-теинурия

proteoglycan протеогликáн

proteolysis протеóлиз

prothrombin протромбин

protozoa *pl* простéйшие (*од-ноклеточные организмы*)

intestinal ~ простéйшие, живущие в кишéчнике

protracted затяжнóй, дли-тельный

protrusion протрýзия; выпа-дéние

acetabular ~ протрýзия вертлýжной впáдины

hernial ~ грыжевóе выпя-чивание

prove докáзывать

provide обеспéчивать

provitamin провитамин

provirus провирус

provision мéра предосторóж-ности

metrological ~ метрологиче-ское обеспéчение

provoke вызывáть, возбуж-дáть

prurigo почесýха, прýриго

pruritic зудящий

pruritus зуд ◇ ~ ani зуд в óбласти зáднего прохóда

~ of pregnancy зуд берé-менных

pseudarthrosis псевдоартрóз, лóжный сустáв

pseudoanemia псевдоанемия

pseudoangina псевдостено-кардия

pseudochorea псевдохорéя

pseudocyst псевдокиста́

pseudodysentery псевдодизентери́я

pseudoparalysis псевдопарали́ч

pseudorickets псевдорахи́т, по́чечная остеодистрофи́я

psittakosis пситтако́з

psoriasis псориа́з ◇ ~ nummularis монетови́дный псориа́з

psychasthenia психастени́я

psyche душа́; ра́зум

psychiatrist психиа́тр

psychiatry психиатри́я
  forensic ~ суде́бная психиатри́я
  military ~ вое́нная психиатри́я
  social ~ социа́льная психиатри́я

psychology психоло́гия

psychopathy психопати́я

psychopharmacology психофармаколо́гия

psychosis психо́з
  alcoholic ~ алкого́льный психо́з
  depressive ~ депресси́вный психо́з
  gestational ~ психо́з бере́менной
  involutional ~ инволюцио́нный психо́з
  Korsakoff's ~ ко́рсаковский психо́з
  Leonhard's ~ психо́з Леонга́рда (форма приступообразной шизофрении)
  maniacal ~ маниака́льный психо́з
  paranoid ~ парано́идный психо́з
  senile ~ ста́рческий психо́з

psychotherapy психотерапи́я
  intensive ~ интенси́вная психотерапи́я

ptomaine птома́ин

ptosis птоз, (опущение верхнего века)
  eyelid ~ птоз

ptyalin птиали́н

puberty полова́я зре́лость

pubis (pl pubes) 1. лобо́к 2. лобко́вая кость

pucker морщи́на

puerile де́тский

puerperal послеродово́й

puerperium послеродово́й пери́од

puffiness пасто́зность

puffy одутлова́тый

puke 1. рво́та 2. рво́тные ма́ссы

pulmonary лёгочный

pulp пу́льпа (напр. зуба)
  dental ~ пу́льпа зу́ба

pulpitis пульпи́т, воспале́ние пу́льпы зу́ба

pulsate пульси́ровать

pulsation пульса́ция, бие́ние
  hilar ~ пульса́ция воро́т лёгких

pulse 1. пульс 2. пульса́ция, бие́ние ‖ пульси́ровать ◇ to feel the ~ пальпи́ровать пульс; to take ~ счита́ть пульс
  bigeminal ~ бигемини́я
  capillar ~ капилля́рный пульс
  epigastric ~ пульса́ция в подло́жечной о́бласти
  febrile ~ лихора́дочный пульс
  filiform ~ нитеви́дный пульс
  foot ~ пульс на стопе́

full ~ пóлный пульс, пульс хорóшего наполнéния

hard ~ твёрдый [напряжённый] пульс

hepatic ~ печёночная пульсáция, пульсáция пéчени

impalpable ~ непальпи́руемый пульс

intermittent ~ интермитти́рующий пульс, пульс с перебóями

irregular ~ неритми́чный пульс

jerky ~ пульс с выпадéниями

jugular venous ~ пульсáция ярéмных вен

low tension ~ пульс мáлого напряжéния, мя́гкий пульс

nail ~ пульсáция ногтевóго лóжа

quadrigeminal ~ квадригемини́я

rhythmic ~ ритми́чный пульс

harp ~ скáчущий пульс

slow ~ мéдленный пульс

soft ~ мя́гкий пульс

tense ~ твёрдый [напряжённый] пульс

thready ~ нитеви́дный пульс

trigeminal ~ тригемини́я

wiry ~ твёрдый [напряжённый] пульс

pulselessness отсу́тствие пу́льса

pulverization пульверизáция

pump 1. насóс 2. откáчивать, накáчивать ◇ to ~ off откáчивать; to ~ out выкáчивать

breast ~ молокоотсóс

stomach ~ желу́дочный зонд

water jet ~ водостру́йный насóс

puncture 1. пу́нкция, прокóл ‖ дéлать пу́нкцию; прокáлывать 2. укóл 3. уку́с (насекомого)

~ of the sinus пу́нкция [прокóл] придáточных пáзух нóса

bone marrow ~ пу́нкция кóстного мóзга

Cope's ~ пу́нкция Кóупа (метод пункции левого предсердия)

cyst ~ пу́нкция кисты́

diagnostic ~ диагности́ческая пу́нкция

lumbar ~ люмбáльная пу́нкция

lymph node ~ пу́нкция лимфати́ческого узлá

thecal ~ спинномозговáя пу́нкция

pupil зрачóк

constricted ~ су́женный [у́зкий] зрачóк

dilated ~ расши́ренный зрачóк

pure чи́стый

purgative слаби́тельное срéдство ‖ слаби́тельный

saline ~ солевóе слаби́тельное

purification очи́стка; очищéние

purified очи́щенный

purify очищáть

purity чистотá, беспри́месность

purple:

visual ~ зри́тельный пу́рпур, родопси́н

purpose . намéрение, цель (напр. исследования)

purpura пу́рпура, кровоизлия́ние в ко́жу
anaphylactoid ~ анафилакто́идная пу́рпура *(форма аллерги́ческого васкули́та)*
Henoch-(Schönlein) ~ геморраги́ческая пу́рпура Ге́ноха, боле́знь Ше́нлейна — Ге́ноха
idiopathic thrombocytopenic ~ идиопати́ческая тромбоцитопени́ческая пу́рпура, боле́знь Верльго́фа
thrombotic thrombocytopenic ~ тромботи́ческая тромбопени́ческая пу́рпура
purr *кард.* «коша́чье мурлы́канье» *(аускультати́вно-пальпато́рный фено́мен)*
purulent гно́йный
pus гной
pustule пу́стула
malignant ~ сибирея́звенная пу́стула
putrescent гни́лостный
putrescine путресци́н
putrification гние́ние
pyelitis пиели́т
pyelography пиелографи́я
intravenous ~ внутриве́нная пиелографи́я
retrograde ~ ретрогра́дная пиелографи́я
pyelonephritis пиелонефри́т
pyemia пиеми́я
pyloroplasty пилоропла́стика
pylorus привра́тник желу́дка
pyoderma пиодерми́я
gangrenous ~ гангрено́зная пиодерми́я
pyodermatitis *см.* pyoderma
pyretic лихора́дочный
pyridin пириди́н
pyrophosphate пирофосфа́т

pyrophosphatase пирофосфата́за
pyrosis изжо́га
gastric ~ изжо́га
pyuria пиури́я

Q

quack зна́харь
quadriplegia квадриплеги́я, тетраплеги́я
quaggy дря́блый
quake трясти́сь, дрожа́ть
qualified о́пытный, квалифици́рованный
quality ка́чество, сво́йство
~ of life ка́чество жи́зни *(больно́го)*
water-absorbing ~ гигроскопи́чность
qualm 1. при́ступ тошноты́ 2. беспоко́йство, трево́жное состоя́ние
quantification коли́чественное определе́ние
spectrophotometric ~ спектрофотометри́ческое коли́чественное определе́ние
quantity коли́чество
maximal ~ максима́льное коли́чество
smallest ~ минима́льное коли́чество
quantum *(pl quanta)* коли́чество; до́ля ◇ ~ sufficit доста́точное коли́чество
quarantine каранти́н ‖ подве́ргнуть каранти́ну
queasy тошнотво́рный

quellung набухание (*напр. капсулы бактерии*)

question вопрос ‖ спрашивать, опрашивать (*пациента*)

questionable сомнительный

questionnaire вопросник, анкета

quickening первые признаки шевеления (*плода*)

quiescence покой, неподвижность

quiet спокойный, тихий ◇ to become ~ успокоиться

quinsy перитонзиллярный абсцесс

quiver дрожь, трепет ‖ дрожать, трястись

quotidian ежедневный (*о приступах*)

quotient коэффициент

intelligence ~ коэффициент интеллектуальности

protein ~ белковый [альбумин-глобулиновый] коэффициент

respiratory ~ дыхательный коэффициент

R

rabies бешенство

rabbit кролик

racemose гроздевидный

rachianaesthesia спинномозговая анестезия

rachicentesis спинномозговая пункция

rachiotomy ламинэктомия, рахиотомия, вскрытие спинномозгового канала

rachis позвоночник

rachischisis расщепление позвонков

rachitis рахит

rad рад (*единица облучения*)

radial 1. лучевой (*напр. о нерве*) 2. радиальный (*напр. о расположении волокон*)

radiate распространять(ся), излучать

radiation 1. излучение, лучеиспускание, радиация 2. облучение 3. иррадиация (*напр. боли*)

alpha ~ альфа-излучение

electromagnetic ~ электромагнитное излучение

gamma ~ гамма-излучение

hard ~ жёсткое излучение

infrared ~ инфракрасное излучение

ionizing ~ ионизирующая радиация

local ~ местное облучение

penetrating ~ проникающее излучение

ultraviolet ~ ультрафиолетовое излучение

radical радикал ‖ радикальный

free ~s свободные радикалы

radicular корешковый, относящийся к корешку

radiculitis радикулит

lumbosacral ~ пояснично-крестцовый радикулит

radioactivity радиоактивность

natural ~ естественная радиоактивность

radioassay радиоизотóпный анáлиз

radiocardiography радиоизотóпная кардиографúя

radiocarpal лучезапя́стный

radiocinematography рентгенокинематографúя, кинорентгенографúя

radiocontamination радиоактúвное загрязнéние

radiodense непроницáемый для излучéния

radiodermatitis лучевóй дерматúт

radiodiagnosis рентгенодиагнóстика; лучевáя диагнóстика

radioelement радиоактúвный элемéнт

radiogenetics радиациóнная генéтика

radiograph рентгеногрáмма
  survey ~ обзóрная рентгеногрáмма

radiography 1. рентгенографúя 2. радиографúя
  chest ~ рентгеногрáмма груднóй клéтки
  luminescence ~ люминесцéнтная рентгенографúя
  microfocal ~ микрофóкусная рентгенографúя
  postoperative ~ послеoperaциóнная рентгенографúя

radioimmunoassay радиоиммунологúческое исслéдование

radioimmunodiffusion радиоиммунодиффýзия

radioiodine радиоактúвный йод

radioiron радиоактúвный изотóп желéза

radioisotope радиоактúвный изотóп

radiolabeled мéченный радиоактúвным изотóпом

radiology рентгенолóгия; радиолóгия

radiolucent прозрáчный для рентгéновских лучéй

radionuclide радиоактúвный изотóп

radio-opaque рентгеноконтрáстный

radiopill радиопилю́ля, радиокáпсула

radioprotection противолучевáя защúта

radioscopy рентгеноскопúя, рентгéновское просвéчивание

radiosensitivity радиочувствúтельность

radiosurgery радиохирургúя

radiotherapy лучевáя терапúя
  fractionated ~ фракционúрованная лучевáя терапúя
  preoperative ~ предоперациóнная лучевáя терапúя

radius лучевáя кость

radon радóн, Rn

raise вызывáть, индуцúровать

raised вы́пуклый; припóднятый

rales pl хрúпы
  crackling ~ трескýчие хрúпы
  dry ~ сухúе хрúпы
  moist ~ влáжные хрúпы
  piping ~ свистя́щие хрúпы
  ringing ~ звóнкие хрúпы
  sibilant ~ свистя́щие хрúпы
  sonorous ~ звýчные хрúпы

vesicular ~ крепити́рующие хри́пы

whistling ~ свистя́щие хри́пы

ramolissement размягче́ние

ramose, ramous ветви́стый, разветвлённый

ramus (*pl* **rami**) ветвь, ответвле́ние (*напр. сосуда*)

randomization рандомиза́ция, ме́тод слепо́го отбо́ра

range 1. сфе́ра; зо́на, о́бласть 2. амплиту́да колеба́ний 3. интерва́л; диапазо́н 4. ра́диус де́йствия 5. ряд, поря́док ◇ a wide ~ of... большо́е разнообра́зие (*чего-л.*); within the ~ в преде́лах (*чего-л.*)

antibacterial ~ антибактериа́льный спектр (*напр. антибиотика*)

mutation ~ частота́ мута́ций

rank ряд; катего́рия; разря́д

rankle гнои́ться; вызыва́ть нагное́ние

ranula ра́нула (*подъязычная ретенционная киста*)

rape изнаси́лование ‖ (из)наси́ловать

raphe шов, ли́ния соедине́ния

rapid бы́стрый

rare 1. разрежённый (*о газе*); разжи́женный, разведённый; 2. ре́дкий

rarefaction разреже́ние; разжиже́ние; разведе́ние

rash сыпь

drug ~ медикаменто́зная сыпь

facial ~ сыпь на лице́

hemorrhagic ~ геморраги́ческая сыпь

heat ~ потни́ца

macular [maculated] ~ пятни́стая сыпь

nettle ~ крапи́вница

prodromal ~ продрома́льная сыпь

roseolous ~ розеолёзная сыпь

skin ~ сыпь на ко́же

varicellar ~ сыпь при ветряно́й о́спе

vesicular ~ пузырько́вая [везикулёзная] сыпь

widespread ~ распространённая сыпь

rate 1. ско́рость; интенси́вность 2. сте́пень; коэффицие́нт 3. частота́ 4. мо́щность; интенси́вность

blood [erythrocyte] sedimentation ~ ско́рость оседа́ния эритроци́тов, СОЭ

glomerular filtration ~ ско́рость клубо́чковой фильтра́ции

heart ~ частота́ серде́чных сокраще́ний

incidence ~ заболева́емость, инциде́нция

infant death ~ показа́тель де́тской сме́ртности

infection ~ инфекцио́нная заболева́емость

maternal mortality ~ показа́тель мате́ринской сме́ртности

metabolic ~ ско́рость обме́на веще́ств

morbidity ~ заболева́емость

mortality ~ показа́тель сме́ртности

mutation ~ частота́ мута́ций

prevalence ~ распространённость *(напр. болезни)*

pulse ~ частота́ пу́льса

reaction ~ ско́рость реа́кции

recurrence ~ частота́ рециди́вов

respiration ~ частота́ дыха́ния

sedimentation ~ ско́рость оседа́ния *(напр. эритроци́тов)*

sickness ~ заболева́емость

stillbirth ~ показа́тель [коэффицие́нт] мертворожда́емости

ratio 1. сте́пень, коэффицие́нт 2. соотноше́ние, отноше́ние

coding ~ ко́довое число́

extraction ~ кли́ренс, коэффицие́нт очище́ния

nuclear cytoplasmic ~ я́дерно-цитоплазмати́ческое отноше́ние

rattle хри́пы *(при аускульта́ции)*

rave бред ‖ бре́дить

raw сса́дина

ray 1. луч ‖ излуча́ть 2. *pl* излуче́ние

gamma ~s га́мма-излуче́ние

hard ~s жёсткое излуче́ние

infrared ~s инфракра́сное излуче́ние

ultraviolet ~s ультрафиоле́товое излуче́ние

raying облуче́ние

reabsorption реабсо́рбция

renal tubular ~ реабсо́рбция в по́чечных кана́льцах

reach проника́ть, достига́ть; распространя́ться

react реаги́ровать

reaction реа́кция

acute aggressive ~ *иммун., псих.* о́страя агресси́вная реа́кция

addition ~ реа́кция присоедине́ния

allergic ~ аллерги́ческая реа́кция

anaphylactic ~ анафилакти́ческая реа́кция

blast-transformation ~ реа́кция бластотрансформа́ции

Bordet-Gengou ~ реа́кция Борде́ — Жангу́, реа́кция свя́зывания комплеме́нта

chain ~ цепна́я реа́кция

cross-serological ~ перекрёстная серологи́ческая реа́кция

cutaneous ~ ко́жная реа́кция

delayed(-type) ~ реа́кция заме́дленного ти́па

early(-type) ~ реа́кция неме́дленного ти́па

first-set ~ перви́чный имму́нный отве́т

Friedman's ~ реа́кция Фри́дмана *(для диагно́стики беременности)*

Galli-Mainini ~ реа́кция Га́лли — Майни́ни *(для диагностики беременности)*

graft-versus-host ~ реа́кция «транспланта́т про́тив хозя́ина»

Herxheimer's ~ реа́кция Герксге́ймера, эндотокси́новая лихора́дка

Hoigné's ~ реа́кция помутнéния Уаньé *(для диагностики аллергии)*

hypersensitivity ~ реáкция гиперчувствúтельности

immune ~ иммýнная реáкция, иммýнный отвéт

inflammatory ~ воспалúтельная реáкция

intracutaneous ~ внутрикóжная реáкция

local ~ мéстная реáкция

motor ~ двúгательная реáкция

Neufeld's ~ реáкция [прóба] Нóйфельда *(для исследования кокковой флоры)*

oxidation [**oxidizing**] ~ окислúтельная реáкция

photoallergic ~ фотоаллергúческая реáкция

poor ~ слáбый отвéт *(напр. иммунный)*

Prausnitz-Küstner ~ реáкция Прáуснитца — Кюстнера *(выявление реагинов в крови)*

primary ~ первúчный отвéт *(напр. иммунный)*

recollection ~ анамнестúческая реáкция

rage ~ я́ростная [бýйная] реáкция

redox ~ окислúтельно-восстановúтельная реáкция

reversible ~ обратúмая реáкция

Schwartzman's ~ фенóмен Швáртцмана, модéль альтернатúвного воспалéния

secondary [**second-set**] ~ анамнестúческая реáкция, вторúчный отвéт, бýстер-эффéкт

serum ~ сы́вороточная болéзнь

short-lived immune ~ транзитóрная иммýнная реáкция

skin ~ кóжная реáкция

stress ~ стрéссовая реáкция

Sven-Gard ~ реáкция по Свéну — Гáрду *(реакция агглютинации бактерий)*

untoward ~ нежелáтельная реáкция

Weil-Felix ~ реáкция Вéйля — Фéликса *(для диагностики риккетсиозных инфекций)*

Widal's ~ реáкция Видáля *(для диагностики брюшного тифа и других сальмонеллёзов)*

Wright's ~ реáкция Рáйта *(для диагностики бруцеллёза)*

reactivation реактивáция, обострéние

reactivity реактúвность

cross ~ перекрёстная реактúвность

vascular ~ сосýдистая реактúвность

reading 1. отсчёт, показáние *(прибора)* **2.** счúтывание *(показаний прибора)* **3.** pl показáтели, дáнные

readmission регоспитализáция

ready готóвый ◇ ~ **to use** готóвый к употреблéнию *(напр. о лекарственном средстве)*

reagent реактúв; реагéнт

reagin реагúн

reamputation реампутáция

reanimation реанимáция

reasonable допусти́мый, прие́млемый; целесообра́зный (о методе лечения)

rebandage сменя́ть повя́зку

rebleeding повто́рное кровоте́чение

rebound возобновле́ние симпто́мов (после отмены лечения)

recall 1. псих. воспроизведе́ние; вспомина́ние 2. иммун. анамнести́ческая реа́кция

recanalization реканализа́ция (напр. тромба)

receive принима́ть, получа́ть

recent неда́вний, све́жий (напр. о ранении)

reception реце́пция; восприя́тие

receptivity восприи́мчивость

receptor реце́птор

gustatory ~ вкусово́й реце́птор

insulin ~ инсули́новый реце́птор

pressure ~ барореце́птор

scavenger ~ фагоцита́рный реце́птор

steroid ~ реце́птор стеро́идных гормо́нов

recession 1. реце́ссия, смеще́ние (назад) 2. углубле́ние

recessive ген. рецесси́вный

recidivating рецидиви́рующий

recipient реципие́нт

blood ~ реципие́нт кро́ви

responding ~ респо́ндер

transplant ~ реципие́нт транспланта́та

reciprocal реципро́кный, взаи́мный

reclaim восстана́вливать; регенери́ровать

recognize распознава́ть

recognition распознава́ние

speech ~ распознава́ние ре́чи

recombinant рекомбина́нт ‖ рекомбина́нтный

recommend рекомендова́ть, сове́товать

record за́пись; регистра́ция; учёт ‖ запи́сывать; регистри́ровать {NB: произноше́ние сущ. [ˈrekɔːd], гл. [riˈkɔːd]}

recorder регистри́рующее устро́йство; да́тчик

recording:

nystagmus ~ нистагмогра́фи́я

recover выздора́вливать

recovery 1. восстановле́ние; регенера́ция 2. выздоровле́ние

complete ~ по́лное выздоровле́ние

ultimate ~ оконча́тельное выздоровле́ние

recrudescence рециди́в; обостре́ние, ухудше́ние состоя́ния

rectify 1. очища́ть, ректифици́ровать 2. выпрямля́ть

rectitis прокти́т

rectoromanoscopy ректорома́носкопи́я

rectoscopy ректоскопи́я

rectum пряма́я кишка́

rectus пряма́я мы́шца живота́

recumbency лежа́чее положе́ние

recuperation восстановле́ние (напр. сил); выздоровле́ние

recurrence рециди́в

late ~ по́здний [отдалённый] рециди́в

recurrent повторя́ющийся, возвра́тный

recurvation искривле́ние сза́ди

reddening покрасне́ние

redness краснота́, эрите́ма

redox окисле́ние-восстановле́ние ‖ окисли́тельно-восстанови́тельный

redressement исправле́ние, редресса́ция

reduce 1. вправля́ть; восстана́вливать норма́льное положе́ние 2. уменьша́ть, ослабля́ть, снижа́ть 3. хим. восстана́вливать

reducible вправи́мый (напр. о грыже)

reduction 1. вправле́ние; восстановле́ние норма́льного положе́ния 2. реду́кция; уменьше́ние, ослабле́ние, сниже́ние 3. хим. восстановле́ние

~ of incarcerated hernia вправле́ние ущемлённой гры́жи

false ~ ло́жное [ка́жущееся] вправле́ние (грыжи)

forced ~ наси́льственное вправле́ние (грыжи)

open ~ откры́тая репози́ция

spontaneous ~ самопроизво́льное вправле́ние (грыжи)

re-education переобуче́ние (напр. инвалидов)

re-examination повто́рное обсле́дование

refer ссыла́ться

reflect отража́ть

reflection 1. отраже́ние (напр. тепла) 2. отгиба́ние; загиба́ние 3. псих. рефле́ксия

reflector рефле́ктор; зе́ркало

head ~ рефле́ктор, ло́бное зе́ркало

reflex рефле́кс ‖ рефлекто́рный

abdominal ~ брюшно́й рефле́кс

accommodation ~ аккомодацио́нный рефле́кс

Babinski's ~ рефле́кс Баби́нского

behavior ~ усло́вный рефле́кс

blink ~ мига́тельный рефле́кс

calcaneal tendon ~ ахи́ллов рефле́кс

carotid sinus ~ рефле́кс кароти́дного си́нуса

ciliary ~ мига́тельный рефле́кс

conditioned ~ усло́вный рефле́кс

corneal ~ рогови́чный рефле́кс

defense ~ защи́тный рефле́кс

delayed ~ запа́здывающий рефле́кс

depressor ~ депрессо́рный рефле́кс

eyeball compression ~ см. oculocardiac reflex

eye-closure ~ мига́тельный рефле́кс

gag ~ рво́тный рефле́кс

great toe ~ см. Babinski's reflex

inborn [inherited] ~ врождённый [безусло́вный] рефле́кс

knee ~ коле́нный рефле́кс

laryngeal ~ гло́точный рефле́кс

lid ~ мига́тельный рефле́кс

light ~ светово́й рефле́кс

oculocardiac ~ глазосерде́чный рефле́кс, рефле́кс А́шнера

orient(at)ing ~ ориентиро́вочный рефле́кс

pain ~ болево́й рефле́кс

patellar ~ рефле́кс с надколе́нника

pharyngeal ~ гло́точный рефле́кс

plantar ~ подо́швенный рефле́кс

proprioceptive ~ проприоцепти́вный рефле́кс

pupillary ~ зрачко́вый рефле́кс

quadriceps ~ рефле́кс четырёхгла́вой мы́шцы бедра́, рефле́кс Вестфа́ля

Sherrington's ~ рефле́кс Шёррингтона (при пораже́нии спинно́го мо́зга)

sinocarotid ~ синокароти́дный рефле́кс, рефле́кс кароти́дного си́нуса

sucking ~ соса́тельный рефле́кс

tendon ~ сухожи́льный рефле́кс

unconditioned ~ врождённый [безусло́вный] рефле́кс

vasomotor ~ вазомото́рный [сосудодви́гательный] рефле́кс

vasopressor ~ вазопрессо́рный [сосудосу́живающий] рефле́кс

visceral [viscerogenic] ~ висцера́льный рефле́кс

vomiting ~ рво́тный рефле́кс

reflexotherapy рефлексотерапи́я

reflux рефлю́кс; обра́тный ток

refraction рефра́кция, преломле́ние

refractory рефракте́рный; невоспри́имчивый, усто́йчивый

refresh освежа́ть (напр. края́ ра́ны)

refrigerate охлажда́ть(ся)

regeneration регенера́ция, восстановле́ние

regimen режи́м (напр. пита́ния)

region 1. анат. о́бласть (те́ла) 2. о́бласть; райо́н
~ of growth зо́на ро́ста
abdominal ~ о́бласть живота́
inguinal ~ па́ховая о́бласть
temporal ~ висо́чная о́бласть

regional 1. региона́льный, ме́стный; ограни́ченный 2. региона́рный (напр. об анестези́и)

register 1. журна́л за́писей 2. за́пись в журна́ле ‖ регистри́ровать

registered дипломи́рованный (напр. о медсестре́)

regression регре́сс, обра́тное разви́тие

regular регуля́рный; пра́вильный

regulate регули́ровать; контроли́ровать

regulation регуля́ция; регули́рование; контроли́рование
  feedback ~ обра́тная [возвра́тная] регуля́ция
  positive ~ положи́тельная регуля́ция

regurgitation регургита́ция
  aortic ~ аорта́льная регургита́ция
  blood ~ регургита́ция кро́ви
  food ~ регургита́ция пи́щи
  mitral ~ митра́льная регургита́ция

rehabilitation реабилита́ция

rehydratation регидрата́ция

reimplantation реимпланта́ция

reinfection реинфе́кция

rejection отторже́ние
  graft ~ отторже́ние транспланта́та
  heterotransplantat ~ отторже́ние гетеротранспланта́та
  homograft ~ отторже́ние транспланта́та из со́бственной тка́ни
  kidney ~ отторже́ние (переса́женной) по́чки

relapse рециди́в ‖ рецидиви́ровать

related 1. ро́дственный 2. свя́занный

relation 1. отноше́ние; связь, зави́симость 2. родство́
  consanguineous ~ кро́вное родство́

relationship 1. отноше́ние; связь; зави́симость 2. родство́

relative 1. усло́вный, относи́тельный 2. свя́занный 3. соотве́тственный 4. ро́дственник

  blood ~s кро́вные ро́дственники
  first-degree ~s ро́дственники пе́рвой сте́пени

relax 1. расслабля́ть(ся), уменьша́ть напряже́ние 2. послабля́ть, вызыва́ть послабля́ющий эффе́кт

relaxant 1. миорелакса́нт 2. вызыва́ющий релакса́цию

relaxation релакса́ция, расслабле́ние, уменьше́ние напряже́ния
  myocardial ~ релакса́ция [расслабле́ние] миока́рда

relaxin релакси́н

release 1. выделе́ния, секре́ция ‖ выделя́ть, секрети́ровать 2. облегче́ние 3. вы́писка *(из стационара)*
  controlled ~ контроли́руемый отве́т *(на раздражитель)*
  histamine ~ высвобожде́ние гистами́на

reliability надёжность; достове́рность

relief успокое́ние, ослабле́ние *(боли)*

relieve успока́ивать, ослабля́ть *(боль)*

reline перебазиро́вка *(зубного протеза)*

REM *см.* rapid eye movements

remain остава́ться

remediable поправи́мый; излечи́мый

remedial целе́бный; лече́бный; изле́чивающий

remedy лече́бное сре́дство; лека́рственное сре́дство
  antipyretic ~ жаропонижа́ющее сре́дство

diuretic ~ мочегонное [диуретическое] средство
hypotensive ~ гипотензивное средство
quack ~ знахарское средство
remember помнить
remineralization реминерализация
remission ремиссия
temporary ~ временная ремиссия
remittent перемежающийся; ремиттирующий
remote дистанционный (*напр. о системе мониторинга*); отдалённый
removal 1. удаление, устранение 2. перемещение
manual ~ ручное удаление (*напр. последа*)
surgical ~ хирургическое удаление
suture ~ снятие швов
remove 1. удалять, устранять 2. перемещать ◇ **to** ~ **the cause** устранять причину (*напр. заболевания*)
renal почечный
renewal возобновление, обновление; восстановление
~ **of youth** омоложение
renin ренин
renography нефрография, ренография
reovirus реовирус
reoxygenation реоксигенация
repair восстановление; заживление ‖ восстанавливать; заживлять
surgical ~ хирургическое восстановление
wound ~ заживление раны
repeat повторять

repeated повторный
repellent репеллент (*средство, отпугивающее насекомых*)
repercussion баллотирование (*напр. головки плода*)
replacement восполнение; замещение
fluid ~ замещение жидкости
prosthetic ~ протезирование
replanting 1. пересев, реинокуляция 2. пересадка (*органа*)
replicate воспроизводить; повторять
replication 1. репликация 2. повторность (*напр. опыта*)
virus ~ репликация вируса
report доклад, сообщение ‖ докладывать, сообщать
case ~ история болезни
preliminary ~ предварительное сообщение
reposition репозиция; вправление
repository депонированный, продлённого действия (*о лекарственном средстве*)
representative характерный, показательный, типичный
repression подавление
reproducibility воспроизводимость
reproduction 1. *биол.* размножение, репродукция 2. *псих.* воспроизведение; репродукция
repulsion 1. *ген.* отталкивание 2. отвращение
require 1. требовать (*чего-л.*) 2. нуждаться (*в чём-л.*)

requirement 1. потре́бность 2. необходи́мое усло́вие

insulin ~ потре́бность в инсули́не

research иссле́дование; изуче́ние, ана́лиз ‖ иссле́довать ◇ to carry out ~ производи́ть ана́лиз

bacteriological ~ бактериологи́ческое иссле́дование

laboratory ~ лаборато́рное иссле́дование

surgical ~ хирурги́ческое иссле́дование

resect резеци́ровать, производи́ть резе́кцию; иссека́ть

resection резе́кция; иссече́ние

curative ~ лече́бная резе́кция

intestinal ~ резе́кция кишки́

stomach ~ резе́кция желу́дка

transuretral ~ трансуретра́льная резе́кция *(предста́тельной железы)*

reserve запа́с; резе́рв

reservoir:

implantable ~ имplantíруемый резервуа́р, импланти́руемая ёмкость

reset вправля́ть; возвраща́ть в исхо́дное положе́ние

residence последипло́мная специализа́ция *(врача)*

resident врач-стажёр

residual оста́точное явле́ние ‖ оста́точный

residue 1. оса́док, отсто́й 2. оста́ток

resin смола́

ion-exchange ~ ионообме́нная смола́

resistance усто́йчивость, резисте́нтность

acquired drug ~ приобретённая лека́рственная усто́йчивость

capillary ~ 1. резисте́нтность капилля́ров 2. капилля́рное сопротивле́ние

drug ~ усто́йчивость по отноше́нию к медикаме́нтам *(микроорганизмов)*

heat ~ термоусто́йчивость, жаропро́чность *(материала)*; выно́сливость к жаре́ *(организма)*

natural ~ есте́ственная резисте́нтность

peripheral ~ перифери́ческое (сосу́дистое) сопротивле́ние

phage ~ фагорезисте́нтность

transmissible ~ переноси́мая [трансмисси́вная] резисте́нтность

resistant усто́йчивый, резисте́нтный ◇ ~ to treatment не поддаю́щийся лече́нию

resolution 1. растворе́ние 2. разложе́ние; расщепле́ние 3. расса́сывание *(опухоли)*; разреше́ние *(напр. воспали́тельного процесса)*

resolver раствори́тель

resonance 1. перкуто́рный звук 2. резона́нс

bandbox ~ коро́бочный перкуто́рный звук

magnetic ~ магни́тный резона́нс

nuclear magnetic ~ я́дерный магни́тный резона́нс

tympanic ~ тимпани́ческий перкуто́рный звук

resorption 1. *физиол.* резо́рбция, вса́сывание **2.** резо́рбция, расса́сывание
bone ~ расса́сывание ко́сти
resort 1. куро́рт **2.** обраще́ние *(за помощью)* ‖ обраща́ться *(за помощью)*
health ~ куро́рт
seaside ~ морско́й куро́рт
respectively соотве́тственно
respiration дыха́ние
abdominal ~ брюшно́е [диафрагма́льное] дыха́ние
amphoric ~ амфори́ческое дыха́ние
artificial ~ иску́сственное дыха́ние
bronchial ~ бронхиа́льное дыха́ние
Cheyne-Stokes ~ дыха́ние Че́йна — Сто́кса
diaphragmatic ~ брюшно́е [диафрагма́льное] дыха́ние
external ~ вне́шнее дыха́ние
fetal ~ дыха́ние плода́
harsh ~ жёсткое дыха́ние
hollow ~ амфори́ческое дыха́ние
jerky ~ преры́вистое дыха́ние
paradoxic ~ парадокса́льное дыха́ние
rough ~ жёсткое дыха́ние
stridorous ~ стридоро́зное дыха́ние
thoracic ~ грудно́е дыха́ние
tissue ~ тканево́е дыха́ние
vesicular ~ везикуля́рное дыха́ние
whistling ~ свистя́щее дыха́ние
respiratory респирато́рный, дыха́тельный

respond реаги́ровать, отвеча́ть *(напр. на раздраже́ние)*
response 1. отве́тная реа́кция, реаги́рование **2.** восприи́мчивость ◇ in ~ to... в отве́т на...
anamnestic ~ анамнести́ческая реа́кция
antiself ~ аутоимму́нная реа́кция
food leukocytic ~ пищева́я лейкоцита́рная реа́кция
immune ~ имму́нный отве́т
memory ~ анамнести́ческая реа́кция
motor ~ дви́гательная реа́кция *(в ответ на раздраже́ние)*
pupillary ~ to light реа́кция зрачко́в на свет
serological ~ серологи́ческий [сы́вороточный] отве́т
responsible отве́тственный; соде́йствующий
responsiveness 1. реакти́вность **2.** восприи́мчивость, чувстви́тельность
antibody ~ гумора́льный имму́нный отве́т
immune ~ иммуноло́ги́ческая реакти́вность
rest 1. о́тдых, поко́й ‖ отдыха́ть **2.** неподви́жность **3.** оста́ток ◇ at ~ в поко́е; to ~ in bed соблюда́ть посте́льный режи́м
bed ~ посте́льный режи́м
thorough ~ по́лный поко́й
restenosis рестено́з
restimulation рестимуля́ция
restitution восстановле́ние *(напр. сил)*
restless беспоко́йный

restoration 1. восстановле́ние (*напр. сил*) **2.** замеще́ние (*напр. дефекта зубного ряда*) **3.** пло́мба; пломби́ровочный материа́л

restore восстана́вливать (*здоровье*)

restriction ограниче́ние
  fluid ~ ограниче́ние (приёма) жи́дкости
  salt ~ ограниче́ние со́ли (*в пище*)

result результа́т; исхо́д; сле́дствие ‖ сле́довать; проистека́ть ◇ **to ~ from** происходи́ть (*вследствие чего-л.*); **to ~ in** зака́нчиваться (*чем-л.*), приводи́ть (*к чему-л.*); **to obtain ~s** получа́ть результа́ты
  late [long-term] ~s отдалённые результа́ты
  negative ~s отрица́тельные результа́ты
  positive ~s положи́тельные результа́ты

resuscitate 1. реаними́ровать **2.** приводи́ть в созна́ние

resuscitation 1. реанима́ция; оживле́ние **2.** приведе́ние в созна́ние

retain 1. уде́рживать; сохраня́ть **2.** по́мнить

retainer 1. ретейнер (*непрорезавшийся зуб*) **2.** держа́тель; фикса́тор (*зубного протеза*)

retard заде́рживать, замедля́ть (*напр. развитие*)

retardation заде́ржка, замедле́ние (*напр. развития*)
  intellectual [mental] ~ у́мственная отста́лость

retching рво́та

retention рете́нция; заде́ржка; фикса́ция
  ~ **of secundines** заде́ржка после́да
  ~ **of urine** заде́ржка мочи́
  fluid ~ заде́ржка жи́дкости
  graft ~ приживле́ние транспланта́та
  salt ~ заде́ржка [рете́нция] со́ли
  urinary ~ заде́ржка мочи́

reticulocyte ретикулоци́т

reticuloendothelioma ретикулоэндотелио́ма

reticulohistiocytosis ретикулогистиоцито́з

reticulosarcoma ретикулосарко́ма

reticulosis ретикулёз
  malignant ~ злока́чественный ретикулёз
  mast-cell ~ тучнокле́точный ретикулёз

reticulum (*pl* **reticula**) **1.** рети́кулум, (то́нкая) сеть **2.** нейрогли́я **3.** ретикуля́рная ткань
  endoplasmic ~ эндоплазмати́ческая сеть

retina сетча́тка, се́тчатая оболо́чка (*глаза*)

retinitis ретини́т, воспале́ние се́тчатой оболо́чки (*глаза*)
  cytomegalovirus ~ цитомегаловирусный ретини́т
  renal ~ ретини́т при заболева́нии по́чек

retinoblastoma ретинобласто́ма

retinochorioiditis ретинохориоиди́т

retinol ретино́л, витами́н А

retinopapillitis ретинопапилли́т

Leber's ~ ретинопапилли́т Ле́бера, односторо́нний экссудати́вный ретини́т

retinopathy ретинопати́я

diabetic ~ диабети́ческая ретинопати́я

hypertensive ~ гипертони́ческая ретинопати́я

radiation ~ лучева́я ретинопати́я

retraction 1. ретра́кция, сокраще́ние **2.** втяже́ние

clot ~ ретра́кция сгу́стка

nipple ~ втяже́ние соска́

retroflexion ретрофле́ксия, заги́б (органа) кза́ди

uterine ~ ретрофле́ксия ма́тки

retroperitoneal забрюши́нный

retroposition смеще́ние (органа) кза́ди

retropulsion 1. ретропу́льсия (симптом паркинсонизма) **2.** смеще́ние (органа) кза́ди

retrospective ретроспекти́вный

retrosternal загруди́нный

retroversion переги́б (органа) кза́ди

retrovesical ретровезика́льный

retrovirus ретрови́рус

return возвраще́ние ‖ возвраща́ться ◇ **to ~ to normal** возвраща́ться к но́рме

revaccination ревакцина́ция

revascularization реваскуляриза́ция

reveal обнару́живать, выявля́ть

reversible обрати́мый

review обзо́р ‖ рассма́тривать

revivescence реанима́ция, оживле́ние

revivification 1. реанима́ция, оживле́ние **2.** восстановле́ние сил **3.** «освеже́ние» краёв ра́ны

revulsive отвлека́ющий (о действии, напр. лекарственного средства)

rhabdomyoma рабдомио́ма

rhabdomyosarcoma рабдомиосарко́ма

rhagades pl тре́щины ко́жи (напр. у углов рта)

rheobase реоба́за

rheocardiography реокардиогра́фия

rheumatic ревмати́ческий

rheumatism ревмати́зм

palindromic ~ палиндро́мный ревмати́зм

rheumatoid ревмато́идный

rheumatology ревматоло́гия

rhexis разры́в

rhinitis рини́т

allergic ~ аллерги́ческий рини́т

seasonal allergic ~ сезо́нный аллерги́ческий рини́т

vasomotor ~ вазомото́рный рини́т

rhinoscleroma риносклеро́ма

rhinoscopy риноскопи́я

rhinovirus ринови́рус

rhodopsin родопси́н, зри́тельный пу́рпур

rhonchus хрип, хрипя́щий звук

rhythm ритм

biologic ~ биологи́ческий [физиологи́ческий] ритм

cardiac ~ ритм се́рдца

circadian ~ цирка́дный ритм

daily ~ су́точный ритм

idioventricular ~ идиовент-
рикуля́рный ритм се́рдца

nodal ~ узлово́й ритм

sinus ~ си́нусовый ритм

triple ~ ритм гало́па, трёх-
чле́нный ритм се́рдца

rib ребро́

cervical ~ ше́йное ребро́

false ~ ло́жное ребро́

rudimentary ~ рудимента́р-
ное ребро́

riboflavin рибофлави́н, вита-
ми́н B$_2$

ribonuclease рибонуклеа́за

ribonucleoprotein рибону-
клеопротеи́н

rickets рахи́т

late ~ по́здний рахи́т

renal ~ по́чечная остеоди-
строфи́я, «по́чечный ра-
хи́т»

rickettsia (*pl* **rickettsiae**) рик-
ке́тсия

rickettsiosis риккетсио́з

Burnet's ~ риккетсио́з Бёр-
нета

tick-borne ~ клещево́й рик-
кетсио́з

right 1. пра́вый **2.** пра́виль-
ный; подходя́щий

rigidity риги́дность; непод-
ви́жность; оцепене́лость

~ **of abdominal muscles** на-
пряже́ние мышц брюшно́й
сте́нки

cadaveric ~ тру́пное окоче-
не́ние

muscular ~ мы́шечная ри-
ги́дность

neck [nuchal] ~ риги́дность
заты́лка

pupillary ~ риги́дность
зрачко́в

ring 1. *анат.* кольцо́; коль-
цеви́дная структу́ра **2.** *хим.*
цикл, кольцо́

femoral ~ бе́дренное коль-
цо́, кольцо́ бе́дренного ка-
на́ла

fibrous ~ фибро́зное кольцо́

hernial ~ грыжевы́е воро́та

inguinal ~ па́ховое кольцо́

lymphoid ~ лимфати́ческое
гло́точное кольцо́, кольцо́
Пирого́ва — Вальде́йера

mitral ~ кольцо́ митра́льно-
го кла́пана

precipitin ~ кольцо́ преци-
пита́ции

retraction ~ контракцио́н-
ное кольцо́

tracheal ~ (хрящево́е)
кольцо́ трахе́и

umbilical ~ пупо́чное коль-
цо́

ringing:

~ **of the ears** звон в уша́х

ringworm дерматомико́з

~ **of the nails** онихомико́з

~ **of the scalp** дерматомико́з
волоси́стой ча́сти головы́

bald ~ стригу́щий лиша́й

crusted ~ парша́

rinse полоска́ние ‖ поло-
ска́ть; промыва́ть

rise подъём, повыше́ние ‖
поднима́ться, повыша́ться

temperature ~ повыше́ние
температу́ры

risk риск

~ **of death** риск сме́рти

high ~ высо́кая сте́пень ри́-
ска

operative ~ риск опера́ции,
операцио́нный риск

radiation ~ опа́сность луче-
во́го пораже́ния

RN *см.* registered nurse
roborant укрепля́ющее сре́дство ‖ укрепля́ющий
robust кре́пкий, здоро́вый
rocker кача́лка; ше́йкер
rod 1. па́лочка *(бактерия)* 2. па́лочка *(клетка сетча́тки глаза)* 3. сте́ржень *(напр. для остеосинтеза)*
   muscle ~ миофибри́лла
roentgenography рентгеногра́фия
   body section ~ рентгенотомогра́фия
roller бинт
roof кры́ша; свод *(напр. черепа)*
   ~ of the skull кры́ша че́репа
room:
   admission ~ приёмный поко́й
   autopsy [dissecting] ~ секцио́нный зал, секцио́нная
   doctor's consulting ~ враче́бный кабине́т
   dressing ~ перевя́зочная
   medical treatment ~ процеду́рный кабине́т
   operating ~ операцио́нная
   reception ~ приёмный поко́й
   waiting ~ приёмная
root ко́рень, корешо́к
   hair ~ ко́рень во́лоса
   motor ~ дви́гательный (пере́дний) нейро́н *(спинного мозга)*
   nerve ~ не́рвный корешо́к
rosacea розаце́а, кра́сные угри́
rosary:
   rachitic ~ рахити́ческие «чётки»

rose ро́жа, ро́жистое воспале́ние
roseola розео́ла
rosette *иммун.* розе́тка
   spontaneous ~s спонта́нные розе́тки
rosetting реа́кция розеткообразова́ния
rot гние́ние; гниль ‖ гнить
rotation рота́ция; враще́ние
rotator рота́тор, враща́ющая мы́шца
rotula надколе́нник; надколе́нная ча́шечка
round 1. обхо́д *(врачебный)* 2. кругово́е движе́ние 3. кру́глый ◇ to make one's daily ~ де́лать ежедне́вный обхо́д
   ward ~ враче́бный обхо́д, обхо́д пала́т
roundworm кру́глый глист, немато́да
routine обы́чный
row:
   ~ of teeth зубно́й ряд
rub 1. тре́ние ‖ тере́ть 2. растира́ние ‖ растира́ть
   friction ~ шум тре́ния
   pleural ~ шум тре́ния пле́вры
rubber 1. рези́на 2. массажи́ст; массажи́стка
rubella красну́ха
rubeola корь
rubromycosis рубромико́з, руброфити́я
   ~ of nail plates рубромико́з ногтевы́х пласти́нок
rubrophytosis *см.* rubromycosis
ructus отры́жка
ruga *(pl* rugae*)* морщи́на, скла́дка

rule:
Starling's ~ зако́н Ста́рлинга *(для сокращения полого органа)*

rupture перело́м; разры́в; прободе́ние, перфора́ция ‖ разрыва́ть(ся), прорыва́ть(ся)
closed ~ закры́тый перело́м
fetus membrane ~ разры́в плодных оболо́чек
spontaneous ~ спонта́нный разры́в
uterine ~ разры́в ма́тки

S

saburra 1. гни́лостное разложе́ние пи́щи в желу́дке 2. гря́зно-се́рый налёт на языке́
sac 1. мешо́к; мешо́чек; су́мка; 2. ка́псула о́пухоли *или* кисты́ 3. инкапсули́рованный абсце́сс у ко́рня зу́ба
air ~s лёгочные альвео́лы
aneurismal ~ аневризмати́ческий мешо́к
heart ~ перика́рд
hernial ~ грыжево́й мешо́к
lacrimal [tear] ~ слёзный мешо́к
vitelline [yolk] ~ желто́чный мешо́к
Saccharomyces *pl* сахароми́цеты *(род дрожжевых грибов)*
saccharuria глюкозури́я
saccule 1. мешо́чек *(напр.*

горта́ни)* 2. сфери́ческий мешо́чек *(перепончатого лабиринта внутреннего уха)*
sacral крестцо́вый
sacralization сакрализа́ция
sacrococcygeal крестцо́во-ко́пчиковый
sacroiliac крестцо́во-подвздо́шный
sacroiliitis сакроиле́йт
sacrolumbal, sacrolumbar поясни́чно-крестцо́вый
sacrum (*pl* sacra) крестец
saddle:
Turkish ~ *анат.* туре́цкое седло́
sadness угнетённое состоя́ние
safe безопа́сный; надёжный
safety безопа́сность; надёжность
drug ~ безопа́сность медикаме́нта
radiation ~ радиацио́нная безопа́сность
sagittal сагитта́льный
saline солево́й раство́р ‖ солево́й; содержа́щий соль
saliva слюна́
salivary слю́нный
salivation слюноотделе́ние, салива́ция
sallowness желту́шность, желтова́тый цвет *(кожи)*
salmiac хло́ристый аммо́ний; нашаты́рный спи́рт
salmonella сальмоне́лла
salmonellosis сальмонеллёз
salpingitis 1. сальпинги́т, воспале́ние фалло́пиевых труб 2. сальпингооти́т, тубооти́т
gonococcal ~ гоноко́кковый сальпинги́т

271

salpingo-oophoritis сальпингоофори́т

salpingoplasty пла́стика фалло́пиевой трубы́

salpinx 1. ма́точная [фалло́пиева] труба́ **2.** слухова́я [евста́хиева] труба́

salt соль

salting-out *хим.* выса́ливание

salubrious благоприя́тный; поле́зный; целе́бный; здоро́вый

saluresis салиури́я, салиуре́з, выделе́ние соле́й с мочо́й

salutary *см.* **salubrious**

salvage сохране́ние *(напр. органа при операции)*

salve ма́зь ‖ сма́зывать ма́зью

same ◇ **just the ~** то́чно тако́й же; **much the ~** почти́ тако́й же

sample 1. образе́ц; про́ба ‖ апроби́ровать; брать про́бу **2.** *стат.* вы́борка ‖ производи́ть вы́борку

blood ~ про́ба кро́ви

check ~ 1. контро́льная про́ба **2.** контро́льная вы́борка

cluster ~ группова́я вы́борка

comparable ~ сравни́мая [сопостави́мая] вы́борка

master ~ гла́вная вы́борка

random ~ случа́йная вы́борка

set ~ вы́борочная совоку́пность

stool ~ про́ба ка́ла

sampling 1. взя́тие про́бы; подбо́р образцо́в **2.** *стат.*

вы́борка; вы́борочное наблюде́ние

sanable излечи́мый

sand песо́к

urinary ~ мочево́й песо́к

sandglass песо́чные часы́

sanguification кроветворе́ние

sanguimotion циркуля́ция кро́ви

sanguineous 1. кровяно́й **2.** содержа́щий кровь

sanguinity *уст.* кро́вное родство́

sanguis кровь

sanitation 1. санитари́я **2.** сана́ция, оздоровле́ние

food ~ пищева́я санитари́я

poor ~ неудовлетвори́тельное санита́рное состоя́ние

sanity (психи́ческое) здоро́вье

saphena подко́жная ве́на ноги́

sapless вя́лый, бесси́льный

saponification *хим.* омыле́ние

sapremia септицеми́я

saprodontia ка́риес зубо́в

saprophyte сапрофи́т

sarcina *pl* сарци́ны *(род микроорганизмов)*

sarcoidosis саркоидо́з

sarcolemma сарколе́мма

sarcoma сарко́ма

breast ~ сарко́ма грудно́й железы́

Ewing's ~ сарко́ма Ю́инга

fascial ~ фасциа́льная сарко́ма

histiocytic ~ *см.* **reticulocytic sarcoma**

Kaposi's (hemorrhagic) ~ (геморраги́ческая) сарко́ма Ка́поши, гемангиосарко́ма

reticulocytic ~ ретикулоклеточная саркома, ретикулосаркома

retroperitoneal ~ забрюшинная саркома

Rous ~ саркома Рауса

sarcomatosis саркоматоз

satiation 1. насыщение, удовлетворённость 2. пресыщение

satisfactory удовлетворительный

saturation 1. насыщение; насыщенность 2. впитывание; пропитывание, пропитка

saucer-shaped блюдцеобразный

save спасать; сохранять

saw пила, пилка ‖ пилить; распиливать

amputation ~ ампутационная пила

blade ~ листовая пила

crown ~ трепан

gypsum ~ пила для гипса

wire ~ проволочная пила

scab корка, струп ‖ покрываться корками *или* струпьями

scabicide противочесоточное средство

scabies чесотка

scald ожог; ожоговая рана ‖ обжигать, обваривать

scalding жжение при мочеиспускании

scale 1. чешуйка 2. налёт; зубной камень ‖ снимать [удалять] зубной камень 3. шкала 4. *pl* весы 5. шелушиться

pharmaceutical ~ аптекарские весы

thermometer ~ шкала термометра

scaler инструмент для удаления зубного камня

scaling 1. шелушение 2. удаление зубного камня

scalp скальп; волосистая часть головы

scalpel скальпель

laser ~ лазерный нож

scanner сканер, сканирующее устройство

scanning 1. сканирование 2. сцинтиграфия

scaphoid ладьевидный

scapula (*pl* **scapulae**) лопатка

scar шрам; рубец ‖ рубцеваться

keloid ~ келоидный рубец

scarification скарификация

scarificator скарификатор, скарификационный нож

scarlatina скарлатина

scarring рубцевание

scatemia кишечная аутоинтоксикация

scatol скатол

scatoma скатома, каловая «опухоль»

scatter рассеивать(ся)

scent 1. запах 2. чутьё, нюх ‖ нюхать, обонять

schedule 1. расписание; таблица 2. опись, список

interview ~ опросный лист; опросник

scheme 1. план; проект; программа ‖ составлять план; проектировать 2. схема

Krönlein's ~ схема Крёнлейна

serological typing ~ схема

серологи́ческого типи́рова-
ния

schistasis врождённое рас-
щепле́ние, врождённое не-
сраще́ние

schistoglossia расщепле́ние
языка́

schistosomiasis шисто-
сом(ат)о́з, бильгарцио́з

Katayama ~ боле́знь Ката-
я́мы, япо́нский шисто-
сом(ат)о́з

Manson's intestinal ~ шис-
тосомо́з Ма́нсона, кише́ч-
ный шистосомато́з

schistosomus шистосо́ма

schizognathism расщепле́ние
че́люсти

schizoid шизо́идный

schizophrenia шизофрени́я

simple ~ проста́я ши-
зофрени́я

school:

~ **of nursing** медици́нское
учи́лище, шко́ла медсестёр

midwifery ~ акуше́рское
учи́лище

sciagraphy рентгенографи́я

sciatica ишиалги́я, и́шиас

science:

medical ~ медици́нская на-
у́ка

sanitary ~ санитари́я, ги-
гие́на

scientific нау́чный

scientist учёный

scintigraphy сцинтиграфи́я

bone ~ сцинтиграфи́я ко́сти

scintillation сцинтилля́ция;
мерца́ние; вспы́шка

scirrhus скирр, скирро́зный
рак

scission рассече́ние, разреза́-
ние

scissors *мед. тех.* но́жницы

scissure тре́щина, щель

sclera скле́ра *(глазного яблока)*

scleritis склери́т, воспале́ние
скле́ры

sclerodactyly склеродактили́я

scleroderma склеродерми́я

scleromalacia размягче́ние
скле́ры

sclerosis 1. склеро́з 2. уплот-
не́ние *(фиброзное)*

multiple ~ рассе́янный
склеро́з

progressive ~ систе́мная
склеродерми́я

tuberous ~ туберо́зный
склеро́з

sclerotherapy склеротерапи́я,
лече́ние склерози́рованием

sclerotic склероти́ческий

sclerotomy *офт.* склерото-
ми́я

scolex ско́лекс *(головка солитёра)*

scoliosis сколио́з

scoop 1. ло́жка *(хирургическая)* 2. выска́бливание
ло́жкой ‖ выска́бливать
ло́жкой

scopolamine скополами́н

scorbutus цинга́, скорбу́т

scotoma ското́ма

scintillating ~ мерца́ющая
ското́ма

scrape соско́б ‖ выска́бли-
вать, соска́бливать

scraper кюре́тка

scraping 1. выска́бливание,
соска́бливание; кюрета́ж 2.
соско́б

scratch цара́пина, ко́жная насе́чка ‖ цара́пать

screen 1. экра́н, ши́рма ‖ экрани́ровать 2. фильтр 3. проводи́ть рентгеноскопи́ю
complement ~ определе́ние акти́вности комплеме́нта
fluorescent ~ флюоресци́рующий экра́н
lead ~ свинцо́вый экра́н
X-ray ~ рентге́новский экра́н

screening:
population ~ ма́ссовое обсле́дование популя́ции

screw винт ‖ приви́нчивать

scrofula золоту́ха, туберкулёз лимфати́ческих желёз

scrotum мошо́нка

scrub тере́ть, скрести́, мыть щёткой

scrubbing мытьё щёткой (напр. рук)

scurf пе́рхоть

scurvy цинга́, скорбу́т

seal 1. уплотне́ние; изоля́ция; герметиза́ция ‖ уплотня́ть; изоли́ровать; герметизи́ровать 2. затво́р; кла́пан 3. печа́ть
doctor's personal ~ ли́чная печа́ть врача́

seam 1. шов 2. рубе́ц 3. морщи́на

sear прижига́ть (ткань)

search иссле́дование; по́иск ‖ иссле́довать; иска́ть

searcher зонд; щуп

seasickness морска́я боле́знь

seat 1. сиде́нье, стул 2. локализа́ция

seatworm остри́ца

sebaceous жирово́й, са́льный

seborrhea себоре́я, (гипер)стеато́з
~ of the scalp себоре́я волоси́стой ча́сти головы́
dry ~ суха́я себоре́я

secondary 1. втори́чный 2. второстепе́нный 3. вспомога́тельный

secrecy:
medical ~ враче́бная та́йна

secretagogue вещество́, стимули́рующее секре́цию ‖ уси́ливающий секре́цию

secretion 1. секре́т (железы) 2. выделе́ние, секре́ция
endocrine ~ вну́тренняя секре́ция
exocrine [external] ~ вне́шняя [экзокри́нная] секре́ция
gastric ~ желу́дочная секре́ция
interferon ~ секре́ция интерферо́на
internal ~ вну́тренняя секре́ция
nasal ~ выделе́ния из но́са
selective ~ избира́тельная секре́ция
wound ~s отделя́емое ра́ны

section 1. рассече́ние, разре́з 2. гистологи́ческий срез 3. вскры́тие, се́кция
abdominal ~ лапаротоми́я, чревосече́ние
cesarean ~ ке́сарево сече́ние
frontal ~ фронта́льный срез
frozen ~ заморо́женный срез
longitudinal ~ продо́льный срез
median ~ середи́нный разре́з

paraffin ~ парафи́новый срез

serial ~ сери́йный срез

transverse ~ попере́чный срез

ultrathin ~ ультрато́нкий срез

secundines *акуш.* послéд

security 1. безопáсность, надёжность 2. защи́та

sedative седати́вное [успокáивающее] срéдство ‖ седати́вный, успокáивающий

sediment осáдок ‖ осаждáть

urinary ~ мочевóй осáдок

sedimentation осаждéние

see 1. ви́деть 2. находи́ть, обнарýживать 3. осмáтривать *(больного)* ◇ to ~ a physician посети́ть врачá

seeding 1. *микр.* посéв 2. диссеминáция *(напр. клеток опухоли)*

seem казáться

seepage 1. просáчивание, пропи́тывание 2. кáпельная кли́зма

segment сегмéнт

~ of a tapeworm члéник солитёра

muscle ~ миотóм, мы́шечный сегмéнт

segmentation дроблéние, сегментáция

segmentectomy сегментэктоми́я, удалéние сегмéнта *(лёгкого)*

segmented сегменти́рованный *(напр. о ядре клетки)*

segregation 1. сегрегáция 2. *ген.* расщеплéние *(локусов)*

genome ~ генóмное расщеплéние

seizure припáдок; при́ступ

generalized ~ (большóй) эпилепти́ческий припáдок

select отбирáть, выбирáть

selection селéкция; отбóр

directional ~ напрáвленный отбóр

genotypic ~ генотипи́ческая селéкция

interspecific ~ межвидовóй отбóр

random ~ случáйный отбóр

selective избирáтельный, селекти́вный

selectivity избирáтельность, селекти́вность

self-aggression аутоагрéссия

self-analysis *псих.* самоанáлиз

self-antigen аутоантигéн

self-development спонтáнное разви́тие

self-digestion самоперевáривание, аутóлиз

self-epitope аутоэпитóп, аутоантигéнная детерминáнта

self-existing идиопати́ческий; самопроизвóльный

self-hapten *ген.* аутогаптéн

self-healing самоизлечéние, спонтáнное заживлéние

self-infection аутоинфéкция

self-regulation саморегуля́ция

self-suggestion самовнушéние

semen спéрма, семеннáя жи́дкость

semicircular полукрýжный *(о каналах костного лабиринта)*

semifluid полужи́дкий

semilunar полулу́нный; серпови́дный

semination осемене́ние; оплодотворе́ние

seminoma семино́ма, сперматоцито́ма

semiotics семио́тика, семиоло́гия, симптоматоло́гия

semipermeable полупроница́емый

semitransparent полупрозра́чный

send посыла́ть, направля́ть

sender 1. да́тчик 2. реги́стр 3. переда́тчик

senescence старе́ние

senile сени́льный, ста́рческий

senior 1. ста́рший 2. студе́нт ста́ршего ку́рса
  scientist ~ ста́рший нау́чный сотру́дник

senopia ста́рческое наруше́ние зре́ния

sensation чу́вство; ощуще́ние, восприя́тие
  burning ~ чу́вство жже́ния
  deep ~ глубо́кая чувстви́тельность
  pin ~ чу́вство пока́лывания
  tactile ~ осяза́ние
  unpleasant ~ неприя́тное чу́вство

sense чу́вство; ощуще́ние, восприя́тие ‖ чу́вствовать; ощуща́ть, воспринима́ть
  ~ of hearing слух
  ~ of taste вкус, вкусово́е восприя́тие
  ~ of touch осяза́ние
  ~ of well-being хоро́шее самочу́вствие
  light ~ светоощуще́ние

muscle ~ мы́шечное чу́вство, проприоце́пция

sensibility чувстви́тельность; воспри́имчивость
  deep ~ глубо́кая чувстви́тельность

sensibilization сенсибилиза́ция

sensitive чувстви́тельный

sensitiveness чувстви́тельность; воспри́имчивость

sensitivity 1. чувстви́тельность; воспри́имчивость 2. раздражи́тельность ◇ ~ to pain чувстви́тельность к бо́ли
  antibiotic ~ чувстви́тельность (микрооргани́зма) к антибио́тику
  contact ~ конта́ктная чувстви́тельность
  cutaneous ~ ко́жная чувстви́тельность
  high-grade ~ гиперчувстви́тельность
  light ~ светочувстви́тельность; восприя́тие све́та
  low-grade ~ ни́зкая чувстви́тельность

sensor 1. чувстви́тельный элеме́нт; да́тчик 2. реце́птор
  flow-through ~ прото́чный да́тчик

separate отде́льный

separation разделе́ние; отсло́йка (напр. сетчатки)
  placental ~ отделе́ние плаце́нты
  premature placental ~ преждевре́менное отделе́ние плаце́нты

sepsis се́псис

fulminant ~ молниено́сный се́псис

puerperal ~ послеродово́й се́псис

streptococcal ~ стрептоко́кковый се́псис

septal относя́щийся к перегоро́дке

septan семидне́вный *(напр. о лихорадке)*

septic септи́ческий

septicemia септицеми́я

neonatal ~ септицеми́я новорождённых

septum *(pl* **septa)** перегоро́дка

interatrial ~ межпредсе́рдная перегоро́дка

interventricular ~ межжелу́дочковая перегоро́дка

nasal ~ носова́я перегоро́дка

sequela *(pl* **sequelae)** после́дствие, оста́точное явле́ние; осложне́ние; по́зднее проявле́ние

sequence 1. после́довательность; ряд; поря́док сле́дования **2.** после́дствие, оста́точное явле́ние

amino-acid ~ после́довательность аминокисло́т *(в белко́вой молеку́ле)*

blood-clotting ~ систе́ма свёртывания кро́ви

nucleotide ~ нуклеоти́дная после́довательность

sequestration 1. изоля́ция *(больного)* **2.** образова́ние секве́стра

sequestrotomy секвестротоми́я

sequestrum *(pl* **sequestra)** секве́стр *(участок некроти-зированной ткани)*

seralbumin сы́вороточный альбуми́н

series:

~ of observations се́рия [ряд] наблюде́ний

serious серьёзный; вызыва́ющий опасе́ния *(о болезни)*

serodiagnosis серологи́ческая диагно́стика

serofast серорезисте́нтный

seroglobulin сы́вороточный глобули́н

serogroup серологи́ческая гру́ппа, серогру́ппа

serology сероло́гия

seromarker сы́вороточный маркёр

seronegative серонегати́вный

seropositive серопозити́вный

seroprevention, seroprophyla-xis серопрофила́ктика

seroreaction 1. серологи́ческая про́ба **2.** сы́вороточная боле́знь

serosa серо́зная оболо́чка

serositis серози́т, воспале́ние серо́зных оболо́чек

serotest:

medicolegal ~ суде́бно-медици́нский серологи́ческий тест

serotherapy серотерапи́я

serotonin серотони́н

serotype сероти́п *(напр. вируса)*

Hikojima ~ сероти́п Хикодзи́ма, сероти́п холе́рного вибрио́на

military ~ сероти́п микро́ба, используемый в ка́честве бактериологи́ческого ору́жия

serous серо́зный

serpiginous ползу́чий *(напр. о кожном поражении)*

serrate зубча́тый, зазу́бренный

serum 1. сы́воротка 2. сы́воротка кро́ви 3. серо́зная жи́дкость

  antibacterial ~ антибактериа́льная сы́воротка

  antibody-containing ~ сы́воротка, содержа́щая антитела́, имму́нная сы́воротка

  antidiphtheric ~ противодифтери́йная сы́воротка

  antiglobulin ~ антиглобули́новая сы́воротка

  antigranulocyte ~ антигранулоцита́рная сы́воротка

  antilymphocytic ~ антилимфоцита́рная сы́воротка

  antimacrophage ~ антимакрофага́льная сы́воротка

  anti-ophidic ~ противозмейная сы́воротка

  antiplague ~ противочу́мная сы́воротка

  antirabies ~ антираби́ческая сы́воротка, сы́воротка про́тив (ви́руса) бе́шенства

  antitetanic [antitetanus] ~ противостолбня́чная сы́воротка

  antithymocyte [antithymus] ~ антитимоцита́рная сы́воротка

  antitoxic ~ антитокси́ческая сы́воротка

  blood ~ сы́воротка кро́ви

  clumping ~ агглютини́рующая сы́воротка

  convalescent ~ сы́воротка реконвалесце́нта

  cytotoxic antireticular ~ цитотокси́ческая антиретикуля́рная сы́воротка

  donor ~ до́норская сы́воротка

  hemolyzed ~ гемолизи́рованная сы́воротка

  human ~ челове́ческая сы́воротка

  hyperimmune ~ гиперимму́нная сы́воротка

  immune ~ имму́нная сы́воротка

  maternal ~ матери́нская сы́воротка

  normal human ~ норма́льная челове́ческая сы́воротка

  patient's ~ сы́воротка больно́го

  precipitating ~ преципити́рующая сы́воротка

  test ~ тест-сы́воротка, станда́ртная сы́воротка

serve служи́ть; обслу́живать

service слу́жба

  accident ~ слу́жба экстренной (медици́нской) по́мощи при несча́стных слу́чаях

  blood transfusion ~ слу́жба перелива́ния кро́ви

  emergency ~ слу́жба экстренной (медици́нской) по́мощи

  flying doctor ~ санита́рная авиа́ция

  health ~ слу́жба здравоохране́ния

  home health ~ медици́нская по́мощь на дому́

  life-saving ~ спаса́тельная слу́жба

  psychiatric ~ психиатри́ческая слу́жба

set 1. ряд, гру́ппа; набо́р, компле́кт 2. вправля́ть (*напр. кость*) ◇ to ~ a bone производи́ть репози́цию ко́сти

~ of instruments набо́р инструме́нтов

control ~ контро́льная гру́ппа

settling 1. оседа́ние; осажде́ние 2. оса́док

several не́сколько

severe тяжёлый; си́льный (*напр. о боли*)

severity:

disease ~ тя́жесть боле́зни

sew шить, зашива́ть

sewage сто́чные во́ды, нечисто́ты

sex пол

sex-limited *ген.* ограни́ченный по́лом

shadow тень; затемне́ние (*на рентгенограмме*)

heart ~ тень [силуэ́т] се́рдца

shaft 1. ствол; сте́ржень 2. диа́физ ко́сти

~ of the femur те́ло бе́дренной ко́сти

shake 1. дрожь ‖ дрожа́ть, трясти́(сь) 2. потрясе́ние; шок 3. встря́хивать; взба́лтывать

shaker кача́лка; вибра́тор

sham симуля́ция, притво́рство ‖ симули́ровать, притворя́ться

shank 1. го́лень 2. черено́к (*инструмента*)

shape фо́рма, очерта́ние, вид ‖ формирова́ть

heart ~ фо́рма се́рдца

shapeless бесфо́рменный

sharp 1. о́стрый; ре́зкий (*о боли*) 2. о́стрый, то́нкий (*о зрении, слухе*)

shears (больши́е) но́жницы

sheath 1. оболо́чка 2. влага́лище 3. презервати́в

myelin ~s миели́новые оболо́чки (*нервов*)

nerve ~ не́рвное влага́лище

synovial ~ синовиа́льное влага́лище

tendon ~ сухожи́льное влага́лище

shedding 1. слу́щивание; шелуше́ние 2. выпаде́ние моло́чных зубо́в

sheet 1. простыня́ 2. слой; пласт 3. лист; табли́ца; ве́домость

temperature ~ температу́рный листо́к

shelf-life срок го́дности (*напр. лекарства*)

shell ◇ to ~ out *хир.* вылу́щивать, энуклеи́ровать

shield экра́н; щит; защи́та ‖ экрани́ровать; защища́ть

shielded экрани́рованный; защищённый (*в лучевой терапии*)

shielding экрани́рование; защи́та

synchronous ~ синхро́нное экрани́рование

shift 1. смеще́ние, сдвиг 2. измене́ние 3. мигра́ция (*клеток*) ◇ ~ to the left сдвиг вле́во; ~ to the right сдвиг впра́во

mediastinal ~ смеще́ние средосте́ния

shigellosis шигеллёз, бактериа́льная дизентери́я

shin 1. го́лень **2.** пере́дний край большеберцо́вой ко́сти **saber** ~ саблеви́дная го́лень

shinbone 1. кость го́лени **2.** большеберцо́вая кость

shingles опоя́сывающий лиша́й, опоя́сывающий ге́рпес

shiver озно́б; дрожь ‖ дрожа́ть, трясти́сь

shock 1. уда́р, толчо́к ‖ ударя́ть **2.** потрясе́ние, уда́р ‖ потряса́ть, пора-жа́ть **3.** шок ‖ вызыва́ть шок

acoustic ~ акусти́ческий шок

anaphylactic ~ анафилакти́-ческий шок

burn ~ ожо́говый шок

cardiogenic ~ кардиоге́нный шок

electric ~ электрошо́к

hemorrhagic ~ геморраги́-ческий шок, шок при кровопоте́ре

hypoglycemic ~ гипоглике-ми́ческий шок

hypovolemic ~ гиповолеми́-ческий шок

insulin ~ инсули́новый шок

mental ~ психоге́нный шок

nervous ~ не́рвный шок

operative ~ шок, свя́занный с опера́цией

toxic ~ токси́ческий шок

wound ~ травмати́ческий шок

shoot при́ступ бо́ли

short 1. коро́ткий; крат-ковре́менный **2.** недоста́-точный ◇ **to be** ~ **of breath** страда́ть оды́шкой

shortbreathing оды́шка; не-хва́тка во́здуха

shortening укоро́чение; сокраще́ние

shortsightedness бли-зору́кость, миопи́я

shot 1. до́за **2.** уко́л; инъе́к-ция

shoulder плечо́

frozen ~ «заморо́женное плечо́»

shoulder-blade лопа́тка

show пока́зывать

shrinkage сокраще́ние; сжа́-тие; смо́рщивание

cicatrical ~ рубцо́вое смо́р-щивание

shrivel смо́рщиваться

shudder дрожь; вздра́гивание ‖ дрожа́ть; вздра́гивать

shunt шунт ‖ шунти́ровать

arteriovenous ~ артериове-но́зный шунт

left-to-right ~ шунт сле́ва напра́во

optociliary ~ оптоцилиа́р-ный шунт

right-to-left ~ шунт спра́ва нале́во

shunting шунти́рование

sialadenitis сиаладени́т

sialography сиалографи́я

sialolith сиалоли́т, слю́нный ка́мень

sialorrhea слюнотече́ние

sialostasis сиалоста́з

sib 1. кро́вный ро́дственник **2.** *pl* си́бсы (*родные братья и сёстры*)

siblings *pl* си́бсы (*родные братья и сёстры*)

sibship кро́вное родство́

siccative высу́шивающий

sick 1. больно́й **2.** испы́тыва-ющий тошноту́ ◇ **to feel** ~ испы́тывать тошноту́ mentally ~ душевнобольно́й

sicklemia серпови́дно-кле́-
точная анеми́я

sickle-shaped серпови́дный
(*напр. об эритроци́те*)

sickness 1. боле́знь, заболе-
ва́ние **2.** тошнота́

altitude ~ высо́тная боле́знь

bleeding ~ кровоточи́вость,
гемофили́я

decompression ~ кессо́нная
боле́знь

falling ~ эпиле́псия, *разг.*
паду́чая боле́знь

Gambian sleeping ~ со́нная
боле́знь, летарги́ческий эн-
цефали́т

green ~ хлоро́з

monthly ~ менструа́ции

morning ~ у́тренняя рво́та
(*беременных*)

mountain ~ го́рная боле́знь

radiation ~ лучева́я боле́знь

sea ~ морска́я боле́знь

serum ~ сы́вороточная бо-
ле́знь

severe ~ тяжёлая боле́знь

sleeping ~ со́нная боле́знь,
летарги́ческий энцефали́т

X-ray ~ заболева́ние, вы́-
званное рентге́новскими
луча́ми

side сторона́; бок ‖ боково́й

sideroblast сидеробла́ст

siderocyte сидероци́т

sideropenia сидеропени́я

siderosis сидеро́з, отложе́ние
желе́за

sight 1. зре́ние **2.** по́ле зре́-
ния **3.** ви́деть; рассма́три-
вать

day ~ дневно́е зре́ние

failing ~ слабе́ющее зре́ние

far ~ зре́ние вдаль

keen ~ о́строе зре́ние

old-age ~ пресбиопи́я, ста́р-
ческая дальнозо́ркость

sightless слепо́й

sigmoid сигмови́дная кишка́
‖ сигмови́дный

sigmoiditis сигмоиди́т

sign при́знак, симпто́м (*болезни, чаще объективный*)
~s of pregnancy при́знаки
бере́менности

accessory ~ дополни́тель-
ный при́знак

Ballance's ~ симпто́м Ба́л-
ленса (*признак разрыва
селезёнки*)

Blumberg's ~ симпто́м
Щёткина — Блю́мберга
(*при перитоните и пери-
тонизме*)

Boston's ~ симпто́м Бо́сто-
на (*при тиреотоксикозе*)

Brodie's ~ симпто́м Бро́ди
(*при особой форме остео-
миелита*)

Buerger's ~ симпто́м Бю́р-
гера (*при нарушении кро-
вообращения в сосудах
нижних конечностей*)

Cope's ~ симпто́м Ко́упа
(*при аппендиците*)

dysmorphic ~ при́знак дис-
морфи́зма

Elsberg-Dyke's ~ симпто́м
Э́лсберга — Да́йка (*при
опухоли позвоночника*)

focal neurologic ~ очаго́вый
неврологи́ческий при́знак

Gifford's ~ симпто́м Ги́ф-
форда (*при тиреотоксико-
зе*)

Gowers' ~ при́знак [симп-
то́м] Го́верса (*при спинной
сухотке*)

Graefe's ~ симптóм Грéфе *(при тиреотоксозе)*

Holmes' ~ симптóм Хóлмса *(при экссудативном перикардите)*

Lasègue ~ (перекрёстный) симптóм Ласéга *(при пояснично-крестцовом радикулите)*

Mennel's ~ прúзнак Мéннельса *(при поражении тазобедренного сустава и крестцово-подвздошного сочленения)*

Möbius ~ симптóм Мёбиуса *(при базедовой болезни)*

Morris' ~ симптóм Мóрриса *(при аппендиците)*

Munro's ~ симптóм Мáнро *(при аппендиците)*

neck ~ ригúдность затúлка *(как признак менингита)*

objective ~ объектúвный прúзнак

Oliver-Cardarelli [Oliver's] ~ симптóм Óливера — Кардарéлли *(при расширении аорты)*

Plummer's ~ прúзнак Плáммера *(при мегалобластной анемии)*

Porges' ~ симптóм Пóргеса *(признак плеврита)*

Quincke's ~ симптóм Квúнке, капиллáрный пульс

Romberg's ~ прúзнак Рóмберга *(при поражении мозжечка)*

Rotch's ~ прúзнак Рóтча *(при экссудативном перикардите)*

Rumpel-Leede ~ симптóм (Кончалóвского —) Рýмпеля — Лéеде *(проба на проницаемость капилляров)*

Smith's ~ прúзнак Смúта *(при инфекционном лимфоцитозе)*

subjective ~ субъектúвный симптóм

Traube's ~ двойнóй тон Трáубе

Trousseau's ~ симптóм Труссó *(при спазмофилии или тетании)*

unfavorable ~ неблагоприятный прúзнак

warning ~ предупреждáющий знак; настораживающий знак

Wickham's ~ сéтка Уúкхема *(признак красного плоского лишая)*

signal сигнáл; úмпульс

audible ~ звуковóй сигнáл

feedback ~ сигнáл обрáтной свúзи

signalization сигнализáция

signature сигнатýра

significance значéние, вáжность; достовéрность *(статистическая)*

diagnostic ~ диагностúческая знáчимость, диагностúческое значéние

prognostic ~ прогностúческая знáчимость

significant значúтельный

silent субклинúческий, латéнтный, бессимптóмный

silhouette:

cardiac ~ силуэт [тень] сéрдца *(при рентгеновском исследовании)*

silicosis силикóз

silicotuberculosis силикотуберкулёз

similarity схо́дство, подо́бие

simple просто́й; неосложнённый

simplified упрощённый (о
ме́тоде)

simulation 1. симуля́ция 2.
имита́ция; модели́рование

simultaneous симульта́нный,
синхро́нный, одновреме́н-
ный (об операциях)

sinapism горчи́чник

sinew сухожи́лие

single одино́чный

single-layered односло́йный

single-stranded однотя́жевый
(напр. о нуклеиновой кис-
лоте)

single-use однора́зовый (напр.
о шприце)

singultus отры́жка

sinus си́нус; па́зуха; по́лость

coronary ~ корона́рный
[вене́чный] си́нус

frontal ~ ло́бная па́зуха

maxillary ~ верхнечелюст-
на́я [га́йморова] па́зуха

nasal ~ прида́точная па́зу-
ха но́са

upper jaw ~ верхнечелюст-
на́я [га́йморова] па́зуха

sinusitis синуси́т

frontal ~ фронти́т

siphonage промыва́ние
(напр. желудка)

siriasis со́лнечный уда́р

site 1. ме́сто, уча́сток 2. ло-
кализа́ция 3. помеща́ться,
находи́ться

~ of entry входны́е воро́та
(инфекции)

~ of fracture ме́сто перело́-
ма

~ of injection ме́сто инъе́к-
ции

antigenic ~ о́бласть детер-
мина́нты (в молекуле ан-
тигена)

complement fixation ~ ком-
плементсвя́зывающий уча́-
сток (молекулы)

recognition ~ ген. сайт уз-
нава́ния

sitotherapy диетотерапи́я

situation положе́ние, ситуа́-
ция

size разме́р, величина́; объём

chamber ~ разме́р ка́мер
(напр. сердца)

hospital ~ (ко́ечная) мо́щ-
ность больни́цы

infarct ~ разме́р инфа́ркта

sizing 1. измере́ние 2. калиб-
ро́вка

skeletal скеле́тный

skeleton скеле́т

axial ~ осево́й скеле́т

sketch схе́ма ‖ изобража́ть
схемати́чески

skiatherapy рентгенотерапи́я

skin ко́жа ◇ through ~
чреско́жный

goose-flesh ~ «гуси́ная» ко́-
жа

marble ~ мра́морная ко́жа

piebald ~ витили́го

sailor's ~ «ко́жа моряко́в»,
обве́тренная потемне́вшая
ко́жа

skull че́реп

skull-breaker краниокла́ст,
акуше́рские ко́стные щип-
цы́

skullcap свод че́репа

slant косо́й, ско́шенный

siash глубóкий порéз, глубóкая рáна

sleep сон ‖ спать

   drug-induced ~ медикаментóзный сон

   slow wave ~ мéдленный сон

   superficial ~ повéрхностный
сон

   walking ~ сомнамбули́зм,
снохождéние, лунати́зм

sleepiness сонли́вость

sleeplessness бессóнница

slice шлиф; срез

slide 1. предмéтное стеклó 2.
микроскопи́ческий препа-
рáт

   ground ~ предмéтное стеклó

   stained ~ окрáшенный мик-
роскопи́ческий препарáт

slight слáбый, тóнкий; не-
значи́тельный; лёгкий

slime слизь

slimy вя́зкий; сли́зистый

sling пéревязь; поддéрживающая повя́зка

   Glisson's ~ петля́ Гли́ссона
для вытяжéния позвонóч-
ника

slip:

   cover ~ покрóвное стеклó

slit щель

   glottic ~ голосовáя щель

slough отторгáющиеся не-
кроти́ческие мáссы ‖ от-
торгáться (о некротиче-
ских массах)

slow мéдленный, замéдле-
ный

sludging:

   ~ of the blood склéивание
[агрегáция] эритроци́тов,
образовáние «монéтных
стóлбиков»

sluggish мéдленный, вя́лый;
инéртный

slumber дремóта, неглубó-
кий сон

smack вкус; при́вкус

smallpox óспа

smart жгýчая [рéзкая] боль
‖ причиня́ть [вызывáть]
жгýчую [рéзкую] боль

smear 1. мазóк ‖ брать мазóк 2. мáзать, смáзывать

   blood ~ мазóк крóви

   direct ~ прямóй мазóк

   dried ~ сухóй мазóк

   fixed ~ фикси́рованный мазóк

   fresh ~ свéжий мазóк

   pus ~ мазóк гнóя

   sputum ~ мазóк мокрóты

   stained ~ окрáшенный мазóк

   vaginal ~ влагáлищный мазóк

smegma смéгма, препуци-
áльная смáзка

smell 1. зáпах ‖ пáхнуть 2.
обоня́ние ‖ обоня́ть

smelling обоня́ние

smile:

   sardonic ~ «сардони́ческая
улы́бка» (при столбняке)

smog смог, загрязнённый
тумáн

smoker кури́льщик

smoking курéние

smooth 1. глáдкий 2. одно-
рóдный 3. успокáивать(ся)

snakebite укýс змей

snap треск; щелчóк ‖ щёл-
кать

   opening ~ щелчóк откры́-
тия (митрального клапа-
на)

snapping щёлкающий

snare *мед. тех.* (полипная) петля.

sneeze чиханье ‖ чихать

sniff 1. вдох носом ‖ вдыхать носом 2. нюхать

snore храп ‖ храпеть

snuff нюхать; обонять

soap мыло

green ~ зелёное мыло

tar ~ дегтярное мыло

toilet ~ туалётное мыло

society общество ◇ ~ for internal medicine терапевтическое общество

scientific ~ научное общество

student scientific ~ студёнческое научное общество

socket *анат.* впадина, углублёние; ячёйка; лунка ~ of hip вертлужная впадина

tooth ~ зубная альвеола

sodium натрий, Na

sodoku содоку *(болезнь от укуса крысы)*

soft мягкий

softening размягчёние ~ of the brain энцефаломаляция, размягчёние мозга

red ~ красное размягчёние мозга

white ~ бёлое размягчёние мозга

solar солнечный

sole подошва стопы

solid 1. твёрдый, плотный 2. сплошной, цёльный

solitary 1. одиночный, отдёльный 2. единственный, единичный

solubility растворимость

soluble растворимый

sparingly ~ умёренно растворимый

solubleness растворимость

solution раствор

aqueous ~ водный раствор

isoosmotic ~ изоосмотический раствор

isotonic sodium chloride ~ изотонический раствор поваренной соли; физиологический раствор

molar ~ молярный раствор

physiological salt ~ физиологический раствор

Ringer's ~ раствор Рингера (— Локка) *(вид физиологического раствора)*

saturated ~ насыщенный раствор

stock ~ основной [исходный] раствор

strong ~ крёпкий раствор

test ~ стандартный раствор

volumetric ~ титрованный раствор

solve решать, разрешать *(вопрос, проблему)*

solvent растворитель

somatic соматический, телёсный

somatomegaly гигантизм

somatopleure *эмбр.* соматоплёвра, соматическая мезодёрма

somatostatin соматостатин

somatotropin соматотропный гормон

somatotype тип конституции

somnambulism сомнамбулизм, снохождёние, лунатизм

somnifacient снотворное (срёдство) ‖ снотворный

somnolent 1. сонный, сонли-

вый 2. находя́щийся в полу-
бессозна́тельном состоя́нии

somnolism гипноти́ческое со-
стоя́ние

sonoencephalography ультра-
звукова́я энцефалографи́я

sonogram эхогра́мма, соно-
гра́мма

sonography (ультразвуко-
ва́я) эхографи́я

sonotachocardiography эхо-
тахокардиографи́я

soor кандидо́зный стомати́т,
моло́чница

sopor со́пор, сопоро́зное со-
стоя́ние

sordes *pl* налёт на губа́х и
зуба́х (*при лихора́дке*)

sore 1. ко́жная я́зва; ра́на 2.
кровоподтёк, синя́к
  bed ~ про́лежень
  cold ~ просто́й ге́рпес
  hard ~ твёрдый шанкр
  pressure ~ про́лежень

souffle не́жный ду́ющий
шум (*при аускульта́ции*)

sound 1. звук; тон ‖ звуча́ть
2. зонд, щуп ‖ зонди́ро-
вать, иссле́довать
  bottle ~ амфори́ческий звук
  breath ~s дыха́тельные шу-
  мы́
  bubbly ~s пузы́рчатые хри́-
  пы
  cannon ~ пу́шечный тон
  (*сердца*)
  flapping ~ хло́пающий тон
  (*при аускульта́ции сердца*)
  friction ~ шум тре́ния
  heart ~ тон се́рдца
  rubbing ~ шум тре́ния
  shaking [succussion] ~ шум
  пле́ска

vocal ~ голосово́й звук,
гла́сная

soundproof звуконепроница́-
емый

source исто́чник; нача́ло
  ~ **of trouble** причи́на нару-
  ше́ния, этиоло́гия
  radiation ~ исто́чник излу-
  че́ния

spa 1. минера́льный исто́ч-
ник 2. куро́рт с минера́ль-
ными во́дами

space 1. простра́нство; ме́сто
2. промежу́ток; интерва́л
  abdominal ~ брюшна́я по́-
  лость
  dead ~ *физиол.* мёртвое
  простра́нство
  intercostal ~ межребе́рье,
  межрёберный промежу́ток
  interdental ~ межзу́бный
  промежу́ток
  intracellular ~ внутрикле́-
  точное простра́нство
  joint ~ суставна́я по́лость
  mediastinal ~ средосте́ние

spalling отсла́ивание, от-
сло́йка

span отре́зок вре́мени, ин-
терва́л
  life ~ продолжи́тельность
  жи́зни

sparsity разреже́ние, раре-
фика́ция (*напр. костной
ткани*)

spasm спазм; су́дорога
  ~ **of accommodation** спазм
  аккомода́ции
  coronary artery ~ спазм ко-
  рона́рных сосу́дов
  facial ~ тик
  glottic ~ спазм голосово́й
  щели

masticatory ~ су́дорога жева́тельных мышц, тризм
nictitating ~ блефароспа́зм
tonic ~ тони́ческая су́дорога
vascular [vasomotor] ~ ангиоспа́зм, спазм сосу́дов
winking ~ блефароспа́зм
writer's ~ пи́счий спазм
spasmolysant спазмолити́ческое сре́дство
spasmophilia спазмофили́я
spastic спасти́ческий
spatula лопа́точка; шпа́тель
specialist специали́ст
specialize специализи́ровать(ся)
species вид; разнови́дность
specific специфи́ческий
specificity специфи́чность
antigenic ~ антиге́нная специфи́чность
blood-groop ~ группова́я принадле́жность кро́ви
narrow ~ у́зкая специфи́чность (напр. антисыворотки)
species ~ видоспецифи́чность
wide-range ~ широ́кая специфи́чность (антисыворотки)
specimen 1. образе́ц, про́ба 2. препара́т
teaching ~ уче́бный препара́т
speck пятно́
spectacle-box, spectacle-case набо́р стёкол для очко́в
spectacles pl очки́ ◇ ~ for distant vision очки́ для да́ли; ~ for near vision очки́ для бли́жнего зре́ния
reading ~ очки́ для чте́ния

spectrophotometry спектрофотометри́я
spectroscopy спектроскопи́я
spectrum спектр
antibiotic ~ спектр де́йствия антибио́тика
visible(-light) ~ ви́димый спектр
speculum (pl specula) зе́ркало; рефле́ктор
ear ~ ушно́е зе́ркало
eye ~ офтальмоско́п
speech речь
scanning ~ сканди́рованная речь
speed ско́рость; быстрота́
blood flow ~ ско́рость кровото́ка
spell 1. пери́од, промежу́ток вре́мени 2. при́ступ
~ of illness при́ступ боле́зни
breath-holding ~ вре́мя заде́ржки дыха́ния
spend тра́тить, расхо́довать
sperm 1. спе́рма 2. спермато́зоид
spermatocele сперматоце́ле (киста яичка)
spermatocyte сперматоци́т
spermatogenesis сперматогене́з, сперматопоэ́з
spermatorrhea сперматоре́я, истече́ние се́мени
spermatozoon (pl spermatozoa) сперматозо́ид
spermaturia сперматури́я (наличие сперматозоидов в моче)
sphacelation гангре́на; некро́з
sphenoid клинови́дная кость ‖ клинови́дный
sphere гра́нула; ша́рик, сфе́ра

spherocyte сфероци́т, шаро-
ви́дный эритроци́т

spherocytosis сфероцито́з

sphincter сфи́нктер

sphincteroplasty пла́стика
сфи́нктера

sphygmogram сфигмогра́мма

sphygmomanometer сфигмо-
мано́метр

spica колосови́дная повя́зка

spinal спинно́й; позвоно́чный

spindle 1. *ген.* веретено́ 2.
веретенообра́зная структу́-
ра ‖ веретенообра́зный

spine 1. вы́ступ; шип 2. по-
звоно́чник
    cervical ~ ше́йный отде́л
    позвоно́чника
    lumbar ~ поясни́чный отде́л
    позвоно́чника
    poker ~ анкилози́рующий
    спондилоартри́т, анкилози́-
    рующий спондили́т, бо-
    ле́знь Бе́хтерева
    thoracic ~ грудно́й отде́л
    позвоно́чника
    tuberculous ~ туберкулёз
    позвоно́чника

spirillicide сре́дство, убива́ю-
щее спирохе́ты

spirit 1. спирт 2. дух; душа́

spirochaete, spirocheta спиро-
хе́та

spirogram спирогра́мма, кри-
ва́я за́писи дыха́ния

spit 1. слюна́; мокро́та 2.
плева́ть; отха́ркивать

splanchnicectomy спланхник-
эктоми́я

splanchnicotomy спланхнико-
томи́я, рассече́ние чрёвно-
го не́рва

splanchnology спланхноло́-

гия, уче́ние о вну́тренних
о́рганах

splayfoot пло́ская стопа́

spleen селезёнка

splenectomy спленэктоми́я,
удале́ние селезёнки

splenium 1. ва́лик мозо́ли-
стого те́ла 2. повя́зка

splenomegaly спленомегали́я
    tropical ~ висцера́льный
    лейшманио́з, ка́ла-аза́р

splint ши́на; лонге́та ‖ шини́-
ровать, накла́дывать ши́ну
    airplane ~ отводя́щая [аб-
    дукцио́нная] ши́на
    ladder ~ ле́стничная ши́на
    plaster ~ ги́псовая повя́зка
    removable ~ съёмная ши́на
    suspension ~ подве́шиваю-
    щая ши́на
    wire ~ про́волочная ши́на

splintage шини́рование

splinter оско́лок; обло́мок

splinting шини́рование

splitting 1. расщепле́ние 2.
деле́ние *(клетки)*
    ~ of the heart sounds рас-
    щепле́ние то́нов се́рдца

spondyle позвоно́к

spondylarthritis спондилоарт-
ри́т

spondylitis спондили́т
    ankylosing ~ анкилози́рую-
    щий спондилоартри́т, ан-
    килози́рующий спондили́т,
    боле́знь Бе́хтерева
    psoriatic ~ псориати́ческий
    спондили́т

spondyloarthropathy спонди-
лоартропати́я

spondylodiscitis спондилодис-
ци́т

spondylolisthesis спондило-
листе́з

spondylolysis спондилólиз

spondyloptosis опущéние внýтренностей

spondylosis спондилёз

sponge 1. гýбка ‖ вытирáть гýбкой 2. тампóн

spongioblast спонгиоблáст

spongy гýбчатый, пóристый

spontaneous спонтáнный, самопроизвóльный

spoon лóжка

uterine ~ гинекологи́ческая кюрéтка

spore *бакт.* спóра

sporogenic спорообразýющий

sporotrichosis споротрихóз

spot 1. пятнó ‖ покрывáться пя́тнами 2. мéсто

hot ~ приро́дный очáг заболевáния

Koplik's ~s пя́тна (Филáтова —) Кóплика (*энантема при кори*)

pigmented ~s пигмéнтные пя́тна

rose ~ розеóла

senile ~s стáрческие пя́тна

sore ~ прóлежень

typhoid ~ брюшнотифóзная розеóла

yellow ~ жёлтое пятнó (*глаза*)

spotted пятни́стый

spotty 1. пятни́стый 2. неоднорóдный

sprain растяжéние (*напр. связок*) ‖ растя́гивать (*напр. связки*)

spray 1. аэрозóль 2. опры́скивание ‖ опры́скивать

sprayer 1. распыли́тель; пульверизáтор 2. опры́скиватель

spread 1. распространéние ‖ распространя́ться 2. расширéние, растяжéние ‖ расширя́ться, растя́гиваться

bronchogenic ~ бронхогéнное распространéние

hematogenous ~ гематогéнное распространéние

lymphogenous ~ лимфогéнное распространéние

metastatic ~ метастати́ческое распространéние, метастази́рование

person-to-person ~ распространéние [передáча] от человéка к человéку (*напр. инфекции*)

spreader 1. *мед. тех.* расшири́тель 2. шпáтель (*бактериологический*)

spring 1. ключ, роднúк 2. пружúна 3. упрýгость, эласти́чность

thermal ~ горя́чий минерáльный исто́чник

sprinkle обры́згивать, опры́скивать

sprue 1. спру 2. *стом.* ли́тник

spume пéна ‖ пéниться

spur кóстная шпóра; остеофи́т

calcaneal [heel] ~ пя́точная шпóра

marginal ~ остеофи́т

spurious лóжный, кáжущийся

spurt струя́ ‖ бить струёй

sputter-coated покры́тый мéтодом напылéния

sputum мокрóта

bloody ~ кровяни́стая мокрóта

foamy ~ пéнистая мокрóта

rusty ~ ржáвая мокрóта

viscid ~ вя́зкая мокро́та

squama (*pl* squamae) чешуя́, чешу́йка

squash разда́вливать, расплю́щивать

squeeze сжа́тие, сда́вливание ‖ сжима́ть; сда́вливать

squint косогла́зие, страби́зм
  convergent ~ сходя́щееся косогла́зие
  divergent ~ расходя́щееся косогла́зие

squirt 1. шприц 2. сла́бая струя́ ‖ ли́ться сла́бой струёй

stab 1. уко́л; простре́л ‖ коло́ть; стреля́ть (*о болевом ощущении*) 2. ко́лотая ра́на

stability стаби́льность; про́чность; состоя́ние равнове́сия

stabilization стабилиза́ция

stable стаби́льный, сто́йкий, усто́йчивый
  heat ~ термостаби́льный

stadium ста́дия; фа́за

staff персона́л, штат
  home ~ персона́л [штат] стациона́ра
  hospital ~ персона́л [штат] больни́цы
  nursing ~ сёстринский персона́л
  subprofessional ~ вспомога́тельный персона́л

stage 1. ста́дия; фа́за; пери́од 2. сто́лик (*микроскопа*)
  early ~ ра́нняя ста́дия
  late ~ по́здняя ста́дия
  prodromal ~ продрома́льный пери́од
  terminal ~ после́дняя ста́дия; термина́льная фа́за

staggers *pl* головокруже́ние

stagnation стагна́ция; стаз; засто́й

stain 1. краси́тель; кра́ска ‖ кра́сить 2. пятно́; пя́тнышко
  blood ~ кровяно́е пятно́
  contrast ~ контра́стная окра́ска
  Gram's ~ *микр.* окра́ска по Гра́му

stainable окра́шиваемый

staining окра́ска, окра́шивание
  intravital ~ прижи́зненная окра́ска
  negative ~ отрица́тельная окра́ска (*напр. по Граму*)
  positive ~ положи́тельная окра́ска (*напр. по Граму*)
  selective ~ избира́тельная окра́ска
  vital ~ прижи́зненная окра́ска

stalk *анат.* сте́бель; но́жка

stammer заика́ние ‖ заика́ться

stammering заика́ние

stand штати́в; подста́вка, сто́йка
  table ~ насто́льный штати́в

standard станда́рт; но́рма ‖ станда́ртный; нормати́вный
  radiation ~ но́рма радиацио́нной безопа́сности

standardization стандартиза́ция; норми́рование

standstill остано́вка; па́уза
  ventricular ~ асистоли́я желу́дочков (*сердца*)

stapes стре́мя (*слуховая косточка*)

staphyle язычо́к мя́гкого нёба

staphylococcus стафилоко́кк

◇ ~ albus бе́лый стафило-
ко́кк; ~ aureus золоти́стый
стафилоко́кк; ~ citreus ли-
мо́нно-жёлтый стафило-
ко́кк; ~ pyogenes гноеро́д-
ный стафилоко́кк
staphyloderma стафилоко́к-
ковая пиодерми́я, стафило-
дерми́я
stapler сшива́ющий аппара́т
star звездообра́зное образо-
ва́ние ‖ звездообра́зный
starch крахма́л
  animal ~ гликоге́н
  glove ~ перча́точный тальк
  hepatic ~ гликоге́н пе́чени
starvation голода́ние
stasis стаз
state состоя́ние; ста́тус
  allergic ~ аллерги́ческий
  ста́тус
  febrile ~ лихора́дочное со-
  стоя́ние
  functional ~ функциона́ль-
  ное состоя́ние
  general ~ о́бщее состоя́ние
  grave ~ тяжёлое состоя́ние
  immune ~ иммунологи́че-
  ский ста́тус
  present ~ состоя́ние в на-
  стоя́щее вре́мя, ста́тус
  satisfactory ~ удовлетвори́-
  тельное состоя́ние
  steady ~ гомеоста́з
  twilight ~ су́меречное со-
  стоя́ние *(сознания)*
  withdrawal ~ абстине́нция
static стати́ческий, непо-
дви́жный; стациона́рный
station:
  first-aid ~ пункт пе́рвой
  по́мощи
  nurse's ~ пост медсестры́
  treatment ~ медпу́нкт

statistics стати́стика; сово-
ку́пность статисти́ческих
да́нных
  medical ~ медици́нская ста-
  ти́стика
  sickness ~ стати́стика забо-
  лева́емости
  sickness absence ~ стати́-
  стика вре́менной нетрудо-
  спосо́бности
status состоя́ние; ста́тус
  immune ~ иммунологи́че-
  ский ста́тус
  mental ~ психи́ческое со-
  стоя́ние
  nutritional ~ состоя́ние пи-
  та́ния
  receptor ~ рецепто́рный
  ста́тус
stay:
  hospital ~ пребыва́ние в
  стациона́ре ‖ остава́ться,
  пребыва́ть
steam пар ‖ стерилизова́ть
па́ром; пропа́ривать
steatolysis липо́лиз
steatoma атеро́ма; липо́ма
steatorrhea стеаторе́я, жи́р-
ный стул
stellate звездообра́зный
stem ствол
  brain ~ ствол мо́зга
stenocardia стенокарди́я
  Prinzmetal's ~ стенокарди́я
  При́нцметала, синдро́м пе-
  ре́дней грудно́й сте́нки
stenosis стено́з; стрикту́ра,
суже́ние
  bronchial ~ стено́з бро́нха
  mitral ~ митра́льный стено́з
  pyloric ~ стено́з приврат-
  ника
  tricuspid ~ трикуспида́ль-

ный стеноз, стеноз трёхстворчатого клапана

step-by-step ступенчатый; постепенный

stereognosis пространственное чувство

stereopsis бинокулярное зрение

stereotypy стереотипия

sterility 1. стерильность 2. бесплодие, стерильность

  aquired ~ приобретённое [вторичное] бесплодие

  hybrid ~ гибридная стерильность

  reversible ~ обратимое бесплодие

sterilization стерилизация

  heat ~ стерилизация жаром

  steam ~ стерилизация паром

  ultraviolet ~ стерилизация ультрафиолетовым облучением

sterilize стерилизовать

sterilizer стерилизатор

  steam ~ автоклав

sternalgia загрудинные боли

sternotomy стернотомия, рассечение грудины

sternum (*pl* **sterna**) грудина

sternutation чихание

steroid стероид

  sex ~s половые стероидные гормоны

stertorous хрипящий (*о дыхании*)

stethoscope стетоскоп

  binaural ~ фонендоскоп

stickiness адгезивность

sticking:

  cell ~ адгезия клеток

stiff 1. тугоподвижный; ри-

гидный 2. жёсткий 3. окоченевший, застывший

stiffness 1. тугоподвижность, ригидность 2. жёсткость 3. окоченение

  ~ of the jaw спазм челюстей, тризм

  ~ of the neck ригидность затылка

  joint ~ тугоподвижность сустава

  muscular ~ мышечная скованность

stifle удушение ‖ душить

stigma (*pl* **stigmata**) 1. стигма, признак (*напр. болезни*) 2. *pl* мелкие кожные высыпания

still спокойный, тихий

stillbirth мертворождённость, мертворождение

stillborn мертворождённый

stimulant 1. стимулирующее средство ‖ стимулирующий 2. раздражитель

stimulate стимулировать

stimulation 1. стимуляция 2. раздражение

  antigenic ~ антигенная стимуляция

stimulator стимулятор

  biogenic ~ биогенный стимулятор

stimulus стимул; раздражитель; импульс

  minimal ~ минимально воспринимаемый раздражитель

  subluminal ~ подпороговый раздражитель

  supramaximal ~ сверхраздражитель, сверхмаксимальное раздражение threshold ~ порóговый раздражи́тель

unconditioned ~ безуслóвный раздражи́тель

vasoconstrictor ~ сосудосу́живающий и́мпульс

sting 1. уку́с *(насекомого)* 2. ожóг крапи́вой

insect ~ уку́с насекóмого

stink зловóние

stipend *амер.* стипéндия

stippling исчéрченность; зерни́стость

basophilic ~ базофи́льная зерни́стость *(протоплазмы)*

stitch 1. стежóк, (хирурги́ческий) шов ‖ накла́дывать шов, зашива́ть 2. шóвный материа́л 3. кóлющая боль; укóл

stoma *(pl stomata)* 1. отвéрстие, пóра; у́стье 2. *хир.* стóма

stomach желу́док; живóт ◇ to clean the ~ промыва́ть желу́док

fishhook ~ желу́док в фóрме рыболóвного крючка́

hourglass ~ желу́док в фóрме песóчных часóв

waterfall ~ каска́дный желу́док

stomach-ache боль в желу́дке

stomatitis стомати́т

aphthous ~ афтóзный стомати́т

gangrenous ~ гангренóзный стомати́т, нóма

herpetic ~ герпети́ческий стомати́т

mycotic ~ грибкóвый [микоти́ческий] стомати́т

vesicular ~ везикуля́рный стомати́т

stomatology стоматолóгия

stone ка́мень, конкремéнт

bladder ~ ка́мень мочевóго пузыря́

gall ~ жёлчный ка́мень

kidney ~ пóчечный ка́мень

oxalate ~ оксала́тный ка́мень

phosphate ~ фосфа́тный ка́мень

tear ~ ка́мень слёзного протóка

urate ~ ура́тный ка́мень

ureter ~ ка́мень мочетóчника

stool стул

first ~ перви́чный кал, мекóний

formed ~ офóрмленный стул

loose ~ жи́дкий стул

tarry ~ дёгтеобра́зный стул, мелéна

stoppage заку́порка; задéржка

stopper 1. прóбка 2. заку́поривать

glass ~ притёртая стекля́нная прóбка

stopping плóмба *(напр. зубная)*

stopple 1. прóбка 2. заку́поривать

stout ту́чный

strabismus косогла́зие, страби́зм

straight прямóй *(напр. о пóчечном кана́льце)*

straighten выпрямля́ть ‖ вы́прямленный

strain 1. напряжéние; уси́лие 2. (пере)растяжéние ‖ (пере)растя́гивать 3. штамм; род; поро́да *(микроорга-низма)* 4. насле́дственная черта́

~ of bacteria бактериа́льный штамм

antibiotic-resistant ~ антибиотикоусто́йчивый штамм

hybrid ~ *ген.* гибри́дная ли́ния

ligamental ~ растяже́ние свя́зок

pure ~ *ген.* чи́стая ли́ния

resistant ~ усто́йчивый *(к чему-л.)* штамм

toxin-producing ~ штамм, продуци́рующий токси́ны

virulent ~ вируле́нтный штамм

strangle задыха́ться

strangulated ущемлённый *(напр. о грыже)*

strangulation сдавле́ние, странгуля́ция; ущемле́ние

strangury странгури́я, затруднённое мочеиспуска́ние

strap 1. поло́ска лейкопла́стыря ‖ фикси́ровать с по́мощью лейкопла́стыря 2. реме́нь

stratigraphy томогра́фия

stratum *(pl strata)* слой *(см. тж layer)*

stream пото́к; тече́ние; струя́ ‖ течь; струи́ться

strength 1. си́ла 2. про́чность 3. концентра́ция *(раствора)*

~ of movements си́ла движе́ний

muscle ~ мы́шечная си́ла

streptobacillus стрептобаци́лла

streptococcal стрептоко́кковый

streptococcus стрептоко́кк

hemolytic ~ гемолити́ческий стрептоко́кк

streptoderma стрептодерми́я

streptokinase стрептокина́за

streptolysin стрептолизи́н

stress 1. напряже́ние, уси́лие ‖ вызыва́ть напряже́ние 2. стресс ‖ создава́ть стресс

stretcher носи́лки

stretching вытяже́ние; разгиба́ние; растяже́ние

stria *(pl striae)* полоса́; поло́ска

striated полоса́тый; исче́рченный

strict то́чный; определённый; стро́гий *(напр. о диете)*

stricture стриктура; стено́з

stridor стри́дор, стридоро́зное дыха́ние

stripe полоса́; поло́ска; то́нкий слой; прожи́лка

fascial ~ поло́ска фа́сции

stroke 1. при́ступ; припа́док 2. уда́р; толчо́к 3. инсульт

apoplectic ~ инсу́льт

stroma стро́ма; соедини́тельноткáнный карка́с

strong си́льный, кре́пкий; здоро́вый

strongyloidiasis стронгилоидо́з

strophulus стро́фулюс, де́тская почесу́ха

structure структу́ра, строе́ние; устро́йство

antigenic ~ антиге́нная структу́ра

body ~ структу́ра ко́сти

honeycomb ~ ячеистая структура

symmetrical ~ симметричное строение

struma (*pl* strumae) 1. утолщение; нарост 2. зоб, струма (*см. тж* goiter)

Hashimoto's ~ зоб Хасимото, хронический лимфоматозный тиреоидит

iron hard ~ *см.* Riedel's struma

Langhans ~ струма Лангханса, вид фолликулярного рака щитовидной железы

Riedel's ~ струма Риделя, каменный зоб

stubborn упорный, не поддающийся (*напр. лечению*)

study 1. изучение, исследование; обследование || изучать, исследовать; обследовать 2. наука; область науки

anatomic ~ анатомическое исследование

blind ~ слепое исследование

clinicopathological ~ клинико-анатомическое исследование

cytogenetic ~ цитогенетическое исследование

double-blind ~ двойное слепое исследование

histopathological ~ гистологическое исследование

immunological ~ иммунологическое исследование

laboratory ~ лабораторное исследование

morbidity ~ изучение заболеваемости

mortality ~ анализ летальности

pharmacokinetic ~ фармакокинетическое исследование

pilot ~ поисковое исследование

population ~ популяционное исследование

preliminary ~ предварительное исследование

radiologic ~ радиологическое исследование; рентгенологическое исследование

retrospective ~ ретроспективный анализ

statistical ~ статистическое исследование

survival ~ анализ выживаемости

stuff вещество; ткань; материал

stuffiness:

~ of the ear заложенность ушей

~ of the nose заложенность носа

stump культя; обрубок

amputation ~ ампутационная культя

gastric ~ культя желудка

stupe припарка, тёплая примочка

stupefacient 1. наркотический 2. вызывающий ступор

stupor 1. помрачение сознания 2. ступор

sturdy здоровый; крепкий, сильный

stutter заикание || заикаться

sty *офт.* ячмень

stylet 1. стилет 2. мандрен

stype тампон

stypsis остановка кровотечения

subacute подо́стрый

subalimentation пони́женное [недоста́точное] пита́ние

subarachnoid субарахнои-да́льный, подпаути́нный

subaxillary подмы́шечный

subclavian подключи́чный

subclinical субклини́ческий, бессимпто́мный

subconscious подсозна́тельный

subcortical подко́рковый

subcostal подрёберный

subcutaneous, subdermal подко́жный

subdiaphragmatic поддиаф-рагма́льный

subfebrile субфебри́льный

subgroup подгру́ппа

subinternship субинтернату́ра

subinvolution субинволю́ция, непо́лная инволю́ция

subject 1. предме́т; те́ма 2. подверга́ть воздействию {NB: *произношение сущ.* [ˈsʌbdʒekt], *гл.* [səbˈdʒekt]}

subjective субъекти́вный

sublation отсло́йка, отделе́ние

subliminal подсозна́тельный; подпоро́говый (*о раздраже́нии*)

sublingual подъязы́чный

subluxation подвы́вих

~ of lens подвы́вих хруста́лика (*глаза*)

submandibular подчелюстно́й

submental подподборо́дочный

submersion погруже́ние в жи́дкость

submicroscopic(al) субмикро-скопи́ческий

submucous подсли́зистый

subnutrion *см.* undernourishment

suboccipital подзаты́лочный

subperiosteal поднадко́стничный

subphrenic поддиафрагма́льный

subpleural субплевра́льный

subscapular подлопа́точный

subscription про́пись, реце́пт

subsequent после́дующий

subsepsis субсе́псис

subserous подсеро́зный, суб-серо́зный

substance вещество́, материа́л; субста́нция

blood group ~ антиге́н гру́ппы кро́ви

chemical ~ хими́ческое вещество́

fluorescent ~ флуоресци́рующее вещество́

foreign ~ при́месь; иноро́дное вещество́

ground ~ основно́е вещество́

growth ~ фа́ктор ро́ста

growth-promoting ~ стимуля́тор ро́ста

intercellular ~ межкле́точное вещество́

ketogenic ~ кетоге́нное вещество́

radioactive ~ радиоакти́вное вещество́

vasoactive ~s вазоакти́вные субста́нции

white ~ бе́лое вещество́ (*мозга*)

substitute замени́тель, замести́тель ‖ замеща́ть, заменя́ть

blood ~ кровезамени́тель

substrate 1. субстра́т 2. пита́тельная среда́

SUBTHRESHOLD

subthreshold подпороговый

subtotal субтотальный

subtype подтип

subunit субъединица

subvalvular подклапанный

subvitaminosis гиповитаминоз

successful успешный, эффективный

succorhea суккорея, избыточное соковыделение

succussion сотрясение

sucking сосание

suckling сосунок; грудной ребёнок

suction 1. сосание 2. всасывание 3. отсасывание, аспирация

sudamen *дерм.* потница

sudation потение; потоотделение

sudden внезапный, неожиданный

suffer страдать ◇ to ~ from a disease страдать *(какой-л.)* болезнью

sufficient достаточный

suffocate 1. душить 2. задыхаться

suffocation 1. удушение 2. асфиксия, удушье
gas ~ отравление удушающим газом

suffusion подкожный кровоподтёк, «синяк»

sugar сахар
blood ~ сахар крови
fasting blood ~ сахар крови натощак
simple ~ моносахарид

suggest предполагать; наводить на мысль

suggestion внушение

suicide 1. самоубийство, суицид ‖ совершать самоубийство 2. самоубийца

suicidology суицидология

sulcus *(pl* sulci) *анат.* борозда

sulfate:
keratan ~ кератансульфат

sulfur сера, S

summarize суммировать, обобщать

summation суммация

sunbath солнечная ванна

sunburn загар

sunspots *pl* веснушки

sunstroke солнечный удар

superacidity повышенная кислотность

superalimentation избыточное питание; перекармливание

supercooling переохлаждение

superdistension перерастяжение, чрезмерное растяжение

superexcitation перевозбуждение

superficial поверхностный

superinfection суперинфекция

superior верхний, расположенный выше

supernatant надосадочная жидкость

supernutrition перекармливание; переедание

supervirulent сверхвирулентный

supervision наблюдение

supply обеспечивать, снабжать; питать ‖ питание, снабжение
blood ~ кровоснабжение

support 1. поддержка, опора ‖ поддерживать 2. штатив

burette ~ штатив для бюреток

suppose предполагать

suppository суппозиторий, свеча *(лекарственная форма)*

suppress подавлять; тормозить

suppression 1. подавление; торможение 2. *ген.* супрессия

suppressor *ген.* супрессор

suppurate гноиться, нагнаиваться

supraclavicular надключичный

suprarenal надпочечный

suprasonic ультразвуковой

supravalvular надклапанный

supraventricular наджелудочковый, суправентрикулярный

surdity глухота

sure верный, уверенный ◇ to be ~ of быть уверенным *(в чём-л.)*

surface поверхность

dorsal ~ задняя поверхность

free ~ свободная [открытая] поверхность

inferior ~ нижняя поверхность

lateral ~ боковая поверхность

masticatory ~ жевательная поверхность

medial ~ медиальная [внутренняя] поверхность

non-stick ~ неадгезионная поверхность

skin ~ поверхность кожи

upper ~ верхняя поверхность

ventral ~ передняя поверхность

surface-active поверхностно-активный

surgeon хирург

leading ~ ведущий хирург

traumatic ~ травматолог

surgery 1. хирургия 2. *(хирургическая)* операция 3. кабинет *или* приёмная врача-хирурга ◇ unsuitable for ~ не подлежащий хирургическому лечению

bone ~ костная хирургия

bypass ~ хирургическая операция наложения шунта

cardiovascular ~ сердечно-сосудистая хирургия

cell ~ клеточная инженерия

craniofacial ~ черепно-лицевая хирургия

endoscopic ~ эндоскопическая хирургия

eye ~ оперативная офтальмология

gene ~ генная инженерия

general ~ общая хирургия

gynecological ~ оперативная гинекология

laser ~ лазерная хирургия

maxillofacial ~ челюстно-лицевая хирургия

microvascular ~ микрососудистая хирургия

military ~ военно-полевая хирургия

ophthalmic ~ оперативная офтальмология

oral ~ оперативная стоматология

plastic ~ пластическая хирургия

reconstructive ~ восстановительная хирургия

thoracic ~ грудная хирургия

urgent ~ неотложная хирургия

war ~ военно-полевая хирургия

surgical хирургический

surround окружать

surroundings окружающая среда

survey 1. осмотр, обследование; освидетельствование ‖ осматривать, обследовать, освидетельствовать 2. обзор ‖ обзорный *(напр. о рентгенограмме)*

survival 1. выживание 2. продолжительность существования

disease-free ~ период ремиссии

long-term ~ длительное выживание

survive выживать; оставаться в живых

susceptibility восприимчивость; чувствительность; подверженность

suspect подозревать

suspension взвесь, суспензия

bacterial ~ бактериальная взвесь

suspicion подозрение, сомнение

suspicious подозрительный, вызывающий сомнение

suture 1. *анат.* шов 2. шов; наложение шва ‖ накладывать швы 3. шовный материал

circular ~ циркулярный шов

coronal ~ венечный шов *(черепа)*

delayed ~ отсроченный [поздний] шов

dermal ~ кожный шов

lambdoidal ~ лямбдовидный шов

Lane's bone ~ костный шов Лейна *(вид остеосинтеза при переломе)*

noose ~ узловой шов

relaxing ~ ослабляющий шов, шов, снимающий напряжение

Rogers' bone ~ костный шов Роджерса

sagittal ~ стреловидный [сагиттальный] шов *(черепа)*

stay ~ фиксирующий шов

tobacco-bag ~ кисетный шов

wire ~ проволочный шов

swab 1. тампон; туфер ‖ вытирать *или* промывать тампоном 2. мазок ‖ брать мазок ◇ to take a ~ сделать мазок

gauze ~ марлевый шарик

throat ~ мазок из зева

swallow глоток ‖ глотать, проглатывать

swallowing глотание

difficult ~ затруднённое глотание

swear клясться, давать клятву

sweat пот, испарина ‖ потеть

night ~ ночной пот

sweating потение, потоотделение ‖ потогонный

swelling 1. припухлость,

óпухоль 2. набухáние ‖ набухáющий

brain ~ отёк мóзга

capsular ~ набухáние кáпсулы

osmotic ~ осмотúческое набухáние

swim 1. плáвание ‖ плáвать 2. головокружéние ‖ чýвствовать головокружéние

swollen набýхший; одутловáтый; вздýтый

swoon óбморок ‖ пáдать в óбморок

sword-cut 1. рéзаная рáна 2. рубéц

sycoma крýпная бородáвка на нóжке

sycosis сикóз, фолликулúт бородЫ

  parasitic ~ паразитáрный сикóз

symbiosis симбиóз

symmetrical симметрúчный

sympathectomy симпатэктомúя

sympathetic симпатúческий

sympathicotonia симпатикотонúя

sympathomimetic симпатомиметúческий

symphysiotomy симфизиотомúя

symphysis симфúз; лóнное сочленéние

symptom симптóм

  abstinence ~ симптóм абстинéнции, симптóм отмéны

  alarming ~ тревóжный симптóм

  accidental ~ случáйный симптóм

  Bechterew's ~ симптóм Бéхтерева *(при ишиасе)*

cardinal ~ кардинáльный симптóм

Chvostek's ~ симптóм Хвóстека *(при тетании)*

clinical ~ клинúческий симптóм

Comolli's ~ симптóм Комóлли *(при переломе лопатки)*

Cullen's ~ симптóм Кáллена *(при остром панкреатите или кровоизлиянии в брюшную полость)*

deficiency ~ прúзнак недостáточности

focal ~ очаговый симптóм

Ganser's ~ симптóм Гáнзера, псевдодемéнция

Koplik's ~ прúзнак Кóплика (— Бéльского — Филáтова), пятна Кóплика (— Филáтова) *(при кори)*

Mayo-Robson's ~ симптóм Мéйо-Рóбсона *(при панкреатите)*

Meyer's ~ симптóм Мáйера при *(поражении пирамидных путей)*

minor ~ мáлый симптóм

Naffziger's ~ симптóм Наффцúгера *(при менингорадикулите пояснично-крестцóвой области)*

Ortner's ~ симптóм Óртнера *(при заболеваниях печени и жёлчных протоков)*

Roger's ~ симптóм Рóджера *(при дефекте межжелудочковой перегородки)*

Sale's ~ симптóм Сéйля *(при воспалительных процессах в брюшной полости)*

Sanders ~ симптóм Сáндер-

са *(при констриктивном перикардите)*
Smith-Fischer's ~ симптóм Смúта — Фúшера *(при туберкулёзном бронхадените)*
Sterlin's ~ симптóм Стéрлина *(при язвенном поражении кишечника)*
Stokes ~ симптóм Стóкса *(при сдавлении верхней полой вены)*
Suker's ~ симптóм Сýкера *(признак тиреотоксикоза)*
Sumner's ~ симптóм Сáмнера *(при раздражении брюшины)*
Suzman's ~ симптóм Сáзмена *(при коарктации аорты)*
Toynbee ~ симптóм Тóйнби *(признак отосклероза)*
typically ~s типúчные симптóмы
usually ~s обúчные симптóмы
symptomatology симптоматолóгия
symptomfree, symptomless бессимптóмный
synapse синáпс
synchondrose синхондрóз
synchronous синхрóнный, одновремéнный
syncope óбморок
syndactyly синдактилúя
syndrome синдрóм, симптомокóмплекс
  acquired immunodeficiency ~ синдрóм приобретённого иммунодефицúта, СПИД
  adrenogenital ~ адреногенитáльный синдрóм
  Andreus' ~ синдрóм Энд-

рюса *(при пустулёзном бактериде)*
  antibody deficient ~ синдрóм иммунодефицúта
  anticardiolipin ~ антикардиолипúновый синдрóм
  autoimmune ~ аутоиммýнный синдрóм
  Behçet's ~ синдрóм Бéхчета, мукокутаноувеáльный синдрóм
  Benedict's ~ синдрóм Бенедúкта *(при ахлоргидрии)*
  Budd-Chiari ~ синдрóм Бáдда — Киáри *(при затруднении оттока из печёночных вен)*
  Bywaters' ~ синдрóм Байуóтерса, травматúческий токсикóз, краш-синдрóм
  Caplan ~ синдрóм Каплáна, ревматóидный пневмокониóз, силикоартрúт
  carpal tunnel ~ синдрóм карпáльного канáла
  chiasmal ~ хиазмáльный синдрóм
  chronic fatigue ~ синдрóм хронúческой устáлости
  Churg-Strauss' ~ синдрóм Чéрджа — Стрóсса *(вид узелкóвого периартерита)*
  compression ~ синдрóм сдавлéния
  Conn's ~ синдрóм Кóнна, первúчный гиперальдостеронúзм
  Crigler-Najjar ~ синдрóм Крúглера — Найяра *(вид желтухи новорождённых)*
  Cronkhite-Canada ~ синдрóм Крóнкхайта — Кáнада *(при гастроинтестинальном полипозе)*

Crooke-Apert-Gallais' ~
синдро́м Кру́ка — Апе́ра
— Галле́, адреногенита́ль-
ный синдро́м
Cushing's ~ синдро́м
(Ице́нко —) Ку́шинга, ги-
перадренокортицизм
Debré-de Toni-Fanconi ~
синдро́м Дебре́ — де То́ни
— Фанко́ни, аминокисло́т-
ный диабе́т
Down's ~ синдро́м Да́уна,
эмбриоди́я
Dressler's ~ синдро́м Дре́с-
слера, постинфа́рктный
синдро́м
Dubin-Johnson ~ синдро́м
Ду́бина — Джо́нсона, неге-
молити́ческая конституци-
она́льная желту́ха
Duncan's ~ синдро́м Дун-
ка́на, лимфопролиферати́в-
ный синдро́м
Ehlers-Danlos ~ синдро́м
Э́лерса — Данло́са, гипер-
моби́льный синдро́м, эла-
сти́ческая фибродисплази́я
Evans' ~ синдро́м Э́ванса
(— Фи́шера) (сочетание
аутоиммунных гемолити-
ческой анемии и тромбо-
цитопении)
failing heart ~ синдро́м сер-
де́чной недоста́точности
Fanconi's ~ 1. синдро́м
[анеми́я] Фанко́ни 2. ами-
нокисло́тный диабе́т
Farber's ~ синдро́м Фа́рбе-
ра, диссемини́рованный
липогранулемато́з
Felty's ~ синдро́м Фе́лти
(вид ревматоидного арт-
рита с системными про-
явлениями)

floppy valve ~ синдро́м про-
ла́пса кла́пана (напр.
митрального)
Forbes-Albright ~ синдро́м
Фо́рбса — О́лбрайта (при
гиперфункции гипофиза)
Goodpasture ~ синдро́м
Гудпа́счера (сочетание лё-
гочного гемосидероза с не-
фритом)
Gowers' ~ синдро́м Го́вер-
са, вазовага́льный криз
Gray ~ синдро́м Гре́я, ин-
токсика́ция хлорамфенико́-
лом
Guérin-Stern ~ синдро́м Ге-
ре́на — Ште́рна, мно́жест-
венные врождённые конт-
ракту́ры суста́вов
Guillain-Barré ~ синдро́м
Гийе́на — Барре́ (— Штро́-
ля), о́стрый перви́чный
идиопати́ческий полиради-
кулоневри́т
Hamman-Rich ~ синдро́м
Ха́ммена — Ри́ча, бы́стро
прогресси́рующий пневмо-
фибро́з
hand-shoulder ~ синдро́м
«плечо́ — рука́»
Hench ~ синдро́м Хэ́нча,
палиндро́мный ревмати́зм
Henoch-Schonlein ~ синд-
ро́м Ше́нлейна — Ге́ноха,
геморраги́ческий васкули́т,
капилляротоксико́з
Horner's ~ глазозрачко́вый
синдро́м Го́рнера
Horton-(Bing) ~ синдро́м
Хо́ртона (— Би́нга), гиста-
ми́новая мигре́нь
Hunter's ~ синдро́м Гу́нте-
ра, мукополисахаридо́з II
ти́па

Hunt's ~ синдро́м Ха́нта, синдро́м коле́нчатого га́нглия

Hurler's ~ синдро́м Гу́рлер, мукополисахаридо́з I ти́па

hyperviscosity ~ синдро́м гипервя́зкости

immunodeficiency ~ синдро́м иммунодефици́та

irritation ~ синдро́м раздраже́ния

Kennedy's ~ синдро́м Ке́ннеди, база́льно-ло́бный синдро́м

Kimmelstiel-Wilson ~ синдро́м Ки́ммелстила — Уи́лсона, интеркапилля́рный гломерулосклеро́з

Korsakoff's ~ ко́рсаковский [алкого́льный амнести́ческий] синдро́м

Kostmann's ~ синдро́м Ко́стманна, агранулоцито́з грудны́х дете́й

Kreysig's ~ синдро́м Кре́йзига (при спаечном перикардите)

Ladd's ~ синдро́м Ла́дда (признак врождённой непроходимости кишечника)

Landry(-Guillain-Barré) ~ синдро́м Ла́ндри, восходя́щий парали́ч

Lane's ~ синдро́м Ле́йна, насле́дственная эрите́ма ладо́ней и подо́шв

Lehndorff's ~ синдро́м Ле́ндорффа, аллерги́ческая анеми́я новорождённых

Lennox ~ синдро́м Ле́ннокса, акинети́ческий ма́лый эпилепти́ческий припа́док

Lermoyez ~ синдро́м Лермуайе́ (форма болезни Меньера)

Lesch-Nyhan ~ синдро́м Ле́ша — На́йхана, насле́дственная боле́знь обме́на веще́ств с гиперурикеми́ей

Lightwood-Albright ~ синдро́м Ла́йтвуда — О́лбрайта, семе́йный по́чечный ацидо́з

lipoido-nephrotic ~ липо́идно-нефроти́ческий синдро́м

local ~ ме́стный [лока́льный] синдро́м

Loeffler's [Löffler's] ~ синдро́м Лёффлера (1. эозинофильная пневмония 2. рестриктивная кардиомиопатия)

Louis-Bar ~ синдро́м Луи́-Бар, атакси́я-телеангиэкта́зия

Lowe's ~ синдро́м Ло́у, окулоцереброрена́льный синдро́м у дете́й

Lyell's ~ синдро́м Ла́йелла, токси́ческий эпидерма́льный некро́лиз

Mac-Quarrie's ~ синдро́м Мак-Куа́рри, идиопати́ческая семе́йная гипогликеми́я

Madelung's ~ синдро́м Ма́делунга, диффу́зная липо́ма ше́и

malabsorption ~ синдро́м наруше́ния вса́сывания

Mallory-Weiss ~ синдро́м Ма́ллори — Ве́йсса (кровотечение из слизистой оболочки дистального отдела пищевода)

Marie-Bamberger's ~ синдро́м Мари́ — Ба́мбергера, лёгочная остеодистрофи́я

Martland's ~ синдро́м Ма́ртланда, травмати́ческая энцефалопати́я боксёров

Mauriac ~ синдро́м Мориа́ка, де́тский са́харный диабе́т

Meigs' ~ синдро́м Ме́йгса *(при доброкачественных опухолях яичников или матки)*

Meulengracht's ~ синдро́м [боле́знь] Ме́йленграхта, ювени́льная перемежа́ющаяся желту́ха

milk-alkali ~ синдро́м пищево́й гиперкальциеми́и

Milkman's ~ синдро́м [боле́знь] Ми́лкмена, ра́нняя фа́за остеомаля́ции

Milroy's ~ синдро́м Ми́лроя, идиопати́ческий элефантиа́з

Moore ~ синдро́м Му́ра, абдомина́льная эпиле́псия, «брюшна́я мигре́нь»

Morgagni-Adams-Stokes ~ синдро́м Морга́ньи — А́дамса — Сто́кса *(при полной поперечной блокаде сердца)*

morning sickness ~ синдро́м у́тренней рво́ты

Morquio's ~ синдро́м Мо́ркио, мукополисахаридо́з IV ти́па

Morton's ~ синдро́м Мо́ртона, метатарзалги́я, синдро́м сдавле́ния ладо́нного не́рва

nerve compression ~ синдро́м сдавле́ния не́рва

occlusion ~ окклюзио́нный синдро́м

overlap ~s перекрёстные [перекрыва́ющиеся] синдро́мы

paraneoplastic ~ паранеопласти́ческий синдро́м

Peutz-Jeghers ~ синдро́м Пе́йтца — Е́герса, насле́дственный полипо́з кише́чника

Pickwickian ~ пи́квикский синдро́м, гиповентиля́ция с ожире́нием

Pierre Robin ~ синдро́м Пье́ра Робе́на, гипоплази́я ни́жней че́люсти

Plummer-Vinson ~ синдро́м Пла́ммера — Ви́нсона, сидеропени́ческая дисфаги́я

Posner-Schlossmann's ~ синдро́м По́знера — Шло́ссманна, цикли́ческая глауко́ма

postinfarction ~ синдро́м по́сле инфа́ркта миока́рда

postpump ~ постгемодиа́лизный синдро́м

Prasad-Koza ~ синдро́м Пра́сада — Ко́уза, врождённая агаммаглобулинеми́я с лимфаденопати́ей

radiation ~ лучево́й синдро́м

radicular ~ корешко́вый синдро́м

Reichert ~ синдро́м Ре́йхерта, синдро́м бараба́нного сплете́ния

Reiter's ~ синдро́м Ре́йтера, уроге́нный артри́т и конъюнктиви́т

Riley-Day ~ синдро́м Ра́йли

— Déя, семéйная вегета-
тúвная дисфýнкция
Sabin's ~ синдрóм Сэ́бина,
псевдотоксоплазмóз
Sanfilippo's ~ синдрóм
Санфилúппо, мукополиса-
харидóз III тúпа
Scheie's ~ синдрóм Шéйе,
мукополисахаридóз V тúпа
Schroeder ~ синдрóм Шрé-
дера *(при гиперфункции
надпочечников)*
Selye ~ синдрóм Селье́,
адаптациóнный синдрóм
Senear-Usher's ~ синдрóм
Сенúра — Áшера, себорéй-
ная пузырчáтка
shoulder-hand ~ синдрóм
«плечó — рукá»
sicca ~ синдрóм Шéгрена,
сухóй синдрóм
sick sinus ~ синдрóм слáбо-
сти сúнусового узлá
Sjögren's ~ синдрóм Шéгрена, сухóй синдрóм
Sluder's ~ симптомокóмплекс Слáдера, невралгúя
крылонёбного гáнглия
Steinbrocker's ~ синдрóм
Стéйнброккера, плечеки-
стевóй синдрóм
Sturge-Weber-Krabbe's ~
синдрóм Стéрджа — Вéбе-
ра — Крáббе, невóидная
амéнция, нейрокутáнный
синдрóм
sudden infant death ~ синдрóм внезáпной смéрти
грудны́х детéй
Swift's ~ синдрóм Свúфта,
акродинúя
Takayasu's ~ синдрóм
[болéзнь] Такая́су, бо-
лéзнь отсýтствия пýльса

thalamic ~ таламúческий
синдрóм, синдрóм зрúтель-
ного бугрá
thromboembolic ~ тромбо-
эмболúческий синдрóм
**transfusion-associated ac-
quired immunodeficiency** ~
посттрансфузиóнный
СПИД
Trotter's ~ синдрóм Трóт-
тера *(при опухоли глотки)*
Turner's ~ синдрóм Тéрне-
ра, агенезúя гонáд
vertebral ~ вертебрáльный
[позвонóчный] синдрóм
Waldenström's ~ макрогло-
булинемúя Вáльденстрема
Weingarten ~ синдрóм Вай-
нгáртена, тропúческая
эозинофилúя
withdrawal ~ синдрóм отмéны
Wolff-Parkinson-White ~
синдрóм Вóльффа — Пáр-
кинсона — Уáйта, синдрóм
преждеврéменного возбуж-
дéния желýдочков
Wood's ~ синдрóм Вýда
*(при эмболии в системе
лёгочной артерии)*
synechia *(pl* **synechiae) 1.**
синéхия, сращéние **2.**
анат. спáйка
iris ~ спáйка рáдужной
оболóчки
synkinesis синкинезúя *(со-
дружественное рефлектор-
ное движение)*
synovia синовиáльная жúд-
кость
synostosis синостóз
synovioma синовиóма
benign ~ доброкáчествен-

ная синовио́ма, виллонодуля́рный синови́т
malignant ~ злока́чественная синовио́ма
synovitis синови́т, воспале́ние синовиа́льной оболо́чки
synovium синовиа́льная оболо́чка, синовиа́льная мембра́на
synthesis си́нтез
  antibody ~ си́нтез антите́л
syphilis си́филис
  congenital ~ врождённый си́филис
  primary ~ перви́чный си́филис
  secondary ~ втори́чный си́филис
  tertiary ~ трети́чный си́филис
  visceral ~ висцера́льный си́филис
syringe 1. шприц ‖ впры́скивать, вводи́ть с по́мощью шпри́ца 2. спринцо́вка ‖ спринцева́ть
  high-pressure ~ шприц-инже́ктор
  hypodermic ~ шприц для подко́жных инъе́кций
  insulin ~ инсули́новый шприц
  Luer ~ люэ́ровский шприц, шприц Люэ́ра
syringing спринцева́ние
syringitis воспале́ние евста́хиевой трубы́
syringomyelia сирингомиели́я
syrup сиро́п
system систе́ма
  adrenergic ~ адренэрги́ческая систе́ма
  autonomic nervous ~ вегетати́вная не́рвная систе́ма

biomagnetic ~ биомагни́тная систе́ма
cardiovascular ~ серде́чно-сосу́дистая систе́ма
central nervous ~ центра́льная не́рвная систе́ма
clotting ~ систе́ма свёртывания кро́ви
complement ~ *иммун.* систе́ма комплеме́нта
genital ~ полова́я систе́ма
hemopoietic ~ кроветво́рная систе́ма
hepatobiliary ~ гепатобилиа́рная систе́ма
heterologous ~ гетерологи́чная систе́ма
hemodialysis ~ систе́ма гемодиа́лиза
host-virus ~ систе́ма «ви́рус — кле́тка хозя́ина»
hypophysis ~ гипофиза́рная систе́ма
immune ~ имму́нная систе́ма
involuntary nervous ~ вегетати́вная не́рвная систе́ма
kinin ~ кини́новая систе́ма
lymphatic ~ лимфати́ческая систе́ма
musculoskeletal ~ ко́стно-мы́шечная систе́ма
nervous ~ не́рвная систе́ма
pyramidal ~ пирами́дная [пирамида́льная] систе́ма
regulatory ~ регулято́рная систе́ма
reticuloendothelial ~ ретикулоэндотелиа́льная систе́ма
stress-reactive ~ стресс-реакти́вная систе́ма
urogenital ~ мочеполова́я систе́ма

vagal nervous ~ парасимпати́ческая не́рвная систе́ма

vegetative nervous ~ вегетати́вная не́рвная систе́ма

systemic систе́мный

systole си́стола

ventricular ~ си́стола желу́дочков

T

tabes 1. сухо́тка спинно́го мо́зга 2. прогресси́рующее истоще́ние ◇ ~ **dorsalis** сухо́тка спинно́го мо́зга

table 1. стол; сто́лик 2. табли́ца 3. пласти́нка ◇ ~ **for dressing** перевя́зочный стол

bedside ~ прикрова́тный сто́лик

generation ~ генеалоги́ческая табли́ца

life ~ *стат.* табли́ца вероя́тности дожи́тия

objective ~ предме́тный сто́лик *(микроско́па)*

operating ~ операцио́нный стол

overbed ~ надкрова́тный сто́лик

plaster ~ гипсова́льный стол

round ~ кру́глый стол *(напр. дискуссия)*

table-spoon столо́вая ло́жка *(до́за)*

tablet табле́тка

coated ~ табле́тка с оболо́чкой, табле́тка с покры́тием

enteric-coated ~ табле́тка с покры́тием, раствори́мым в кише́чнике

extended release ~ табле́тка пролонги́рованного де́йствия

film-coated ~ табле́тка с плёночным покры́тием

prolonged-action ~ табле́тка продлённого де́йствия

sublingual ~ табле́тка под язы́к

sugar coated ~ табле́тка с са́харным покры́тием

sustained-action ~ табле́тка пролонги́рованного де́йствия

tachyarrhythmia тахиаритми́я

tachycardia тахикарди́я

atrial ~ предсе́рдная тахикарди́я

neurogenic ~ нейроге́нная тахикарди́я

nodal ~ узлова́я тахикарди́я

orthostatic ~ ортостати́ческая тахикарди́я

paroxysmal ~ пароксизма́льная тахикарди́я

supraventricular ~ суправентрикуля́рная тахикарди́я

ventricular ~ желу́дочковая тахикарди́я

tachypnea ча́стое дыха́ние

tactile такти́льный

taenia (*pl* taeniae) 1. повя́зка; поло́ска *(тка́ни)* 2. ле́нточный глист

tagged ме́ченый

tagging маркирова́ние

tail хвост

~ of the pancreas хвост поджелу́дочной железы́

take брать; взять ◇ to ~ the history собира́ть ана́мнез; to ~ the impression снять отпеча́ток

talc тальк

talus тара́нная кость

tampon тампо́н ‖ тампони́ровать

gauze ~ ма́рлевый тампо́н

tamponade тампона́да

cardiac [heart] ~ тампона́да се́рдца

tan (со́лнечный) зага́р ‖ загора́ть

tank бак; резервуа́р; сбо́рник; танк, тенк

distilling ~ куб для дистилля́ции воды́

sedimentation ~ отсто́йник

seed ~ чан для выра́щивания посевно́го материа́ла (напр. бактериа́льного)

tantrum вспы́шка гне́ва

tap 1. про́бка 2. лёгкий уда́р 3. выпуска́ть жи́дкость путём пу́нкции

spinal ~ спинномозгова́я пу́нкция

tape:

adhesive ~ лейкопла́стырь

tapeworm 1. ле́нточный червь 2. солитёр, це́пень

armed ~ вооружённый [свино́й] це́пень

beef ~ бы́чий [невооружённый] солитёр

broad ~ широ́кий лентёц

fish ~ ры́бий лентёц, ры́бий солитёр

hookless ~ невооружённый [бы́чий] солитёр

late ~ широ́кий лентёц

tapotement посту́кивание, покола́чивание (метод масса́жа)

tapping парацентёз

pleural ~ торакоцентёз

tardive ме́дленный; запозда́лый, отсро́ченный

tarry дёгтеобра́зный

tarsal 1. предплюснево́й 2. тарза́льный (относя́щийся к хрящу́ ве́ка)

tarsectomy 1. удале́ние косте́й предплю́сны 2. иссече́ние уча́стка хряща́ ве́ка

tarsitis 1. воспале́ние предплюсневы́х косте́й 2. тарзи́т (воспаление хряща́ ве́ка)

tarsoplasty тарзопла́стика

tarsus (pl tarsi) 1. предплю́сна 2. хрящ ве́ка

tartar зубно́й ка́мень

taste вкус, вкусово́е ощуще́ние ‖ ощуща́ть вкус

taste-blindness поте́ря вкусово́го восприя́тия

taxis 1. вправле́ние (напр. вы́виха) 2. биол. та́ксис

tea 1. чай; сбор 2. насто́й или отва́р из лека́рственных трав

breast ~ грудно́й сбор

diuretic ~ мочего́нный чай

green ~ зелёный чай

herb ~ сбор трав

laxative ~ слаби́тельный чай

nervine ~ успокои́тельный чай

teach учи́ть, обуча́ть

team брига́да, гру́ппа

cardiac ~ кардиологи́ческая

бригáда *(напр. скорой пó-мощи)*
emergency ~ бригáда экс-тренной пóмощи
mobile ~ выезднáя бригáда
primary care ~ бригáда пéрвой пóмощи
shock ~ (противо)шóковая бригáда
surgical ~ хирургúческая бригáда
tear [tiə] I слезá
tear [teə] II разры́в ‖ разры-вáть
~ **of perineum** разры́в про-мéжности
tearing слезоотделéние
tea-spoon чáйная лóжка *(дó-за)*
technique 1. тéхника; мéтод, спóсоб **2.** технолóгия **3.** оборýдование; аппаратýра
Amos ~ микролимфоцито-токсúческий тест Амó
culture ~ мéтод культивú-рования *(напр. клéток)*
cup-plate ~ чáшечный мé-тод *(определéния чувствú-тельности к антибиóти-кам)*
Dean-Webb ~ мéтод Дúна — Уэ́бба *(титрования ан-тисы́воротки)*
dual dilution ~ мéтод серúй-ных разведéний
ELISA ~ мéтод твёрдофáз-ного иммунофермéнтного анáлиза
fingerprinting ~ мéтод «от-печáтков пáльцев»
flotation ~ мéтод флотáции
fluorescent antibody ~ им-мунофлюоресцéнтный мé-тод

immunoassay ~ мéтод им-мунологúческого анáлиза
immunodiffusion ~ мéтод иммунодиффýзии
labeling ~ спóсоб мéчения
paraffin-embedding ~ тéх-ника залúвки в парафúн
radioimmunoassay ~ радио-иммунологúческий мéтод
random sampling ~ метóди-ка случáйной вы́борки
Rebuck's ~ мéтод Рéбука, мéтод «кóжного окóшка»
rosetting ~ мéтод розетко-образовáния
surgical ~ хирургúческая метóдика
tracer ~ изотóпный мéтод
teeth *pl* (*sing* **tooth**) зýбы
Fournier's ~ зýбы Фурньé
Hutchinson's ~ зýбы Гéт-чинсона *(при врождённом сифилисе)*
opposing ~ зýбы-антагонú-сты
teething прорéзывание зубóв
tegmen (*sing* **tegmina**) *анат.* покрóвная структýра; кры́-ша
tela *гист.* **1.** сетевúдная структýра **2.** тóнкая сете-вúдная ткань
telangiectasia телеангиэкта-зúя
teleradiography телерентге-нографúя
telereceptor телерецéптор, рецéптор, воспринимáю-щий на удалéнии
temperature температýра ◇ **to bring the** ~ **down** сни-жáть температýру; **to take** ~ измеря́ть температýру

alternating ~ перемежáю-
щаяся температýра
high ~ высóкая [повы́шен-
ная] температýра
indoor ~ температýра в по-
мещéнии
normal ~ нормáльная температýра
rectal ~ ректáльная температýра
room ~ температýра в кóм-
нате
subnormal ~ понúженная
температýра
temple висóк
temporal 1. височный 2. врé-
менный, преходя́щий
temulence опьянéние; отравлéние алкогóлем
tenacity вя́зкость
tenaculum держáтель; рас-
ширúтель
tend ухáживать *(за больны́м)*
tendency тендéнция
tender 1. слáбый *(о здоровье)* 2. болéзненный
(напр. при дотрагивании)
tenderness болéзненность
tendinitis тендинúт
insertion ~ энтесопатúя
tendinous сухожúльный
tendon сухожúлие
flexor ~ сухожúлие сгибá-
теля
heel ~ ахúллово сухожúлие
tendovaginitis тендовагинúт
crepitant [**crepitating**] ~
крепитúрующий тендовá-
гинúт
stenosing ~ стенозúрующий
тендовагинúт, болéзнь де
Кервéна
tenesmus тенéзмы

tenoplasty теноплáстика
tenosuture сухожúльный шов
tense натя́нутый, тугóй; напряжённый
tension 1. давлéние 2. натя-
жéние 3. напряжéние
~ **of fontanelles** напряжéние родничкóв
~ **of the pulse** напряжéние
пýльса
arterial ~ артериáльное
давлéние
intraocular ~ внутриглазнóе
давлéние
oxygen ~ напряжéние кис-
лорóда
tensor напрягáющая мы́шца
tent 1. палáтка 2. тампóн ‖
тампонúровать
oxygen ~ кислорóдная палáтка
tentative 1. óпытный, прóб-
ный, эксперимéнтальный
2. гипотетúческий, предпо-
лагáемый
teratic урóдливый
teratogenecity тератогéнность
teratom(a) тератóма
ovarian ~ тератóма яúчни-
ка
tergal дорсáльный, спиннóй;
ты́льный
term 1. предéл, срок 2. *pl*
мéсячные, менструáция
terminal конéчный, терми-
нáльный
terror:
night ~s ночны́е стрáхи
test тест, прóба; испытáние;
óпыт ‖ прóбовать; испы́ты-
вать ◇ ~ **for sterility** прóба
на стерúльность
~ **of significance** тест досто-
вéрности

Addis ~ проба Áддиса — Какóвского *(для исследования осадка мочи)*

allergic ~ аллергический тест, аллергическая проба

Apt-Downer's ~ проба Áпта — Дáунера *(исследование крови в кале новорождённых)*

Bárány's ~ проба Бáрани *(для исследования вестибулярного аппарата)*

bench ~ лаборатóрный тест, лаборатóрное испытáние

caloric ~ калорическая прóба

Carhart ~ проба Кáрхарта *(метод аудиометрии)*

Cattler ~ проба Кáттлера *(для исследования водно-солевого обмена)*

compatibility ~ проба на совместимость *(напр. при переливании крови)*

complement fixation ~ реáкция связывания комплемéнта

Coombs' ~ реáкция Кýмбса *(при некоторых аутоиммунных заболеваниях)*

Doppler ultrasound ~ дóпплеровское ультразвуковóе исслéдование

erythrocyte resistance ~ исслéдование резистéнтности эритроцитов

Evans ~ проба Эванса *(для обнаружения лютеинизирующего гормона)*

exercise ~ проба с физической нагрýзкой

Fölling's ~ проба Фёллинга *(для диагностики фенилкетонурии)*

glucose tolerance ~ проба на переносимость глюкóзы

Ham's ~ тест Хэма *(при пароксизмальной гемоглобинурии)*

hearing ~ проба для исслéдования слýха

hemagglutination inhibition ~ тест ингибиции гемагглютинáции

Hines-Brown's ~ проба Хáйнеса — Брáуна *(для диагностики гипертензии)*

histamin ~ гистаминовый тест *(для исследования секреции желудка)*

Huddleson's ~ реáкция Хáддлсона *(для диагностики бруцеллёза)*

intelligence ~ тест на ýровень интеллéкта

intracutaneous [intradermal] ~ внутрикóжная прóба

Kahn's ~ реáкция Кáна, реакция флоккуляции при диагнóстике сифилиса

Kety ~ проба Кéти *(для оценки проницаемости кровеносных сосудов)*

kidney function ~ мéтод исслéдования фýнкции пóчек

knee-heel ~ колéнно-пяточная проба

Landis ~ проба Лéндиса *(для определения проницаемости капилляров)*

latex ~ лáтекс-тест

leukocyte migration inhibition ~ тест ингибиции мигрáции лейкоцитов

Lewis ~ проба Льюиса *(при*

эндартериите нижних конечностей)
loading ~ проба с нагру́зкой
lymphocyte transformation ~ тест (бласт)трансформа́ции лимфоци́тов
lymphocytotoxicity ~ тест лимфоцитотокси́чности
macrophage migration inhibition ~ тест ингиби́ции мигра́ции макрофа́гов
Mantoux ~ ко́жная проба Манту́ *(для диагностики туберкулёза)*
Master's ~ проба Ма́стера, двухступе́нчатая проба при корона́рной недоста́точности
Matas ~ проба Ма́таса *(для исследования коллатера́льного кровообращения в головном мозге)*
maximal exercise ~ проба с максима́льной нагру́зкой
McClure-Aldrich's ~ проба Мак-Клю́ра — О́лдрича, гидрофи́льная [волды́рная] проба
Nelson(-Mayer's) ~ реа́кция Нéлсона — Мéйера *(в диагностике сифилиса)*
neutralization ~ тест нейтрализа́ции
occult blood ~ проба на скры́тую кровь
orthostatic ~ ортостати́ческая проба
patch ~ аппликацио́нная проба
Paul ~ проба Па́уля *(для диагностики оспы)*
Paul-Bunnell(-Davidsohn) ~ реа́кция Па́уля — Бу́ннеля (— Дéйвидсона) *(для диаг-*

ностики инфекционного мононуклеоза)
Perthes' ~ проба Пéртеса, ма́ршевая проба *(для исследования глубоких вен нижней конечности)*
Pirquet's ~ проба Пирке́ *(для диагностики туберкулёза)*
pointing ~ па́льце-носова́я проба
postural ~ ортостати́ческая проба
pregnancy ~ тест на берéменность
provocative ~ провокацио́нная проба
qualitative ~ ка́чественная проба
quantitative ~ коли́чественная проба
Queckenstedt ~ проба Квéккенштедта *(для исследования шéйных вен)*
quick ~ сро́чная [экстренная] проба
Quick's ~ проба Кви́ка, протромби́новая проба, протромби́новое врéмя
rapid ~ *см.* quick test
Rivers' histamin ~ двойна́я проба Ри́верса, двойна́я гистами́новая проба
rotatory ~ враща́тельная проба
Samuels ~ проба Са́мюэлса *(при нарушении кровообращения в нижних конечностях)*
Schick's ~ реа́кция Ши́ка, ко́жная проба с дифтери́йным токси́ном
Schirmer's ~ проба Ши́рме-

ра *(для диагностики синдрома Шегрена)*

Schultz-Charlton ~ феномен Шультца — Чарлтона, феномен гашения сыпи

skin ~ кожная проба

Stewart-Hamilton ~ метод Стюарта — Хамилтона, метод определения минутного объёма сердца

susceptibility ~ проба на чувствительность *(напр. микроорганизма к антибиотику)*

Takata-Ara ~ реакция Таката — Ара, коагуляционная проба

Takayama's ~ проба Такаямы *(для выявления крови в пятне)*

Thomas ~ метод Томаса, метод исследования дыхательных движений диафрагмы

three-glass ~ трёхстаканная проба

tolerance ~ проба для определения толерантности

Trendelenburg's ~ проба Тренделенбурга *(при варикозном расширении вен нижних конечностей)*

vision ~ проба для определения остроты зрения

Volhard's ~ проба Фольгарда *(для исследования функции почек)*

Waaler-Rose ~ проба Ваалера — Роуза *(для определения ревматоидного фактора)*

water elimination ~ водовыделительная проба

Wilder's ~ проба Уайлдера, печёночно-водная проба

Wilkins' ~ проба Уилкинса *(для диагностики болезней гипофиза надпочечников)*

testicle *см.* testis

testing испытание; исследование ‖ испытательный

electrophysiologic ~ электрофизиологическое исследование

rapid ~ быстрое [срочное] исследование

testis *(pl* testes*) анат.* яичко

inverted ~ перекрученное яичко

undescended ~ неспустившееся яичко, крипторхизм

tetanic 1. столбнячный 2. тетанический

tetanus 1. столбняк 2. тетанус, тетаническое сокращение

generalized ~ общий столбняк

local ~ местный столбняк

tetany тетания, судорожный синдром

hyperventilation ~ тетания при гипервентиляции

neonatal ~ тетания новорождённых

tetrad тетрада *(совокупность четырёх элементов)*

Fallot's ~ тетрада Фалло, сложный врождённый порок сердца

tetraplegy тетраплегия, паралич всех четырёх конечностей

tetter *разг.* болезнь кожи *(напр. лишай, экзема)*

dry ~ сухáя экзéма

moist ~ влáжная экзéма

scaly ~ псориáз

texture строéние, текстýра

thalamus (*pl* thalami) талáмус, зрúтельный бугóр

thalassemia талассемúя, средиземномóрская анемúя

thalassotherapy талассотерапúя, морелечéние

thanatopsy аутопсúя, вскрýтие трýпа

theater 1. операциóнная 2. аудитóрия; демонстрациóнный зал

theca *анат.* оболóчка; кáпсула

thenar тéнар, возвышéние большóго пáльца кúсти

theoretical теоретúческий

theory теóрия

therapeutics терапúя, консервати́вное лечéние

therapeutist врач, применя́ющий консервати́вные (*не хирургические*) мéтоды лечéния

therapy терапúя, лечéние (*см. тж* treatment 1.)

  adjuvant ~ адъювáнтная терапúя

  ambulant ~ амбулатóрное лечéние

  anticoagulant ~ антикоагуля́нтное лечéние

  combination ~ комбинúрованная терапúя

  effective ~ эффектúвная [успéшная] терапúя

  electroconvulsive ~ электросýдорожное лечéние

  emergent ~ неотлóжная терапúя

  estrogen ~ лечéние эстрогéнами

  immunization ~ иммунотерапúя

  infrared ~ лечéние инфракрáсными лучáми

  initial ~ инициáльная [начáльная] терапúя

  intensive ~ интенсúвная терапúя

  labor ~ трудовáя терапúя, трудотерапúя

  laser ~ лáзерная терапúя

  mud ~ грязелечéние

  multidrug ~ лечéние мнóгими лекáрственными срéдствами одновремéнно

  occupational ~ *см.* labor therapy

  orthodontic ~ ортодонтúческое лечéние

  physical ~ физиотерапúя

  radiation ~ лучевáя терапúя

  replacement ~ заместúтельная терапúя

  salvage ~ спасúтельная терапúя

  shock ~ шóковая терапúя

  sleep ~ лечéние сном

  substitution ~ заместúтельная терапúя

  sunlight ~ гелиотерапúя, лечéние сóлнечным свéтом

  supporting ~ поддéрживающая терапúя ·

  systemic ~ систéмная терапúя, óбщее лечéние

  tissue ~ ткáневая терапúя

  work ~ *см.* labor therapy

  X-ray ~ рентгенотерапúя

thermoalgesia повýшенная чувствúтельность к теплóвому раздражúтелю

thermoanesthesia термоанестезия, отсутствие темпе-
ратурной чувствительности
thermography термография,
тепловидение
thermolabil термолабильный,
нестойкий по отношению к
теплу
thermometer термометр
  maximum ~ максимальный
  (медицинский) термометр
thermometry термометрия
  oral ~ оральная термометрия
  rectal ~ ректальная термометрия
  skin ~ измерение кожной
  температуры
thermonuclear термоядерный
thermoplegia тепловой удар
thermoradiotherapy терморадиотерапия
thermoreceptor терморецептор, температурный рецеп-
тор
thermotherapy термотерапия,
лечение температурным
воздействисм
thermotolerant теплостойкий
thesaurismosis болезнь накопления, тезаурисмоз
  cholesterol ~ болезнь накопления холестерина
  glycogen ~ болезнь накопления гликогена, гликогеноз
  lipid ~ липидоз, липидный
  тезаурисмоз, болезнь накопления липидов
thesis (*pl* theses) диссерта-
ция
thiamin тиамин, аневрин,
витамин B$_1$
thickening 1. утолщение 2.
сгущение

intima ~ утолщение инти-
мы
thigh бедро; бедренная кость
thick толстый; плотный, гус-
той
thickening утолщение
thin 1. худощавый 2. тонкий
3. редкий (*напр. о воло-
сах*) 4. разреженный 5. во-
дянистый, разбавленный,
жидкий
thinking мышление
  abstract ~ абстрактное
  мышление
  autistic ~ аутистичное
  мышление
  incoherent ~ бессвязное
  мышление
  paralogic ~ паралогическое
  мышление
  sticky ~ вязкое мышление
thinning истончение
thin-walled тонкостенный
thirst жажда ‖ испытывать
жажду
thoracic грудной
thoracocentesis торакоцентез, плевральная пункция
thoracoplasty торакопластика
  intrapleural ~ интраплевральная торакопластика
thorax грудная клетка
  barrel-shaped ~ бочкооб-
  разная грудная клетка
  pigeon ~ куриная [киле-
  видная] грудная клетка
thread нить; волокно
threshold 1. порог, пороговая
величина 2. предел, граница
  ~ of sensitivity порог чувствительности, порог восприятия

auditory ~ поро́г слухово́го восприя́тия

differential ~ поро́г различе́ния

hearing ~ слухово́й поро́г, поро́г слухово́го восприя́тия

ischemic ~ поро́г ишеми́и

pain ~ поро́г болево́й чувстви́тельности

stimulus ~ поро́г раздраже́ния

thrill дрожа́ние; дрожь, тре́пет ‖ дрожа́ть, трепета́ть

diastolic ~ диастоли́ческое дрожа́ние

purring ~ «коша́чье мурлы́кание» *(при пороке сердца)*

systolic ~ систоли́ческое дрожа́ние

throat горта́нь; го́рло

throb бие́ние, пульса́ция ‖ би́ться, пульси́ровать

throe 1. си́льная боль 2. бо́ли (во вре́мя ро́дов) 3. аго́ния

thrombangiitis тромбангии́т

obliterating ~ облитери́рующий тромбангии́т, боле́знь Бю́ргера

thrombocyte тромбоци́т, кровяна́я пласти́нка

thrombo(cyto)penia тромбо(цито)пени́я

thromboembolism тромбоэмболи́я

thrombophilia:

essential ~ эссенциа́льная тромбофили́я

thrombophlebitis тромбофлеби́т ◇ ~ **migrans** мигри́рующий тромбофлеби́т

thrombosis тромбо́з

arterial ~ артериа́льный тромбо́з

deep (venous) ~ тромбо́з глубо́ких вен

hemorrhoidal ~ тромбо́з геморроида́льных вен

leg vein ~ тромбо́з ве́ны ни́жней коне́чности

mesenteric ~ тромбо́з сосу́дов брыже́йки

venous ~ тромбо́з ве́ны

thrombus тромб

organized ~ организо́ванный тромб

parietal ~ присте́ночный тромб

red ~ кра́сный тромб

saddle ~ тромб-нае́здник

white ~ бе́лый тромб

through че́рез, сквозь

thrush моло́чница

milk ~ моло́чница

thumb большо́й па́лец руки́

thymic ти́мусный, относя́щийся к ви́лочковой железе́

thymocyte тимоци́т, кле́тка ти́муса

thymus ти́мус, ви́лочковая железа́

fetal ~ ти́мус плода́

thyrocele о́пухоль щитови́дной железы́

thyroid щитови́дная железа́

thyroiditis тиреоиди́т *(воспаление щитовидной железы)*

Hashimoto's ~ зоб Хасимо́то, хрони́ческий лимфомато́зный тиреоиди́т

thyrotomy 1. тиреотоми́я, ларинготоми́я 2. рассече́ние щитови́дной железы́

thyrotoxicosis тиреотоксико́з

thyroxin тирокси́н
tibia большеберцо́вая кость
tic тик
  facial ~ тик лицевы́х мышц
tick клещ
tie завя́зывать; перевя́зывать
tight пло́тный; туго́й; те́сный
  gas ~ газонепроница́емый
tightness сжима́ние ◇ to have a sense of ~ чу́вствовать стесне́ние (*напр. в о́бласти се́рдца*)
tilt накло́н ‖ наклоня́ть(ся)
time вре́мя; пери́од
  bleeding ~ вре́мя кровотече́ния
  breath holding ~ вре́мя заде́ржки дыха́ния
  circulation ~ вре́мя циркуля́ции; ско́рость кровото́ка
  clotting ~ вре́мя образова́ния сгу́стка
  delivery ~ срок ро́дов
  life ~ продолжи́тельность жи́зни
  prothrombin ~ протромби́новое вре́мя
timer та́ймер, отме́тчик вре́мени
timetable расписа́ние
tinction окра́ска, окра́шивание
tincture 1. насто́йка 2. подкра́шивать; окра́шивать
tinea 1. грибко́вое заболева́ние ко́жи 2. опоя́сывающий лиша́й
tingling пока́лывание; пощи́пывание
tinnitus шум в уша́х
tip верху́шка, ко́нчик; остриё
  finger ~ ко́нчик па́льца
  nose ~ ко́нчик но́са

tired уста́лый, утомлённый
tiredness уста́лость, утомля́емость
tisic больно́й тяжёлым туберкулёзом лёгких, *разг.* «чахо́точный»
tissue ткань
  adipose ~ жирова́я ткань
  compact ~ пло́тная ткань
  connective ~ соедини́тельная ткань
  fat(ty) ~ жирова́я ткань
  fibrous ~ фибро́зная ткань
  glandular ~ желе́зистая ткань
  granular [granulation] ~ грануляцио́нная ткань
  hemopoietic ~ кроветво́рная ткань
  host ~ ткань хозя́ина (*напр. для паразита*)
  interstitial ~ интерстициа́льная [межу́точная] ткань
  lining ~ выстила́ющая ткань
  lymphatic ~ лимфати́ческая ткань
  muscular ~ мы́шечная ткань
  nervous ~ не́рвная ткань
  scar ~ рубцо́вая ткань
  soft ~ мя́гкая ткань
  subcutaneous ~ подко́жная клетча́тка
  subcutaneous connective ~ подко́жная соедини́тельная ткань
  supportive ~ опо́рная ткань
  underlying ~ подлежа́щая ткань
titer титр
titrimetry титрова́ние

titubate 1. спотыка́ться 2. за-
ика́ться

tocography токография

tocology акуше́рство

toe па́лец стопы́

  big [great] ~ большо́й па́-
лец стопы́

  little ~ мизи́нец стопы́

togavirus тогави́рус

tolerance 1. выно́сливость;
толера́нтность, переноси́-
мость 2. допусти́мая до́за

  glucose ~ толера́нтность к
глюко́зе, способность усва́-
ивать глюко́зу

  immunologic ~ иммунологи́-
ческая усто́йчивость, им-
мунологи́ческая сопротив-
ля́емость

tomography томография

  computed ~ компью́терная
томография

  emission ~ эмиссио́нная томография

  high resoluted computed ~
компью́терная томография
с высо́ким разреше́нием

  positron emission ~ позит-
ро́нная эмиссио́нная томография

tone 1. тон 2. то́нус

  heart ~ тон се́рдца, серде́ч-
ный тон

  vascular ~ сосу́дистый то́-
нус

tongs pl щипцы́, кле́щи

tongue язы́к

  bald ~ «лакиро́ванный»
язы́к

  burning ~ чу́вство жже́ния
в языке́

  coated ~ обло́женный язы́к

  dry ~ сухо́й язы́к

  hair ~ «волоса́тый» язы́к

  moist ~ вла́жный язы́к

  raspberry ~ мали́новый
язы́к

tongue-tied косноязы́чный

tonometer тоно́метр

tonsil минда́лина

tonsillectomy тонзиллэкто-
ми́я

tonsillitis тонзилли́т, воспа-
ле́ние минда́лин

  acute ~ анги́на, о́стрый
тонзилли́т

  follicular ~ фолликуля́рная
анги́на

  lacunar ~ лакуна́рная анги́-
на

  Vincent's ~ анги́на Пла́ута
— Венса́на

tonus то́нус

  muscle [muscular] ~ то́нус
мышц, мы́шечный то́нус

tooth (pl teeth) зуб

  anterior ~ пере́дний зуб

  artificial ~ иску́сственный
зуб

  baby ~ моло́чный зуб

  bicuspid ~ премоля́р, ма́-
лый коренно́й зуб

  buccal ~ коренно́й зуб

  calf ~ моло́чный зуб

  canine ~ клык

  cheek ~ моля́р, большо́й
коренно́й зуб

  cuspid ~ клык

  cutting ~ резе́ц

  deciduous ~ моло́чный зуб

  denture ~ проте́зный зуб

  eye ~ ве́рхний клык

  filled ~ запломбиро́ванный
зуб

  hollow ~ зуб с дупло́м

  incisive ~ резе́ц

  late ~ зуб му́дрости

Logan's ~ штифтово́й зуб Ло́гана

loose ~ шата́ющийся зуб

milk ~ моло́чный зуб

missing ~ недостаю́щий зуб

molar ~ коренно́й зуб

permanent ~ постоя́нный зуб

premolar ~ премоля́р, ма́лый коренно́й зуб

second(ary) [succedaneous] ~ постоя́нный зуб

temporary ~ моло́чный зуб

tricuspid ~ моля́р, большо́й коренно́й зуб

wisdom ~ зуб му́дрости

toothache зубна́я боль

toothdrawing удале́ние зу́ба

toothing проре́зывание зубо́в

tophus (*pl* tophi) то́фус, пода́гри́ческий у́зел

gouty ~ подагри́ческий то́фус

topic(al) ме́стный, топи́ческий

tormina ко́лика; кише́чная ко́лика

torpid торпи́дный; вя́лый; безде́ятельный

torpor вя́лость; ине́ртность

torsion 1. скру́чивание, перекру́чивание 2. перекру́т (*органа*)

ovary ~ перекру́т яи́чника

torticollis кривоше́я

tortuosity изви́листость; скру́ченность

torulosis торуле́з, европе́йский бластомико́з

total о́бщий, тота́льный

touch 1. осяза́ние; прикоснове́ние ‖ осяза́ть 2. пальпа́ция; пальцево́е *или* ручно́е иссле́дование

rectal ~ пальцево́е иссле́дование прямо́й кишки́

tourniquet турнике́т, сосу́дистый зажи́м

towel полоте́нце

towlette ма́рлевая салфе́тка

toxemia токсеми́я

~ of pregnancy токсико́з бере́менности

toxic токси́чный, ядови́тый

toxicity токси́чность

toxicodermatosis, toxicodermia токсикодерми́я

toxicology токсиколо́гия

toxicosis токсико́з

gestational ~ токсико́з бере́менности

toxigenic токсиге́нный

toxin токси́н

bacterial ~ бактериа́льный токси́н

plant ~ расти́тельный токси́н

toxocarosis токсокаро́з

toxoid токсо́ид

toxoplasmosis токсоплазмо́з

congenital ~ врождённый токсоплазмо́з

ocular ~ токсоплазмо́з глаз

trabecula (*pl* trabeculae) трабе́кула

trabeculoplasty трабекулопла́стика

trabeculotomy трабекулотоми́я

trace 1. след, отпеча́ток 2. минима́льное [следово́е] коли́чество 3. за́пись (*регистри́рующего прибора*) 4. ме́тить; маркирова́ть

tracer ме́ченый а́том

trachea трахе́я

tracheitis трахеи́т

tracheloplasty пла́стика ше́йки ма́тки

trachelotomy рассече́ние ше́йки ма́тки

tracheobronchitis трахеобронхи́т

tracheotomy трахеотоми́я

trachoma трахо́ма

track 1. след 2. ранево́й кана́л

tract путь, тракт

  alimentary [digestive] ~ пищевари́тельный тракт

  biliary ~ желчевыводя́щие пути́

  gastrointestinal ~ желу́дочно-кише́чный тракт

  genitourinary ~ мочеполово́й тракт

  intestinal ~ кише́чный тракт, кише́чник

  outflow ~ путь отто́ка

  pyramidal ~ пирами́дный путь

  respiratory ~ дыха́тельные пути́

  upper respiratory ~ ве́рхние дыха́тельные пути́

  wound ~ ранево́й кана́л

traction вытяже́ние

  constant ~ дли́тельное вытяже́ние

  Kirschner's ~ про́волочное вытяже́ние по Ки́ршнеру

  leg ~ вытяже́ние го́лени

  skeletal ~ скеле́тное вытяже́ние

  underwater ~ подво́дное вытяже́ние

  weight ~ вытяже́ние гру́зом

train:

  hospital ~ санита́рный по́езд

training 1. трениро́вка 2. подгото́вка, обуче́ние

  autogenous ~ аутоге́нная трениро́вка

  postgraduate ~ последипло́мное обуче́ние, повыше́ние квалифика́ции

tranquil(l)izer транквилиза́тор

transaminase трансамина́за

transcutaneous чреско́жный

transduction трансду́кция, превраще́ние

transfer перено́с; перемеще́ние ‖ переноси́ть; перемеща́ть {NB: *произношение сущ.* ['trænsfə:], *гл.* [træns'fə:]}

  adoptive ~ адопти́вный перено́с

  tissue ~ переса́дка тка́ни

transformation трансформа́ция, превраще́ние

  malignant ~ злока́чественное перерожде́ние, малигниза́ция

transfusion трансфу́зия, перелива́ние *(крови)*

  blood ~ перелива́ние кро́ви

  direct ~ прямо́е перелива́ние

  full-blood ~ перелива́ние це́льной кро́ви

  immediate ~ прямо́е перелива́ние

  replacement ~ замеща́ющее [замести́тельное] перелива́ние

transient 1. мимолётный, преходя́щий 2. тон *(сердца)*

translation *ген.* трансля́ция

translocation транслока́ция

transmission перено́с; переда́ча

aerial ~ возду́шный перено́с *(инфекционного начала)*

human-to-human ~ переда́ча *(напр. инфекции)* от челове́ка к челове́ку

insect ~ переда́ча *(напр. инфе́кции)* че́рез насеко́мых

man-to-man ~ переда́ча *(напр. инфекции)* от челове́ка челове́ку

neuromuscular ~ не́рвно-мы́шечная переда́ча

placental ~ трансплацента́льная переда́ча *(инфекции)*

sexual ~ перено́с *(инфекции)* половы́м путём

transovarial ~ трансовариа́льный перено́с *(инфекции)*

transmitter 1. *биол.* медиа́тор 2. перено́счик *(возбудителя инфекции)*

transesophageal чреспищево́дный

transparent прозра́чный

transplant транспланта́т ‖ транспланти́ровать, де́лать переса́дку

free ~ свобо́дный транспланта́т

transplantation транспланта́ция, переса́дка

autogenous ~ аутотранспланта́ция

bone marrow ~ переса́дка ко́стного мо́зга

cardiac [heart] ~ переса́дка се́рдца

kidney [renal] ~ переса́дка по́чки *или* по́чек

transport тра́нспорт, перено́с

cholesterol ~ тра́нспорт холестери́на

transposition 1. перемеще́ние; перестано́вка 2. транспози́ция

transsection попере́чный разре́з

transudate транссуда́т

transvaginal трансвагина́льный, чрезвлага́лищный

transverse попере́чный

trapezium кость-трапе́ция *(запястья)*

trapezius трапециеви́дная мы́шца

trauma тра́вма

abdominal ~ тра́вма живота́

acute ~ о́страя тра́вма

birth ~ родова́я тра́вма

head ~ тра́вма головы́

nonpenetrating ~ непроника́ющая тра́вма

penetrating ~ проника́ющая тра́вма

psychic ~ психи́ческая тра́вма

recent ~ све́жая тра́вма

traumatic травмати́ческий

traumatize 1. травми́ровать 2. ра́нить

travail ро́ды; родово́й акт ‖ рожа́ть

tray та́зик, лото́к; поддо́н

treat 1. лечи́ть 2. обраба́тывать *(напр. препарат)*

treated:

specially ~ специа́льно обрабо́танный, подве́ргнутый специа́льной обрабо́тке

treatment 1. лече́ние, терапи́я *(см. тж* **therapy***)* 2. обрабо́тка *(напр. препарата)* ◇ ~ **by laser** ла́зерная терапи́я, лече́ние ла́зером; ~ **by**

medication лека́рственное [медикаменто́зное] лече́ние; ~ by sleep лече́ние сном; to give ~ лечи́ть, проводи́ть лече́ние; to put under ~ подве́ргнуть лече́нию *или* обрабо́тке; to require ~ нужда́ться в лече́нии

abortive ~ аборти́вное лече́ние

adequate ~ адеква́тное лече́ние

causal ~ причи́нная [этиотро́пная] терапи́я

climatic ~ климатотерапи́я

combined ~ комбини́рованное лече́ние

conservative ~ консервати́вное лече́ние

drug ~ лека́рственное [медикаменто́зное] лече́ние

external ~ нару́жное лече́бное возде́йствие

gratuitous ~ беспла́тное лече́ние

hemoperfusion ~ (лече́бная) гемоперфу́зия

home ~ лече́ние на дому́

hospital ~ стациона́рное лече́ние

immediate ~ сро́чное лече́ние

irradiation ~ лучева́я терапи́я

light ~ светолече́ние

medicinal ~ лека́рственное [медикаменто́зное] лече́ние

modern ~ совреме́нное лече́ние

nonpharmacological ~ немедикаменто́зное лече́ние

outdoor ~ внебольни́чное лече́ние

outpatients ~ лече́ние амбулато́рных больны́х

pathogenetic ~ патогенети́ческое лече́ние

percutaneous ~ чреско́жное лече́бное возде́йствие

pharmacological ~ лека́рственное [медикаменто́зное] лече́ние

preventive ~ профилакти́ческое лече́ние

radical ~ радика́льное лече́ние

sanatorium ~ санато́рное лече́ние

serum ~ серотерапи́я

successful ~ успе́шное лече́ние

supportive ~ подде́рживающая терапи́я

surgical ~ хирурги́ческое лече́ние

thrombolytic ~ тромболити́ческая терапи́я

ward ~ стациона́рное лече́ние

water ~ водолече́ние

tree:
bronchial ~ бронхиа́льное де́рево

genealogic ~ генеалоги́ческое де́рево

trembling дрожа́ние, дрожь
~ of the aged ста́рческое дрожа́ние

tremor тре́мор, дрожа́ние
alcoholic ~ алкого́льный тре́мор

fine ~ ме́лкий тре́мор

kinetic ~ тре́мор при движе́нии

limb ~ дрожа́ние [тре́мор] коне́чностей

muscular ~ мы́шечное дрожа́ние

senile ~ ста́рческое дрожа́ние

trend направле́ние *(напр. хода реакции)*; скло́нность, тенде́нция

trepan трепа́н *(хирургический инструмент)* ‖ трепани́ровать

trepanation трепана́ция

trepanize трепани́ровать

treponema трепоне́ма, спирохе́та

treponematosis трепонемато́з

triad *см.* trias

trial испыта́ние; о́пыт; про́ба

clinical ~ клини́ческое испыта́ние

comparative ~ сравни́тельное испыта́ние *(напр. метода лечения)*

double-blind ~ двойно́е слепо́е испыта́ние *(лекарственного вещества)*

double-crossover ~ двойно́е перекрёстное испыта́ние *(лекарственного вещества)*

multicentric ~ многоцентро́вое иссле́дование

triangle треуго́льник

Einthoven's ~ треуго́льник Эйнтхо́вена *(в электрокардиографии)*

Garland's ~ треуго́льник Га́рланда при экссудати́вном плеври́те

Grocco's ~ треуго́льник Гро́кко — Ра́ухфуса, паравертебра́льный треуго́льник при экссудати́вном плеври́те

trias триа́да

Bezold's ~ триа́да Бе́цольда *(при отосклерозе)*

Bleuler's ~ триа́да Блейлера *(при шизофрении)*

Sabin's ~ триа́да Се́йбина *(при токсоплазмозе)*

Still's ~ триа́да Сти́лла *(лимфаденопатия, спленомегалия, артрит)*

triceps три́цепс, трёхгла́вая мы́шца

trichinosis трихино́з

trichomoniasis трихомониа́з

trichomycosis трихомико́з, *(грибковое поражение волос)*

tricipital трёхгла́вый *(о мышце)*

trickle стру́йка ‖ ка́пать, сочи́ться

tricuspid 1. трёхство́рчатый *(о клапане)* 2. трёхбугорко́вый *(о зубе)*

trigeminal тройни́чный *(о нерве)*

trigeminy *кард.* тригемини́я

trismus тризм *(тоническая судорога жевательной мускулатуры)*

trisomy *ген.* трисоми́я

triturate растира́ть в порошо́к

troc(h)ar троака́р *(инструмент)*

trolley ◇ ~ for newborn теле́жка для новорождённых

trophic трофи́ческий

trophoblast трофобла́ст

tropical тропи́ческий

tropism тропи́зм

selective ~ избира́тельный тропи́зм

specific ~ специфи́ческий тропи́зм

trouble 1. тревóга, беспокóйство 2. болéзнь, недýг
true настоя́щий, и́стинный
trunk 1. тýловище 2. ствол
(нерва, сосуда)
main ~ гла́вный ствол
nerve ~ ствол нéрва
truss банда́ж
hernia ~ грыжевóй банда́ж
try пыта́ться ◇ to ~ in под-
гоня́ть (напр. зубнóй протез)
Trypanosome трипаносóма
trypanosomiasis трипаносо-
миа́з, трипаносомóз
Gambian ~ гамби́йский
трипаносомóз, сóнная бо-
лéзнь, летарги́ческий энце-
фали́т
trypsin трипси́н
tubage тюба́ж, зонди́рование
‖ зонди́ровать
tube 1. труба́, трýбка 2. про-
би́рка
~ of medium проби́рка с
пита́тельной средóй
agar ~ проби́рка с ага́ром
(в микробиологии)
alimentary ~ пищевари́-
тельный тракт
auditory ~ евста́хиева тру-
ба́
centrifuge ~ центрифýжная
проби́рка
dropping ~ пипéтка
duodenal ~ дуодена́льный
зонд
endotracheal ~ эндотра-
хеа́льная трýбка, интуба́-
тор
Fallopian ~ фаллóпиева
труба́
feeding ~ зонд для искýсст-
венного кормлéния

flatus ~ газоотвóдная трýбка
glass ~ стекля́нная трýбка;
проби́рка
intubation ~ трýбка для ин-
туба́ции
tracheal ~ трахеотоми́че-
ская трýбка
tracheostomy ~ трахеосто-
ми́ческая трýбка
X-ray ~ рентгéновская
трýбка
tuber:
calcaneal ~ пя́точный бугóр
frontal ~ лóбный бугóр
tubercle 1. бугорóк, тубéркул
2. туберкулёзный бугорóк,
туберкулёзная гранулёма
tuberculin туберкули́н
Koch's old ~ ста́рый тубер-
кули́н [альт-туберкули́н]
Кóха
tuberculosis туберкулёз
cavitary ~ кавернóзный туберкулёз
closed ~ закры́тый тубер-
кулёз
disseminated ~ диссемини́-
рованный туберкулёз
glandular ~ туберкулёз желёз
hilar ~ туберкулёзный очáг
у кóрня лёгких
laryngeal ~ туберкулёз гор-
та́ни
miliary ~ милиа́рный ту-
беркулёз
primary ~ перви́чный ту-
беркулёз
pulmonary ~ туберкулёз
лёгких
renal ~ туберкулёз пóчек
tuberosity анат. бугри́стость
ischial ~ седа́лищный бугóр

tubule:
renal ~s по́чечные кана́льцы
tuft ко́нчик па́льца; верху́шка
tularemia туляреми́я
tumor новообразова́ние, о́пухоль
~ of the uterus о́пухоль ма́тки
benign ~ доброка́чественная о́пухоль
bone ~ ко́стная о́пухоль
bone-marrow ~ о́пухоль ко́стного мо́зга
Brenner ~ о́пухоль Бре́ннера, аденофибро́ма я́ичника
colorectal ~ о́пухоль то́лстой и прямо́й кишки́
desmoid ~ десмо́идная о́пухоль
epithelial ~ эпителиа́льная о́пухоль
Ewing's ~ о́пухоль Ю́инга, омобласто́ма
fatty ~ жирови́к, липо́ма
gastric ~ о́пухоль желу́дка
giant cell ~ гигантокле́точная о́пухоль
glomus ~ гло́мусная о́пухоль, гломангио́ма
growing ~ расту́щая о́пухоль
innocent ~ доброка́чественная о́пухоль
intracranial ~ внутричерепна́я о́пухоль
intraocular ~ внутриглазна́я о́пухоль
islet cell ~ инсулино́ма
Koenen's ~ о́пухоль Ке́нена, околоногтева́я фибро́ма
Krukenberg's ~ о́пухоль Кру́кенберга, рак желу́дка с метаста́зами в я́ичники

malignant ~ злока́чественная о́пухоль
Masson's ~ о́пухоль (Барре́ —) Массо́на, гло́мусная о́пухоль, ангионевро́ма
metastatic ~ метастати́ческая о́пухоль, метаста́з
odontogenic ~ одонтоге́нная о́пухоль
ovary ~ о́пухоль я́ичника
palpable ~ пальпи́руемая о́пухоль
pedunculated ~ о́пухоль на но́жке
plasma-cell ~ плазмокле́точная о́пухоль, плазмоци́то́ма
primary ~ перви́чная о́пухоль
recurrent [relapsing] ~ рециди́вная о́пухоль
soft-tissue ~ о́пухоль мя́гких тка́ней
solid ~ пло́тная о́пухоль
teratoid ~ терато́идная о́пухоль, терато́ма
testicular ~ о́пухоль я́ичка
tongue ~ о́пухоль языка́
Warthin's ~ о́пухоль Уо́ртина, аденолимфо́ма
Wilms' ~ о́пухоль Ви́льмса, аденомиосарко́ма, аденосарко́ма по́чки
tunic оболо́чка, покро́в
tunnel:
carpal ~ карпа́льный [запя́стный] кана́л
TUR *см.* transuretral resection
turbidity му́тность; помутне́ние
turbinate 1. носова́я ра́ковина 2. спиралеобра́зный

turgescence 1. набухáние, припýхлость 2. плетóра
turgor тýргор
~ of the skin тýргор кóжи
turn оборóт; поворóт ‖ повоpáчивать(ся) ◇ to ~ into превращáть(ся)
~ of bandage ход бинтá
~ of life перехóдный вóзраст
turpentine скипидáр ‖ растирáть скипидáром
turunda турýнда
tussis кáшель
tussive кашлевóй; вýзванный кáшлем
tweezers *pl* пинцéт; щúпчики
twice двáжды ◇ ~ as large вдвóе бóльше
twins *pl* близнецý
    biovular ~ двуяйцóвая двóйня
    dizygotic ~ дизигóтные близнецý
    fraternatal ~ двуяйцóвая двóйня
    similar ~ идентúчные близнецý
    uniovular ~ однояйцóвые близнецý
twisted перекрýченный
twitch сýдорога; конвýльсия
    muscle ~ сокращéние мýшц(ы)
tyle, tyloma мозóль
tympanites метеорúзм
tympanum барабáнная пóлость
type 1. тип, класс 2. грýппа (*крови*)
    body ~ конститýция
    clinical ~ клинúческий тип
typhlitis тифлúт, воспалéние слепóй кишкú

typhoid брюшнóй тиф ‖ брюшнотифóзный
    abdominal ~ брюшнóй тиф
typhus тиф; сыпнóй тиф
    endemic ~ эндемúческий тиф
    epidemic ~ эпидемúческий тиф
    exanthematic [exanthematous] ~ сыпнóй [вшúвый] тиф
    flea-borne ~ блошúный тиф
    louse-borne ~ вшúвый [сыпнóй] тиф
    Malayan ~ лихорáдка цуцугамýши
    murine ~ мышúный тиф
    tick ~ клещевóй тиф
typical типúчный
typing типúрование, определéние тúпа *или* грýппы
    blood ~ определéние грýппы крóви
    phage ~ фаготипúрование
    serologic ~ серологúческое типúрование, серотипúрование
    tissue ~ типúрование ткáни
tyrosine тирозúн
tyrosinosis тирозинóз, болéзнь накоплéния тирозúна

U

ubiquity повсемéстный
ulcer я́зва
    ~ of the stomach я́зва желýдка
    bleeding ~ кровоточáщая я́зва

callous ~ каллёзная я́зва

cancerous ~ ра́ковая [канкро́зная] я́зва

cicatrizing ~ рубцу́ющаяся я́зва

corneal ~ я́зва рогови́цы

creeping ~ ползу́чая я́зва

Cushing's ~ я́зва Ку́шинга, я́зва желу́дка *или* двенадцатиперстной кишки́ при пораже́нии центра́льной не́рвной систе́мы

decubital ~ изъязвлённый про́лежень

esophageal ~ я́зва пищево́да

hard ~ твёрдый шанкр

healing ~ зажива́ющая я́зва

hollow ~ глубо́кая я́зва

leg ~ я́зва го́лени

nomadic ~ ползу́чая я́зва

penetrating ~ пенетри́рующая я́зва

peptic ~ пепти́ческая я́зва

perforating ~ прободна́я я́зва

pressure ~ изъязвлённый про́лежень

radiation ~ лучева́я я́зва

round ~ кру́глая я́зва

serpiginous ~ «ползу́чая» я́зва

shallow ~ пове́рхностная я́зва

soft ~ мя́гкий шанкр

stress ~ я́зва всле́дствие стре́сса

trophic ~ трофи́ческая я́зва

varicose ~ варико́зная я́зва

weak ~ вя́ло зажива́ющая я́зва

ulcerated изъязвлённый

ulceration изъязвле́ние

ulcerous я́звенный

ulna (*pl* ulnae) локтева́я кость

ulnar локтево́й

ulotic спосо́бствующий рубцева́нию

ultimate коне́чный

ultracentrifuge ультрацентрифу́га

ultrafiltration ультрафильтра́ция

ultramicroscopy ультрамикроскопи́я, электро́нная микроскопи́я

ultramicrotome:
freezing ~ замора́живающий ультрамикрото́м

ultrared инфракра́сный

ultrashort ультракоро́ткий

ultrasonics ультразву́к

ultrasonography ультрасоногра́фия, эхогра́фия

ultrasound ультразву́к

ultrastructure ультраструкту́ра

ultrathin сверхто́нкий

ultraviolet ультрафиоле́товый

ultravirus фильтру́ющийся ви́рус

umbilical пупо́чный

umbilicus (*pl* umbilici) пупо́к
weeping ~ «мо́кнущий» пупо́к

unaffected непоражённый, незатро́нутый

unaided беспо́мощный

unaltered неизменённый

unbalanced неуравнове́шенный; несбаланси́рованный

unbloody бескро́вный

unbranched неразветвлённый

unconditioned безусло́вный

unconscious бессозна́тельный

unconsciousness бессозна́тельное состоя́ние ◇ to

lapse into ~ впадáть в бессознáтельное состоя́ние
unction смáзывание мáзью
uncurable неизлечи́мый
uncus (*pl* unci) 1. *анат.* образовáние в ви́де крючкá 2. крючóк (*головного мозга*)
undercooling переохлаждéние
underdeveloped недорáзвитый, неполноцéнный
undergo подвергáться, испы́тывать
underjaw ни́жняя чéлюсть
undernourishment, undernutrition пони́женное [недостáточное] питáние
undescended неопусти́вшийся (*напр. о яичке*)
undetected необнарýженный
undeveloped нерáзвитый
undifferentiated недифференци́рованный
undigested неперевáренный
undiluted неразведённый; неразбáвленный
undress разбинтовáть; обнажи́ть
undulations *pl*:
  respiratory ~ дыхáтельные колебáния
unfavorable неблагоприя́тный
unfit непригóдный (*по состоя́нию здоровья*)
ungual ногтевóй
unguent(um) мазь
unhealthy 1. нездорóвый 2. врéдный (*для здоровья*)
unicellular одноклéточный
uniformity однорóдность
unilateral односторóнний
uninfected неинфици́рованный

uninjured неповреждённый
uninuclear одноя́дерный
union соединéние; сращéние; заживлéние
  delayed ~ замéдленная консолидáция (*напр. перелома*)
  immediate ~ заживлéние перви́чным натяжéнием
  incomplete ~ непóлная консолидáция
  primary ~ заживлéние перви́чным натяжéнием
unipolar униполя́рный, однопóлюсный
unisexual однопóлый
unit 1. едини́ца 2. отделéние; палáта (*напр. специализи́рованная*) 3. аппарáт; прибóр
  ~ of urgent surgery отделéние неотлóжной хирурги́и
  antitoxic ~ антитокси́ческая едини́ца
  burns ~ ожóговое отделéние
  hemodialysis ~ отделéние гемодиáлиза
  intensive care ~ отделéние интенси́вной терапи́и
  international ~ междунарóдная едини́ца
  medical ~ медици́нское учреждéние
  mouse ~ мыши́ная едини́ца (*в эксперименте*)
  neurological ~ неврологи́ческое отделéние
  ophthalmological ~ офтальмологи́ческое отделéние
  psychosomatic ~ психосомати́ческое отделéние
  rat ~ крыси́ная едини́ца
  resuscitation ~ реанимаци́онное отделéние

sedimentation ~ константа седиментации

surgical ~ хирургическое отделение

violent patients ~ отделение для беспокойных психиатрических больных

univalent одновалентный

universal общий, универсальный

unknown неизвестный; неизученный

unmyelinated безмиелиновый

unnatural неестественный; искусственный

unoxydizable неокисляемый

unpainful безболезненный

unpenetrable непенетрирующий, непроницаемый

unpreparedness неподготовленность

unpurified неочищенный

unrecognized нераспознанный

unreduced невправленный (о грыже); нерепонированный (при переломе)

unrest беспокойство, волнение

unspecific неспецифический

unstable неустойчивый; нестойкий; нестабильный

unsterile нестерильный

unstriated неисчёрченный, гладкий (о мышце)

untreated 1. нелеченый 2. необработанный

unusual необычный

unviable, unvital нежизнеспособный

upper верхний, высший

upset 1. недомогание; нарушение 2. опрокидывать(ся)

{NB: *произношение сущ.* ['ʌpset], *гл.* [ʌp'set]}

uptake усвоение; поглощение ‖ усваивать; поглощать {NB: *произношение сущ.* ['ʌpteik], *гл.* [ʌp'teik]}

urachus *эмбр.* мочевой проток, урахус

uraniscorraphy стафилорафия, зашивание расщелины твёрдого нёба

uraniscus нёбо

uratemia уратемия (*повышение содержания мочевой кислоты в крови*)

uraturia уратурия (*выделение уратов с мочой*)

urea мочевина

ureaplasma уреаплазма

uremia уремия

ureter мочеточник

ureterocele уретероцеле, грыжа устья мочеточника

ureterolith конкремент [камень] в мочеточнике

ureteroplasty пластическая операция на мочеточнике

urethra мочеиспускательный канал, уретра

urethritis уретрит

urethrorrhea выделения из мочеиспускательного канала

urgent срочный, неотложный

uricemia урикемия (*содержание мочевой кислоты в крови*)

urinanalysis анализ мочи

urinate мочиться

urination мочеиспускание

difficult ~ затруднённое мочеиспускание

frequent ~ частое мочеиспускание

involuntary ~ непроизво́льное мочеиспуска́ние

nocturnal ~ ночно́е мочеиспуска́ние

painful ~ боле́зненное мочеиспуска́ние

urine моча́ ◇ to collect ~ собира́ть мочу́ *(напр. суто́чную)*

acid ~ ки́слая моча́

alkaline ~ щелочна́я моча́

chilous ~ хилёзная моча́

cloudy [nebulous] ~ му́тная моча́

nocturnal ~ ночна́я моча́

residual ~ оста́точная моча́

urine-glass мочеприёмник

urinometer арео́метр для измере́ния пло́тности мочи́

urobilin уробили́н

urobilinogen уробилиноге́н

urogenital мочеполово́й

urogram урогра́мма

urography урографи́я

excretory ~ экскрето́рная урографи́я

intravenous ~ внутриве́нная урографи́я

plan ~ обзо́рная урографи́я

urolith уроли́т, мочево́й ка́мень

urolithiasis уролитиа́з, мочека́менная боле́знь

urology уроло́гия

urosepsis уросе́псис, уроге́нный се́псис

urtica 1. волды́рь 2. крапи́ва

urticaria крапи́вница

cold ~ холодо́вая крапи́вница

giant ~ гига́нтская крапи́вница

medicamentous ~ медикаменто́зная крапи́вница

Milton's ~ крапи́вница Ми́лтона, ангионевроти́ческий отёк, отёк Кви́нке

solar ~ со́лнечная крапи́вница

use употребле́ние, примене́ние ‖ употребля́ть, применя́ть, испо́льзовать {NB: *произношение сущ.* [ju:s], *гл.* [ju:z]} ◇ to make ~ по́льзоваться, применя́ть

long-term ~ дли́тельное примене́ние

safe ~ безопа́сное примене́ние

user:

drug ~ наркома́н

usual обы́чный

uta америка́нский [ко́жно-сли́зистый] лейшманио́з

uterine ма́точный, относя́щийся к ма́тке

uterogestation ма́точная бере́менность

uterography *рентг.* метрографи́я, гистерографи́я

uteropexy гистеропекси́я, подшива́ние ма́тки

uterus *(pl* uteri) ма́тка

infantile ~ инфанти́льная ма́тка

utricle эллипти́ческий мешо́чек, ма́точка *(вестибуля́рного лабири́нта)*

uvea увеа́льный тракт, сосу́дистая оболо́чка гла́за

uveoparotitis увеопароти́т

uvula *(pl* uvuli) (нёбный) язычо́к

V

vaccina *см.* vaccinia

vaccinate вакцини́ровать

vaccination вакцина́ция

  compulsory ~ обяза́тельная всео́бщая вакцина́ция

  Jennerian ~ (противоо́спенная) вакцина́ция по Дже́ннеру

  preventive ~ профилакти́ческая вакцина́ция

  renewed ~ ревакцина́ция

  scheduled ~ календа́рные приви́вки

vaccine вакци́на

  adsorbed ~ адсорби́рованная вакци́на

  allergen-free ~ безаллерге́нная вакци́на

  attenuated ~ осла́бленная [аттенуи́рованная] вакци́на

  autogenous ~ аутовакци́на

  complex ~ ко́мплексная вакци́на

  diphtheria ~ (противо)дифтери́йная вакци́на

  dry ~ суха́я вакци́на

  formalin-killed ~ вакци́на, уби́тая формали́ном

  Haffkine's ~ противочу́мная вакци́на Ха́вкина

  inactivated ~ инактиви́рованная вакци́на

  Jenner's ~ противоо́спенная вакци́на Дже́ннера

  killed ~ инактиви́рованная [уби́тая] вакци́на

  live ~ жива́я вакци́на

  measles ~ противокоре́вая вакци́на

  measles-mumps-rubella ~ тривакци́на про́тив ко́ри, эпидеми́ческого пароти́та и красну́хи

  mixed ~ сме́шанная вакци́на

  multipartial ~ поливале́нтная вакци́на

  mumps ~ вакци́на про́тив эпидеми́ческого пароти́та

  Pasteur's ~ сибирея́звенная вакци́на Пасте́ра

  pertussis ~ коклю́шная вакци́на

  polio ~ полиомиели́тная вакци́на

  polyvalent ~ поливале́нтная вакци́на

  quadriple ~ тетравакци́на

  rabies ~ антираби́ческая вакци́на

  Sabin's ~ вакци́на Сэ́бина *(против полиомиелита)*

  Salk's ~ вакци́на Со́лка *(против полиомиелита)*

  smallpox ~ противоо́спенная вакци́на

  TAB ~ брюшнотифо́зно-паратифо́зная вакци́на

  tetanus ~ противостолбня́чная вакци́на

  triple ~ тривакци́на

  weaked ~ осла́бленная вакци́на

  Weigl's louse ~ риккетсио́зная вакци́на Ве́йгля

vaccinia 1. вакци́ния, вакцина́льная боле́знь 2. коро́вья о́спа

vaccinotherapy вакцинотерапи́я

vacuole 1. *цитол.* вакуо́ль 2. небольша́я по́лость *(в тка́ни)*

phagocytic ~ фаголизосо́ма

vacuum ва́куум; разреже́ние

  ultimate ~ преде́льное разреже́ние

vagal вагусный, относящийся к блуждающему нерву

vagina (*pl* vaginae) влагáли-
ще

vaginismus спазм влагáлища,
вагинúзм

vaginitis вагинúт, кольпúт
  bacterial ~ бактериáльный
  вагинúт, бактериáльный
  кольпúт

vaginomycosis микóз [гриб-
кóвое поражéние] влагáли-
ща

vaginoplasty плáстика влагáлища

vagotomy ваготомúя, пере-
рéзка блуждáющего нéрва
  complete ~ пóлная перерéзка блуждáющего нéрва,
  пóлная ваготомúя
  incomplete ~ непóлная ваготомúя
  proximal ~ перерéзка
  блуждáющего нéрва в про-
  ксимáльном отдéле
  selective ~ селектúвная
  [избирáтельная] ваготомúя
  truncal ~ перерéзка стволá
  блуждáющего нéрва

vagotony ваготонúя

vagotropic ваготрóпный

vagus (*pl* vagi) блуждáющий
нерв

valence, valency валéнтность

vallecula *анат.* углублéние;
жёлоб; вы́емка

valley жёлоб, желобóк

valuable цéнный, вáжный

value:
  caloric ~ калорúйность
  diagnostic ~ диагностúческая цéнность
  nutritive ~ питáтельная
  цéнность

prognostic ~ прогностúче-
ское значéние

survival ~ показáтель вы-
живáемости

tabular ~ величинá, приведённая в таблúце

valve *анат.* клáпан; заслóнка
  aortic ~ аортáльный клáпан
  bicuspid ~ дву(х)ствóрча-
  тый [митрáльный] клáпан
  cardiac ~ клáпан сéрдца
  ileocecal ~ илеоцекáльная
  [баугúниева] заслóнка
  inflating ~ клáпан вдóха
  (*при аппарáтном дыхá-
  нии*)
  mitral ~ *см.* bicuspid valve
  pinch ~ клáпан с зажúмами
  prosthetic ~ протéз клáпана
  safety ~ предохранúтель-
  ный клáпан
  semilunar ~ полулýнный
  клáпан
  tricuspid ~ трёхствóрчатый
  клáпан

valvular клáпанный

valvulitis вальвулúт, воспалéние клáпана

valvuloplasty вальвулоплá-
стика
  balloon ~ баллóнная валь-
  вулоплáстика

vaporization 1. испарéние 2.
выпáривание

vaporize 1. испаря́ть(ся) 2.
выпáривать

vaporizer испарúтель

variability измéнчивость

variation 1. вариáция, колебáние 2. изменéние
  daily ~s циркáдные изменéния

phenotypic ~s фенотипи́ческие вариа́ции

seasonal ~s сезо́нные колеба́ния (напр. заболева́емости)

varicectomy иссече́ние варико́зного узла́

varicella ветряна́я о́спа

varicocele варикоце́ле, варико́зное расшире́ние вен семенно́го кана́тика

varicosity 1. варико́з 2. варико́зный у́зел

variety разнови́дность, вид

variola о́спа, натура́льная о́спа

variolation, variolization противоо́спенная вакцина́ция

varioloid вариоло́ид

various разли́чный, разнообра́зный

varix (pl varices) варико́зный у́зел

vary меня́ться, изменя́ться

vascular сосу́дистый

vascularization васкуляриза́ция

vasculitis васкули́т, ангии́т
widespread ~ распространённый [генерализо́ванный] васкули́т

vaseline вазели́н

vasitis воспале́ние семявыно́сящего прото́ка, вази́т

vasoactive вазоакти́вный

vasoconstriction вазоконстри́кция, сокраще́ние сосу́да

vasodila(ta)tion дилята́ция [расшире́ние] сосу́да

vasodilator сосудорасширя́ющее сре́дство

vasography ангиографи́я

vasoligation, vasoligature перевя́зка сосу́да, перевя́зка семявыно́сящего прото́ка

vasomotor вазомото́рный, сосудодви́гательный

vasopressin вазопресси́н (гормо́н за́дней до́ли гипо́физа)

vasospasm спазм сосу́дов
cerebral ~ спазм мозговы́х сосу́дов
ocular ~ спа́зм глазны́х сосу́дов

vasotomy вазотоми́я

vasotribe кровоостана́вливающий зажи́м, зажи́м на сосу́д

vast обши́рный

vault анат. свод, сво́дчатое образова́ние
~ of skull свод че́репа

vector 1. ве́ктор 2. перено́счик (возбуди́теля инфе́кции)

vectorcardiography векторкардиографи́я

vegetable расти́тельный; овощно́й

vegetarian вегетариа́нец ǁ вегетариа́нский

vegetatian вегета́ция, разраста́ние

vehicle среда́ (при приготовле́нии медикаме́нтов); наполни́тель

veil:
posterior ~ of soft palate нёбная занаве́ска

vein ве́на
azygous ~ непа́рная ве́на
central retinal ~ центра́льная ве́на сетча́тки (гла́за)
jugular ~ яре́мная ве́на
portal ~ воро́тная ве́на
saphenous ~ сафе́на

varicose ~ варикóзно рас-
шúренная вéна

velocity скóрость

blood ~ скóрость кровотóка

reaction ~ скóрость реáк-
ции

velum *анат.* 1. пáрус *(напр.
клапана)* 2. нёбная занавé-
ска

venenous ядовúтый

venepuncture пýнкция вéны,
венепýнкция

venereal венерúческий

venesection веносéкция, ве-
несéкция

venography флебографúя

venom яд

bee ~ пчелúный яд

scorpion ~ яд скорпиóна

snake ~ змеúный яд

venostasis веностáз, застóй
крóви в вéнах

venous венóзный

ventilation вентиляция

assisted ~ вентиляция с ис-
пóльзованием вспомогá-
тельных средств

controlled ~ управляемая
вентиляция

forced ~ усúленная вентиляция, усúленное внéшнее
дыхáние

mouth-to-mouth ~ искýсст-
венное дыхáние «рот в
рот»

ventricle 1. желýдок 2. желýдочек

~ of the brain желýдочек
мóзга

fourth ~ четвёртый желýдочек *(мозга)*

heart ~ желýдочек сéрдца

third ~ трéтий желýдочек
(мозга)

ventricular желýдочковый,
вентрикулярный

ventrotomy чревосечéние,
лапаротомúя

venule вéнула

verbigeration *псих.* вербиге-
рáция

verify верифицúровать; удо-
стовéрить(ся)

vermicide, vermifuge проти-
воглúстное срéдство

vermix червеобрáзный отрóсток, аппéндикс

verruca *(pl* verrucae) бородáвка

version *акуш.* поворóт

Braxton Hicks ~ поворóт
Брéкстона Гúкса

cephalic ~ поворóт на голóв-
ку

external ~ нарýжный поворóт

podalic ~ поворóт на нóжку

spontaneous ~ спонтáнный
[самопроизвóльный] пово-
рóт

vertebra *(pl* vertebrae) позвонóк

butterfly ~ расщеплённый
позвонóк в фóрме бáбочки

cervical ~ шéйный позвонóк

cleft ~ расщеплённый позвонóк

collapsed ~ сплющенный
позвонóк

lumbar ~ пояснúчный позвонóк

odontoid ~ зубовúдный позвонóк, эпистрофéй

vertebral позвонóчный

vertex 1. верхýшка, вéрхняя
часть 2. тéмя

vertigo головокружéние

height ~ высо́тное головокруже́ние, головокруже́ние на высоте́

vesical пузы́рный

vesicant ко́жно-нарывно́е вещество́

vesication образова́ние пузыре́й

vesicle вези́кула, пузырёк
germinal ~ заро́дышевый пузырёк
phagocytotic ~ фагосо́ма

vessel 1. *анат.* сосу́д 2. сосу́д; резервуа́р
collateral ~ коллатера́льный сосу́д
coronary ~ корона́рный [вене́чный] сосу́д
graduated ~ градуи́рованный сосу́д *(напр. цилиндр)*
great ~ кру́пный сосу́д
mesenteric ~ сосу́д брыже́йки

vessel-suture сосу́дистый шов

vestibule *анат.* преддве́рие
oral ~ преддве́рие ротово́й по́лости

vestigial рудимента́рный

viable жизнеспосо́бный

vial апте́чный пузырёк, флако́н

vibration вибра́ция
sound ~s звуковы́е колеба́ния

vibrio вибрио́н

vicarious вика́рный, замести́тельный; компенси́рующий

vicious поро́чный; непра́вильный; патологи́ческий

view:
side ~ вид сбо́ку

villi *(pl om* villus*) анат.* ворси́нки

intestinal ~ кише́чные ворси́нки

synovial ~ ворси́нки синовиа́льной оболо́чки

villose волоса́тый; волося́но́й; ворси́нчатый

villosity ворси́нчатость

villous *см.* villose

viral ви́русный

virgin де́вственный; чи́стый, нетро́нутый

virginity де́вственность

virile мужско́й

virion вирио́н

virulence вируле́нтность
microbial ~ вируле́нтность микро́бов

virulent вируле́нтный

virus ви́рус
adeno-associated ~ аде́ноассоции́рованный ви́рус
AIDS ~ ви́рус СПИ́Да
arthropod(e)-borne ~ арбови́рус
attenuated ~ аттенуи́рованный ви́рус
cancer ~ ви́рус ра́ка
defective ~ дефе́ктный ви́рус
epidemic parotitis ~ *см.* mumps virus
Epstein-Barr ~ ви́рус Эпста́йна — Ба́рра
filter-passing ~ фильтру́ющийся ви́рус
fixed ~ фикси́рованный ви́рус
hepatitis ~ ви́рус гепати́та
herpes simplex ~ ви́рус просто́го ге́рпеса
human immunodeficiency ~ ви́рус иммунодефици́та челове́ка
influenza ~ ви́рус гри́ппа

Lassa ~ ви́рус Ла́сса
latent ~ латéнтный ви́рус
measles ~ ви́рус кóри
mumps ~ ви́рус сви́нки, ви́рус эпидеми́ческого паротита
neurotropic ~ нейротрóпный ви́рус
Newcastle's ~ ви́рус Нью-ка́сла, ви́рус псевдочумы́ птиц
oncogenic ~ онкогéнный ви́рус
papilloma ~ ви́рус папиллóмы
rabies ~ ви́рус бéшенства
rubella ~ ви́рус красну́хи
smallpox [variola] ~ ви́рус óспы человéка, ви́рус натура́льной óспы
weakened ~ осла́бленный ви́рус
viscera (sing viscus) вну́тренние óрганы
visceral висцера́льный, относя́щийся к вну́тренним óрганам
visco(si)metry вискозиметри́я
viscosity вя́зкость
blood ~ вя́зкость крóви
visible ви́димый
vision зрéние
binocular ~ бинокуля́рное зрéние
chromatic [color] ~ цветовóе зрéние
daylight ~ зрéние при дневнóм свéте
near ~ ви́дение вблизи́
night ~ ночнóе зрéние
shaft ~ «тру́бчатое» зрéние (поле зрения только перед глазом)

solid ~ стереоскопи́ческое зрéние
twilight ~ зрéние в су́мерках
visit:
doctor's ~ врачéбный обхóд
visual визуа́льный; зри́тельный
vital вита́льный; жи́зненный
vitality жизнеспосóбность
vitamin витами́н
antineurinic ~ витами́н B_1, тиами́н, аневри́н
antipernicious-anemia ~ витами́н B_{12}
antirachitic ~ витами́н D, кальциферóл
antiscorbutic ~ витами́н C, аскорби́новая кислота́
antisterility ~ витами́н E
antixerophthalmic ~ витами́н A, ретинóл
coagulation ~ витами́н K
vitelline эмбр. желтóчный
vitiligo витили́го
vitrectomy витрэктоми́я, экстирпа́ция стекловидного тéла (глаза)
vitreoretinochorioidopathy витреоретинохориоидопати́я
vitreous 1. стекловидное тéло (глаза) 2. стекля́нный 3. стекловидный
voice гóлос
volar ладóнный
volatile летучий; испаря́ющийся
volume объём; ёмкость
~ of movements объём движéний
blood ~ объём крóви
cell ~ объём клéтки

circulating blood ~ объём циркулирующей крови

corpuscular ~ объём клеток (крови), показатель гематокрита

gastric ~ объём желудка

intravascular ~ внутрисосудистый объём

minute ~ минутный объём (напр. сердца)

minute ventilation ~ минутный объём вентиляции (напр. лёгких)

regurgitation [regurgitant] ~ регургитационный объём

reserve ~ резёрвный объём (напр. воздуха)

residual ~ остаточный объём (напр. воздуха после выдоха)

stroke ~ ударный [систолический] объём сердца

ventricular ~ объём желудочка (напр. сердца)

voluminous объёмистый, имеющий большой объём

voluntary 1. произвольный 2. добровольный

volvulus заворот (кишок)

colon ~ заворот толстой кишки

vomit рвать, страдать рвотой

vomiting рвота ◇ to induce ~ вызывать рвоту

bilious ~ рвота жёлчью

black ~ рвота «кофейной гущей»

bloody ~ рвота кровью

fecal ~ рвота калом

violent ~ сильная рвота

vomitive рвотный (напр. средство)

vulnerability ранимость; предрасположенность

vulnerable ранимый, уязвимый

vulnerate ранить

vulva вульва

vulvitis вульвит

vulvovaginitis вульвовагинит

W

waist:

~ of the heart талия сердца

wait ждать, ожидать

wakefulness 1. бодрствование 2. бессонница, инсомния

walk ходить

walking 1. походка 2. ходячий (о больном)

wall анат. стенка; перегородка

abdominal ~ брюшная стенка

aortic ~ стенка аорты

bladder ~ стенка (мочевого) пузыря

bowel ~ стенка кишки

cell ~ клеточная стенка

chest ~ грудная стенка

gastric ~ стенка желудка

inferior ~ нижняя стенка

inner ~ внутренняя стенка

vascular [vessel] ~ стенка сосуда

wander блуждать, бродить

wandering подвижный; блуждающий (напр. об органе)

war:

germ ~ бактериологическая война

ward больни́чная пала́та; отделе́ние больни́цы
isolation ~ пала́та для изоля́ции, бокс, изоля́тор
maternity ~ роди́льное отделе́ние
medical ~ терапевти́ческая пала́та
reception ~ 1. приёмный поко́й 2. регистрату́ра
recovery ~ отделе́ние для выздора́вливающих
wardmaid санита́рка (*в стациона́ре*)
warfare:
bacterial ~ бактериологи́ческая война́
warm тёплый ‖ согрева́ть
warm-blooded теплокро́вный
warming согрева́ние; нагрева́ние
warning предве́стник; предостереже́ние
wart борода́вка
common ~ обы́чная борода́вка
fig ~ остроконе́чная борода́вка, остроконе́чная кондило́ма
flat ~ пло́ская борода́вка
horny ~ ороговева́шая борода́вка
juvenile ~ ю́ношеская борода́вка
plantar ~ подо́швенная борода́вка
pointed ~ *см.* fig wart
senile ~ ста́рческая борода́вка
soft ~ мя́гкая борода́вка
warty борода́вчатый
wash мытьё; промыва́ние; полоска́ние ‖ мыть; про-

мыва́ть ◇ to ~ out a stomach промыва́ть желу́док
throat ~ полоска́ние го́рла
washing промыва́ние
gastric ~ промыва́ние желу́дка
waste выделе́ния; отхо́ды; отбро́сы
agricultural ~s сельскохозя́йственные отхо́ды
industrial ~s отхо́ды промы́шленного произво́дства
metabolic ~ проду́кт обме́на
radioactive ~ радиоакти́вные отхо́ды
watch наблюде́ние ‖ наблюда́ть
night ~ ночно́е дежу́рство
water вода́
bidistilled ~ бидистилли́рованная вода́
drinking ~ питьева́я вода́
extracellular ~ внекле́точная жи́дкость
ground ~ подзе́мные во́ды
joint ~ синовиа́льная жи́дкость
lead ~ свинцо́вая примо́чка
oxygenated ~ пе́рекись водоро́да
potable ~ питьева́я .вода́
raw ~ сыра́я вода́
tap ~ водопрово́дная вода́
washing ~s промывны́е во́ды
waste ~ сто́чная вода́
well ~ вода́, разрешённая к потребле́нию
waterbath водяна́я ба́ня
waterborne передаю́щийся че́рез во́ду (*об инфе́кции*)
water-cure гидротерапи́я, водолече́ние
waterless безво́дный

waterproof непромокаемый; водонепроницаемый

waters *pl* плодные воды

water-soluble водорастворимый

wave волна; колебание; зубец *(напр. ЭКГ)*
  diphasic ~ двухфазная волна
  downward ~ нисходящая волна
  electromagnetic ~s электромагнитные волны
  flat ~ плоский [низкий] зубец
  high ~ высокая волна; высокий зубец
  negative ~ отрицательный зубец
  positive ~ положительный зубец
  pulse ~ пульсовая волна *(сфигмограммы)*
  split ~ расщеплённый зубец
  upward ~ восходящая волна

waveform форма волны *или* зубца *(напр. ЭКГ)*

wavelength длина волны

wax воск; парафин
  ear ~ ушная сера

waxy восковидный

way путь, способ ◇ by the **natural** ~s естественными путями

weak слабый; болезненный

weaken ослаблять; ослабевать

weakness слабость
  ~ **of pains** слабость родовой деятельности
  heart ~ слабость сердечной деятельности

muscular ~ мышечная слабость

sphincter ~ слабость [недостаточность] сфинктера

weaning отнятие от груди

weanling искусственно вскармливаемый ребёнок

weariness утомление

weary утомлённый

web *анат.* ткань; мембрана; перепонка

webbed имеющий соединительнотканную оболочку

weighing взвешивание

weight 1. вес; тяжесть 2. груз; нагрузка ◇ ~ **for traction** груз для вытяжения
  birth ~ вес при рождении
  body ~ вес тела
  molecular ~ молекулярный вес
  traction ~ вес груза *(при вытяжении)*

welfare:
  child ~ охрана младенчества *или* детства

well хорошо ◇ **to be** ~ чувствовать себя хорошо

wen стеатома, атерома

wet смачивать, увлажнять ‖ мокрый, сырой

wettability смачиваемость

wetting смачивающий; увлажняющий

wheal волдырь

wheelbarrow больничная коляска-носилки

wheelchair кресло-каталка

wheezy задыхающийся

whirlpool вихревая ванна

white:
  ~ **of the eye** склера

whites *pl* бели

blood stained ~ бели с примесью крови
whoop приступ кашля
wide широкий
widen расширять(ся)
widening расширение
heart ~ расширение сердца
mediastinal ~ расширение средостения
widespread широко распространённый
wind 1. ветер 2. дыхание 3. метеоризм 4. проветривать 5. виток; оборот
windburn обветренный
windness метеоризм
window:
oval ~ овальное окно *(между предсердиями)*
windpipe дыхательное горло
wink мигание ‖ моргать; мигать
wiping обтирание
wire 1. проволока; провод 2. бактериологическая петля ◇ ~ for skeletal traction спица для костного вытяжения
wolfjaw волчья пасть
womb матка
wool:
absorbent cotton ~ гигроскопическая вата
asbestos ~ асбестовая вата
cotton ~ вата
surgical ~ хирургическая вата
work работать ◇ to ~ out разрабатывать
worker:
case ~ патронажная медсестра
medical social ~ медико-социальный работник

work-up обследование
worm червь; глист
bladder ~ финна, цистицерк
flat ~ плоский глист
maw ~ аскарида
seat ~ острица
wound рана; ранение ‖ ранить
bite ~ рана от укуса
burn ~ ожоговая рана
chopped ~ рубленая рана
contaminated ~ загрязнённая рана
crushed ~ размозжённая рана
facial ~ рана лица
flesh ~ поверхностная рана
incised ~ резаная рана
knife ~ ножевая рана
lacerated ~ рваная рана
missile ~ огнестрельная рана
open ~ открытая рана
penetrating ~ проникающая [пенетрирующая] рана
punctured ~ колотая рана
severe ~ тяжёлая рана
shell [shotgun] ~ огнестрельная рана
slash ~ резаная рана
stab ~ колотая рана
torn ~ рваная рана
wounded раненый
badly ~ тяжелораненый
light [minor, walking] ~ легкораненый
wrench вывихнуть
wrinkle складка; морщина
wrist лучезапястный сустав; запястье
wryneck кривошея
wuchereria вухерерия

X

xanthelasma ксантелазма (*век*)

xanthine ксантин

xanthinoxydase ксантиноксидаза

xanthodermia ксантодермия

xanthogranulomatosis ксантогрануломатоз

xanthoma ксантома

xanthomatosis ксантоматоз

  chronic idiopathic ~ хронический идиопатический ксантоматоз

xanthopsin жёлтый зрительный пурпур, ксантопсин

xenoantibody ксеноантитело

xenogenic ксеногенный, гетерологичный, чужеродный

xenograft ксенографт, чужеродный трансплантат

xenotransplantation ксенотрансплантация, пересадка чужеродной ткани

xeroderma ксеродерма, «пергаментная» кожа

xerophthalmia ксерофтальмия, сухость глаз(а)

xerosis ксероз; патологическая сухость (*напр. кожи*)

  conjunctival ~ сухость конъюнктивы

X-linked Х-сцепленный

X-radiation рентгеновское излучение

X-ray рентгеновский луч

Y

yawn зевота ‖ зевать

yawning зевота

yaws фрамбезия, тропическая гранулёма

yeast дрожжи; дрожжевые грибки

yellowness желтушность (*напр. кожи*)

yolk *цитол.* дейтероплазма; желток

young молодой

Z

zona 1. *анат.* зона; пояс; область 2. опоясывающий лишай

zone *анат.* зона; пояс; область

  hemolysis ~ зона гемолиза (*в микробиологии*)

  hysterogenic ~ истерогенная зона

  Mackenzie's ~s зоны Макензи

  radiation danger ~ зона радиационной опасности

zoografting ксенопластика (*пластическая операция с использованием ткани животного*)

zoonosis зооноз

zooparasit паразит животных, зоопаразит

zoosperm сперматозоид

zoster опоясывающий лишай

zygoma скуловая кость

zygote зигота, оплодотворённая яйцеклетка

zyme фермент, энзим

zymosis брожение, ферментация

zymozan зимозан, антикомплементарный фактор

РУССКО-
АНГЛИЙСКИЙ
МЕДИЦИНСКИЙ
СЛОВАРЬ

Около 10 500 терминов

RUSSIAN-
ENGLISH
MEDICAL
DICTIONARY

About 10 500 terms

РУССКИЙ АЛФАВИТ

Аа	Жж	Нн	Фф	Ыы
Бб	Зз	Оо	Хх	Ьь
Вв	Ии	Пп	Цц	Ээ
Гг	Йй	Рр	Чч	Юю
Дд	Кк	Сс	Шш	Яя
Ее	Лл	Тт	Щщ	
Ёё	Мм	Уу	Ъъ	

A

абитуриéнт *m* university entrant, applicant

абóрт *m* abort(ion), embryotocia

бортцáнг *m* abort [ovum] forceps

абстинéнция *f* withdrawal state, abstinence

абсцéсс *m* abscess

~, перитонзиллáрный quinsy abscess

авиáция *f*, санитáрная flying doctor service

авирулéнтный avirulent

автоклáв *m* autoclave, steam sterilizer

авторадиографи́я *f* tracer analysis, autoradiography

агаммаглобулинеми́я *f* agammaglobulinemia

агáр *m* agar ◇ ~ с глицери́ном glycerin agar

~, глюкóзный glucose agar

~, жёлчный bile salt agar

~, кровянóй blood agar

~, мясопептóнный plain agar

~, полужи́дкий semisolid agar

агарóза *f* agarose

агглютинáция *f* agglutination

~, группóвая group agglutination

~, непóлная partial agglutination

~, самопроизвóльная spontaneous agglutination

агглютини́н *m* agglutinin

~, холодóвый cold agglutinin

аггравáция *f* aggravation

агенези́я *f* agenesia, agenesis

агéнт *m* agent

~, денатури́рующий denaturant

~, инфекциóнный infectious agent

~, хелати́рующий chelator

~, цитоци́дный cytocide

агломерáция *f* agglomeration

аглосси́я *f* aglossia

агонáльный agonal

агони́ст *(мышца)* *m* agonist

агóния *f* agony (of death), death-throes

агранулоци́т *m* agranulocyte

агранулоцитóз *m* agranulocytosis, malignant granulocytopenia

агрегáция *f* aggregation

~ (клéток) в монослóе monolayer aggregation

агресси́вность *f* aggression

адгези́вность *f* adhesiveness

аденогипóфиз *m* antehypophysis, adenohypophysis

аденокарцинома *f* adenocarcinoma, acinar carcinoma

аденофиброма *f* adenofibroma

~ яичника Brenner's tumor, ovarian adenofibroma

адинамичный adynamic

адинамия *f* adynamia

адреналин *m* adrenalin(e), epinephrine

азооспермия *f* azoospermia

азот *m* nitrogen, N

~, белковый protein nitrogen

~, жидкий liquid nitrogen

~, остаточный residual nitrogen

азурофильный azurophilic

айнгум *m см.* аньюм

акинезия *f* akinesia

аксолемма *f* axolemma

аксон *m* axon(e)

АКТГ *см.* гормон, адренокортикотропный

активатор *m* activator, promoter

активация *f* activation, promotion

акушёрка *f* maternity nurse, obstetrician, midwife

акушёрство *n* tocology

алгезия *f* algesia

алейкемия *f* aleukemia

алексия *f* alexia

алкалоз *m* alkalosis, alkalemia

~, высотный altitude alkalosis

~, декомпенсированный uncompensated alkalosis

~, дыхательный respiratory alkalosis

~, метаболический metabolic alkalosis

алкоголик *m* drunkard, drinker

алкоголизм *m* alcoholism

алкоголь *m* alcohol

аллели *m pl* alleles

~, доминантные dominant alleles

~, рецессивные recessive alleles

~ совместимости compatibility alleles

аллелосомальный allelosomal

аллелотип *m* allelotype

аллельность *f* allelism

аллельный allelic

аллерген *m* allergen

аллергенность *f* allergenicity

~, перекрёстная cross allergenicity

аллергид *m* allergid

аллергизация *f* allergization

аллергизированный allergen-challenged, allergizated

аллергический allergic

аллергия *f* allergy ◇ ~ к домашней пыли house dust allergy

~, бактериальная bacterial allergy

~, кожная dermal allergy

~, контактная contact allergy

~, лекарственная drug allergy

~, пищевая dietary [food] allergy

~, профессиональная workplace [occupational] allergy

~, холодовая cold allergy

аллергология *f* allergology

аллоантиген *m* alloantigen

аллоантитело *n* alloantibody

аллоге́нный allogenic

аллоиммуниза́ция f alloimmunization

аллотранспланта́т m homograft, allogenic graft, allograft

аллотранспланта́ция f homotransplantation, homografting, allografting

аллоэпито́п m alloepitope

алопеци́я f alopecia

~, гнёздная alopecia areata

~, краева́я marginal alopecia

~, рентге́новская roentgen alopecia

~, рубцо́вая cicatrical alopecia

~, ста́рческая senile alopecia

альбини́зм m albinism

альбуми́н m albumin

~ молока́ lactalbumin

~, сы́вороточный seralbumin

альбуми́новый albuminous

альвео́ла f alveole

~, зубна́я tooth socket

~, лёгочная air sac

альвеоли́т m alveolitis

альвеоля́рный alveolar

альгоменоре́я f algomenorrhea

альдостеро́н m aldosterone

альтера́ция f alteration

альтерна́ция f alternation

альтерни́рующий alternating

а́льфа-излуче́ние n alpha-radiation

а́льфа-фетопроте́ин m alpha-fetoprotein

амавро́з m amaurosis

амблиопи́я f amblyopia

амбулато́рный ambulatory, ambulant

амёбиа́з m amebiasis

~ пе́чени hepatic amebiasis

амёбови́дный ameboid

амёбоци́т m amebocyte

амелобла́ст m ameloblast

амелогене́з m amelogenesis

аменоре́я f amenorrhea

~, гипоталами́ческая hypothalamic amenorrhea

~, лактацио́нная lactation amenorrhea

~, психоге́нная emotional amenorrhea

амила́за f amylase

амилазури́я f amylasuria

амило́ид m amyloid

амилоидо́з m amyloidosis

амито́з m amitosis

аммиа́к m ammonia

амнезия́ f amnesia, loss of memory

~, антерогра́дная anterograde amnesia

~, периоди́ческая episodic amnesia

амнио́н m amnion

амниони́т m amnionitis

амниоре́я f amniorrhea

амниоценте́з m amniocentesis

~, влага́лищный vaginal amniocentesis

~ по генети́ческим показа́ниям genetic amniocentesis

~, чрезбрюши́нный transabdominal amniocentesis

амо́рфный amorphous

ампелотерапи́я f ampelotherapy

амплиту́да f amplitude

áмпула *f* 1. *анат.* ampulla 2. *фарм.* amp(o)ule
~ **мáточной трубы́** ampulla of the uterine tube
ампутациóнный amputating
ампутáция *f* amputation
~ **(стопы́) по Пирогóву** Pirogoff's (foot) amputation
~ **шéйки мáтки** hysterotrachelectomy
ампути́ровать amputate
амфотéрный amphoteric
анабиóз *m* anabiosis
анаболи́зм *m* anabolism
анаболи́т *m* anabolite
анаболи́ческий anabolic
анавакци́на *f* anavaccine
аналгези́я *f* analgesia
аналéптик *m* analeptic
анáлиз *m* assay, analysis (*pl* analyses)
~, **агрегациóнный** aggregation assay
~, **адгезиóнный** adhesion assay
~, **активациóнный** activation analysis
~, **антигéнный** antigenic analysis
~, **бактериологи́ческий** bacterial examination
~, **биологи́ческий** biological assay
~ **выживáемости** survival study
~, **идиотипи́ческий** idiotypic analysis
~, **иммуногенети́ческий** immunogenotypic analysis
~, **иммунологи́ческий** immunoassay
~, **иммуносорбéнтный** immunosorbent assay
~, **иммунофлуоресцéнтный** fluoroimmunoassay, immunofluorescence assay
~, **иммуноэлектрофорети́ческий** immunoelectroassay
~, **клáстерный** cluster analysis
~, **колориметри́ческий** colorimetric analysis
~, **контрóльный** check analysis
~ **крóви** blood examination
~ **крóви, клини́ческий** complete blood count
~, **линéйно-регрессиóнный** linear regression analysis
~ **мéтодом блóттинга в гéле** gel-blotting analysis
~ **мéтодом электрóнного микрозóнда** electron microprobe analysis
~ **мочи́** urinanalysis
~, **послéдовательный** sequential analysis
~, **протóчный цитометри́ческий** flow cytometric analysis
~, **радиоизотóпный** radioassay
~, **радиоиммýнный** immunoradiometric assay
~, **радиоиммуносорбéнтный** radioimmunosorbent assay
~, **рентгенографи́ческий** X-ray analysis
~, **рентгенострукту́рный** X-ray diffraction analysis
~, **спектроскопи́ческий** spectroscopic analysis
~, **фермéнтный** enzyme analysis
анализáтор *m* :
~, **кислорóдный** oxygen detector

анализи́ровать analyze

ана́льный anal

ана́мнез *m* antecedent [case, past] history, anamnesis ◇ в ~е in the past; собира́ть ~ to take the history

~ жи́зни personal [life] history

~, профессиона́льный occupational history

~, семе́йный familial history

~, социа́льный social history

анамнести́ческий anamnestic

анаплази́я *f* anaplasia

анаса́рка *f* anasarca

анастомо́з *m* anastomosis

~, артериовено́зный arteriovenous anastomosis

~ «бок в бок» side-to-side anastomosis

~ «бок в коне́ц» side-to-end anastomosis

~, кише́чный intestinal anastomosis

~ «коне́ц в бок» end-to-side anastomosis

~ «коне́ц в коне́ц» end-to-end anastomosis

ана́том *m* anatomist

анатоми́ческий anatomic(al)

анато́мия *f* anatomy

~, описа́тельная descriptive anatomy

~, патологи́ческая pathological anatomy

~, прикладна́я applied anatomy

~, сравни́тельная comparative anatomy

~, топографи́ческая regional anatomy

анафа́за *f* anaphase

анафилакси́я *f* anaphylaxis

анафилакти́ческий anaphylactic

анаэро́б *m* anaerobe

~, облига́тный obligate anaerobe

~, факультати́вный facultative anaerobe

анаэробио́з *m* микр. anaerobiosis

анаэро́бный anaerobic

ангидро́з *m* an(h)idrosis

ангии́т *m* angi(i)tis, vasculitis

~, аллерги́ческий ко́жный allergic cutaneous angiitis

~, висцера́льный visceral angiitis

~, некротизи́рующий necrotizing angiitis

анги́на *f* angina, acute tonsillitis

~, агранулоцита́рная agranulocytic angina

~, лакуна́рная lacunar tonsillitis

~ Фила́това infectious mononucleosis

~, фолликуля́рная follicular tonsillitis, follicular angina

ангино́зный anginal

ангиобла́ст *m* angioblast

ангиобласто́ма *f* angioblastoma

ангиогене́з *m* angiogenesis

ангиогра́фия *f* angiography, vasography

~, церебра́льная cerebral angiography

ангиокардиогра́фия *f* angiocardiography

ангиоло́гия *f* angiology

ангио́ма *f* angioma

ангиомато́з *m* angiomatosis

ангионевро́з *m* angioneurosis

ангиопаре́з *m* angioparesis

ангиопати́я *f* angiopathy

ангиопо́эз *m* angiopoiesis

ангиоре́ксис *m* angiorrhexis

ангиоспа́зм *m* vascular spasm

ангиотензи́н *m* angiotensin

ангиотри́б *m* angiotribe

ангиотрофоневро́з *m* angiotrophoneurosis

ангиохоли́т *m* angiocholitis

ангиэктази́я *f* angiectasia, angiectasis

андроге́н *m* androgen

андроло́гия *f* andrology

аневри́зма *f* aneurysm

~ ао́рты aortic aneurysm

~, артериовено́зная arteriovenous aneurysm

~, веретенообра́зная fusiform aneurysm

~, и́стинная primary [true] aneurysm

~, ло́жная spurious aneurysm

~, рассла́ивающая dissecting aneurysm

~ се́рдца cardiac aneurysm

аневризмати́ческий aneurysmatic

аневризмэктоми́я *f* aneurysmectomy

анеми́чный anemic

анеми́я *f* anemia

~, алимента́рная deficiency anemia

~, апласти́ческая aplastic anemia

~, ботриоцефа́льная bothriocephalus anemia

~, гемолити́ческая hemolytic anemia

~, гемолити́ческая аутоим-му́нная hemolytic autoimmune anemia

~, геморраги́ческая hemorrhagic anemia

~, гипохро́мная hypochromic anemia

~, железодефици́тная iron deficiency [sideropenic, hypoferric] anemia

~ Ку́ли Cooley's anemia, thalassemia major

~, микроцита́рная microcytic anemia

~, нормоцита́рная normocytic anemia

~, перницио́зная Addison's anemia

~, постгеморраги́ческая posthemorrhagic anemia, anemia after bleeding

~, серпови́дно-кле́точная drepanocytemia, drepanocytosis, sickle-cell disease

~, спленоге́нная splenic anemia

анерги́я *f* anergy

анестезиоло́гия *f* anesthesiology

анестези́я *f* anesthesia; loss of sensation

~, внутриве́нная infusion [intravenous] anesthesia

~, инфильтрацио́нная infiltration anesthesia

~, кауда́льная caudal anesthesia

~, ме́стная local [topical] anesthesia

~, о́бщая general anesthesia

~, по́лная total anesthesia

~, проводнико́вая conduction [block] anesthesia

~, региона́рная regional anesthesia

~, сакра́льная sacral anesthesia

~, сегмента́рная segmental anesthesia

~, спинномозгова́я spinal [lumbar] anesthesia, rachianesthesia

~, субарахноида́льная subarachnoid anesthesia

~, эпидура́льная epidural anesthesia

анесте́тик *m* anesthetic

анизометропи́я *f* anisometropia

анизотро́пный anisotropic ·

анизоцито́з *m* anisocytosis

анкило́з *m* ankylosis

~, ко́стный bony ankylosis

анкилосто́ма *f* ankylostoma, hookworm

аннулопла́стика *f* *(напр. митрального клапана)* annuloplasty

ановуля́ция *f* anovulation

анома́лия *f* anomaly

~, врождённая congenital anomaly

анома́льный anomalous

анорексиге́нный anorexigenic

анорекси́я *f* anorexia

аноректа́льный anorectal

аносми́я *f* anosmia

антагони́зм *m* antagonism

антаци́дный ant(i)acid

антиаллерги́ческий antiallergic

антибактериа́льный antibacterial

антибио́тик *m* antibiotic

~ широ́кого спе́ктра де́йствия broad-spectrum antibiotic

антиви́русный antiviral

антигельми́нтный antihelmintic

антиге́н *m* antigen

~, австрали́йский Australia antigen

~, бактериа́льный bacterial antigen

~ гепати́та В, пове́рхностный hepatitis B surface antigen, HBsAg

~ гистосовмести́мости histocompatibility antigen

~ гру́ппы кро́ви blood group substance

~, карциноэмбриона́льный oncofetal antigen

антиге́нность *f* antigenicity

антигистами́нный antihistaminic

антидиурети́ческий antidiuretic

антидо́т *m* antidote

антииму́нный anti-immune

антикоагуля́нт *m* anticoagulant

антикомплемента́рность *f* anticomplementarity

антимикро́бный antimicrobial

антиоксида́нт *m* antioxidant

антираби́ческий antirabic

антиревмати́ческий antirheumatic

антисепти́ческий antiseptic

антисы́воротка *f* antiserum

антитела́ *n pl* antibodies

~, агреги́рованные aggregated antibodies

~, комплементсвя́зывающие complement-fixing antibodies

~, ме́ченые labeled antibodies

~, преципити́рующие precipitating antibodies

~, сенсибилизи́рующие sensitizing antibodies

~, спермагглютини́рующие sperm-agglutinating antibodies

антителозави́симый antibody-dependent

антителообразу́ющий antibody-producing

антитокси́н *m* antitoxin

антрако́з *m* anthracosis

антра́льный antral

антропогене́з *m* anthropogenesis

анури́я *f* anuria

а́нус *m* anus

анью́м *m* ainhum, spontaneous dactylolysis

ао́рта *f* aorta

~, брюшна́я abdominal aorta

~, грудна́я thoracic aorta

аортографи́я *f* aortography

апика́льный apical

апирекси́я *f* apyrexia

апирети́ческий apyretic

апитерапи́я *f* apitherapy

аплази́я *f* aplasia

апноэ́ *n* apnea

апокри́нный apocrine

апоневро́з *m* aponeurosis

апоплекси́я *f* apoplexy

аппара́т *m* apparatus

~, вестибуля́рный vestibular apparatus

~, голосово́й vocal apparatus

~ Го́льджи Golgi apparatus

~, опо́рно-дви́гательный locomotor apparatus

~, слухово́й hearing aid, hearing apparatus, otophone

~, сшива́ющий stapler

аппарату́ра *f* equipment

аппе́ндикс *m* (vermicular) appendix, apityphlon

аппендикуля́рный *(относя́щийся к червеобразному отро́стку)* appendic(e)al

аппендици́т *m* appendicitis

аппендэктоми́я *f* appendectomy

аппети́т *m* appetite

~, извращённый pica, parorexia, perverted appetite

~, повы́шенный limosis, lycorexia, hyperorexia

~, пони́женный hyporexia

апракси́я *f* apraxia

~, акинети́ческая akinetic apraxia

~, амнести́ческая amnestic apraxia

~, идеокинети́ческая ideokinetic apraxia

~, иннервацио́нная innervation apraxia

~, конструкти́вная constructional apraxia

~, кортика́льная cortical apraxia

апте́ка *f* pharmacy, drugstore, chemist's (shop)

апте́карь *m* chemist

апте́чка *f* drug box, medicine chest

~ пе́рвой по́мощи first-aid chest, first-aid set

~, похо́дная ambulance box

арахноида́льный arachnoidal

арахноиди́т *m* arachnoiditis

~, сли́пчивый adhesive arachnoiditis

арбови́рус *m* arbovirus

аргентаффинный argentaffin

аргирия *f* argyria, argyriasis, argyrism, argyrosis

ареола *f* areola

ареолит *m* areolitis

ареометр *m* areometer

аритмия *f* dysrhythmia, arrhythmia

~, дыхательная respiratory arrhythmia

~, синусовая sinus arrhythmia

арка *f* arch

ароматический aromatic

артериализация *f* arterialization

артериальный arterial

артериит *m* arteritis

~, гигантоклеточный giant-cell arteritis

~, ревматический rheumatic arteritis

~, сифилитический syphilitic arteritis

артериография *f* arteriography

~, селективная selective arteriography

артериола *f* arteriola, arteriole

артериолит *m* (*воспаление артериол*) arteriolitis

артериолонекроз *m* arteriolonecrosis

артериопатия *f* arteriopathy

артериопластика *f* arterioplasty

артериосклероз *m* arteriosclerosis

артериотомия *f* arteriotomy

артериэктомия *f* arteriectomy

артерия *f* artery

~, бедренная femoral artery

~, локтевая ulnar artery

~, лучевая radial artery

~, малоберцовая fibular artery

~, маточная uterine artery

~, общая печёночная common hepatic artery

~, плечевая brachial artery

~, подключичная subclavian artery

~, подколенная popliteal artery

~, подкрыльцовая axillary artery

~, позвоночная vertebral artery

~, почечная renal artery

артралгия *f* arthrodynia, joint pain, arthralgia

артрит *m* arthritis

~, адъювантный adjuvant-induced arthritis

~, гемофилический hemophilic arthritis

~, гнойный arthrempyesis, pyogenic arhritis

~, гонорейный blennorrhagic [gonococcal] arthritis

~, грибковый arthritis fungosa, mycotic arthritis

~, дизентерийный dysenteric arthritis

~, инфекционный infective arthritis

~, климактерический climacteric [menopausal] arthritis

~, мутилирующий arthritis mutilans

~, острый acute arthritis

~, подагрический gouty [uratic] arthritis

~, псориатический psoriatic

arthropathy, psoriatic arthritis

~, реакти́вный reactive arthritis

~, ревмато́идный rheumatoid arthritis

~, сифилити́ческий syphilitic arthritis

~, туберкулёзный tuberculous arthritis

~, экссудати́вный exudative arthritis

~, ювени́льный ревматойдный juvenile rheumatoid arthritis

~, ювени́льный хрони́ческий juvenile chronic arthritis

артрити́зм *m* arthritism

артрити́ческий arthritic

артрогра́фия *f* arthrography

артроде́з *m* arthrodesis, artificial ankylosis

артро́з *m* arthrosis

~, деформи́рующий arthrosis deformans

артро́лиз *m* arthrolysis

артроли́т *m* arthrolith, joint stone

артроло́гия *f* arthrology

артропати́я *f* arthropathy

~, нейроге́нная neurogenic arthropathy

артропла́стика *f* arthroplasty

артроско́п *m* arthroscope

артроскопи́я *f* arthroscopy

артрото́м *m* arthrotome

артротоми́я *f* arthrotomy

артроце́ле *n* arthrocele

артроцентез *m* (*пункция сустава*) arthrocentesis

артрэктоми́я *f* (*удаление сустава*) arthrectomy

архитекто́ника *f невр.* architectonics

асбесто́з *m* asbestosis

асе́птика *f* asepsis

асепти́ческий aseptic

асимметри́я *f* asymmetry

асинклити́зм *m* asynclitism

асистоли́я *f* asystole, asystolia

аскари́да *f* Ascaris, maw worm

аскаридо́з *m* ascariasis, maw worm invasion

аспараги́н *m* asparagine

аспарта́за *f* aspartase

аспе́кт *m* aspect

аспергиллёз *m* aspergillosis

аспергилло́ма *f* aspergilloma

асперми́я *f* aspermia

аспира́нт *m* post-graduate (student)

аспира́т *m* aspirate

~, тонкоиго́льный fine needle aspirate

аспира́ция *f* aspiration

~, меко́ниевая meconium aspiration

асплени́я *f* asplenia

ассимиля́ция *f* assimilation

ассисте́нт *m* assistant

ассоции́рованный associated

астени́я *f* asthenia

астигмати́зм *m* astigmatism

а́стма *f* asthma

~, бронхиа́льная bronchial asthma

астрогли́я *f* astroglia

асфикси́я *f* asphyxia

~, бе́лая white asphyxia

~, внутриутро́бная fetal asphyxia

~ новорождённого asphyxia neonatorum

~, си́няя blue asphyxia

~, травматическая traumatic asphyxia

асфиктический asphyxial

асцит *m* ascites, hydroperitoneum, peritoneal [abdominal] dropsy

атаксия *f* ataxia

ателектаз *m* atelectasis

атерогенез *m* atherogenesis

атерома *f* atheroma

атеросклероз *m* atherosclerosis

атетоз *m* athetosis

атипичный atypical

атлант *m (первый шейный позвонок)* atlas

атлантозатылочный atlantooccipital

атмосфера *f* atmosphere

атмосферный atmospheric

атонический atonic

атопия *f* atopic allergy, atopy

атрезия *f* atresia

атретический atresic, atretic

атриовентрикулярный *(предсердно-желудочковый)* atrioventricular

атрофия *f* atrophy ◇ ~ от бездействия atrophy of disuse

~, бурая brown atrophy

~, острая жёлтая acute yellow atrophy (of the liver)

аудитория *f* lecture-room, lecture-hall

áура *f* aura

аускультация *f* auscultation

аутоагрессия *f* self-aggression ·

аутоаллергия *f* autoallergy

аутоантиген *m* autoantigen, self-antigen

аутоантитело *n* autoantibody

аутовакцина *f* autogenous vaccine

аутогаптен *m* self-hapten

аутогемотрансфузия *f* autohemotransfusion

аутогенный autogenous

аутоиммунитет *m* autoimmunity

аутоинтоксикация *f* autointoxication

~, кишечная scatemia

аутоинфекция *f* self-infection

аутолиз *m* autolysis, self-digestion

аутолитический autolytic

аутологический autologous

аутопластика *f* autoplasty

аутопсия *f* autopsy, postmortem examination, necropsy, necrotomy

ауторадиография *f* autoradiography ·

аутосенсибилизация *f* autosensitization

аутосома *f* autosoma

аутосомный autosomal

аутосыворотка *f* autoserum

аутотрансплантат *m* autograft

аутотрансплантация *f* autografting, autotransplantation

аутотрансфузия *f* autotransfusion

аутофагия *f* autophagy

аутоцитотоксичность *f* autocytotoxicity

аутоэпитоп *m* autoimmune epitope

афазия *f* aphasia

афакия *f* aphakia, absence of the lens

афебрильный afebrile

áфта *f* aphtha

áфты *f pl* aphthae

~, тропи́ческие moniliasis, tropical aphthae

аффе́кт *m* affect

аффекти́вный affective

афферéнтный afferent

аффинитéт *m* affinity

ахиллобурси́т *m* (*бурсит пяточного сухожилия*) Achilles bursitis

ацидóз *m* hyperacidity

аэрáция *f* aeration

аэроаллергéн *m* aeroallergen, inhalant allergen

аэрóб *m* aerobe

аэрóбный aerobian, aerobic

аэродонталги́я *f* aerodontalgia

аэрозóль *m* aerosol, spray

аэротерапи́я *f* air cure

аэрофаги́я *f* aerophagy

Б

базалиóма *f* basal cell carcinoma, basal cell epithelioma

базáльный basal

базиля́рный basilar

базофи́л *m* basophil, basophilic cell

базофили́я *f* high basophil count, basophilia

базофи́льный basophilic

бактериáльный bacterial

бактериеми́я *f* bacteremia

бактéрии *f pl* bacteria (*sing* bacterium)

~, анаэрóбные anaerobic bacteria

~, ацидофи́льные acidophilic bacteria

~, аэрóбные aerobic bacteria

~, грамотрицáтельные gram-negative bacteria

~, грамположи́тельные gram-positive bacteria

~, дифтериеподóбные coryneform bacteria

~, кислотоусто́йчивые acid-fast bacteria

~, колиподóбные coliform bacteria

~, палочкови́дные rodlike bacteria

~, патогéнные pathogenic bacteria

бактериóлиз *m* bacteriolysis

бактериолизи́н *m* bacteriolysin

бактериолити́ческий bacteriolytic

бактериóлог *m* bacteriologist

бактериологи́ческий bacteriologic(al)

бактериолóгия *f* bacteriology

бактериоскопи́я *f* bacterioscopy

бактериостати́ческий bacteriostatic

бактериофáг *m* bacteriophage

~, дизентери́йный dysenteric bacteriophage

бактериофаги́ческий bacteriophagic

бактериофаги́я *f* bacteriophagia

бактериури́я *f* bacilluria

бактерици́дный bactericidal, bacillicidal, microbicidal

балани́т *m* balanitis

баланопла́стика *f* balano-plasty

баланопости́т *m* balanoposthitis

баланорраги́я *f* balanorrhagia

бала́нс *m* balance

~, азо́тистый nitrogen balance

~, во́дно-солево́й fluid-and-electrolyte balance

~, во́дный water balance

~, отрица́тельный negative balance

~, положи́тельный positive balance

~, теплово́й heat balance

баллоти́рование *n* (*напр. плода в матке*) ballottement, repercussion

бальза́м *m* balm, balsam (*pl* balsami)

~, кана́дский Canada balsam

бальзами́ческий balmy, balsamic

бальнеологи́ческий balneologic, balneal

бальнеоло́гия *f* balneology

бальнеотерапи́я *f* balneotherapy, balneation

банда́ж *m* belt, bandage, binder, brace

~, грыжево́й (hernial) truss

банк *m*:

~ ге́нов gene bank

~ кло́нов clone library

~ кро́ви blood bank

~ спе́рмы semen bank

ба́нки *f pl*, медици́нские cupping glass, wet cups

ба́ня *f*, водяна́я water bath

барестези́я *f* baresthesia

барока́мера *f* pressure [altitude] chamber

бароти́т *m* barotitis

барореце́птор *m* baroreceptor, pressure receptor

баросинуси́т *m* barosinusitis

барота́ксис *m* barotaxis

баротерапи́я *f* barotherapy

баротра́вма *f* barotrauma

~, декомпрессио́нная decompression barotrauma

баротропи́зм *m* barotropism

бартолини́т *m* bartholinitis

барье́р *m* barrier

~, гематоэнцефали́ческий blood-brain barrier

~, защи́тный protective barrier

~, плацента́рный placental barrier

бассе́йн *m*, пла́вательный swimming bath, swimming pool

бахро́мчатый fimbriated

баци́лла *f* bacillus (*pl* bacilli)

бациллоноси́тель *m* (bacilli)carrier

бе́дренный femoral

бедро́ *n* femur, thigh, hip

безболе́зненность *f* indolence

безболе́зненный unpainful, indolent, painless

безво́дный waterless, anhydrous

безвре́дный harmless

безде́тность *f* childlessness

безжелту́шный anicteric

безжи́зненный lifeless

безмиели́новый amyelinic

безмикро́бный amicrobic

безопа́сность *f* security, safety

~ медикаме́нта drug safety

~, радиацио́нная radiation safety

безопа́сный non-hazardous

безу́мие *n* madness, folly

бе́ли *pl* leucorrhea, leucorrhagia, whites

~, кровяни́стые blood stained whites

белковоподо́бный albuminoid

бело́к *m* protein

~, денатури́рованный denatured protein

~ кро́ви blood protein

~, расти́тельный vegetable protein

~, специфи́ческий specific protein

~, чужеро́дный foreign protein

~, шо́ковый shock protein

бельмо́ *n* leukoma

бензо́л *m* benzene, benzol

бере́менная gravid, pregnant

бере́менность *f* pregnancy, gestation, gravidity, graviditas

~, внема́точная extrauterine [ectopic] pregnancy, eccyesis

~ дво́йней gemellary pregnancy

~, доно́шенная term pregnancy

~, ма́точная uterogestation, uterine pregnancy

~, многопло́дная multiple pregnancy

~, ре́зус-несовмести́мая Rh-incompatible pregnancy

~, тру́бная tubal pregnancy

бе́ри-бе́ри *n* beri-beri

бескле́точный cell-free, acellular

бескро́вный bloodless, unbloody, exsanguinate

беспло́дие *n* infertility, sterility, acyesis, infecundity

~, же́нское atocia

~, обрати́мое reversible sterility

беспло́дный infertile, sterile, acyetic

беспоко́йный restless

беспоко́йство *n* anxiety

беспоко́ящийся anxious

бесси́лие *n*, полово́е loss of sexual power, impotence, impotency

бесси́льный impotent, powerless, weak

бессимпто́мный asymptomatic, silent, symptom-free

бессо́нница *f* insomnia, hyposomnia, loss of sleep

бесстра́стный passionless

бесфо́рменный shapeless

бе́шенство *n* rabies, lyssa

библиоте́ка *f* library

~ ге́нов gene library

бигемини́я *f* bigeminal pulse, bigeminy

бикс *m* dressing box

биле́т *m*, экзаменацио́нный examination card

билеверди́н *m* biliverdin

билируби́н *m* bilirubin

~, непрямо́й indirect bilirubin

~, о́бщий total bilirubin

~, прямо́й conjugated bilirubin

билирубинеми́я *f* bilirubinemia

билирубинури́я *f* bilirubinuria

бимануа́льный bimanual

бинокуля́рный binocular

бинт *m* bandage, roller ◇ ска́тывать ~ to roll a bandage

~, эласти́чный elastic bandage

биодо́за *f* biological dose

биоката́лиз *m* biocatalysis

биологи́ческий biologic(al)

биоло́гия *f* biology

~, молекуля́рная molecular biology

~, радиацио́нная radiation biology

~ челове́ка human biology

~, эксперимента́льная experimental biology

биома́сса *f* biomass

биометри́ческий biometric

биометри́я *f* biometry

биомехани́зм *m* biomechanism

биомеха́ника *f* biomechanics

биооксида́нт *m* biooxidant

биопотенциа́л *m* biopotential

биопси́я *f* biopsy

~, аспирацио́нная aspiration [suction] biopsy

~, напра́вленная guided biopsy

~, операцио́нная open biopsy

~ пе́чени, чреско́жная percutaneous hepatic aspiration

~, прице́льная target biopsy

~, пункцио́нная needle [punch] biopsy

~, щёточная brush biopsy

~, эндоскопи́ческая endoscopic biopsy

биори́тм *m* biorhythm

биоси́нтез *m* biosynthesis

биосовмести́мость *f* biocompatibility

биоспектроскопи́я *f* biospectroscopy

биоте́хника *f* biological engineering

биоти́н *m* biotin, vitamin H

биоти́п *m* biotype

биотрансформа́ция *f* biotransformation

биофизи́ческий biophysical

биофлавоно́иды *m pl* bioflavonoids

биохими́ческий biochemical

биохи́мия *f* biochemistry

~, клини́ческая clinical biochemistry, clinical [medical] chemistry

~, молекуля́рная molecular biochemistry

биоэколо́гия *f* bioecology

биоэлектри́ческий bioelectric

биоэлеме́нт *m* bioelement

бипариета́льный biparietal

биполя́рность *f* bipolarity

бисексуа́льный bisexual

бифидобакте́рия *f* bifid bacterium

бифурка́ция *f* bifurcation

би́цепс *m* biceps

благоприя́тный favorable

благотво́рный beneficial

бланк *m* blank, form

~, рецепту́рный prescription blank

бластоге́н *m* blastogene

бластогене́з *m* blastogenesis

бластоге́нный blastogenic

бластоде́рма *f* blastoderm

бластодерма́льный blastodermal

бластоди́ск *m* blastodisk

бласто́ма *f* blastoma

бластомато́зный blastomatous

бластомико́з *m* blastomycosis

~, брази́льский Brazilian [South American] blastomycosis

~, глубо́кий deep blastomycosis

~, европе́йский European blastomycosis

~, кело́идный keloidal blastomycosis

~, ко́жный cutaneous blastomycosis

~, лёгочный pulmonary blastomycosis

~, пове́рхностный superficial blastomycosis

~, североамерика́нский North American blastomycosis

~, систе́мный systemic blastomycosis

~, тропи́ческий tropical blastomycosis

~, южноамерика́нский Brazilian [South American] blastomycosis

бластомогене́з *m* blastomogenesis

бластомоге́нный blastomogenic

бластопо́р *m* blastopore

бластотоми́я *f* blastotomy

бластоци́ста *f* blastocyst

бластоци́т *m эмбр.* blastocyte

бластоцито́ма *f* blastocytoma

бла́стула *f эмбр.* blastula

бле́дность *f* paleness, pallor

~, восково́я waxy pallor

бле́дный pale, pallid

блефари́т *m* blepharitis

блефароспа́зм *m* blepharospasm, winking spasm

близнецы́ *pl* twins

~, дизиго́тные dizygotic twins

~, монозиго́тные [одно-яйцо́вые] monozygotic twins, co-twins

близору́кость *f* myopia, shortsightedness, nearsightedness

~, высо́кая myopia of high degree

~, прогресси́рующая progressive myopia

блок *m* block

~, криоста́тный snap-frozen block

~, операцио́нный surgery block

блока́да *f* blocking

~, внутрижелу́дочковая intraventricular block

~, синоаурикуля́рная sinoauricular block

бло́ттинг *m иммун.* blotting

блужда́ющий (*напр. об органе*) floating

блюдцеобра́зный saucer-shaped

бля́шка *f* patch

~, кровяна́я plaque, thrombocyte

бобови́дный bean-shaped

бо́дрствование *n* wakefulness

бокс *m* box

болево́й algetic

боле́зненный painful

болезнетво́рный nosogenic, pathogenic

боле́зни *f pl*:

~, вну́тренние internal diseases

~, коллаге́новые collagenoses

~ наруше́ния обме́на metabolic diseases

боле́знь *f* affection, affliction, illness, disease, morbus

~, аддисо́нова Addison's disease

~, базе́дова Basedow's disease, Basedow's goiter

~ Бе́хтерева Bechterew's disease, Marie-Strümpell disease, ankylosing spondylitis

~ Бе́хчета Behçet's disease

~, бро́нзовая bronze disease, Addison's disease

~, вакцина́льная vaccinia

~ Васи́льева — Ве́йля Weil's disease, icterohemorrhagic leptospirosis

~ Ви́льсона Wilson's disease

~, высо́тная altitude sickness

~, го́рная mountain sickness

~ Де́йчлендера march foot, Deutschlender's disease

~, желчнока́менная chole-(cysto)lithiasis

~ Кви́нке angioneurotic [Quincke's] edema

~, кессо́нная caisson disease, decompression illness

~ Кро́на regional enteritis, Krohn's disease

~, лучева́я radiation disease

~ Мику́лича Mikulicz's disease

~, морска́я sea sickness

~, мочека́менная urolithiasis

~ накопле́ния гликоге́на glycogen thesaurismosis

~ накопле́ния холестери́на cholesterol thesaurismosis

~, паразита́рная parasitic disease

~ передвиже́ния kinetosis

~ почечнока́менная nephrolithiasis

~ психи́ческая mental malady, mental disease

~ Рейно́ Raynaud's disease

~ Ре́йтера (*уретро-окуло-синовиальный синдром*) Reiter's disease

~ Реклингха́узена (*1. нейрофиброматоз 2. паратиреоидная остеодистрофия*) Recklinghausen's disease

~, со́нная sleeping sickness, trupanosomiasis

~ Сти́лла Still's disease

~, сы́вороточная serum disease

~ Такая́су (*болезнь отсутствия пульса*) Takayasu's disease

~ Уи́ппла (*липогранулематоз брыжейки*) Whipple's disease

~ уку́са крыс sodoku

~ Хо́джкина (*злокачественный лимфогранулематоз*) Hodgkin's disease

~ Хо́ртона (*гигантоклеточный артериит*) Horton's arteritis

~ Ше́грена Sjögren's disease, sicca syndrome

бо́ли *f pl*:

~ в плечево́м суста́ве omalgia

~ в поясни́це lumbar pains

~, голо́дные fasting pains

~, да́вящие pressing pains

~, жгу́чие burning pains

~, иррадии́рующие radiating pains

~, кинжа́льние lancinating pains

~, коликообра́зные colicky pains

~, ко́лющие piercing pains

~, ме́стные local pains

~, мучи́тельные troublesome pains

~, невыноси́мые unbearable pains

~, ночны́е nyctalgia, nocturnal pains

~, но́ющие aching [dull] pains

~, опоя́сывающие girdle pains

~, о́стрые sharp pains

~, о́стрые внеза́пные pains

~, постоя́нные permanent pains

~ при глота́нии odynophagia

~ при движе́нии kinesalgia

~ при нада́вливании pressure pain

~, сверля́щие terebrant pains

~, си́льные severe pains

~, стреля́ющие shooting pains

~, тупы́е aching [dull] pains

~, уме́ренные moderate pains

боль *f* pain, dolor ◇ вызыва́ть ~ to cause the pain

~ в желу́дке stomach-ache

~ в животе́ abdominal pain

~ в крестцо́во-поясни́чной о́бласти low back pain

~ в о́бласти се́рдца cardiac pain

~ в поко́е rest pain

~ в спине́ backache

~ в эпигастри́и epigastric pain

~, головна́я headache, head pain, cephalalgia, cephalodynia

~, загруди́нные sternalgia, retrosternal pains

~, зубна́я odontalgia, toothache

больни́ц/а *f* hospital ◇ обраща́ться в ~y to apply to the hospital

~, ба́зовая teaching hospital

~, благотвори́тельная charity hospital

~, гинекологи́ческая hospital for women

~, госуда́рственная public hospital

~, де́тская children's hospital

~, многопро́фильная multifield hospital

~ о́бщего про́филя general hospital

~, однопро́фильная onefield hospital

~, психиатри́ческая mental hospital

~, райо́нная district hospital

~, специализи́рованная special hospital

~, ча́стная private hospital

больно́й *m* patient

~, амбулато́рный out-patient, ambulatory patient

~, госпитализи́рованный *см.* больно́й, стациона́рный

~, лежа́чий recumbent patient

~, находя́щийся на подде́рживающем гемодиа́лизе maintenance hemodialysis patient

~, психиатри́ческий mental patient

~, стациона́рный hospital [indoor] patient, in-patient

~, терапевти́ческий medical patient

~, хирурги́ческий surgical patient

~, ходя́чий walking patient

бо́люс *m* bolus

бор *m* bur; drill

бормаши́на *f* drill, drilling [boring] machine

борода́вка *f* verruca, wart

~, вульга́рная common wart

~, мя́гкая soft wart

~ на но́жке, кру́пная sycoma

~, ороговѐвшая horny wart

~, остроконѐчная fig [pointed] wart, condyloma acuminatum

~, пло́ская flat wart

~, подо́швенная plantar wart

~, ста́рческая senile wart

борода́вчатый warty

борозда́ *f* *анат.* sulcus, groove

~, странгуляцио́нная line of depression

боро́здчатый furrowed

боррѐлии *f pl (род спирохет)* Borrelia

борьба́ *f* fight

ботули́зм *m* botulism

брадикарди́я *f* bradycardia

~, си́нусовая sinus bradycardia

брадикини́н *m* bradykinin

брахиалги́я *f (боль в плече)* brachialgia

бред *m* delirium, delusion rave

~, алкого́льный delirium tremens

~, бу́йный violent delirium

бредово́й delusive, delirious

брига́да *f* team

~, выездна́я mobile team

~, кардиологи́ческая cardiac team

~ пѐрвой по́мощи primary care team

~, противошо́ковая shock team

~, хирурги́ческая surgical team

~ экстренной по́мощи emergency team

бровь *f* (eye) brow

брожѐние *n* fermentation

бром *m* bromine, Br

бромидро́з *m* bromidrosis

броми́зм *m* bromism

бронх *m* bronchus (*pl* bronchi)

бронхиа́льный bronchial

бронхио́ла *f* bronchiole

бронхиоли́т *m* bronchiolitis, capillary bronchitis

~, облитери́рующий obliterating bronchiolitis

бронхи́т *m* bronchitis

~, астмати́ческий asthmatic bronchitis

~, геморраги́ческий hemorrhagic bronchitis

~, гни́лостный putrid bronchitis

~, засто́йный congestive bronchitis

~, катара́льный catarrhal bronchitis

~, крупо́зный croupous bronchitis

~, механи́ческий mechanic bronchitis

~, пласти́ческий plastic bronchitis

~, продукти́вный productive bronchitis

~, псевдомембрано́зный pseudomembranous bronchitis

~, фибрино́зный fibrinous bronchitis

~, экссудати́вный exudative bronchitis

бронхоадени́т *m* bronchoadenitis

бронхоальвеоля́рный bronchoalveolar

бронхоге́нный bronchogenic

бронхогра́мма *f* bronchogram

бронхографи́я *f* bronchography

бронхоли́т *m* broncholith

бронхолитиа́з *m* broncholithiasis

бронхоло́гия *f* bronchology

бронхомико́з *m* bronchomycosis

бронхопати́я *f* bronchopathy

бронхоплевра́льный bronchopleural

бронхопневмони́я *f* bronchopneumonia

бронхоре́я *f* bronchorrhea

бронхоско́п *m* bronchoscope

бронхоскопи́ческий bronchoscopic

бронхоскопи́я *f* bronchoscopy

бронхоспа́зм *m* bronchospasm

бронхоспирографи́я *f* bronchospirography

бронхотоми́я *f* bronchotomy

бронхофони́я *f* bronchophony

бронхоэкта́зия *f* bronchiectasis

бруцеллёз *m* brucellosis, goat [Malta] fever

бруцеллёзный brucellar

брыже́ечный mesenteric

брыже́йка *f* mesentery

~ кише́чника bowel mesentery

~ ма́точной трубы́ mesosalpinx

~ ободо́чной кишки́ mesocolon

~ то́нкого кише́чника jejuno-ileal mesentery

~ червеобра́зного отро́стка mesoappendix

брюши́на *f* peritoneum

брюшко́ *n (мышцы)* belly

бубо́н *m* bubo(n)

бубо́нный bubonic

буго́р *m*:

~, ло́бный frontal tuber

~, пя́точный calcaneal tuber

~, седа́лищный tuber of the ischium

бугоро́к *m* tubercle

бугри́стость *f* анат. tuberosity

буж *m* bougie

бужи́рование *n* bougi(e)nage

булавови́дный clubbed

булими́я *f* excessive appetite

буллёзный bullous, blebby

бульба́рный bulbar

бульо́н *m* broth ◇ ~ с глицери́ном glycerol broth

~, мясопепто́нный beef-extract broth

бурси́т *m* bursitis

бурсэктоми́я *f* *(иссечение синовиальной сумки)* bursectomy

буты́лочка *f* для кормле́ния *(грудного ребёнка)* feeding bottle

буты́ль *f* bottle

бу́фер *m* buffer

бу́ферный buffered

бюре́тка *f* buret(te), dropping glass

~, градуи́рованная volume buret(te)

В

вагини́т *m* vaginitis, colpitis

ваго́н *m:*

~, для ра́неных hospital ward car

~, санита́рный hospital [medical] car

ваготоми́я *f* vagotomy

~, избира́тельная selective vagotomy

~, проксима́льная proximal vagotomy

ваготони́я *f* vagotony

ваготро́пный vagotropic

ва́гусный vagal

ва́жность *f* importance

вазели́н *m* mineral butter, vaseline

вазоакти́вный vasoactive

вазомото́рный vasomotor

вазопресси́н *m* antidiuretic hormone, vasopressin

вазотоми́я *f* vasotomy

вакуо́ль *f* vacuole

ва́куум *m* vacuum

ва́куум-або́рт *m* suction [aspiratory] curettage

вакци́на *f* vaccine

~, адсорби́рованная adsorbed vaccine

~, антираби́ческая rabies vaccine

~, безаллерге́нная allergenfree vaccine

~, жива́я live vaccine

~, инактиви́рованная inactivated vaccine

~, коклю́шная pertussis vaccine

~, ко́мплексная complex vaccine

~, осла́бленная attenuated vaccine

~ Пасте́ра Pasteur's vaccine

~, поливале́нтная polyvalent [multipartial] vaccine

~, противокоре́вая measles vaccine

~, противоо́спенная smallpox [jennerian] vaccine

~, противостолбня́чная tetanus vaccine

~ про́тив эпидеми́ческого пароти́та mumps vaccine

~, сибирея́звенная anthrax vaccine

~, сме́шанная mixed vaccine

~, суха́я dry vaccine

~, уби́тая killed vaccine

~, формали́новая formalinkilled vaccine

вакцина́ция *f* vaccination

~, обяза́тельная compulsory [mandatory] vaccination

вакцини́ровать vaccinate

вакци́ния *f* vaccinia

вакцинопрофила́ктика *f* vaccinal prevention

вакцинотерапи́я *f* vaccinotherapy

вале́нтность *f* valence, valency

ва́лик *m*, ногтево́й nail fold

вальвули́т *m* valvulitis

вальвулопла́стика *f* valvuloplasty

~, балло́нная balloon valvuloplasty

ва́нна *f* bath ◇ принима́ть ~y to take a bath

~, возду́шная air bath

~, гигиени́ческая hygienic bath

~, горчи́чная mustard bath

~, горя́чая hot bath

~, грязева́я mud bath

~, жемчу́жная pearl [bubble] bath

~, кислоро́дная oxygen bath

~, контра́стная contrast [alternating] bath

~, минера́льная mineral bath

~, морска́я sea-(water) bath

~, радо́новая radon bath

~, светова́я light bath

~, сероводоро́дная sulfurated hydrogen bath

~, сидя́чая sitting [half] bath

~, со́лнечная sun bath

~, углеки́слая carbon dioxide bath

~, успока́ивающая sedative bath

~, хво́йная pine needle bath

ва́нночка *f* pan

вариа́ции *f pl*, фенотипи́ческие phenotypic variabilities

варико́з *m* вен varicose veins

вариоло́ид *m* varioloid

васкули́т *m* vasculitis

~, генерализо́ванный widespread vasculitis

васкуляриза́ция *f* vascularization

ва́та *f* cotton wool

~, асбе́стовая asbestos wool

~, гигроскопи́ческая absorbent [purified] cotton (wool)

~, негигроскопи́ческая raw cotton

~, хлопчатобума́жная cotton wool

введе́ние *n* introduction

вводи́ть introduce

вдавле́ние *n* pit, impression

вда́вленный foveate

вдох *m* inspiration, breath

~ но́сом sniff

вдува́ние *n* insufflation

вдыха́ть inhale, breathe in

вегетариа́нец *m* vegetarian

вегета́ция *f* vegetation

веде́ние *n*:

~, предоперацио́нное preoperative management

~ родо́в management of labor

веду́щий leading

вези́кула *f* vesicle

ве́ко *n* eyelid, palpebra

ве́ктор *m* vector

векторкардиографи́я *f* vectorcardiography

величина́ *f* magnitude, value

~, приведённая в табли́це tabular value

велоэрго́метр *m* bicycle ergometer

велоэргометрия *f* bicycle exercise

вена *f* vein

~, варикозно расширенная varicose vein

~, воротная portal vein

~, непарная azygous vein

~ ноги, подкожная saphena

~, полая cava

~ сетчатки, центральная central retinal vein

~, яремная jugular vein

венепункция *f* venepuncture

венерический venereal

венесекция *f* phlebotomy, venesection

венозный venous

веностаз *m* venostasis

вентиляция *f* ventilation

~, управляемая controlled ventilation (*e.g. of the lung*)

~, усиленная forced ventilation

венула *f* venule

вербигерация *f псих.* verbigeration

веретено *n ген.* spindle

веретенообразноклеточный fusocellular

веретенообразный fusiform

верифицировать verify

вероятность *f* probability

верхний superior, upper

верхушка *f* apex, vertex

~ сердца apex of the heart

вес *m* weight

~, избыточный overweight

~, молекулярный molecular weight

~ при рождении birth weight

~ тела body weight

веснушка *f* freckle, ephelis, lenticula, sunspot

вестерн-блоттинг *m* Western-blotting

весы *pl* balance, scales

~, аптекарские pharmaceutical scale

~ для грудных детей baby balance

ветвь *f* branch, ramus

вещество *n* substance, matter

~, бактерицидное bactericide

~, боевое отравляющее war gas

~, вазоактивное vasoactive substance

~, инородное foreign substance

~, кожно-нарывное vesicant

~, контрастное contrast medium, contrast substance

~ кости, губчатое cancellous bone

~, межклеточное intercellular substance

~, питательное nutrient

~, серое (*головного и спинного мозга*) gray matter

~, флюоресцирующее fluorescent substance

~, химическое chemical substance

взаимодействие *n*, межклеточное cell-cell collaboration, cell-cell cooperation

взаимосвязь *f* interrelation

взбалтывание *n* agitation

взвесь *f* suspension

взвешивание *n* weighing

вибрация *f* vibration

вибрион *m* vibrio

вид *m*:

~, внéшний appearance

~ сбóку side view

вúдение *n*, ночнóе night vision

вúдеть see

вúдимый visible

видоспецифúчность *f* species specificity

визуализáция *f* imaging

викáрный vicarious

винт *m* screw

вириóн *m* virion

вирулéнтность *f* virulence

вúрус *m* virus

~, адено-ассоциúрованный adeno-associated virus

~, аттенуúрованный attenuated virus

~ бéшенства rabies virus

~ гепатúта hepatitis virus

~ грúппа influenza virus

~, дефéктный defective virus

~ иммунодефицúта человéка human immunodeficiency virus, HIV

~ кóри measles virus

~ краснýхи rubella virus

~, латéнтный latent virus

~, нейротрóпный neurotropic virus

~, онкогéнный oncogenic virus

~, ослáбленный weakened [attenuated] virus

~ óспы smallpox [variola] virus

~ папиллóмы papilloma virus

~ полиомиелúта poliovirus

~ простóго гéрпеса herpes simplex virus

~ свúнки *см.* вúрус эпидемúческого паротúта

~, СПИДа *см.* вúрус иммунодефицúта человéка

~, Т-лимфотрóпный T-lymphotropic virus

~, фиксúрованный fixed virus

~, фильтрýющийся filter-passing virus, ultravirus

~ эпидемúческого паротúта epidemic parotitis [mumps] virus

вúрусный viral

вискозиметрúя *f* viscosimetry

вúсмут *m* bismuth, Bi

висóк *m* temple

височный temporal

висцерáльный visceral

витамúн *m* vitamin

~ A vitamin A, antixerophthalmic vitamin

~ B_1 vitamin B_1, antineuritic vitamin, thiamine

~ B_2 vitamin B_2, riboflavin

~ B_3 vitamin B_3, pantothenic acid

~ B_6 vitamin B_6, pyridoxine

~ B_{12} vitamin B_{12}, cyancobalamine

~ C vitamin C, antiscorbutic vitamin

~ D vitamin D, antirachitic factor

~ E vitamin E, antisterility factor, tocopherol

~ H vitamin H, biotin

~ K vitamin K, antihemorrhagic factor

витилúго *n* vitiligo, white leprosy, piebald skin

ВИЧ *см.* вúрус иммунодефицúта человéка

взаимодéйствие *n* collaboration, cooperation, interaction

включа́ть incorporate, include

включе́ние *n* incorporation, inclusion

~, внутрикле́точное inclusion body

включённый included

вколо́ченный *(о переломе)* impacted

вкус *m* gustation, taste

вкусово́й gustative, gustatory

влага́лище *n* sheath; vagina

~ не́рва nerve sheath

~, синовиа́льное synovial sheath

~, сухожи́льное tendon sheath

вла́жность *f (воздуха)* humidity

вла́жный humid, moist

влече́ние *n*, полово́е sexual drive

влива́ние *n* infusion

~, внутриартериа́льное arterial infusion

~, внутривéнное (intravenous) infusion

влива́ть infuse

влия́ние *n* influence

вме́сто in place of

вмеша́тельство *n* intervention

~, хирурги́ческое surgical intervention

вме́шиваться interfere

внеза́пный sudden

внезаро́дышевый extraembryonic

внекле́точный extracellular

внема́точный extrauterine

внесосу́дистый extravascular

внесуставно́й extra-articular

вне́шний external, outside

вну́тренний inner, internal

внутриартериа́льный intra-arterial

внутрибронхиа́льный intra-bronchial

внутривéнный intravenous, endovenous

внутриглазно́й intraocular

внутрижелу́дочный intragastric

внутрикле́точный intracellular, endocellular

внутрико́жный intradermal

внутрима́точный intrauterine

внутримы́шечный intramuscular

внутрипечёночный intrahepatic

внутрисуставно́й intra-articular

внутриутро́бный intrauterine

внутричерепно́й intracranial

внутрия́дерный intranuclear

внуше́ние *n* suggestion

во́гнутый concave

вода́ *f* water

~, бидистиллиро́ванная bidistilled water

~, водопрово́дная tap water

~, питьева́я potable [drinking] water

~, сто́чная waste water

~, сыра́я row water

води́тель *m*:

~ ри́тма pacemaker

~ ри́тма, эндокардиа́льный endocardial pacemaker

~ ри́тма, эпикардиа́льный epicardial pacemaker

во́дный hydrous

водобоя́знь *f* hydrophobia

водолече́бница *f* balneary

водолече́ние *n* water-cure, water treatment

водопровод *m анат.* aqueduct

~, сильвиев Sylvian aqueduct

водорастворимый water-soluble

водород *m* hydrogen, H

воды *f pl*:

~, околоплодные waters

~, промывные washing waters

~, сточные sewage

водянка *f* dropsy, hydrops

водяночный hydropic

возбудимость *f* excitability

~, повышенная hyperexcitability

возбудитель *m* инфекции infectious agent, germ

возбуждать excite, stimulate

возбуждающий excitant

возбуждение *n* excitation, agitation

~, нервное nervous agitation

возбуждённый excited

возвратный recurrent

возвращение *n* return

возвышение *n анат.* eminence

~ большого пальца руки ball of thumb

воздействие *n*, однократное single exposure

воздух *m* air

~, атмосферный ambient air

~, вдыхаемый inspired air

~, выдыхаемый expired air

воздухоносный aeriferous

воздушно-капельный *(перенос инфекции)* airborne, droplet

возможность *f* possibility

~ выздоровления possibility of recovery

возможный possible

возникать arise

возобновление *n* renewal

возраст *m* age

~, в котором ребёнок начал ходить walking age

~, гестационный gestational age

~, детородный childbearing age

~, календарный chronological age

~, костный *рентг.* bone age

~ культуры *(клеток)* culture age

~, морфологический anatomical age

~, пенсионный retirement age

~, средний middle age

~, физиологический physiological age

~, школьный school age

возрастной age-dependent

война *f*, бактериологическая germ [bacterial] warfare

волдырь *m* bulla, blister

волна *f* wave

~, двухфазная diphasic wave

~, нисходящая downward wave

~, пульсовая pulse wave

волнение *n* agitation

волны *f pl*, электромагнитные electromagnetic waves

волокнистый fibrous

волокна *n pl*:

~, адренергические *(нервные)* adrenergic fibers

~, аргентофильные argentophilic [reticular] fibers

~, коллаге́новые collagen(ic) [collagenous] fibers

~, холинерги́ческие (нервные) cholinergic fibers

волокно́ n fiber

~, безмя́котное (нервное) unmyelinated fiber

~, дви́гательное (нервное) motor fiber

~, миели́новое (нервное) myelinated fiber

~, мы́шечное muscular fiber

~, эфферéнтное (нервное) efferent fiber

во́лос m hair, pilus

волоса́тый hairy

во́лосы m pl:

~, густы́е thick hair

~, пушко́вые lanugo hair

волосяно́й villose, villous

волча́нка f lupus

~, диско́идная discoid lupus

~, кра́сная систе́мная systemic lupus erythematosus, LE

~, проста́я lupus vulgaris

вопро́с m question

вопро́сник m questionnaire

воро́нка f funnel, infundibulum

~, дели́тельная separating [dropping] funnel

воро́та pl hilus

~, грыжевы́е hernial ring

~, инфе́кции entry of infection

воро́тный portal

ворси́нка f villus

ворси́нки f pl villi

~, кише́чные intestinal villi

~ синовиа́льной оболо́чки synovial villi

ворси́нчатость f villosity

воск m wax

восковидный waxy

воспале́ние n inflammation

~ горта́ни laryngitis

~ грудно́й железы́ mastitis

~ ма́тки metritis

~ минда́лин tonsillitis

~ надко́стницы periostitis

~ ногтево́го ло́жа onychia

~ пищево́да esophagitis

~ прямо́й кишки́ proctitis

~ пупка́ omphalitis

~ рогово́й оболо́чки гла́за keratitis

~ са́льника omentitis

~ серо́зных оболо́чек serositis

~ слепо́й кишки́ typhlitis

~ сосцеви́дного отро́стка mastoiditis

воспали́тельный inflammatory

восприи́мчивость f sensitiveness, sensitivity, receptivity, susceptibility

восприя́тие n reception, perception

~, вкусово́е taste perception

~, простра́нственное space perception

~ ре́чи speech perception

~ све́та light perception

воспроизведе́ние n reproduction

воспроизводи́мость f reproducibility

воспроизводи́ть replicate, reproduce

восстана́вливать 1. хим. reduce 2. restore

восстановле́ние n 1. хим. reduction 2. restitution, restoration

~ ве́са recovery of weight

~, хирурги́ческое surgical repair

восходя́щий ascending
вошь *f* louse
~, головна́я head louse
~, лобко́вая pubic louse
~, платяна́я body louse
впа́дина *f* cavity
~, вертлу́жная cotyle, cotyloid cavity
вправи́мый reducible
вправле́ние *n* (*грыжи, вывиха*) taxis
вправля́ть reset
враста́ть (*напр. о ногте*) ingrow
врач *m* doctor, physician ◇ вы́звать ~á to call in a doctor; посети́ть ~á to see a physician
~, гла́вный head doctor
~, зубно́й dentist
~, ле́чащий attending doctor
~ о́бщей пра́ктики generalist
~, пала́тный ward doctor
~, се́льский country doctor
~, семе́йный family doctor
~ стациона́ра hospital physician
~, участко́вый district doctor
~, частнопрактику́ющий private practitioner
врач-аллерго́лог *m* allergologist, allergist
врач-анестезио́лог *m* anesthesiologist
врач-дието́лог *m* dietitian
враче́бный iatric (al)
врач-инте́рн *m* intern
врач-консульта́нт *m* consultant, medical adviser
врач-лабора́нт *m* doctor-laboratory assistant

врач-стажёр *m* resident, junior doctor
вред *m* harm
вре́дный detrimental, harmful, noxious
вре́менный temporal
вре́мя *n* time ◇ в настоя́щее ~ at present
~ заде́ржки дыха́ния breath-holding spell, breath-holding time
~ кровотече́ния bleeding time
~ образова́ния сгу́стка clotting time
~ поступле́ния (*больно́го*) time of admission
~ прие́ма пи́щи meal-time
~, протромби́новое prothrombin time
~, рабо́чее labor hours
~ циркуля́ции circulation time
врождённый congenital, inborn
вса́сывание *n* resorption
вска́рмливание *n* feeding
~, грудно́е breast feeding
~, иску́сственное artificial [bottle] feeding
вскры́тие *n* section
~, патологоанатоми́ческое autopsy, autopsia, obduction
вспомога́тельный ancillary
вспы́шка *f*:
~ гне́ва aggressive outburst, tantrum
~ эпиде́мии outbreak
вста́вочный (*напр. о нейро́не*) intercalary
встреча́ться 1. occur 2. meet
втори́чный secondary
втяже́ние *n* соска́ retraction
ву́льва *f* vulva

вульви́т *m* vulvitis

вульвовагини́т *m* vulvovaginitis

вход *m* entrance

входи́ть enter

вши́вость *f* pediculosis, lousiness

вы́борка *f* sample, sampling

~, группова́я cluster sample

~, контро́льная check sample

~, случа́йная random sample

~, сопостави́мая comparable sample

выбра́сывание *n*, вы́брос *m* ejection

вы́вих *m* dislocation, luxation

~, врождённый congenital dislocation

~, осложнённый complicated dislocation

~, откры́тый compound dislocation

~, привы́чный habitual dislocation

вы́вихнуть wrench

вы́вод *m* conclusion

вы́ворот *m* (*напр. века*) eversion

вы́глядеть look ◇ ~ бле́дным to look pale; ~ больны́м to look ill

выдаю́щийся outstanding, prominent

выделе́ние *n* elimination

~ жёлчи bile flow, biliation

выделе́ния *n pl* discharge

~, влага́лищные vaginal discharge

~, водяни́стые watery discharge

~, гно́йные purulent discharge

~, оби́льные profuse discharge

~, творо́жистые caseous discharge

вы́дох *m* expiration

~, форси́рованный forced expiration

выдыха́ть breathe out, expire, exhale

выжива́ние *n* survival

выжива́ть survive

выздора́вливать convalence, recover

выздора́вливающий convalescent

выздоровле́ние *n* convalescence, recovery

~, по́лное complete recovery

вы́зов *m* call

~ (врача́) к больно́му sick call

~ ско́рой медици́нской по́мощи emergency call

выка́чивать pump out

вы́кидыш *m* fetal loss, misbirth, miscarriage

~, самопроизво́льный spontaneous abortion, misbirth, miscarriage

вылу́щивать shell out

выно́сливость *f* fitness

вынося́щий deferent

выпаде́ние *n* prolapse, procidentia

~ воло́с loss of hair

~ геморроида́льных узло́в hemorrhoidal prolapse

~ ма́тки uterine prolapse

~ по́ля зре́ния visual field defect

~ прямо́й кишки́ rectal prolapse

выпа́ривание *n* evaporation, vaporization

выпа́ривать vaporize

выпи́сывать *(больно́го)* discharge

выполня́ть perform, carry out

вы́пот *m* effusion

~, перикардиа́льный pericardial effusion

~, плевра́льный pleural effusion

~, серо́зный serous effusion

выпрямля́ть straighten

вы́пуклый convex

выпя́чивание *n* bulge, bulging

выпя́чиваться evaginate

вы́работка *f* elaboration

выра́внивание *n* alignment

выска́бливание *n* curage, curettage, curettement, scraping

выслу́шивать ◇ ~ больно́го to auscultate; ~ се́рдце to listen to the heart

высокоакти́вный high-activity

высококалори́йный high-caloric

высокотокси́чный high-toxic

выстила́ть line

вы́стилка *f* lining

вы́ступ *m* projection, prominence, protuberance

выступа́ющий prominent

вы́сушенный на во́здухе air-dried

высу́шивание *n* dehumidification

высыпа́ние *n* eruption

~, герпети́ческое herpetic eruption

~ на лице́ facial rash

высыпа́ть *(о сы́пи)* break out

высыха́ние *n* desiccation

выта́лкивание *n* extrusion

вытяже́ние *n* extension, traction, stretching

~ гру́зом weight traction

~, подво́дное underwater traction

~, скеле́тное skeletal traction

выха́живать (больно́го) foster

выявле́ние *n* (*напр. заболева́ния*) detection

выявля́емый detectable

выявля́ть detect

вя́зкость *f* viscosity

~ кро́ви blood viscosity

~, повы́шенная hyperviscosity

вя́лый *(о боле́зни)* inactive, torpid; *(о мы́шцах)* flaccid

Г

газ *m* gas

газонепроница́емый gas tight

галакторе́я *f* galactorrhea

галактоста́з *m* galactostasia

галлюцина́ции *f pl* hallucinations

~, зри́тельные visual hallucinations

~, слухо́вые auditory hallucinations

гальваниза́ция *f* galvanization

гамарто́ма *f* hamartoma

гаме́та *f* gamete

гамети́ческий gametal, gametic

гаметогене́з *m* gametogenesis
гаметоци́т *m* gametocyte
га́мма-глобули́н *m* gamma-globulin
га́мма-излуче́ние *n* gamma-radiation, gamma-rays
га́мма-ка́мера *f* gamma-chamber
гаммапати́я *f* gammapathy
~, моноклона́льная monoclonal gammapathy
га́нглий *m* ganglion (*pl* ganglia)
ганглиоблока́тор *m* ganglio-blocker
ганглиози́ды *m pl* gangliosides
ганглиона́рный ganglionary
гангре́на *f* gangrene, sphacelation
~, вла́жная humid gangrene, moist necrosis
~, га́зовая gaseous [gas] gangrene, gas phlegmon
гаплоиди́я *f* haploidy
гапло́идный haploid
гаплоти́п *m* haplotype
гаплофа́за *f* haplophase
гапте́н *m* hapten
гаптоглоби́н *m* haptoglobin
гастралги́я *f* gastralgia, gastrodynia
гастри́н *m* gastrin
гастри́т *m* gastritis
гастроге́нный gastrogenic
гастродуоденоскопи́я *f* gastroduodenoscopy
гастроло́гия *f* gastrology
гастропати́я *f* gastropathy
гастропто́з *m* gastroptosis
гастрорраги́я *f* gastrorrhagie
гастроско́п *m* gastroscope
гастроскопи́я *f* gastroscopy
гастростоми́я *f* gastrostomy

гастротоми́я *f* gastrotomy
~, диагности́ческая exploratory gastrotomy
гастроэнтеро́лог *m* gastroenterologist
гастроэнтероло́гия *f* gastroenterology
гастроэнтеропати́я *f* gastroenteropathy
гастроэнтеропто́з *m* gastroenteroptosis
гастроэнтеростоми́я *f* gastroenterostomy
га́струла *f эмбр.* gastrula
гаструля́ция *f эмбр.* gastrulation
гастрэктоми́я *f* gastrectomy
гвоздь *m* nail
~ для лече́ния перело́ма fracture nail
~, интрамедуля́рный intramedullary nail
гебефрени́я *f* hebephrenia
гекти́ческий hectic
гелиотерапи́я *f* sunlight therapy
гель *m* gel
~, агаро́зный agarose gel
~, крахма́льный starch gel
~, пло́тный firm gel
~, ры́хлый loose gel
гельминтоло́гия *f* helminthology
гель-хроматогра́фия *f* gel chromatography
гель-электрофоре́з *m* gel-electrophoresis
гем *m* heme
гемагглютина́ция *f* hemagglutination
гемагглютини́н *m* hemagglutinin
гемангио́ма *f* hemangioma
гемартро́з *m* hemarthrosis

гематеме́зис *m* hematemesis

гемати́н *m* hematin

гематоге́нный hematogenic, hematogenous

гематокри́т *m* hematocrit

гематоксили́н *m* hematoxylin

~, желе́зный iron hematoxylin

гематоло́гия *f* hematology

гемато́ма *f* hematoma

~, субарахноида́льная subarachnoid hematoma

гематохро́м *m* hematochrome

гематури́я *f* hematuria

~, ло́жная false hematuria

гемианопси́я *f* hemianopsia

гемикрани́я *f* hemicrania

гемипаре́з *m* hemiparesis

гемиплеги́я *f* hemiplegia

гемоглоби́н *m* hemoglobin

~ зре́лый adult hemoglobin

~ пупови́нной кро́ви cord hemoglobin

~, фета́льный fetal hemoglobin

гемоглобинопати́я *f* hemoglobinopathy

гемоглобинури́я *f* hemoglobinuria

~, ночна́я пароксизма́льная paroxysmal nocturnal hemoglobinuria

гемогра́мма *f* blood count, hemogram

гемодиа́лиз *m* renal dialysis, hemodialysis

~, хрони́ческий long-term hemodialysis

гемодиализа́т *m* hemodialysate

~, безбелко́вый protein-free hemodialysate

гемодилю́ция *f* hemodilution

гемокульту́ра *f микр.* blood culture, hemoculture

гемо́лиз *m* hemolysis

гемолиза́т *m* hemolysate

гемолизи́н *m* hemolysin, erythrolysin

гемолизи́ровать hemolyze

гемолити́ческий hemolytic, hematolytic

гемоперфу́зия *f* hemoperfusion

гемопоэ́з *m* hemopoiesis

~, фета́льный fetal hemopoiesis

~, экстрамедулля́рный extramedullary hemopoiesis

гемопоэти́н *n* hemopoietin

гемопоэти́ческий hemopoietic

геморраги́ческий hemorrhagic

геморро́й *m* hemorrhoid

~, ущемлённый strangulated hemorrhoid

гемоста́з *m* hemostasis

~ скру́чиванием арте́рии arteriostrepsis

гемостати́ческий hemostatic

гемотокси́ческий hemotoxic

гемото́ракс *m* hemothorax

гемофи́лик *m* hemophiliac

гемофили́я *f* hemophilia

гемохромато́з *m* hemochromatosis

гемоциани́н *m* hemocyanin

гемоцитобла́ст *m* hemo(cyto)blast

гемоцито́метр *m* blood-counting chamber, hemocytometer

ген *m* gene

~, алле́льный allelic gene

~, гомозиго́тный homozygous gene

~, добавочный additive gene

~, дополнительный supplementary gene

~, летальный lethal gene

~, мультиаллельный multiallelic gene

~, ограниченный полом sex-limited gene

~ предрасположенности к заболеванию disease-susceptibility gene

~, рецессивный recessive gene, allogen

~ системы HLA HLA-linked gene

~, структурный structural gene

~, супрессорный suppressor gene

~, сцепленный с полом sex-linked gene

генез m genesis

генерализация f generalization

генерализованный general(ized)

генетик m geneticist

генетика f genetics

~, молекулярная molecular genetics

~, радиационная radiogenetics

генетический genetic(al)

геном m genome

~, вирусный viral genome

ген-оператор m operating gene

генотип m genotype

~, гетерозиготный heterozygous genotype

~, гомозиготный homozygous genotype

генофонд m genofond, gene pool

ген-регулятор m regulatory gene

гены m pl, сцепленные closely-linked genes

гепаринизация f heparinization

гепатит m hepatitis

~ А см. гепатит, инфекционный

~, аутоиммунный autoimmune hepatitis

~ В см. гепатит, сывороточный

~, инфекционный infectious jaundice

~, сывороточный serum hepatitis, posttransfusion jaundice

гепатолог m hepatologist

гепатома f hepatoma

гепатомегалия f hepatomegaly

гепатопатия f hepatopathy

гепатотоксический hepatotoxic

гепатотоксичность f hepatotoxicity

гепатоцит m hepatocyte

гепатэктомия f hepatectomy

гериатрия f geriatrics

герметизация f seal

герметичный airproof

геронтология f gerontology

герпес m herpes

герпетиформный herpetiform

герпетический herpetic

гестоз m gestosis

гетероантиген m heteroantigen

гетероантигенный heteroantigenic

гетероантитéло *n* heteroantibody

гетерогéнность *f* heterogeneity

гетерогéнный heterogenous

гетерозигóта *f* heterozygote

гетерозигóтный heterozygous

гетерохромúя *f* heterochromia

гетероэпитóп *m* heteroepitope

гиалúн *m* hyalin(e)

гиалúновый hyalin(e)

гиалинóз *m* hyalinosis

гиалоплáзма *f* hyaloplasm

гиалуронидáза *f* hyaluronidase

гúбкость *f* flexibility

гибрúд *m* crossbreed, hybrid

гибридизáция *f* hybridization

гибрúдность *f* hybridity

гибрúдный crossbred

гигантúзм *m* somatomegaly

гигиéна *f* hygiene, hygienics

~, лúчная personal hygiene

~ окружáющей средЫ environmental health

~ питáния food hygiene

~, промЫшленная industrial hygiene

~, радиациóнная radiation hygiene

~, социáльная social hygiene

~ трудá occupational hygiene

~, шкóльная school health

гигиенúст *m* hygienist

гигиенúческий hygienic

гигроскопúческий hygroscopic

гигроскопúчность *f* waterabsorbing quality, hygroscopicity

гидраденúт *m* hydradenitis

гидрартрóз *m* articular dropsy, hydrarthrosis

гидратáция *f* hydration

гидроксúд *m* hydroxide

гидрóлиз *m* hydrolytic degradation, hydrolysis

гидролизúровать hydrolyze

гидромассáж *m* hydromassage

гидронефрóз *m* hydronephrosis

гидроперикáрд *m* hydrocardia, hydropericarditis

гидропневмоперитóнеум *m* hydropneumoperitoneum

гидросáльпинкс *m* hydrosalpinx

гидротерапúя *f* hydriatrics, hydrotherapy, hydrotherapeutics

гидротубáция *f* hydrotubation

гидрофúльный hydrophilic

гидрофóбный hydrophobic

гидроцéле *n* hydrocele

гидроцефалúя *f* dropsy of brain, hydrocephaly, hydrocephalus

гúмен *m* hymen

гимнáстика *f* gymnastics

~, гигиенúческая hygienic gymnastics

~, дыхáтельная breathing exercises

гингивúт *m* gingivitis

гинекóлог *m* gynecologist

гинекологúческий gynecologic

гинекологúя *f* gynecology

гиперактúвность *f* hyperactivity

гипербилирубинемúя *f* hyperbilirubinemia

гипервариабельность *f* hypervariability

гипервентиляция *f* hyperventilation

гипервитаминоз *m* hypervitaminosis

гиперволемия *f* plethora, hypervolemia

гипергаммаглобулинемия *f* hypergammaglobulinemia

гипергидроз *m* hyperhidrosis

гипергликемия *f* hyperglycemia

гиперемезис *m* hyperemesis

гиперемия *f* congestion, hyperemia

~, активная [артериальная] active congestion

~, венозная [застойная] passive congestion

гиперергия *f* hyperergy

гиперестезия *f* hyperesthesia

гипериммунизация *f* hyperimmunization

гиперинсулинемия *f* hyperinsulinemia

гиперкалиемия *f* hyperkal(i)emia

гиперкальциемия *f* hypercalcemia

гиперкапния *f* hypercapnia

гиперкератоз *m* hyperkeratosis

гиперкинез *m* hyperkinetic disorder

гиперкоагуляция *f* hypercoagulability

гиперменорея *f* hypermenorrhea

гипернефрома *f* hypernephroma

гипероксия *f* hyperoxia

гиперосмия *f* hyperosmia

гиперосмотический hyperosmotic

гиперостоз *m* (*разрастание костной ткани*) hyperostosis

гиперпаратиреоз *m* hyperparathyroidism

гиперпигментация *f* hyperpigmentation

гиперпирексия *f* hyperpyrexia

гиперпиретический hyperpyretic

гиперплазия *f* hyperplasia

~, лимфоретикулярная lymphoreticular hyperplasia

гиперпротеинемия *f* hyperproteinemia

гиперреактивность *f* hyperreactivity

гиперсаливация *f* hyperptyalism

гиперсекреция *f* hypersecretion

гиперсомния *f* hypersomnia

гиперспленизм *m* hypersplenism

гиперстенический hypersthenic

гипертензивный hypertensive

гипертензия *f* hypertension

~, портальная portal hypertension

~, транзиторная transient hypertension

гипертермия *f* hyperthermia

~, искусственная artificial fever

~, лечебная therapeutic fever

гипертиреоз *m* hyperthyroidism

гипертонический hypertonic

гипертония *f* hypertonia

гипертрихóз *m* hypertrichosis

гипертрофúя *f* hypertrophy

~, викáрная vicarious hypertrophy

~, рабóчая work hypertrophy

гиперфýнкция *f* hyperfunction

гиперхлоргидрúя *f* hyperchlorhydria

гиперхолестеринемúя *f* hypercholesterolemia, hypercholesterinemia

гиперхроматóз *m* hyperchromatism

гиперчувствúтельность *f* hypersensitivity

~ замéдленного тúпа delayed hypersensitivity

~, иммунокóмплексная immune complex hypersensitivity

~ немéдленного тúпа immediate hypersensitivity

~, холодóвая cold hypersensitivity

гипестезúя *f* hypesthesia

гипнотерапúя *f* hypnotherapy

гипнотизёр *m* hypnotist

гиповентиляция *f* (*лёгких*) hypoventilation

гиповитаминóз *m* vitamin deficiency, hypovitaminosis

гиповолемúческий hypovolemic

гиповолемúя *f* hypovolemia

гипогалактúя *f* hypogalactia

гипогаммаглобулинемúя *f* hypogammaglobulinemia

гипогáстрий *m* hypogastrium

гипогидратáция *f* hypohydration

гипогликемúя *f* hypoglycemia

~, алиментáрная dietary hypoglycemia

гипогонадúзм *m* hypogonadism

гиподéрма *f* hypoderma

гиподинамúя *f* hypodynamia

гипокинезúя *f* hypokinesis, hypokinesia, hypomotility

гипокинетúческий hypokinetic

гипокомплементемúя *f* hypocomplementemia

гипокортицúзм *m* hypocorticism

гипоксантúн *m* hypoxanthine

гипоксемúя *f* hypoxemia

гипоксúя *f* hypoxia, anoxia

~, застóйная stagnant hypoxia

~, тканевáя tissue hypoxia

~, циркулятóрная circulatory hypoxia

гипоменорéя *f* hypomenorrhea

гипомнезúя *f* hypomnesia

гипонúхий *m* hyponychium

гипопигментáция *f* hypochromatism, hypopigmentation

гипопитуитарúзм *m* hypopituitarism

гипоплазúя *f* hypoplasia

гипопластúческий hypoplastic

гипопротеинемúя *f* hypoproteinosis

гипопротромбинемúя *f* hypoprothrombinemia

гипореактúвность *f* hyporesponsiveness, hyporeactivity

гипосаливáция *f* hyposalivation

гипосекре́ция *f* hyposecretion

гипосенсибилиза́ция *f* deallergization, desensibilization

гипосми́я *f* hyposmia

гипоспади́я *f* hypospadia, hypospadias

гипостенури́я *f* hyposthenuria

гипотала́мус *m* hypothalamus

гипо́теза *f* hypothesis

гипоте́нар *m* hypothenar

гипотензи́вный hypotensive, antihypertensive

гипоте́нзия *f* hypotension, hypotonia

~, внутричерепна́я intracranial hypotension

~, ортостати́ческая postural hypotension

~, сто́йкая refractory hypotension

гипотерми́ческий hypothermal

гипотерми́я *f* hypothermia

~, глубо́кая profound [deep] hypothermia

~, о́бщая total body hypothermia

гипотирео́з *m* hypothyroidism

гипотони́ческий hypotonic

гипотони́я *см.* гипоте́нзия

гипотрихи́я *f* hypotrichosis

гипофа́ринкс *m* hypopharynx

гипо́физ *m* pituitary gland, pituitary body, hypophysis

гипофизэктоми́я *f* hypophysectomy

гипофу́нкция *f* hypoactivity, hypofunction

~ яи́чников hypovaria, hypovarianism

гипохлоргидри́я *f* hypoacidity, hypochlorhydria

гипохлореми́я *f* chloropenia

гипс *m* plaster, gypsum

гирсути́зм *m* hirsutism

гистами́н *m* histamine

гистамина́за *f* histaminase

гистеро́граф *m* hysterograph

гистерографи́я *f* uterography, hysterography

гистероколыпоско́п *m* hysterocolposcope

гистероофорэктоми́я *f* hystero-oophorectomy

гистеропекси́я *f* hysteropexy

гистеросальпингографи́я *f* hysterosalpingography

гистероскопи́я *f* hysteroscopy

гистеротоми́я *f* hysterotomy

гистероце́ле *n* hysterocele

гистерэктоми́я *f* hysterectomy

гистиди́н *m* histidine

гистиоци́т *m* histiocyte

гистиоцито́з *m* histiocytosis

~, злока́чественный malignant histiocytosis

гистоге́нный histogenous

гисто́лог *m* histologist

гистологи́ческий histologic(al)

гистоло́гия *f* histology

гисто́н *m* histone

гистоплазми́н *m* histoplasmin

гистоплазмо́з *m* histoplasmosis

гистохи́мия *f* hystochemistry, histological chemistry

гифе́ма *f* hyphema

гла́вный chief, main

гла́дкий smooth

глаз *m* eye

глазни́ца *f* orbit, orbital cavity

глазно́й ophthalmic, ocular

глазодви́гательный oculomotor

глауко́ма *f* glaucoma

~, закрытоуго́льная closed-angle glaucoma

~, открытоуго́льная open-angle glaucoma

глиа́льный glial

гликеми́я *f* glycemia

гликоге́н *m* glycogen

гликогене́з *m* glycogenesis

гликозили́рование *n* glycosylation

гликозури́я *f* glycosuria

гликока́ликс *m* glycocalyx

глико́лиз *m* glycolysis

гликолипи́д *m* glycolipid

гликопепти́д *m* glycopeptide

гликопроте́ин *m* glycoprotein

гликури́я *f* см. гликозури́я

гли́на *f*, бе́лая kaolin

глио́ма *f* glioma

глист *m* worm

~, кру́глый round worm

~, ле́нточный taenia

~, пло́ский flat worm

глицери́н *m* glycerol, glycerin

гли́я *f* glia

глобули́н *m* globulin

~, сы́вороточный seroglobulin, serum globulin

глобулинури́я *f* globulinuria

гломерулонефри́т *m* glomerulonephritis

~, иммуноко́мплексный immune complex-mediated glomerulonephritis

~ с гипокомплементеми́ей hypocomplementemic glomerulonephritis

гломерулопати́я *f* glomerulopathy

глосси́т *m* glossitis

глоссодини́я *f* glossodynia

глота́ние *n* deglutition, swallowing, ingestion

~, затруднённое difficult swallowing

глота́ть ingest

гло́тка *f* pharynx

глото́к *m* swallow

глубина́ *f* depth

глубо́кий profound; deep

глухо́й deaf

глухонемо́й deaf-and-dumb, deaf-mute, surdomute

глухонемота́ *f* deaf-dumbness, deaf-mutism

глухота́ *f* deafness, surdity

глюко́за *f* glucose

глюкозури́я *f* см. гликозури́я

глюкокортико́ид *m* glucocorticoid

гни́да *f* nit

гние́ние *n* putrification, putrefaction, rot

гни́лостный ichorous

гни́ться suppurate

гной *m* pus

гно́йный purulent, suppurative

го́лень *f* cnemis, crus, leg, shin

~, саблеви́дная saber leg, saber shin

голова́ *f* head

голо́вка *f* анат. head

головно́й cephalic

головокруже́ние *n* vertigo, dizziness, giddiness, staggers

голода́ние *n* starvation, fasting, deprivation, hunger

~, лече́бное starvation cure

го́лос *m* voice, vox

гомеопа́т *m* homeopathist

гомеопати́ческий homeopathic

гомеопа́тия *f* homeopathy

гомеоста́з *m* steady state, homeostasis

~, имму́нный immunological homeostasis

гомеостати́ческий homeostatic

гомогена́т *m* homogenate

~, кле́точный whole cell homogenate

гомогениза́тор *m* homogenizer

гомогениза́ция *f* homogenization

гомоге́нность *f* homogeneity

гомоге́нный homogeneous

гомозиго́та *f* homozygote

гомологи́ческий homologous

гомоло́гия *f* homology

гомосексуа́льный homosexual

гона́да *f* gonad

гонадотропи́н *m* gonadotrop(h)in

~, хориони́ческий chorionic gonadotrop(h)in

гонадотро́пный gonadotrop(h)ic

гонартри́т *m* gonarthritis

гониоско́п *m* gonioscope

гониотоми́я *f* goniotomy

гоноко́кковый gonococcal

гоноре́йный gonorrheal

гоноре́я *f* gonorrhea, blennorrhea

гоноци́т *m* gonocyte

горб *m* gibbus, hump

горе́лка *f* burner

~, га́зовая gas burner

го́рло *n* throat

гормо́н *m* hormone

~, адренокортикотро́пный adrenocorticotrop(h)ic hormone, corticotropin, ACTH

~, андроге́нный androgenic hormone

~, антидиурети́ческий antidiuretic hormone, vasopressin

~, лютеинизи́рующий luteinizing hormone, LH

~, паратирео́идный parathyroid hormone

~, полово́й sex hormone

~, соматотро́пный somatotrop(h)in

~, стеро́идный steroid hormone

~, тиреостимули́рующий [тиреотро́пный] thyroid-stimulating hormone

~, фолликулостимули́рующий follicle-stimulating hormone, FSH

гормона́льный hormonal

горта́нь *f* larynx

горчи́чник *m* mustard leaf, sinapism, mustard plaster

го́рький bitter

горя́чка *f*, бе́лая delirium tremens

госпитализа́ция *f* hospitalization

госпитализи́ровать hospitalize

го́спиталь *m* (*вое́нный*) hospital

~, полево́й camp hospital, ambulance

гото́вый к употребле́нию ready to use

градие́нт *m* gradient

~ пло́тности density gradient

гра́дус *m* degree

грамотрица́тельный gram-negative

грамположи́тельный gram-positive

грани́ца *f* bound(ary)

гра́нулы *f pl* granules, beads, spheres

~, ацидофи́льные acidophilic granules

~, база́льные basal granules

~, ла́тексные latex beads

~, цитоплазмати́ческие cytoplasmic granules

гранулёма *f* granuloma

~ Ашоффа — Талала́ева *(при ревмати́зме)* Aschoff's body

гранулемато́з *m* granulomatosis

гранулоци́т *m* granulocyte

гранулоцитопени́я *f* granulocytopenia

~, реакти́вная rebound granulocytopenia

гре́бень *m анат.* crest

гре́лка *f* hot-water bag, hot-water bottle

грибко́вый fungal, mycotic, fungous

грибови́дный fungiform

грипп *m* grip(pe), flu, influenza

гриппо́зный grippal

гроздеви́дный racemose

гро́мкий loud

гру́бый coarse

груди́на *f* sternum, breast bone, brisket

груди́но-ключи́чно-сосцеви́дный sternocleidomastoid

грудна́я кле́тка *f* chest, thorax

~, астени́ческая asthenic chest

~, бочкообра́зная barrel-shaped thorax

~, воронкообра́зная funnel chest, koilosternia

~, килеви́дная keeled chest, pigeon thorax

~, кифоти́ческая kyphotic chest

~, лордоти́ческая lordotic chest

~, пло́ская flat chest

~, рахити́ческая rachitic chest

~, сколиоти́ческая scoliotic chest

~, эмфиземато́зная barrel [emphysematous] chest

грудно́й pectoral, thoracic

груз *m* для вытяже́ния weight for traction

гру́ппа *f* group

~, возрастна́я year class

~, контро́льная control set

~ кро́ви blood group

~ кро́ви MNS MNS blood group

~ кро́ви P P blood group

~ кро́ви Да́ффи Duffy blood group

~ кро́ви Ке́лла Kell blood group

~ кро́ви Ки́дда Kidd blood group

~ кро́ви Лютера́на Lutheran blood group

~ кро́ви по ре́зус-фа́ктору Rhesus blood group

~ кро́ви Са́ттера Sutter blood group

~ ри́ска по СПИДу AIDS risk group

группирова́ние *n* grouping

группиро́вка *f* да́нных data pooling

гру́ша *f*, рези́новая rubber bag

гры́жа *f* hernia

~, бе́дренная femoral hernia, femorocele

~ бе́лой ли́нии *(живота)* epigastrocele

~ брюшно́й сте́нки ventral hernia

~, впра́вимая reducible hernia

~, и́стинная true hernia

~ межпозвоно́чного ди́ска hernia of intervertebral disk

~ мочево́го пузыря́ cystocele

~, невпра́вимая irreducible hernia

~, па́ховая inguinal hernia

~ пищево́дного отве́рстия hiatal hernia

~, пупо́чная umbilical hernia, omphalocele

~, седа́лищная gluteal hernia

~, скользя́щая sliding hernia

~, ущемлённая incarcerated [strangulated, constricted] hernia

~, че́репно-мозгова́я cephalocele

грыжево́й hernial

грыжесече́ние *n* celotomy, herniotomy

грязелече́ние *n* mud cure, mud therapy, fangotherapy

грязь *f*, лече́бная mud, fango

губа́ *f* lip

~, полова́я vulvar lip

гу́бка *f* sponge

губно́й labial

гумора́льный humoral

Д

давле́ние *n* pressure, tension

◇ измеря́ть ~ to take pressure

~, артериа́льное arterial tension

~, вено́зное venous pressure

~ в конце́ вы́доха end-expiratory pressure

~, внутриглазно́е intraocular tension

~, внутригрудно́е intrathoracic pressure

~, внутрижелу́дочковое intraventricular pressure

~, внутричерепно́е intracranial pressure

~ в плевра́льной по́лости intrapleural pressure

~, высо́кое high pressure

~, капилля́рное intracapillary pressure

~, кровяно́е blood pressure

~, ни́зкое low pressure

~, онкоти́ческое oncotic pressure

~, осмоти́ческое osmotic pressure

~, отрица́тельное negative pressure

~, повы́шенное raised pressure

~, положи́тельное positive pressure

~, систоли́ческое systolic pressure

дакриоадени́т *m* dacryoadenitis

дакриоли́т *m* (*слёзный конкремент*) dacryolith, lacrimal calculus

дакриоцисти́т *m* dacryocystitis

дактилогрипо́з *m* (*врождённое искривление пальцев*) dactylogryposis

дактилоскопи́я *f* dactyloscopy

дальнозо́ркость *f* longsightedness, hypermetropia, hyperopia, presbytism

~, ста́рческая presbyopia

дальтони́зм *m* daltonism

да́нные *pl* data, findings, evidence

~ ана́лиза analysis findings

~ вскры́тия autopsy [postmortem] findings

~, исхо́дные basic data

~, клини́ческие medical data, clinical findings, clinical evidence

~ лаборато́рных иссле́дований laboratory findings

~, макроскопи́ческие gross findings

~ микроскопи́ческого иссле́дования microscopic findings

~, операцио́нные operative findings

~, рентгенологи́ческие radiologic evidence, X-ray findings

~, эпидемиологи́ческие epidemiological evidence

да́та *f* date

~ поступле́ния day of entry

да́тчик *m* sensor, transducer, pick-up

дви́гательный motor, locomotory

дви́гать(ся) move

движе́ние *n* movement, motion

~, перистальти́ческое peristaltic movement

движе́ния *n pl*:

~, акти́вные active movements

~ глаз, бы́стрые rapid eye movements

~, дыха́тельные respiratory movements

~, маятникообра́зные pendular movement

~, непроизво́льные involuntary movements

~, пасси́вные passive movements

~ плода́ fetal movements

~, произво́льные voluntary movements

~, содру́жественные associated movements

двое́ние *n* (*в глазах*) diplopia

двойно́й duplicate

дво́йня *f* twins

~, двуяйцо́вая binovular twins

~, однояйцо́вая monovular [monozygotic, uniovular] twins

двубрю́шный digastric

двугла́вый bicipital

двураздельный bipartite

двуро́гий (*напр. о ма́тке*) bicornuate

двуство́рчатый bicuspid
двусторо́нний bilateral
двухдо́льный bilobate
двухка́мерный bilocular
двухспира́льный *(напр. о ДНК)* double-stranded
двухъя́дерный binuclear
двуяйцо́вый binovular
деаэра́ция *f* deaeration
деби́льность *f* debility
девиа́ция *f* deviation
де́вственность *f* virginity, maidenhood
де́вственный virgin
дегенерати́вный degenerative
дегенера́ция *f* degeneration, degradation
~, гепатолентикуля́рная Wilson's disease
дегенери́ровать degenerate
дёгтеобра́зный tarry
дедифференциро́вка *f* dedifferentiation
дежу́рный on-duty
дежу́рство *n* duty
~, ночно́е night watch
~, су́точное daily duty
дезактива́ция *f* deactivation, decontamination
дезамини́рование *n* desamidization
дезинсе́кция *f* disinsection
дезинтегра́ция *f* desintegration
дезинтоксика́ция *f* desintoxication
дезинфекцио́нный disinfectant
дезинфе́кция *f* disinfection
~, теку́щая current disinfection
~, заключи́тельная terminal disinfection
дезодора́нт *m* deodorant

дезодора́ция *f* deodorization
дезоксирибонуклеа́за *f* deoxyribonuclease
дезорганиза́ция *f* disorganization
деионизатор *m* deionizer
деиониза́ция *f* deionization
де́йствие *n* (*напр. лекарственного средства*) effect
~, нежела́тельное adverse effect
~, побо́чное side effect
дейтеранопи́я *f* deuteranopia
дейтеропла́зма *f* yolk
декальцина́ция *f* decalcification
дека́н *m* dean
декана́т *m* dean's office
декапити́ровать decapitate
декарбоксили́рование *n* decarboxylation
декомпенса́ция *f* decompensation
декомпре́ссия *f* decompression
дексаметазо́н *m* dexamethasone
декстра́н *m* dextran
декстро́за *f* dextrose
деле́ние *n* division
~ кле́тки, непрямо́е kariokinesis
деле́ция *f* deletion
~, антиге́нная antigenic deletion
~ кло́на clonal deletion
дели́рий *m* delirium
~, ста́рческий senile delirium
демарка́ция *f* demarcation
деме́нция *f* dementia
демиелиниза́ция *f* demyelin(iz)ation

387

деминерализа́ция *f* demineralization

демогра́фия *f* demography

демонстра́ция *f (напр. больно́го)* presentation

денатура́ция *f* denaturation

дендри́т *m* dendrite

дендри́тный dendritic

денерва́ция *f* denervation

денерви́ровать denervate

денти́н *m* dentine

день *m* day ◇ в ~ per day; один раз в ~ once a day

депигмента́ция *f* depigmentation

депилято́рий *m* depilator(y)

депиля́ция *f* depilation

депо́ *(напр. кро́ви)* depot

~, жирово́е fat depot

~ кро́ви blood pool

деполимериза́ция *f* depolymerization

деполяриза́ция *f* depolarization

депресса́нт *m* depressant

депресси́вный depressive

депре́ссия *f* depression

депре́ссор *m* depressor

деприва́ция *f* deprivation

де́рево *n*, бронхиа́льное bronchial tree

держа́тель *m* holder, tenaculum, retractor

~ головы́ head holder

де́рма *f* dermis, derma, corium

дермати́т *m* dermatitis

~, аллерги́ческий allergic dermatitis

~, атопи́ческий atopic dermatitis

~, йо́дный iodine eruption

~, клещево́й mite dermatitis

~, конта́ктный contact dermatitis

~, лучево́й radiation dermatitis, radiodermatitis

~, профессиона́льный occupational dermatitis

~, эксфолиати́вный exfoliative dermatitis

дермато́з *m* dermatosis

дермато́лог *m* dermatologist

дерматоло́гия *f* dermatology

дерматомико́з *m* dermatomycosis

дерматомиози́т *m* dermatomyositis

дерматосклеро́з *m* dermatosclerosis

дермографи́зм *m* dermographism

дермо́ид *m* dermoid

дермопати́я *f* dermopathy

десенсибилизи́ровать deallergize, desensitize

десенсибилиза́ция *f*:

~, неспецифи́ческая nonspecific desensitization

~, специфи́ческая specific desensitization

десика́тор *m* desiccator

десмо́ид *m* desmoid

десмо́н *m* desmone

десмосо́ма *f* desmosome, intercellular bridge

десмоци́т *m* desmocyte

десмурги́я *f* desmurgy

десна́ *f* gingiva (*pl* gingivae), gum

деснево́й gingival

деструкти́вный destructive

дестру́кция *f* destruction

дете́ктор *m* detector

детерге́нт *m* detergent

детермина́нта *f* determinant

~, антиге́нная antigenic determinant

~, антиге́нная мигри́рующая jumping antigenic determinant

~, антиге́нная основна́я principal antigenic determinant

~, антиге́нная скры́тая hidden antigenic determinant ·

~, аутоантиге́нная self-epitope

~, гапте́новая haptenic determinant

детермина́ция *f* determination

детермини́ровать determine

де́ти *pl* children

~ с повы́шенным ри́ском (заболева́ния) children of risk

детоксика́ция *f* detoxication

деторожде́ние *n* childbearing

~, внебра́чное illegitimate birth

детри́т *m* detritis

де́тский infantile; puerile

де́тство *n* childhood

дефека́ция *f* defecation

дефе́кт *m* defect

~, иммунологи́ческий immunologic defect

~ межпредсе́рдной перегоро́дки atrial septal defect

~ наполне́ния *рентг.* filling defect

дефе́ктный defective

дефибрилля́тор *m* defibrillator

дефибрилля́ция *f (сердца)* defibrillation

дефибрини́рование *n* defibrination

дефици́т *m* deficiency, deficit

~ пу́льса pulse deficit

~ стволовы́х кле́ток stem cell deficiency

деформа́ция *f* deformity, deformation

~, ко́стная bony deformity

деформи́рующий deforming

диабе́т *m* diabetes

~, аллокса́новый alloxan diabetes

~, са́харный diabetes mellitus

~, скры́тый occult diabetes

~, ювени́льный early-onset diabetes

диабети́д *m* diabetid

диабети́ческий diabetic

диабетоге́нный diabetogenic

диа́гноз *m* diagnosis (*pl* diagnoses)

~, клини́ческий clinical diagnosis

~, нея́сный indeterminate diagnosis

~, оконча́тельный final diagnosis

~, операцио́нный surgical diagnosis

~, основно́й predominant diagnosis

~, оши́бочный misdiagnosis

~, пато́лого-анатоми́ческий pathologic diagnosis

~, предвари́тельный provisional diagnosis

~, предположи́тельный presumptive diagnosis

~ при поступле́нии больно́го admission diagnosis

~, сомни́тельный doubtful diagnosis

диагно́стика *f* diagnosis

~, бактериологи́ческая bacteriodiagnosis

~, дифференциа́льная differential diagnosis

~, компью́терная computer-assisted diagnosis

~ ме́тодом исключе́ния diagnosis by exclusion

~, ра́нняя early detection

~, серологи́ческая serum diagnosis, serodiagnosis

~, топи́ческая topical diagnosis

~, ультразвукова́я ultrasonic diagnosis

~, цитологи́ческая cytologic diagnosis

диагности́рованный diagnosed

~, впервы́е newly diagnosed

диагности́ровать diagnose

диагности́ческий diagnostic

диагра́мма f chart

диа́лиз m dialysis

~, перитонеа́льный peritoneal dialysis

диа́метр m diameter

~, бипариета́льный (голо́вки пло́да) biparietal diameter

диапеде́з m diapedesis

диаре́я f diarrhea

диаста́за f diastase

диа́стола f diastole

диастоли́ческий diastolic

диате́з m diathesis

~, геморраги́ческий bleeding [hemorrhagic] diathesis

~, мочеки́слый uratic diathesis

~, экссудати́вный exudative diathesis

диатерми́я f diathermy

диа́физ m diaphysis (pl diaphyses)

диафиза́рный diaphyseal, diaphysial

диафра́гма f diaphragm, midriff

диафрагма́льный diaphragmatic

диверге́нция f divergence

диверти́кул m diverticulum

дие́т/а f diet ◇ соблюда́ть ~у to keep a diet

~, бессолева́я salt-free diet

~, вегетариа́нская vegetarian diet

~, высокобелко́вая high-protein diet

~, высококалори́йная high-calorie diet

~, низкокалори́йная low-calorie diet

~, разгру́зочная fasting diet

~, сбаланси́рованная balanced diet

~, стро́гая spare diet

~, щадя́щая protective [light] diet

диети́ческий dietary

диетоло́гия f dietetics

диетотерапи́я f dietotherapy, sitotherapy

дизентери́йный dysenteric

дизентери́я f dysentery

~, амёбная amebic dysentery, intestinal amebiasis

~, бактериа́льная bacillary dysentery

дизосми́я f (нарушение обоняния) dysosmia

дизури́ческий dysuric

дизури́я f dysuria

дикроти́я f dicrotism

дилата́тор m dilator

дилата́ция f dila(ta)tion

диокси́д m dioxide

~ углеро́да carbon dioxide

диоптрúя *f* dioptre, dioptry

диплегúя *f* diplegia

диплóидный diploid

диплокóкк *m* diplococcus

диплопúя *f* diplopia

дипсоманúя *f* dipsomania

дисбалáнс *m* imbalance

дисгенезúя *f* dysgenesia

диск *m* disk

~ A *см.* диск, анизотрóпный

~ I *см.* диск, изотрóпный

~, анизотрóпный A [anisotropic] disk

~, встáвочный *гист.* intercalated disk

~, зарóдышевый embryonic [germinal] disk

~ зрúтельного нéрва optic disk

~, изотрóпный I disk

~, межпозвонóчный intervertebral cartilage

~, суставнóй interarticular fibrocartilage

дискинезúя *f* dyskinesia

~ жёлчного пузырú dyskinesia of the gall bladder

дискóидный discoid

дискомфóрт *m* discomfort

дискордáнтный discordant

диск-электрофорéз *m* disk-electrophoresis

дисменорéя *f* dysmenorrhea

диспансéр *m* dispensary

диспепсúя *f* dyspepsia, indigestion

диспептúческий dyspeptic

дисперсность *f* dispersity

дисплазúя *f* dysplasia

~, фибрóзная fibrous dysplasia

диспротеинемúя *f* dysproteinemia

диссеминáция *f* dissemination, seeding

диссеминúровать disseminate

диссертáция *f* thesis

диссимилúция *f* dissimilation

дистáльный distal

дистанциóнный remote

дистиллúтор *m* distiller

дистиллúция *f* distillation

дистонúя *f* dystonia

дистрéсс *m* distress

~, респиратóрный respiratory distress

дистрофúя *f* dystrophy, degeneration

~, адипозогенитáльная adiposogenital dystrophy

~, алиментáрная nutritional dystrophy

~, амилóидная amyloid [waxy] degeneration

~, белкóвая proteinosis

~, зернúстая granular degeneration

~, мúшечная muscular dystrophy

дисфагúя *f* dysphagia

дисфазúя *f* dysphasia

дисфорúя *f псих.* dysphoria

дисфýнкция *f* dysfunction, malfunction

дисцúт *m* discitis

диурéз *m* diuresis

дифтерúйный diphtheritic

дифтерúя *f* diphtheria

~ зéва faucial diphtheria

дифференцúровать differentiate

дифференцирóвка *f* differentiation

~, клéточная cellular differentiation

диффу́зия *f* diffusion
диффу́зный diffuse
длина́ *f* length
~ волны́ wavelength
~ стопы́ foot length
дли́тельность *f* duration, length
дли́тельный long-lasting, prolonged
дневно́й diurnal
ДНК *см.* кислота́, дезоксирибонуклеи́новая
дно *n* fundus (*pl* fundi)
~, глазно́е fundus of eye, eyeground
~ желу́дка fundus of stomach
доброка́чественный benign
до́за *f* dose
~, дро́бная divided dose
~, лета́льная lethal [fatal] dose
~, лече́бная therapeutic dose
~, нача́льная initial dose
~, однокра́тная single dose
~, поглощённая absorbed dose
~, подде́рживающая maintenance dose
~, поро́говая threshold dose
~, преде́льно допусти́мая maximal tolerance dose
~, расчётная calculated dose
~, смерте́льная *см.* до́за, лета́льная
~, сре́дняя average dose
~, сублета́льная sublethal dose
~, сумма́рная accumulated [cumulative] dose
~, су́точная daily dose
~, уда́рная loading dose

~, цитопатоге́нная cytopathic dose
~, эпиляцио́нная epilation dose
~, эффекти́вная effective dose
дози́метр *m* dosimeter, radiation meter, radiation monitor
дозиметри́ческий dosimetric
дозиметри́я *f* dosimetry
дозиро́вка *f* dosage
докла́дывать report
долгожи́тельство *n* longevity
долево́й lobar
доле́чивание *n* aftertreatment
до́лька *f* lobule
до́льковый lobular
до́ля *f* lobe
~, ве́рхняя upper lobe
~ лёгкого lobe of the lung
~, ни́жняя inferior lobe
~, сре́дняя middle lobe
дом *m*:
~ престаре́лых geriatric [nursing] home
~, роди́льный maternity
домина́нта *f ген.* dominant
домини́рование *n* dominance
до́нор *m* donor
~ ко́стного мо́зга bone marrow donor
~ кро́ви blood donor
~, универса́льный universal donor
до́норство *n* donation
~ кро́ви blood donation
допуска́ть assume, permit
допусти́мый permissible
дородово́й antenatal, ante partum, prenatal
дорсалги́я *f* dorsodynia
дорса́льный dorsal

доста́точный *(о дозе)* sufficient

достига́ть reach

достове́рность *f* reliability

достове́рный *(о диагнозе)* firm, true

до́ступ *m* approach, entrance, entry

~, операти́вный surgical approach

~, чреско́жный percutaneous entry

древови́дный dendritic

дрена́ж *m* drainage

дрени́рование *n* drainage

~, аспирацио́нное aspiration drainage

дрепаноци́т *m* drepanocyte

дробле́ние *n* cleavage

~ (яйцекле́тки), по́лное total cleavage

дро́бный *(о дозировке)* divided

дрожа́ние *n* tremor, fremitus, trembling, thrill, flutter

~, голосово́е vocal fremitus

~, диастоли́ческое diastolic thrill

~, мы́шечное muscular tremor

~, систоли́ческое systolic thrill

дрожа́ть shake, shiver, shudder

дро́жжи *pl* yeast

дрожь *f* trembling, shivering

дря́блый flaccid

дря́хлый decrepit

дуга́ *f* arc, arch

~ а́орты aortic arch

~, зу́бная dental arch

~ позвонка́ vertebral arch

~, рёберная costal arch

дугообра́зный arcual, arcuate

дуодена́льный duodenal

дуоденографи́я *f* duodenography

душ *m* douche, shower(-bath)

~, контра́стный alternating douche

~ Шарко́ Charcot's douche

душевнобольно́й insane, mad

души́ть suffocate

дыха́ние *n* breath(ing), respiration

~, агона́льное agonal breathing

~, амфори́ческое amphoric respiration

~, бронхиа́льное bronchial breathing

~, брюшно́е abdominal [ventral] breathing

~, везикуля́рное vesicular respiration

~, грудно́е thoracic respiration

~, диафрагма́льное diaphragmatic respiration

~, жёсткое harsh breathing

~, заме́дленное slow breathing

~, затруднённое hard breathing

~, иску́сственное artificial respiration

~, неравноме́рное irregular breathing

~, парадокса́льное paradoxic respiration

~, периоди́ческое periodic breathing

~ плода́ fetal respiration

~, пове́рхностное shallow breathing

~, прерыви́стое jerky respiration

~, ро́вное smooth breathing

~ «рот в рот» mouth-to-mouth ventilation

~, свистя́щее stredulous [whistling] breathing

~, стридоро́зное stridorous respiration, stridor

~, тка́невое tissue respiration

~, управля́емое automatic [controlled] breathing, assisted breath

~, учащённое hurried breathing, tachypnea

~ Че́йна — Сто́кса Cheyne-Stokes respiration

дыха́тельный respiratory, breathing

дыша́ть breathe

Е

едини́ца f unit

~, антитокси́ческая antitoxic unit

~, крыси́ная rat unit

~, междунаро́дная international unit

~, мыши́ная mouse unit

едини́чный solitary

ежедне́вный quotidian

ёмкость f capacity

~ лёгких, жи́зненная lung [vital] capacity

ёршик m (для мойки хими́ческой посу́ды) test-tube brush

есте́ственный native; natural

Ж

жа́берный branchial

жа́жда f thirst

жа́лоба f complaint

жа́ловаться (напр. на боль) complain

жаропонижа́ющий febrifuge, antifebrile, antipyretic

жаропро́чность f heat resistance

жар m, сухо́й dry heat

жгу́тик m, сперматозо́ида spermatic filament

жгу́тики m pl flagella

жева́ние n chewing, mastication

желати́н m gelatin

желати́новый gelatinous

железа́ f gland

~, альвеоля́рная alveolar gland

~, апокри́нная apocrine gland

~, ви́лочковая thymus (gland)

~, мейбо́миева tarsal gland

~, моло́чная mammary gland

~, околоу́шная parotid gland

~, паращитови́дная parathyroid gland

~, поджелу́дочная pancreas

~, полова́я gonad

~, по́товая sudoriparous [sweat] gland

~, предста́тельная prostate

~, слёзная lacrimal gland

~, слюнная salivary gland

~, щитовидная thyroid (gland)

железистый 1. glandular 2. *хим.* ferrous

железо *n* iron, Fe

~, радиоактивное radioiron

железообразный jelly-like

желток *m* yolk

желточный vitelline

желтуха *f* jaundice, icterus

~ беременных jaundice of pregnancy

~, механическая obstructive jaundice

~ новорождённых icterus neonatorum

~, ядерная nuclear icterus, kernicterus

желтушность *f* yellowness

желтушный icteric

желудок *m* stomach

~, каскадный cascade stomach

желудочек *m* ventricle

~ мозга ventricle of the brain

~ сердца heart ventricle

~, третий third ventricle (*of the brain*)

желудочковый ventricular

желудочно-кишечный gastroenteric, gastrointestinal

желудочно-пищеводный gastroesophageal

желудочный gastric, stomachic

желчегонный cholagogue, cholagogic

желчеобразование *n* biligenesis

желчеобразующий chologenic

жёлчный biliary, bilious

жёлчь *f* gall, bile, fel

~, белая white bile

~, печёночная C bile, hepatic bile

~, пузырная B-bile

женский feminine, female

женщина *f* woman

~, беременная gravida

жжение *n* burning

~ при мочеиспускании urethral burning, scalding

живой alive

живорождённый liveborn

живот *m* belly, venter, abdomen

животное *n* animal

~, безмикробное germfree animal

~, подопытное test animal

~, стерильное germfree animal

жидкий liquid, fluid

жидкость *f* fluid, liquor

~, амниотическая amniotic fluid

~, асцитическая ascitic fluid

~, внеклеточная extracellular fluid

~, внутриглазная aqueous humor

~ для полоскания рта mouthwash

~, культуральная culture fluid

~, лимфатическая lymphatic fluid

~, надосадочная supernatant fluid

~, промывная lavage fluid

~, семенная seminal fluid

~, серозная serous fluid

395

~, синовиа́льная synovial [joint] fluid

~, спинномозгова́я cerebrospinal fluid

~, тканева́я interstitial [tissue] fluid

~, фолликуля́рная follicular fluid

жи́зненный vital

жизнеспосо́бность f vitality, viability

жизнеспосо́бный viable

жизнь f life

жир m fat

жирово́й fatty

журна́л m book, journal, register

~ для регистра́ции больны́х casebook, sick book

~ назначе́ний (врача́) order book

З

заболева́емость f disease incidence, morbidity, sickness rate

заболева́ние n illness, disease, morbus, sickness, affection

~, аллерги́ческое allergic disease

~, атопи́ческое atopic illness

~, аутоимму́нное autoimmune disease

~, грибко́вое mycosis

~, запу́щенное advanced disease

~, неизлечи́мое fatal illness

~, опа́сное dangerous illness

~, профессиона́льное occupation disease

~, психи́ческое mental illness

~, ревмати́ческое rheumatic disease

~, систе́мное systemic disease

~, сопу́тствующее associated illness

~, хрони́ческое chronic illness

~, ятроге́нное iatrogenic illness

заболе́ть fall sick, fall ill

забо́титься (о больно́м) attend

забрюши́нный retroperitoneal

зави́сеть depend

зави́симость f dependence

~, лека́рственная drug dependence, drug habit

завито́к m (ушно́й рако́вины) helix

за́ворот m кишо́к volvulus

завши́вленность f lousiness

заги́б m kink(ing)

~ кза́ди (ма́тки) retroflexion

загруди́нный retrosternal

загрязне́ние n contamination, pollution, impurity

~, радиоакти́вное radioactive contamination

загрязнённый ◇ ~ бакте́риями bacteria-contaminated

загрязня́ть pollute, contaminate

заде́рживать retard; delay

заде́ржка f delay

~ жи́дкости fluid retention

~ менструа́ции delay of menses

~ мочи́ retention of urine, urinary retention

~ овуля́ции delay of ovulation

~ после́да secundines retention

~ разви́тия arrested development

~ со́ли salt retention

за́дний posterior

задыха́ться pant, strangle

задыха́ющийся wheezy

зае́да *f* angular cheilitis, perlèche

заживле́ние *n* healing, repair

~ втори́чным натяже́нием healing by second intension

~ перви́чным натяже́нием healing by first intension

~ ра́ны wound healing

~, спонта́нное self-healing

зажи́м *m* clamp, forceps

~, артериа́льный artery forceps

~, изо́гнутый curved forceps

~, кише́чный bowel forceps

~, кровоостана́вливающий hemostatic [clamp] forceps

~ Мику́лича Mikulicz' clamp

~ Па́йра Payr's clamp

~ Пеа́на, кровоостана́вливающий Péan's forceps

~, разда́вливающий crushing forceps

заика́ние *n* stutter, stammer(ing)

заключе́ние *n*, враче́бное medical comment

закры́тие *n* (*раны*) closure

закры́тый enclosed, close

закры́ть посло́йно to close in layers

заку́поривать occlude

заку́порка *f* obturation, occlusion, obstruction; stoppage

~ арте́рии artery occlusion

зал *m*, секцио́нный autopsy [dissecting] room

зало́женность *f*:

~ но́са stuffiness of the nose, stuffy nose

~ уше́й stuffiness of the ears

заме́дленный tardive, tardy

замени́тель *m* substitute

замести́тельный vicarious

заме́тный marked

замеще́ние *n* replacement, substitution

~ жи́дкости fluid replacement

замора́живание *n* congelation, freezing

заморо́женный frozen

зано́с *m*, пузы́рный hydatid mole

запа́с *m* reserve

за́пах *m* scent, odor, smell

за́пись *f* record

запо́й *m* drinking bout, drinking period, hard drinking

запо́р *m* constipation

~, атони́ческий atonic constipation

~, проктоге́нный proctogenic constipation

~, спасти́ческий spastic constipation

запыха́вшийся blown

запя́стный carpal

запя́стье *n* wrist

заро́дыш *m* germ

заро́дышевый germinal

засло́нка *f* valve

~, илеоцека́льная ileocaecal valve

засто́й *m* congestion

засто́йный congestive, congested

затемне́ние *n рентг.* cloud, opacity, shadow

~, лине́йное linear opacity

затрудне́ние *n* embarrassment

затума́нивание *n (зрения, сознания)* blurring

затуха́ние *n (напр. сыпи)* fading

заты́лок *m* occiput

заты́лочный occipital

затяжно́й protracted, prolonged

захва́т *m* catch

зача́тие *n* conception

зача́ток *m эмбр.* bud

~, зубно́й tooth bud

зача́ть conceive

зачёт *m амер.* credit; test

зашива́ть sew

защи́та *f* defense

~, радиацио́нная radiological defense

защи́тный protective

защища́ть protect

звездообра́зный stellar, stellate

звон *m* в уша́х noises in the ears

звук *m* sound

~, амфори́ческий bottle sound

~, тимпани́ческий tympanic resonance

звуконепроница́емый soundproof

здоро́вье *n* health, sanity

здоро́в/ый healthy ◇

быть ~ым to be in good health

~, практи́чески apparently healthy

здравоохране́ние *n* public health

зев *m* fauces

зево́та *f* yawn(ing), oscitation

зелёный *m*:

~, бриллиа́нтовый brilliant green

~, бромкрезо́ловый bromocresol green

~, мети́ловый methyl green

зе́ркало *n* mirror, speculum

~, горта́нное laryngoscope

~, ло́бное head reflector

~, ушно́е ear speculum

зерни́стость *f* granularity, stippling

~, базофи́льная basophilic stippling

зерни́стый granular

зерно́ *n* grain

зиго́та *f* zygote

зимоза́н *m* zymozan

злово́ние *n* fetor, stink

злово́нный fetid, malodorous

злока́чественность *f* malignancy

злока́чественный malignant; pernicious

злоупотребле́ние *n* misuse

зна́ния *n pl*, медици́нские knowledge of medicine

зна́харь *m* quack

значе́ние *n* significance

зна́чимость *f*:

~, диагности́ческая diagnostic significance

~, прогности́ческая prognostic significance

значи́тельный significant

зоб *m* goiter, struma

зо́лото *n* gold, Au

золоту́ха *f* scrofula

зо́на *f* zone

~ гемо́лиза hemolysis zone

~ радиацио́нной опа́сности radiation danger zone

~ ро́ста region of growth

зонд *m* bougie, probe, sound

~ для иску́сственного кормле́ния feeding tube

~, дуодена́льный duodenal tube

~, желобова́тый grooved probe

~, желу́дочный stomach pump, gastric tube, stomach sound

~, направля́ющий guiding probe

~, пу́говчатый bulbous-end probe

~, серде́чный heart [cardiac] catheter

~ с расшире́нием на конце́ olive-tipped bougie

зонди́рование *n* tubage

зонди́ровать probe

зооно́з *m* zoonosis

зрачо́к *m* pupil

~, расши́ренный dilated pupil

~, су́женный constricted pupil

зре́лость *f* maturity

~ плода́ fetus maturity

~, полова́я puberty

зре́лый mature

зре́ние *n* vision

~, бинокуля́рное binocular vision

~ в су́мерках twilight vision

~ при дневно́м све́те daylight vision

~, стереоскопи́ческое solid [stereoscopic] vision

~, тру́бчатое shaft vision

~, цветово́е color vision

зри́тельный visual

зуб *m* tooth (*pl* teeth)

~, большо́й коренно́й molar

~, запломбиро́ванный filled tooth

~, карио́зный carious tooth

~, ма́лый коренно́й premolar

~, моло́чный baby [deciduous, milk, temporary] tooth

~ му́дрости late [wisdom] tooth

~, недостаю́щий missing tooth

~, пере́дний anterior tooth

~, постоя́нный permanent tooth

~, проте́зный denture tooth

~ с дупло́м hollow tooth

~, шата́ющийся loose tooth

зубе́ц *m* (*напр. электрокардиограммы*) wave

~, высо́кий high wave

~, отрица́тельный negative wave

~, пло́ский flat wave

~, положи́тельный positive wave

~, расщеплённый split wave

зубно́й dental

зубча́тый serrate

зу́бы-антагони́сты *m pl* opposing teeth

зуд *m* itch, pruritus

~ бере́менных pruritus of pregnancy

~ в óбласти зáднего прохóда pruritus ani

зудя́щий itching, pruritic

И

иглá f needle

~, атравмати́ческая atraumatic needle

~, дисцизиóнная knife needle

~ для подкóжных инъéкций hypodermic needle

~ для стернáльной пýнкции sternal puncture needle

~ для сшивáния кóжи skin suture needle

~ для шпри́ца syringe needle

~, закруглённая curved needle

~, лигатýрная ligature needle

~, пóлая hollow needle

~, прямáя straight needle

~, тóнкая fine needle

~, хирурги́ческая surgical needle

~, шóвная suture needle

иглодержáтель m needle holder

идентификáция f identification

иденти́чность f identity

иденти́чный identical

идеомотóрный ideomotor

идиопати́ческий idiopathic, self-existing

идиоплáзма f idioplasm

идиосинкрази́я f idiosyncrasy

идиоти́п m idiotype

идиотипи́рование n idiotype assay

идиоти́ческий idiotic

идиоти́я f idiocy

идиотóп m idiotope

избирáтельный selective

избы́ток m excess

изви́лина f (коры полушарий головного мозга) gyrus (pl gyri), convolution

изви́листость f tortuosity

изви́тый convolute

извлечéние n draw

извращéние n perversion

~ обоня́ния perversion of olfaction

~, половóе sexual perversion

изги́б m flexure, bend

~ ободóчной кишки́, лéвый splenic flexure

~ ободóчной кишки́, прáвый hepatic flexure

изгнáние n expulsion

изжóга f heartburn, pyrosis, brash

излéчивание n healing, curing

излéчивать heal, cure

излечи́мость f curability

излечи́мый curable, healable, sanable

излучáтель m emitter

излучáть emit, radiate

излучéние n radiation

~, жёсткое hard radiation, hard rays

~, инфракрáсное infrared radiation, infrared rays

~, проникáющее penetrating radiation

~, рентгéновское X-radiation

~, ультрафиолéтовое ultraviolet rays, ultraviolet radiation

~, электромагни́тное electromagnetic radiation

измене́ние *n* change

~ ли́чности *псих.* personality disorder

~, посме́ртное postmortem change

изме́нчивость *f* changeability, variability, mutability

изменя́ть alter, change, vary

измере́ние *n* measurement

~ температу́ры thermometry, temperature measurement

измеря́ть measure, gauge

изнаси́лование *n* rape

изнуре́ние *n* exhaustion

изображе́ние *n* image

изоля́ция *f* sequestration (*of a patient*)

изоти́п *m* isotype

изотони́ческий isotonic

изото́п *m* isotope

~, радиоакти́вный radioisotope, radionuclide

изуче́ние *n* study

~ заболева́емости morbidity study

изъязвле́ние *n* ulceration

изъязвлённый ulcerated

ико́та *f* hiccough, hiccup

икра́ *f (ноги)* calf, sura

иле́ит *m* ileitis

~, региона́рный regional ileitis

~, термина́льный distal ileitis

илеостоми́я *f* ileostomy

илеотоми́я *f* ileotomy

илеоцека́льный ileocecal

и́леус *m* ileus

~, спасти́ческий spastic ileus

имме́рсия *f* immersion

иммобилиза́ция *f* immobilization

иммобилизи́ровать immobilize

иммуниза́ция *f* immunization

~, лече́бная immunization therapy

иммуните́т *m* immunity

~, акти́вный active immunity

~, антисперма́льный antisperm immunity

~, врождённый congenital [native] immunity

~, гумора́льный humoral immunity

~, кле́точный cell-mediated [cellular] immunity

~, ме́стный local immunity

~, напряжённый hyperimmunity, high-grade immunity

~, нестойкий abortive immunity

~, пасси́вный passive immunity

~, перекрёстный cross immunity

~, приви́вочный postvaccinal immunity

~, приобретённый acquired immunity

~, противови́русный antiviral immunity

~, специфи́ческий specific immunity

~, тка́невый tissue immunity

имму́нный immune

иммуноана́лиз *m*, коли́чественный immunometric analysis

иммуноанализа́тор *m* immunoanalyzer

иммунобиологи́ческий immunobiological

иммунобиоло́гия *f* immunobiology

иммунобла́ст *m* immunoblast

иммуноблóттинг *m* immunoblotting (assay)

иммуногене́з *m* immunogenesis

иммуногене́тика *f* immunogenetics

иммуноге́нность *f* immunogenicity

иммуноге́нный immunogenic

иммуноглобули́н *m* immunoglobulin

иммунодепресса́нт *m* immunologic depressant, immunosuppressant

иммунодепре́ссия *f* immunodepression, immunosuppression

иммунодефици́т *m* immune deficiency, immunodeficiency

~, врождённый congenital immunodeficiency

~, приобретённый acquired immunodeficiency

иммунодиффу́зия *f* immunodiffusion

иммунокомпете́нтность *f* immunocompetence

иммунокомпете́нтный immunocompetent

иммуно́лог *m* immunologist

иммунологи́ческий immunologic

иммуноло́гия *f* immunology

иммуномодуля́тор *m* immune response modifier

иммунопати́я *f* immunopathy

иммунопреципита́т *m* immunoprecipitate

иммунопреципита́ция *f* immunoprecipitation

иммунопролиферати́вный immunoproliferative

иммунопрофила́ктика *f* immunoprophylaxis

иммунорадиоавтографи́я *f* immunoautoradiography

иммунореакти́вность *f* immunoreactivity

иммунорегуля́ция *f* immunoregulation

иммуносорбе́нт *m* immunosorbent, immunoadsorbent

иммуносо́рбция *f* immunoadsorption

иммуностимуля́тор *m* immunostimulant

иммуностимуля́ция *f* immunopotentiation, immunostimulation

иммунотерапи́я *f* immunotherapy

иммунофикса́ция *f* immunofixation

иммунофлюоресце́нция *f* immunofluorescence

~, непряма́я indirect immunofluorescence

иммунофлюорометри́я *f* immunofluorimetry

иммунохи́мия *f* chemoimmunity

иммуноци́т *m* immunocyte

иммуноцитоло́гия *f* immunocytology

иммуноэлектрофоре́з *m* immunoelectrophoresis, electroimmunodiffusion

~, встре́чный counter immunoelectrophoresis

~, перекрёстный crossed immunoelectrophoresis

~, противото́чный counter immunoelectrophoresis

импети́го *n* impetigo

импланта́т *m* implant

импланта́ция *f* implantation

импоте́нция *f* impotence, sexual debility

импрегна́ция *f* impregnation

импрегни́ровать impregnate

и́мпульс *m* impulse

инактива́ция *f* inactivation

инбре́дный *ген.* inbred

инвагина́ция *f* intussusception, invagination

инва́зия *f* invasion

инвали́д *m* invalid, disabled, handicapped person

инвали́дность *f* disability

инволю́ция *f* involution

ингаля́ция *f* inhalation

ингиби́рование *n*, конкуре́нтное competitive inhibition

ингиби́ровать inhibit

ингиби́рующий inhibitory

ингиби́тор *m* inhibitor

ингиби́ция *f* inhibition

ингредие́нт *m* ingredient

и́ндекс *m*, митоти́ческий mitotic index

индивидуа́льный individual

индуктотерапи́я *f* inductotherapy

инду́кция *f* induction

индура́ция *f* induration

индуци́ровать induce

ине́ртность *f* inertia

ине́ртный inert

инжене́рия *f*, ге́нная gene engineering

иници́ровать initiate

инкапсули́ровать(ся) encyst

инкапсуля́ция *f* encapsulation

инкуба́тор *m* incubator

инкуба́ция *f* incubation

инкура́бельный immedicable

иннерва́ция *f* innervation

инокули́ровать *микр.* inoculate

иноро́дный foreign

институ́т *m*, медици́нский medical institute ◇ подава́ть заявле́ние в ~ to apply to a medical institute

инструкти́ровать instruct

инстру́кция *f* instruction

инструме́нт *m* instrument

~, вспомога́тельный accessory instrument

инсули́н *m* insulin

инсулино́ма *f* islet cell tumor

инсу́льт *m* stroke, cerebral crisis

~, апоплекти́ческий apoplectic stroke

~, тромботи́ческий thrombotic apoplexy

инта́ктный intact

интелле́кт *m* intellect, mental power

интенси́вность *f* intensity

~ радиа́ции radiation power

интерва́л *m* interval, span

~, довери́тельный *стат.* confidence interval

интеркурре́нтный intercurrent

интерлейки́н *m* interleukin

интернату́ра *f* internship

~, целева́я categorical internship

интерферо́н *m* interferon

интоксика́ция *f* intoxication

интраната́льный intranatal

интуба́тор *m* endotracheal tube

интуба́ция *f* intubation

интуби́ровать intubate

инфа́ркт *m* infarct(ion)

~ кише́чника infarcted bowel

инфекцио́нный infectious

инфе́кция *f* infection

~, аденови́русная adenovirus infection

~, бактериа́льная bacillosis

~, ви́русная viral infection

~, во́дная waterborne infection

~, возду́шная airborne infection

~, возду́шно-ка́пельная droplet infection

~, лате́нтная latent infection

~, очаго́вая focal infection

~, систе́мная systemic infection

~, сме́шанная concurrent [mixed] infection

инфильтра́ция *f* infiltration

информа́ция *f* information

инфу́зия *f* infusion

инъе́кция *f* injection

~, внутриве́нная intravenous injection

~, внутримы́шечная intramuscular injection

~, однокра́тная single injection

ио́н *m* ion

иридотоми́я *f* iridotomy

иридэктоми́я *f* iridectomy

искажа́ть distort

исключе́ние *n* exclusion

иску́сственный artificial

иску́сство *n* art

~ врачева́ния art of healing

испаре́ние *n* vaporization

испари́тель *m* vaporizer

испаря́ть(ся) vaporize

испо́льзование *n*, однора́зовое singleuse

исправля́ть correct

испыта́ние *n* proof, testing, trial

~, двойно́е перекрёстное double crossover trial

~, двойно́е слепо́е double blind trial

~, клини́ческое clinical trial

~, лаборато́рное bench test

~, сравни́тельное comparative trial

испы́тывать жа́жду thirst

иссека́ть resect

иссече́ние *n* exeresis, excision

~ варико́зного узла́ varicectomy

~, по́лное total excision

~ тка́ни excision of tissue

~, части́чное local excision

~, широ́кое wide excision

иссле́дование *n* investigation, exploration, research

~, бактериологи́ческое bacteriological research

~, бимануа́льное bimanual examination

~, гистологи́ческое microscopic examination

~, двойно́е слепо́е double blind study

~, двуру́чное bimanual examination

~, кли́нико-анатоми́ческое clinicopathological study

~, лаборато́рное laboratory study, laboratory research

~, многоце́нтровое multi-centric trial

~, повто́рное reexamination

~, поиско́вое trial experiment, pilot study

~, популяцио́нное population study

~, предвари́тельное preliminary study

~ прямо́й кишки́, пальце́бое rectal touch

~, радиоиммунологи́ческое radioimmunoassay

~, рентгенологи́ческое X-ray examination

~, ретроспекти́вное retrospective study

~, слепо́е blind study, blind investigation

~, сро́чное rapid testing

~, статисти́ческое statistical study

~, хирурги́ческое surgical research

~, цитологи́ческое cytological examination

~, электрофизиологи́ческое electrophysiologic testing

истери́ческий hysteric

истери́я f hysteria

истече́ние n issue, flux, effuse, escape

истонче́ние n thinning

исто́рия f боле́зни case report, case record, medical [patient] history

исто́чник m source

~ излуче́ния radiation source

~, минера́льный spa

~, минера́льный горя́чий thermal spring

истоще́ние n denutrition

~ комплеме́нта complement depletion

~, о́бщее cachexia

истощённый marantic, cachectic

исхо́д m outcome

~, лета́льный fatal outcome

~, неблагоприя́тный poor outcome

исчёрченность f stippling

ихтио́з m ichthyosis

ишалги́я f ischalgia, sciatica

ишеми́ческий ischemic

ишеми́я f local asphyxia

ишури́я f ischuria

Й

йод m iodine, I

~, радиоакти́вный radioiodine

К

кабине́т m, враче́бный doctor's consulting room

каве́рна f cavern

~, ко́стная osteal cavern

каверно́зный cavernous

каверно́ма f cavernoma

каёмка f border

~, щёточная brush border

казеи́н m casein

казео́з m caseation

казео́зный caseous

кал m feces

~, перви́чный meconium

ка́ла-аза́р *m* kala-azar, visceral leischmaniasis

кале́ка *f* cripple

кале́чить disable, cripple, lame

ка́лий *m* potassium, K

калликре́йн *m* kallikrein

калори́йность *f* caloric value, caloric content

калори́метр *m* calorimeter

кало́рия *f* calorie

калькулёзный calculous

кальмодули́н *m* calmodulin

ка́льций *m* calcium, Ca

кальцино́з *m* calcification, calcinosis

кальциури́я *f* calciuria, calcariuria

ка́мень *m* calculus (*pl* calculi), stone

~, жёлчный gallstone

~, зубно́й dental calculus, tartar

~ мочево́го пузыря́ bladder stone

~ мочето́чника ureter stone

~, оксала́тный oxalate stone

~, по́чечный kidney stone

~ слёзного прото́ка dacryolith, lacrimal calculus, tear stone

~, ура́тный urate stone

~, фосфа́тный phosphate stone

ка́мера *f* chamber

~, вла́жная humidified box, moist [wet] chamber

~ глазно́го я́блока, за́дняя camera posterior bulbi

~ глазно́го я́блока, пере́дняя camera anterior bulbi

~ глубо́кого замора́живания deep-freeze chamber

~, дезинфекцио́нная desinfection chamber

~, диффузио́нная diffusion chamber

~ для гибридиза́ции *иммун.* hybridization chamber

~ для иммуноана́лиза immunoassay chamber

~, ионизацио́нная ionization chamber

~, кислоро́дная oxygen chamber

~, стерилизацио́нная sterilization chamber

~, сцинтилляцио́нная scintillation camera

~, счётная counting chamber

камнесече́ние *n* lithotomy

ка́мфора *f* camphor

кана́л *m анат.* canal

~, бе́дренный femoral canal

~, га́версов Haversian canal

~, карпа́льный carpal tunnel

~ лабири́нта вну́треннего у́ха cochlear duct

~ остео́на Haversian canal

~, па́ховый abdominal [inguinal] canal

~, позвоно́чный spinal canal

~, ранево́й wound tract

~ули́тки cochlear duct

~, цервика́льный cervical canal of the uterus

кана́лец *m* canaliculus (*pl* canaliculi), channel

кана́льцы *m pl*, по́чечные renal tubules

кана́тик *m* cord

~, пупо́чный umbilical cord

~, семенно́й spermatic cord
кандиди́н *m* candidin
кандидо́з *m* candidiasis
каннаби́зм *m* *(гашишная наркомания)* cannabism
канцероге́н *m* carcinogen
канцерогене́з *m* carcinogenesis
канцероге́нный carcinogenic
каню́ля *f* *мед. тех.* cannula
каоли́н *m* kaolin
каолино́з *m* kaolinosis
ка́пать drip, drop
ка́пельница *f* dropper, dropping glass, dropping bottle
капилля́р *m* capillary
капилляроско́п *m* capillaroscope
ка́пли *f pl* drops
~ в нос nasal drops
~, глазны́е eye drops
~ от ка́шля cough drops
~, ушны́е ear drops
ка́псула *f* capsule
~, по́чечная kidney capsule
~ селезёнки splenic capsule
~, суставна́я joint capsule
каранда́ш *m* pencil
~, квасцо́вый aluminous pencil
каранти́н *m* quarantine
карбоксили́рование *n* carboxylation
карбу́нкул *m* carbuncle
кардиалги́я *f* cardialgia, cardiodynia
кардиа́льный cardiac
кардиоге́нный cardiogenic
кардиогра́мма *f* cardiogram
~ с нагрузкой exercise cardiogram
кардиографи́ческий cardiographic
кардиографи́я *f* cardiography

~, радиоизото́пная radiocardiography
кардиодефибрилля́тор *m* cardiac defibrillator
кардиолипи́н *m* cardiolipin
кардио́лог *m* cardiologist
кардиоло́гия *f* cardiology
кардиомегали́я *f* cardiomegaly
кардиомиопати́я *f* cardiomyopathy
~, засто́йная congestive cardiomyopathy
~, рестрикти́вная restrictive cardiomyopathy
кардионекро́з *m* cardionecrosis
кардиоспа́зм *m* cardiospasm
кардиостимуля́тор *m* cardiostimulator
кардиотокографи́я *f* cardiotocography
кардиотоми́я *f (1. вскрытие сердца 2. резекция кардии желудка)* cardiotomy
ка́рдия *f* cardia
ка́риес *m* caries
~ зубо́в dental caries
кариобла́ст *m* karyoblast
кариогами́я *f* karyogamy
карио́зный carious
кариокине́з *m* kariokinesis
кариоле́мма *f* karyolemma, karyotheca
кариоли́зис *m* karyolysis
кариоли́мфа *f* karyolymph, karyoplasm
кариомито́з *m* karyomitosis
кариоре́ксис *m* karyorrhexis
кариоти́п *m* karyotype
карка́с *m* frame
ка́рлик *m* dwarf, nanus, pigmy, pygmy

ка́рликовость *f* dwarfism, nanosomia, nanism, microsomia

карма́н *m* pouch, pocket

~, десневой gingival pocket

каротидный carotic, carotid

ка́рта *f* card; map

~ вакцина́ции immunization record card

~, генети́ческая genetic map

~, медици́нская medical card

~, регистрацио́нная record card

~, хромосо́мная chromosome map

~ шко́льника, санита́рная school health card

карти́на *f*:

~, клини́ческая clinical picture

~ кро́ви blood picture

~, макроскопи́ческая gross appearance

карти́рование *n* mapping

~, мембра́нное cell surface mapping

~, мультило́кусное multipoint mapping

~, хромосо́мное chromosome mapping

~ эпито́пов epitope mapping

карцино́ид *m* carcinoid

карцино́ма *f* carcinoma

карциносарко́ма *f* carcinosarcoma

карциноэмбриона́льный carcinoembryonic

кастра́т *m* castrate

кастра́ция *f* castration

~, гормона́льная hormonal castration

~, рентгенологи́ческая X-rays castration

~, хирурги́ческая operative castration

катаболи́зм *m* catabolism

катаболи́т *m* catabolite

катаболи́ческий catabolic

катаге́н *m* catagen

катагене́з *m* catagenesis

катакро́та *f* catacrotism

катакроти́ческий catacrotic

катала́за *f* catalase

каталепси́я *f* catalepsy

каталепти́ческий cataleptic

ката́лиз *m* catalysis

катализа́тор *m* catalyst, catalyzer

катализи́ровать catalyze

каталити́ческий catalytic

ката́мнез *m* catamnesis

катамнести́ческий catamnestic

катаплази́я *f* cataplasia

катаплекси́я *f* cataplexy

ката́р *n* catarrh

катара́кта *f* cataract

~, бу́рая black [brown] cataract

~, вене́чная coronary cataract

~, веретенообра́зная fusiform cataract

~, врождённая congenital [embryonal] cataract

~, втори́чная secondary cataract, after-cataract

~, гетерохро́мная heterochromic cataract

~, глаукомато́зная glaucomatous cataract

~, голуба́я blue cataract

~, диабети́ческая diabetic cataract

~, звёздчатая stellate cataract

~, зонулярная zonular cataract

~, зрéлая ripe [mature] cataract

~, капсулярная capsular cataract

~, контузиóнная contusion cataract

~, коралловидная coralliform cataract

~, кортикáльная cortical cataract

~, лентикулярная lenticular cataract

~, лучевáя irradiation cataract

~, молóчная lacteal [milky] cataract

~, моргáниева morgagnian cataract

~, мягкая soft cataract

~, набухáющая intumescent cataract

~, нафталиновая naphthalinic cataract

~, незрéлая immature cataract

~, осложнённая complicated cataract

~, первичная primary cataract

~, перезрéлая overripe [hypermature] cataract

~, пéринуклеáрная perinuclear cataract

~, перифери́ческая peripheral cataract

~, пирамидáльная pyramidal cataract

~, подросткóвая adolescent cataract

~, пóлная total [complete] cataract

~, полярная polar cataract

~, прогресси́рующая progressive cataract

~, слои́стая lamellar cataract

~ с синéхиями adherent cataract

~, стáрческая senile cataract

~, субкапсулярная subcapsular cataract

~, токси́ческая toxic cataract

~, тóчечная punctate cataract

~, травмати́ческая traumatic cataract

~, центрáльная axial [central] cataract

~, чашеви́дная cupuliform cataract

~, электри́ческая electric cataract

~, ядерная nuclear cataract

катарáктный cataractous

катарáльный catarrhal

кататони́ческий catatonic

кататони́я f catatonia

катафази́я f псих. cataphasia

катепси́н m cathepsin

катéтер m catheter

~, артериáльный artery cannula

~, аспирациóнный suction catheter

~, баллóнный balloon catheter

~, ги́бкий flexible catheter

~ для эмболизáции embolization catheter

~, мочетóчниковый ureteral catheter

~ Нелатона, эластичный Nélaton's catheter

~ Пеццера Pezzer catheter

~, постоянный permanent catheter

~, сосудистый intravascular catheter

катетер-баллон *m* Фолея Foley catheter

катетеризация *f* catheterization, cannulation

~, избирательная [селективная] selective catheterization

~ сердца cardiac catheterization

катехоламин *m* catecholamine

каудальный caudal

каустический caustic

кахексия *f* cachexia

~, гипофизарная hypophyseal cachexia

~, малярийная malarial cachexia

~, надпочечниковая cachexia suprarenalis

~, раковая cancerous cachexia

~, свинцовая saturnine cachexia

~, струмиприрвная cachexia strumipriva

~, уремическая uremic cachexia

кахектический cachectic

качество *n* quality

~ жизни quality of life

кашель *m* cough, tussis

~, влажный productive cough

~, лающий barking cough

~, мучительный troublesome cough

~, непродуктивный *см.* кашель, сухой

~, нервный nervous cough

~, рефлекторный reflex cough

~, сухой dry [nonproductive, unproductive] cough

квалифицированный qualified

кейлон *m* chalon

келоид *m* keloid

келоидный keloidal

кератин *m* keratin

кератит *m* keratitis

~, герпетический herpes [simplex] keratitis

~, глубокий deep keratitis

~, микотический mycotic keratitis

~ при несмыкании век lagophthalmic keratitis

~, трофический trophic keratitis

кератоакантома *f* keratoacanthoma

кератоглобус *m* keratoglobus

кератодермия *f* keratoderma

кератоз *m* keratosis

~, старческий senile keratosis

кератоконус *m* keratoconus

кератоконъюнктивит *m* keratoconjunctivitis

~, весенний vernal keratoconjunctivitis

кератолитический keratolytic

кератомаляция *f* keratomalacia

кератопатия *f* keratopathy

кератопластика *f* keratoplasty

~, проника́ющая penetrating keratoplasty

кератоскопи́я *f* keratoscopy

кератотоми́я *f* keratotomy

~, радиа́льная radial keratotomy

кератэктоми́я *f* keratectomy

керио́н *m* kerion

ке́сарево сече́ние *n* cesarean (section), cesarean operation

~, абдомина́льное abdominal cesarean section

~, ни́зкое low cesarean section

кетгу́т *m* catgut

кетоацидо́з *m* ketoacidosis

кетоацидури́я *f* ketoaciduria

кетогене́з *m* ketogenesis

кето́з *m* ketosis

кето́н *m* ketone

кетонеми́я *f* ketonemia

кетонури́я *f* ketonuria

ки́ллер *m (клетка)* killer

~, есте́ственный natural killer

кина́за *f* kinase

кинеско́п *m* kinescope

кине́тика *f* kinetics

кинетокардиографи́я *f* kinetocardiography

кинетосо́ма *f* basal corpuscle, kinetosome

кини́н *m* kinin

кининоге́н *m* kininogen

кипе́ние *n* boiling

кислоро́д *m* oxygen, O ◇ насыща́ться ~ом to oxygenate

кислота́ *f* acid

~, адени́ловая adenylic acid

~, аскорби́новая ascorbic acid

~, ви́нная tartaric acid

~, дезоксирибонуклеи́новая desoxyribonucleic acid, DNA

~, жёлчная bile acid

~, ка́мфорная camphoric acid

~, моло́чная lactic acid

~, мочева́я uric acid

~, рибонуклеи́новая информацио́нная messenger ribonucleic acid

кисло́тность *f* acidity

~, повы́шенная superacidity

~, пони́женная subacidity

киста́ *f* cyst

~, амниоти́ческая amniotic cyst

~, гидати́дная hydatid cyst

~, дермо́идная dermoid cyst

~, зубна́я dental cyst

~, кише́чная enterocyst

~, ретенцио́нная retention cyst

~, са́льная sebaceous cyst

~, синовиа́льная synovial cyst

~, сли́зистая mucous cyst

~, фолликуля́рная follicular cyst

~, эхиноко́кковая hydatid cyst

кисто́з *m* по́чек nephrocystosis

кисто́зный cystic

кисто́ма *f* cystoma

кисть *f (руки)* hand

кит *m (лабораторный)* kit

кишечнораствори́мый *(о таблетке)* enteric-coated

кише́чный intestinal

кишка́ *f* intestine; gut; bowel

~, двенадцатипёрстная duodenum

~, ободо́чная colon

~, ободо́чная восходя́щая ascending colon

~, ободо́чная нисходя́щая descending colon

~, ободо́чная попере́чная transverse colon

~, подвздо́шная ileum

~, пряма́я rectum

~, сигмови́дная sigmoid colon

~, слепа́я blind intestine, cecum, typhlon

~, то́лстая large intestine

~, то́нкая small intestine

~, то́щая jejunum

клазмато́з *m цитол.* clasmatosis

клазматоци́т *m* clasmatocyte

кла́пан *m* valve

~, аорта́льный aortic valve

~ вдо́ха *(в аппарате)* inflating valve

~, двуство́рчатый bicuspid valve

~, митра́льный mitral valve

~, полулу́нный semilunar valve

~, предохрани́тельный safety valve

~ се́рдца cardiac valve

~ с зажи́мом pinch valve

~, трёхство́рчатый tricuspid valve

кла́панный valvular

класс *m* class

классифика́ция *f* classification

кла́стер *m* cluster

~ ге́нов gene cluster

клебсие́лла *f* Klebsiella

клеёнка *f* oilcloth

клей *m* glue

клептома́ния *f* kleptomania

кле́тка *f* 1. cell; cellule 2. cage

~, адвентициа́льная adventitial cell

~, аргентофи́льная argentaffin cell

~, аргирофи́льная argyrophilic cell

~, ацидофи́льная *(передней доли гипофиза)* acidophilic cell

~, ацина́рная acinar cell

~, бла́стная blast cell

~, бокалови́дная goblet [caliciform] cell

~, вакуолизи́рованная vacuolated cell

~, веретенообра́зная spindle cell

~, вкусова́я taste [gustatory] cell

~, гига́нтская giant cell

~, гладкомы́шечная smooth muscle cell

~, глиа́льная glia cell

~, грудна́я *см.* грудна́я кле́тка

~, дви́гательная motor cell

~, де́лящаяся dividing cell

~, децидуа́льная decidual cell

~ для иммобилиза́ции *(лабораторных живо́тных)* restraining cage

~, дрожжева́я yeast cell

~, жирова́я adipose [fat] cell

~, зерни́стая *(яичника)* granulosa cell

~, иммунокомпете́нтная immunocompetent cell

~, инта́ктная intact cell

~ Кла́ра Clara cell

~ ко́стного мо́зга marrow cell

~ кро́ви blood cell

~ Ку́пфера *(звездчатый эндотелиоцит)* Kupffer's cell

~ лёгочной альвео́лы alveolar cell

~, лимфо́идная lymphoid cell

~, мезангиа́льная mesangial cell

~, ме́ченая labeled cell

~, многоя́дерная multinucleated cell; polykaryocyte

~, мононуклеа́рная mononuclear cell

~, мута́нтная mutant cell

~, нейросекрето́рная neurosecretory cell

~, не́рвная nerve cell

~, нулева́я null cell

~, обкла́дочная *(желудка)* oxyntic cell

~, оксифи́льная см. кле́тка, ацидофи́льная

~, о́пухолевая neoplastic [tumor] cell

~, островко́вая islet cell

~, осяза́тельная tactile cell

~ па́мяти memory cell

~, пе́нистая foam cell

~, плазмати́ческая plasma cell

~, плюрипоте́нтная pluripotential cell

~, полова́я sex [germ] cell

~, полова́я перви́чная gonocyte, primordial germ cell

~, пылева́я dust cell

~, секрето́рная secretory cell

~, сенсибилизи́рованная sensitized cell

~, сли́зистая mucous cell

~, сомати́ческая somatic cell

~, стволова́я stem cell

~, столбова́я *(кортиева о́ргана)* pilar cell

~, строма́льная stromal cell

~, ту́чная mastocyte, labrocyte, mast cell

~, фагоцита́рная phagocytic cell

~, цилиндри́ческая columnar cell

~, шва́нновская Schwann cell, lemmocyte

~, эндокри́нная endocrine cell

~, эозинофи́льная см. кле́тка, ацидофи́льная

~, эпидерма́льная epidermal cell

~, эпителиа́льная epithelial cell

кле́тка-ки́ллер *f* killer cell

~, есте́ственная natural killer cell

кле́тка-мише́нь *f* target cell

кле́тка-предше́ственник *f* precursor cell

кле́тка-супре́ссор *f* suppressor cell

кле́тка-хе́лпер *f* helper cell

кле́тки *f pl*:

~, консерви́рованные preserved cells

~ кра́сной волча́нки LE-cells

~ Лангерга́нса Langerhans cells

~, розеткообразу́ющие rosette-forming cells

413

~ серде́чных поро́ков heart disease cells

~ соедини́тельной тка́ни connective tissue cells

кле́точный cellular

клещ *m* tick, mite

~ дома́шней пы́ли house dust mite

~, чесо́точный scab [itch] mite

кли́зм/а *f* enema, clysma, clyster ◇ ста́вить ~у to give an enema

~, ба́риевая barium enema

~, высо́кая enteroclysis

~, гипертони́ческая saline enema

~, ка́пельная proctoclysis

~, лека́рственная medicinal enema

~, очисти́тельная purgative [cleansing] enema

~, послабля́ющая lubricating enema

~ с двойны́м контрасти́рованием double contrast enema

~, сифо́нная siphon enema

кли́макс *m* climacterium, climacteric, menopause

кли́мат *n* climate

климати́ческий climatic

климатоло́гия *f* climatology

кли́ника *f* clinic

~, психиатри́ческая mental health clinic

клиници́ст *m* clinician

клини́ческий clinical

клинови́дный cuneate, cuneiform; clinoid; sphenoid(al)

кли́ренс *m* clearance

~, имму́нный immune clearance

~ креатини́на creatinine clearance

~, тка́невый tissue clearance

кли́тор *m анат.* clitoris

клон *m цитол.* clone

~, аутореакти́вный autoreactive [self-maintaining] clone

~, мута́нтный aberrant clone

~, неопласти́ческий malignant clone

~, пролифери́рующий proliferating clone

~, рекомбина́нтный recombinant clone

клони́рование *n* cloning

клони́ческий clonic

клоноге́нность *f* clonogenicity

клоноге́нный clonogenic

клоноти́п *m* clonotype

кло́нус *m* clonus

клоп *m* bug

клубо́к *m* glome

клубо́чек *m анат.* glomerule, glomerulus

~, мальпи́гиев Malpighian body

клубо́чковый glomerular

клык *m* canine tooth

~, ве́рхний eye tooth

клювови́дно-ключи́чный coracoclavicular

клювови́дно-плечево́й coracohumeral

клювови́дный coracoid

ключи́ца *f* clavicle, clavicula, collar bone

ключи́чный clavicular

кля́тва *f* Гиппокра́та Hippocratic oath

коагглютина́ция *f* coagglutination

коагглютини́н *m* coagglutinin

коагрега́ция *f* coaggregation

коагули́ровать coagulate

коагули́рующийся coagulable

коагулогра́мма *f* coagulogram

коагулопати́я *f* coagulopathy

коагуля́нт *m* coagulant

коагуля́ция *f* coagulation

коадапта́ция *f биол.* coadaptation

коаркта́ция *f* coarctation

коацерва́т *m биохим.* coacervate

коацерва́ция *f биохим.* coacervation

код *m (напр. генетический)* code

кодо́н *m ген.* codon

~, иниции́рующий initiation [start] codon

~, термини́рующий stop codon

ко́жа *f* skin, cutis

~, «гуси́ная» gooseflesh skin

~, мра́морная marble skin

ко́жица *f* pellicle

ко́жный cutaneous, dermal, dermatic

коиммуниза́ция *f* coimmunization

коиммунопреципита́ция *f* coimmunoprecipitation

ко́итус *m* coitus, copulation

ко́йка *f* bed

~, стациона́рная ward bed

ко́йко-день *m* bed day

кокаи́н *m* cocaine

кокаини́зм *m* cocainism

кокаинома́ния cocainomania

кокарциноге́н *m* cocarcinogen

кокарциногене́з *m* cocarcinogenesis

кокк *m* coccus (*pl* cocci)

ко́кковый coccal

коклю́ш *m* whooping cough, pertussis

коксалги́я *f* coxalgia, coxodynia

коксартро́з *m* osteoarthrosis of the hip, coxarthrosis

коксодини́я *f* coxalgia, coxodynia

кокцидиоидомико́з *m* coccidioidomycosis

ко́лба *f* flask

~ Бу́нзена Bunsen's flask

~ Кра́узе *(чувствительное нервное окончание)* Krause's terminal bulb

~, ме́рная graduated [delivery, volumetric] flask, measuring bottle

~, перего́нная distilling flask

~, плоскодо́нная flat-bottomed flask

ко́лбочка *f (сетчатки)* cone

колеба́ния *n pl* oscillations

~, дыха́тельные respiratory undulations

~, звуковы́е sound vibrations

~, сезо́нные seasonal variabilities

~, цирка́дные daily variation

коле́но *n* genu (*pl* genua), knee

ко́лика *f* colic(a); tormina

~, аппендикуля́рная appendicular colic

~, жёлчная biliary [gallstone] colic

~, кишечная intestinal colic

~, почечная renal colic

~, свинцовая lead [saturnine, painter's] colic

колит *m* colitis

~, гранулематозный granulomatous colitis

~, ишемический ischemic colitis

~, псевдомембранозный pseudomembranous colitis

~, язвенный ulcerative colitis

количество *n* quantity; number

коллаген *m* collagen

коллагеназа *f* collagenase

коллагеновый collagenous

коллагеноз *m* collagenose

коллапс *m* collapse

коллатеральный collateral

колликвационный (*о некрозе*) colliquative

коллодий *m* collodion

колониеобразование *n* микр. colony formation

колониеобразующий colony-forming

колония *f* colony

~, доминирующая dominant colony

~ злокачественных опухолевых клеток neoplastic colony

~, истинная pure colony; genuine colony

~, клональная clonal colony

~ кроветворных клеток hemopoietic colony

~ R-типа rough colony

колоноскоп *m* colonoscope

колопексия *f* colopexy

колопроктит *m* coloproctitis

колориметр *m* colorimeter

колориметрический colorimetric

колостомия *f* colostomy

колоть stab; prick

колпачок *m* cap

~, цервикальный cervical cap

кольпит *m* colpitis, vaginitis

кольпоптоз *m* colpoptosis, elytroptosis

кольпоскоп *m* colposcope

кольпостомия *f* colpostomy

кольцевидный annular, circular, circinate

кольцо *n* anulus, ring

~, бедренное femoral ring

~, клапанное valvular ring

~, контракционное retraction ring

~, лимфоидное глоточное lymphoid ring

~, паховое inguinal ring

~, пупочное umbilical ring

~, фиброзное fibrous ring

коляска *f*, инвалидная bath chair, wheelchair

кома *f* coma

~, алкогольная alcoholic coma

~, диабетическая diabetic coma

~, печёночная hepatic coma

~, уремическая uremic coma

коматозный comatose

комедон *m* comedo (*pl* comedones)

комиссия *f*, медицинская medical board

комиссуротомия *f* commissurotomy

~, митра́льная mitral commissurotomy

компенса́ция *f* compensation

компете́нция *f* competence

ко́мплекс *m* complex

~, авиди́н-биоти́новый avidin-biotin complex

~ антиге́н — антите́ло antigen-antibody complex

~ Го́льджи, пласти́нчатый Golgi complex

~, желу́дочковый QRS-complex, ventricular complex

~, имму́нный immune complex

~, перви́чный туберкулёзный primary tuberculous complex

~, предсе́рдный atrial complex

~ СПИД-ассоции́рованный AIDS-related complex

~, циркули́рующий имму́нный circulating immune complex

~ HLA HLA-complex, major histocompatibility complex

комплеме́нт *m иммун.* complement

компоне́нт *m* component

компре́сс *m* compress

~, вла́жный wet compress

~, сухо́й dry compress

~, холо́дный cold compress

конверта́за *f* convertase

конглютини́н *m иммун.* conglutinin

конглютиноге́н *m иммун.* conglutinogen

кондило́ма *f* condyloma

~, остроконе́чная fig [poin-

ted] wart, pointed condyloma, condyloma acuminatum

~, пло́ская [сифилити́ческая, широ́кая] flat condyloma

коне́ц *m* end ◇ ~ в ~ *хир.* end-to-end

коне́чность *f* extremity, limb, member

~, ве́рхняя upper limb

~, ни́жняя lower limb

коне́чный terminal

кониза́ция *f* cone biopsy, conization

кониофа́г *m* coniophage

конканавали́н *m* A concanavallin A

конкорда́нтность *f ген.* concordance

конкорда́нтный concordant

конкреме́нт *m* concrement; calculus

~, жёлчный cholelith, biliary calculus

~ мочево́го пузыря́ cystolith, urinary calculus

~, панкреати́ческий pancreatic calculus

конкуре́нция *f* competition

~, антиге́нная antigenic competition

консервати́вный conservative

консерва́ция *f (органов и тканей)* banking

конси́лиум *m* 1. board of doctors 2. consultation

консисте́нция *f* consistence

консолида́ция *f* consolidation

~, заме́дленная delayed union

~, непо́лная incomplete union

конста́нта *f* constant

~ ассоциа́ции association constant

~, аффи́нная affinity constant

~ диссоциа́ции dissociation constant

~ равнове́сия equilibrium constant

~ седимента́ции sedimentation constant

конститу́ция *f (телосложе́ние)* body type, constitution

констри́ктор *m* constrictor

консульта́ция *f* :

~, же́нская maternity welfare center, women's dispensary

консульти́ровать(ся) consult

контагио́зный contagious

конта́кт *m* contact

~, пло́тный tight junction

~, щелево́й gap junction

контракту́ра *f* contracture

~ Дюпюитре́на Dupuytren's contracture

~, разгиба́тельная extensive contracture

~, сгиба́тельная flexion contracture

контралатера́льный contralateral

контра́ст *m* contrast

контрацепти́в *m* contraceptive

~, внутрима́точный intrauterine contraceptive

~, ора́льный oral contraceptive

контраце́пция *f* contraception

контро́ль *m* control

~, постоя́нный monitoring

конту́зить contuse

ко́нус *m* conus; cone

конфере́нция *f*, враче́бная medical meeting

конфигура́ция *f* configuration

концентра́т *m* concentrate

концентра́ция *f* concentration

ко́нчик *m* tip

~ но́жа knife point

~ но́са nose tip

~ па́льца finger tip

конъюга́ция *f* conjugation

конъюги́ровать conjugate

конъюнкти́ва *f* conjunctiva

конъюнктива́льный conjunctival

конъюнктиви́т *m* conjunctivitis

~, аллерги́ческий allergic conjunctivitis

~, гоноко́кковый gonococcal conjunctivitis

~ при сенно́й лихора́дке hay fever conjunctivitis

~ с включе́ниями inclusion conjunctivitis

~, эпидеми́ческий epidemic conjunctivitis

коопера́ция *f (напр. кле́ток)* cooperation

координа́ция *f* coordination

копроантите́ло *n* coproantibody

копроге́нный coprogenous

копроли́т *m* coprolith

копроста́з *m* coprostasia

копуля́ция *f* copulation

ко́пчик *m* соссух, coccygeal bone

ко́пчиковый coccygeal

кора́ *f* cortex

~ головно́го мо́зга cerebral cortex

ко́рень *m* root

~ во́лоса hair root

корешко́вый radicular

корешо́к *m*, не́рвный nerve root

ко́рка *f* scab

корми́лица *f* wet nurse

корми́ть nourish

кормле́ние *n* feeding; alimentation

~ гру́дью nursing

~, ло́жное [мни́мое] sham feeding

~, перора́льное oral alimentation

~, принуди́тельное forced feeding

корнца́нг *m* dressing forceps, packer

коронави́рус *m* coronavirus

коронари́т *m* coronaritis

корона́рный coronary

коро́нка *f (зуба)* crown

корпускуля́рный corpuscular

корре́кция *f* correction

~, напра́вленная targeted correction

~, ортопеди́ческая orthopedic correction

корреля́ция *f* correlation

~, ло́жная spurious correlation

~, мно́жественная multiple correlation

~, обра́тная invert correlation

~, прямолине́йная linear correlation

корро́зия *f* corrosion

кортизо́л *m* cortisol

кортизо́н *m* cortisone

ко́ртико-висцера́льный corticovisceral

кортикопета́льный corticipetal

кортико-спина́льный corticospinal

кортикостеро́ид *m* corticosteroid

кортикостеро́идный corticosteroid

кортикостеро́н *m* corticosterone

ко́ртико-таками́ческий corticothalamic

кортикофуга́льный *(направленный от коры головного мозга)* corticifugal

корти́н *m* cortin

корь *f* measles

~, митиги́рованная mitigated measles

косметоло́гия *f* cosmetology

косноязы́чный tongue-tied

косогла́зие *n* strabismus, squint, heterotropia

~, расходя́щееся divergent squint

~, сходя́щееся convergent squint

косо́й oblique

косола́пость *f* clubfoot

ко́сточки *f pl*, слуховы́е auditory ossicles, ear bones

кость *f* bone

~, большеберцо́вая shinbone, tibia

~, височ́ная temporal bone

~, голо́вчатая capitatum, capitate bone

~, гу́бчатая trabecular bone

~ запя́стья carpal bone

~, заты́лочная occipital bone

~, кубови́дная *(плюсны)* cuboid bone

~, ладьеви́дная navicular bone

~, лобко́вая pubic bone

~, локтевая ulna, elbow bone

~, лучевая radius

~, малоберцовая calf [peroneal] bone, fibula

~, плечевая humerus

~, подвздошная iliac [flank] bone

~, подъязычная hyoid bone

~, пяточная heel bone, calcaneus, calcaneum

~, седалищная ischial bone

~, скуловая zygomatic [malar] bone

~, таранная ankle bone, talus, astragalus

~, теменная parietal bone

~, трубчатая long [cylindrical] bone

костыль *m* crutch

котиледон *m* cotyledon

кофактор *m* cofactor

кофеин *m* caffeine

кошмар *m*, ночной nightmare

коэкспрессия *f* coexpression

коэффициент *m* coefficient, quotient

~, дыхательный respiratory quotient

~, интеллектуальный intelligence quotient

~ обратной связи feedback factor

~ поглощения absorption coefficient, uptake factor

~, поправочный correction factor

~ потерь loss factor

край *m* edge, margin; border

~ большеберцовой кости, передний shin

~ века margin of the eyelid

~, внутренний medial margin

~ входа в таз, верхний pelvic brim

~, наружный lateral margin

краниальный cranial

краниография *f* craniography

краниоклазия *f* cranioclasis

краниокласт *m* (*акушерские костные щипцы*) cranioclast, skull-breaker

краниометр *m* craniometer

краниометрия *f* craniometry

краниопаг *m* craniopagus

краниопластика *f* cranioplasty

краниотабес *m* craniotabes

краниотом *m* *мед. тех.* cephalotome, craniotome

краниотомия *f* *акуш.* craniotomy

краниоцеле *n* craniocele

крапивница *f* urticaria

~, гигантская giant urticaria

~, лекарственная medicamentous urticaria

~, солнечная solar urticaria

~, холодовая cold [congelation] urticaria

красавка *f* belladonna

краситель *m* dye; stain

краснота *f* redness

краснуха *f* rubella

крауроз *m* kraurosis

крахмал *m* amylum, starch

крахмалистый amylaceous

креатин *m* creatin

креатинин *m* creatinine

креатинурия *f* creatinuria

крепитация *f* crepitation, crackling

кре́сло *n*, зубоврачéбное dental chair

кре́сло-катáлка *n* bath chair, wheelchair

крестéц *m* sacrum

крестцóво-кóпчиковый sacrococcygeal

крестцóво-подвздóшный sacroiliac

крестцóвый sacral

кретини́зм *m* cretinism

крива́я *f* curve

~ выжива́емости survival curve

~ дóзовой зави́симости dose-response curve

~ кли́ренса антигéна antigen elimination curve

~ преципита́ции precipitation curve

~ свя́зывания binding curve

~, температу́рная temperature curve

кривизна́ *f* (*напр. желу́дка*) flexure, curvature, bending

кривошéя *f* torticollis, wryneck, stiff-neck, accessory cramp

криз *m* crisis

~, апласти́ческий aplastic crisis

~, астмати́ческий asthmatic crisis, status asthmaticus

~, бла́стный blastic crisis

~ отторжéния (*трансплантáта*) rejection episode

~ отторжéния, óстрый acute rejection episode

кри́зис *m* crisis

~ болéзни turning point of a disease

кризотерапи́я *f* chrysotherapy

крик *m* cry

криминáльный (*напр. об абóрте*) illegal

криоагглютинáция *f* cold agglutination

криоглобули́н *m* cryoglobulin

криоглобулинеми́я *f* cryoglobulinemia

криозóнд *m* cryoprobe

криокри́т *m* cryocrit

криопреципита́ция *f* cryoprecipitation

криоста́т *m* cryostat

криотерапи́я *f* cryotherapy; cold cautery

криофибриногенеми́я *f* cryofibrinogenemia

криофикса́ция *f* cryofixation

криофильтра́ция *f* cryofiltration

криохирурги́я *f* cryosurgery

криоэкстра́кция *f* cryoextraction

кри́пта *f* crypt

криптококкóз *m* cryptococcosis

криптрорхи́зм *m* undescended testis, cryptorchi(di)sm

криста́лл *m* crystal

кристаллиза́ция *f* crystallization

кристалли́ческий crystalline

критéрии *m pl* criteria

~, диагности́ческие diagnostic criteria

крити́ческий critical

крича́ть ◇ ~ от бóли to cry with pain

крова́ть *f* bed

~ для рожéниц labor bed

421

кровезамени́тель *m* blood substitute

кроветворе́ние *n* blood formation, hem(at)opoiesis, sanguification

кровоизлия́ние *n* hemorrhage, apoplexy; bleeding

~ в мозг cerebral hemorrhage

кровообраще́ние *n* (blood) circulation

~, иску́сственное artificial [assisted] circulation, heart-lung bypass

~, капилля́рное capillary circulation

~, коллатера́льное collateral circulation

~, контроли́руемое controlled circulation

~, корона́рное coronary circulation

~, мозгово́е cerebral circulation

кровопоте́ря *f* blood loss, loss of blood, hemorrhage

кровоснабже́ние *n* blood supply

кровотече́ние *n* hemorrhage, bleeding

~, артериа́льное arterial bleeding

~, атони́ческое atonic hemorrhage

~, влага́лищное vaginal bleeding

~, вну́треннее internal hemorrhage

~ из варико́зно расши́ренных вен variceal hemorrhage

~ из мочево́го пузыря́ cystorrhagia

~, капилля́рное capillary hemorrhage

~, кише́чное enterorrhagia

~, носово́е epistaxis

~, опа́сное troublesome bleeding

~, повто́рное rebleeding

~, по́зднее delayed bleeding

~, профу́зное profuse bleeding

~, скры́тое occult bleeding

~, экстракорпора́льное extracorporeal circulation

кровопуска́ние *n* exsanguination

кровото́к *n* blood flow

~, ко́жный cutaneous blood flow

~, корона́рный coronary blood flow

кровоточи́вость *f* ма́тки metrostaxis

кровоха́рканье *n* hemoptysis, emptysis, bloody expectoration

кровь *f* blood, sanguis

~, вено́зная blue [venous] blood

~, гемолизи́рованная laky blood

~, гепаринизи́рованная heparinized blood

~, дефибрини́рованная defibrinated blood

~, до́норская donor blood

~, консерви́рованная ampuled [banked, conserved, stored, preserve] blood

~, насы́щенная кислоро́дом oxygenated blood

~, несовмести́мая incompatible blood

~, пупови́нная cord blood

~, ре́зус-отрица́тельная Rh-negative blood

~, ре́зус-положи́тельная Rh-positive blood

~, свежезагото́вленная fresh blood

~, сверну́вшаяся clotted blood

~, скры́тая occult blood

~, сме́шанная *(от не́скольких доноров)* pooled blood

~, совмести́мая compatible blood

~, тру́пная cadaveric blood

~, це́льная whole blood

~, цитра́тная citrated blood

кровяно́й sanguin(e)ous, bloody, hemic, hemal

кроссинго́вер *m ген.* crossing-over

круг *m* circle; circuit

~, викли́зиев *(артериальный круг большого мозга)* circle of Willis

~ кровообраще́ния, большо́й systemic [greater] circulation, systemic circuit

~ кровообраще́ния, ма́лый lesser [pulmonary] circulation, pulmonary circuit

кру́глый round

круп *m* croup

~, дифтери́йный membranous [diphtheritic] croup, laryngeal diphtheria

~, ло́жный false [catarrhal] croup

крупо́зный croupous

кры́ша *f* roof

~ че́репа roof of the skull

крючкова́тый hook-shaped

крючо́к *m* hook

~ головно́го мо́зга uncus

ксантела́зма *f* xanthelasma

ксанти́н *m* xanthine

ксантодерми́я *f* xanthodermia

ксанто́ма *f* xanthoma

ксантомато́з *m* xanthomatosis

ксеноантите́ло *n* xenoantibody

ксенопла́стика *f* zoografting

ксенотрансплата́ция *f* heterografting, xenotransplantation

ксероде́рма *f* xeroderma

ксерофтальми́я *f* xerophthalmia

куб *m* для дистилля́ции воды́ distilling tank

ку-лихора́дка *f* Queensland fever, Q fever

кульдоско́п *m* culdoscope

кульдоскопи́я *f* culdoscopy

культу́ра *f (напр. бакте́рий)* culture

~, ага́ровая agar culture

~, анаэро́бная anaerobic culture

~, аэро́бная aerobic culture

~, бактериа́льная bacterial culture

~ кле́ток cell culture

~ кле́ток, сме́шанная mixed-cell culture

~ лимфоци́тов, сме́шанная mixed lymphocyte culture

~, микро́бная germ culture

~, монослойная monolayer culture

~ на предме́тном стекле́ slide culture

423

~, непреры́вная continuous culture

~, пересева́емая passaged culture

~, перфузио́нная perfusion culture

~, стабилизи́рованная established culture

~, ста́рая aging culture

~ тка́ни tissue culture

культура́льный cultural

культя́ f stump

~, ампутацио́нная amputation stump

~ желу́дка gastric stump

кумуля́ция f cumulation

куре́ние n smoking

кури́льщик m smoker

куро́рт m resort

~, морско́й seaside resort

курс m обуче́ния course of training

куса́чки pl Ли́стона, ко́стные Liston's forceps

кути́кула f cuticle

кюве́та f cuvette; pan

~, пло́ская shallow pan

кюре́тка f curette

~, гинекологи́ческая uterine spoon

кюритерапи́я f curietherapy

~, аппликацио́нная application curietherapy

~, внутриполостна́я intracavitary curietherapy

Л

лаби́льность f, эмоциона́льная emotional lability

лаби́льный labile

лабири́нт m labyrinth

лабиринти́т m labyrinthitis

лабора́нт m laboratory assistant

лаборато́рия f laboratory

~, бактериологи́ческая bacteriological [microbiological] laboratory

~, клини́ческая clinical laboratory

~, нау́чно-иссле́довательская scientific research laboratory

лаброци́т m labrocyte

ладо́нный volar, palmar

ладо́нь f palm

ладьеви́дный scaphoid, navicular

ла́зер m laser

~, аргоновый argon laser

ла́кмус m litmus

лакта́за f lactase

лакта́т m lactate

лактатдегидрогена́за f lactatdehydrogenase

лакта́ция f lactation, lactogenesis, galactosis, galactopoiesis

лакто́за f lactose

лактотерапи́я f lactotherapy

ламинотоми́я f laminotomy

ламинэктоми́я f laminectomy

ла́мпа f lamp

~, бактерици́дная germicidal lamp

~, ква́рцевая quartz lamp

~, щелева́я slit lamp

ланце́т m lancet

лапароско́п m laparoscope, celioscope

лапароскопи́я f laparoscopy, celioscopy

лапаротоми́я f laparotomy,

celiotomy, abdominal section

~, диагности́ческая exploratory celiotomy, exploratory laparotomy

ларинги́т *n* laryngitis

~, сухо́й dry laryngitis

ларингоскопи́я *f* laryngoscopy

~, непряма́я indirect laryngoscopy

~, пряма́я direct laryngoscopy

ларингоспа́зм *m* laryngospasm

лате́нтный latent

латера́льный lateral

лева́тор *m* levator

левокардиогра́мма *f* levocardiogram

левору́кий left-handed

ле́вый left

легионеллёз *m* legionellosis

лёгкие *n pl*, «желе́зные» *мед. тех.* iron lungs, Drinker respirator

лёгкое *n* lung

~, засто́йное congested lung

~, спа́вшееся collapsed lung

легкора́неный light wounded

лёгочный pulmonary

лёд *m* ice

лежа́ть lie ◇ ~ (больны́м) в посте́ли to keep one's bed

ле́звие *n* (*ножа́, бри́твы*) blade

лейкаферез *m* leukapheresis

лейкеми́я *f*, бла́стная blast-cell leukemia

лейкоде́рма *f* white leprosy

лейко́з *m* leukemia

~, волосатокле́точный hairy-cell leukemia

~, лимфати́ческий lymphatic leukemia

~, мегакариоцита́рный megakaryocytic leukemia

~, сублейкеми́ческий subleukemic leukemia

лейкоплаки́я *f* leukoplakia

лейкопла́стырь *m* adhesive tape

лейкота́ксис *m* leukotaxis

лейкоци́т *m* leukocyte, white blood cell

~, грануля́рный granulocyte

~, иммунокомпете́нтный immune leukocyte

~, осе́длый resident [tissue] leukocyte

~, палочкоя́дерный rod nuclear cell

~, полимо́рфно-я́дерный polymorphonuclear leukocyte

~, сегменти́рованный segmented leukocyte

лейкоцито́з *m* leukocytosis

лейкоцитопени́я *f* leuko(cyto)penia

лейомио́ма *f* leiomyoma

лейомиосарко́ма *f* leiomyosarcoma

лейшманио́з *m* leishmaniasis

~, америка́нский *см.* лейшманиоз, кожно-слизистый

~, висцера́льный visceral leishmaniasis, tropical splenomegaly

~, ко́жно-сли́зистый uta

лека́рственно-усто́йчивый drug-fast

лека́рственный (*вы́званный лека́рственным препара́том*) drug-induced

лека́рство *n* drug, medicament, medicine ◇ принима́ть ~ to take a medicine

~, патенто́ванное proprietary medicine

ле́кция *f* lecture ◇ ~ на плена́рном заседа́нии plenary lecture

ленте́ц *m*, широ́кий broad tapeworm; fishworm, Diphyllobothrium latum

лентиви́рус *m* lentivirus

ле́пра *f* lepra, leprosy

~, лепромато́зная cutaneous [lepromatous] leprosy

лепрозо́рий *f* leper-house, leprosarium, leper colony

лептоменинги́т *m* leptomeningitis

лептоспиро́з *m* leptospirosis

~, безжелту́шный anicteric leptospirosis, harvest [mud] fever

~, желту́шный icteric leptospirosis, Weil's disease

лета́льность *f* lethality

летарги́я *f* lethargy

лету́чий volatile

лецити́н *m* lecithin

лече́бный remedial, therapeutic, curative, iatric

лече́ни/е *n* cure, treatment, therapy ◇ назнача́ть ~ to prescribe treatment; не поддаю́щийся ~ю resistant to treatment

~, адеква́тное adequate treatment

~, амбулато́рное outpatient treatment

~, внебольни́чное outdoor treatment

~ го́лодом peinotherapy, fasting [hunger, starvation] cure

~, гормона́льное hormone therapy

~ инфракра́сными луча́ми infrared therapy

~ кислоро́дом oxygenotherapy

~, консервати́вное conservative treatment

~, лека́рственное medication, drug therapy, pharmacotherapy

~ минера́льными во́дами crenotherapy

~ на дому́ home treatment

~, немедикаменто́зное nonpharmacological treatment

~, ортодонти́ческое orthodontic therapy

~ поко́ем rest cure

~, профилакти́ческое preventive treatment

~, радика́льное radical treatment

~ сном sleep therapy

~, совреме́нное modern treatment

~, стациона́рное hospital cure, hospital [inpatient, ward] treatment

~, успе́шное successful treatment

~, хирурги́ческое surgical management, surgical treatment

~, эффекти́вное effective treatment

либи́до *n* libido

ли́ведо *n* livedo

лига́нд *m* ligand

~, раствори́мый fluid-phase ligand

лигату́р/а *f* ligature ◇ накла́дывать ~у to ligate

лиза́т *m* lysate

ли́зис *m* lysis˙
~, имму́нный immune destruction
~, осмоти́ческий osmotic lysis
~, преждевре́менный premature lysis
лизоге́нный lysogenic
лизосо́ма *f* lysosome
лизоци́м *m* lysozyme
ли́мфа *f* lymph
лимфадени́т *m* lymphadenitis
~, па́ховый inguinal lymphadenitis
лимфаденопати́я *f* lymphadenopathy
лимфанг(и)и́т *m* lymphangiitis
лимфангио́ма *f* lymphangioma
лимфати́ческий lymphatic
лимфеде́ма *f* lymphedema
лимфобла́ст *m* lymphoblast
лимфогранулемато́з *m* lymphogranulomatosis
лимфогра́фия *f* lymphography
лимфоки́ны *m pl* lymphokines
~, иммунорегулято́рные immunoregulatory lymphokines
~, эффекто́рные efferent lymphokines
лимфо́ма *f* lymphoma
~, генерализо́ванная агресси́вная diffuse aggressive lymphoma
~, злока́чественная malignant lymphoma
~, иммунобла́стная immunoblastic lymphoma

~, крупнокле́точная large-cell lymphoma
~, недифференци́рованная indifferentiated lymphoma
~, незре́лая immature lymphoma
~, нехо́джкинская non-Hodgkin's lymphoma
~, поликлона́льная polyclonal lymphoma
~, пролимфоцита́рная prolymphocytic lymphoma
лимфопени́я *f* lymphopenia
лимфопоэти́н *m* lymphopoietin
лимфопункта́т *m* node aspirate
лимфоста́з *m* lymphostasis, lymphedema
лимфотокси́н *m* lymphotoxin
лимфотокси́чность *f* lymphotoxicity
лимфоци́т *m* lymphocyte
~, адгези́вный adherent lymphocyte
~, аутоагресси́вный anti-self lymphocyte
~, ма́лый small lymphocyte
~, «нулево́й» null lymphocyte
~, «поко́ящийся» quiescent lymphocyte
~, розеткообразу́ющий rosetting lymphocyte
~, цитотокси́ческий cytotoxic lymphocyte
лимфоцито́з *m* lymphocytosis
лимфоцитопени́я *f* lymphocytopenia
лимфоци́ты *m pl*, циркули́рующие circulating lymphocytes
ли́нза *f* lens

~, внутриглазная intraocular lens

~, лазерная laser lens

~, призматическая prismatic lens

~, роговичная corneal lens

линимент *m* liniment

линия *f* line

~, белая *анат.* white line

~, демаркационная line of demarcation

~, инбредная inbred line

~, клеточная cell line

~, клеточная клональная cloned cell line

~, косая oblique line

~ преципитации precipitation line

~, сосковая mammary [nipple] line

~, срединная median line

~, срединно-ключичная midclavicular line

~, среднегрудинная midsternal line

~, чистая *ген.* pure line

лиофилизация *f* cool dehumidification, lyophilization

липаза *f* lipase

липидоз *m* lipid thesaurismosis, lipidosis

~ кожи и слизистых оболочек lipidosis cutis et mucosae, Urbach-Wiethe's disease

~, фосфатидный phosphatide lipidosis, Niemann-Pick's disease

липогранулематоз *m* xanthogranulomatosis, lipogranulomatosis

~, подкожный subcutaneous lipogranulomatosis, Rothmann-Makaï's disease

липодистрофия *f* lipodystrophy

~, кишечная intestinal lipodystrophy, Whipple's disease

~, прогрессирующая progressive lipodystrophy, Barraquer's disease

липоид *m* lipoid

липолиз *m* steatolysis, lipolysis

липома *f* lipoma, steatoma

липоматоз *m* lipomatosis

~, болезненный lipomatosis dolorosa, Dercum's disease

липонекроз *m* fat necrosis

липополисахарид *m* lipopolysaccharid

липопротеинлипаза *f* lipoprotein lipase

липопротейны *m pl* lipoproteins

~ высокой плотности high density lipoproteins

~ низкой плотности low density lipoproteins

~, сывороточные serum lipoproteins

липосаркома *f* liposarcoma

липосома *f* liposome

липотропный lipotropic

липофаг *m* lipophage

липофусцин *m* lipofuscin

липохондродистрофия *f* lipochondrodystrophy

липоцит *m* (*жировая клетка*) adipose cell, lipocyte

лист *m*, больничный certificate of incapacity of work, medical [seekness] certificate ◇ находиться на больничном ~e to be on a sick leave листереллёз *m* listerellosis, lister(i)osis

листо́к *m*:

~, заро́дышевый germinal layer

~, температу́рный temperature chart

лити́ческий lytic

литотоми́я *f* lithotomy

литотри́птор *m* lithotriptor

литоцистотоми́я *f* lithocystotomy

лихенифика́ция *f* lichenification

лихора́дка *f* fever

~, алимента́рная food fever

~, гекти́ческая hectic fever

~, геморраги́ческая hemorrhagic fever

~, герпети́ческая herpetic fever

~ де́нге breakbone fever, dengue

~, желе́зистая infectious mononucleosis

~, жёлтая yellow [jungle] fever

~, идиопати́ческая essential fever

~, изнуря́ющая hectic fever

~, интермитти́рующая intermittent [undulant] fever

~, клещева́я tick fever

~, лека́рственная drug fever

~, марсе́льская Marseilles fever

~, око́пная trench fever

~, послеродова́я puerperal fever, lochiopyra

~, постоя́нная continued fever

~, ранева́я traumatic [wound] fever

~, ревмати́ческая rheumatic fever

~, резорбти́вная absorption fever

~, семе́йная средиземномо́рская periodic fever, familial Mediterranean fever

~, сенна́я pollen [hay] fever, pollinosis, hay catarrh

~, септи́ческая septic fever

~, средиземномо́рская клещева́я Marseilles fever

лихора́дочный febrile, pyretic

лицево́й facial

лице́нзия *f* license

лицо́ *n* face, facies

~, адено́идное adenoid facies

~ Ге́тчинсона Hutchinson's facies

~, кахекти́ческое cachectic face

~ Корвиза́ра (*при серде́чной недоста́точности*) Corvisart's facies

~, лунообра́зное moon face

~, «льви́ное» (*при лепре*) leonine facies

~, маскообра́зное masklike face

личи́нка *f* larva

ли́чность *f*, истери́ческая hysterical personality

лиша́й *m* lichen

~, опоя́сывающий herpes zoster, zone, shingles, girdle

лоб *m* forehead

лоба́рный lobar

ло́бно-теменно́й frontoparietal

ло́бный frontal

лобо́к *m* pubis

логоре́я *f* logorrhea

лоды́жка *f* ankle

ло́же *n* bed

~, ногтево́е nail bed

ло́жка *f* **1.** spoon **2.** *хир.* scoop

~, столо́вая table spoon

~, ча́йная tea spoon

ложноотрица́тельный false-negative

ложноположи́тельный false-positive

ло́жный spurious

локализа́ци/я *f* seat, localization, location ◇ определя́ть ~ю to locate

локализова́ть(ся) localize

лока́льный local

ло́коть *m* elbow

~, те́ннисный tennis elbow

локтево́й cubital; ulnar

ло́кус *m ген.* locus

~ имму́нного отве́та immune-related locus

~, марке́рный marker locus

лонге́та *f* splint

лопа́тка *f* shoulder-blade, scapula

лопа́точка *f* spatula

лордо́з *m* lordosis

ло́скут *m (ткани)* flat, graft

~ для отсро́ченной пла́стики delayed graft

~, ко́жный cutis graft, cutaneous flap

~, ко́жный полносло́йный skin flap

~, мы́шечный muscle flap

~ на двух но́жках bipedicle flap

~ на но́жке pedicle flap, pedicle graft

~, расщеплённый split-thickness flap

~, свобо́дный free graft

~, стра́нствующий jump flap

~, тканево́й tissue graft

лосьо́н *m* lotion

лото́к *m* tray

лоха́нка *f*, по́чечная kidney [renal] pelvis

ло́хии *pl* lochia

лу́ковица *f анат.* bulb

~ ао́рты bulb of aorta

~, вкусова́я taste bulb

~, волосяна́я bulb of hair

~ двенадцатиперстно́й кишки́ duodenal bulb

~, обоня́тельная olfactory bulb

лунати́зм *m* somnambulism

луна́тик *m* lunatic

лу́нка *f (напр. предметного стекла)* cavity

луч *m* beam, ray

~, ла́зерный laser beam

~, рентге́новский X-ray

лучево́й radial

лучезапя́стный radiocarpal

лучепреломле́ние *n* refraction

~, двойно́е birefringence

люмба́го *n* lumbago

люмбализа́ция *f* lumbalization

лю́пус-нефри́т *m* lupus nephritis

люте́йн *m* lutein

лямблио́з *m* giardiasis, lambliasis

М

магне́зия *f* magnesium

магнитокардиографи́я *f* magnetocardiography

магнитотерапи́я *f* magnetotherapy

мазо́к *m* smear

~, влага́лищный vaginal smear

~ гно́я pus smear

~ кро́ви blood smear

~ мокро́ты sputum smear

~, окра́шенный stained smear

~, све́жий fresh smear

~, сухо́й dried smear

~, фикси́рованный fixed smear

мазохи́зм *m* masochism

мазь *f* ointment, salve, unguent(um), liniment

~, глазна́я eye ointment

~, жи́дкая liniment

~, лету́чая volatile liniment

макрогематури́я *f* macrohematuria

макроглобули́н *m* macroglobulin

макроглобулинеми́я *f* macroglobulinemia

~ Ва́льденстрема Waldenström's macroglobulinemia

макромолекуля́рный macromolecular

макросоми́я *f* hypersomia

макрофа́г *m* macrophage

~, активи́рованный elicited macrophage

~ брюши́ны peritoneal macrophage

~, осе́длый resident [stable] macrophage

макроци́т *m* macrocyte

малакоплаки́я *f* malakoplakia, malacoplakia

малигниза́ция *f* malignant change, malignancy

малоберцо́вый fibular

малокро́вие *n* anemia

~, злока́чественное malignant [pernicious] anemia

мальабсо́рбция *f* malabsorption

мальто́за *f* maltose

маляри́я *f* paludal fever, paludism, malaria

~, ежедне́вная quotidian malaria

~, приви́та́я induced malaria

~, трёхдне́вная tertian malaria

~, тропи́ческая malaria falciparum, tropical malaria

~, четырёхдне́вная quartan malaria

маммографи́я *f* mammography

мандре́н *m* mandrin, pin

манже́тка *f мед. тех.* cuff

~ сфигмомано́метра blood pressure cuff

маниака́льный phrenetic, maniacal, manic

манипуля́ция *f* manipulation

~, лече́бная therapy manipulation

ма́ния *f* mania

мара́зм *m* marasmus

марке́р *m* marker

~, дополни́тельный complementary marker

~, изото́пный isotopic marker

~, клона́льный clonal marker

~ о́пухоли tumor marker

~, пове́рхностный surface marker

~, сывороточный seromarker

~, флюоресцёнтный fluorescent marker

маркировáние n tagging

маркирóванный marked

маркировáть trace, label

мáрля f gauze

~, гемостатическая hemostatic gauze

~, гигроскопическая absorbent gauze

~, стерильная sterile gauze

марциáльный martial

мáска f mask

~ Гиппокрáта Hippocratic face

~, хирургическая surgical mask

маскирóванный masked

мáсло n oil

~, арáхисовое peanut [groundnut] oil

~, горчичное oil of mustard

~, кедрóвое oil of cedar, oleum cedrelae

~, мятное oil of (pepper)-mint

~, оливковое olive oil

~, пёрсиковое peach-kernel oil

~, провáнское olive oil

~, эфирное ethereal oil

мáсса f mass

~, эритроцитáрная packet red cells

массáж m massage

~, вáкуумный vacuum massage

~, вибрациóнный vibratory massage

~, глубóкий deep massage

~, повёрхностный superficial massage

~ сёрдца cardiac massage

~ сёрдца, прямóй open chest cardiac massage

массажист m masseur

массивный massive

массировать massage

мастит m mastitis

~, гнóйный purulent mastitis

~, лактациóнный lactation mastitis, milk fever

~ новорождённых mastitis of the newborn

~, флегмонóзный phlegmonous mastitis

мастоидит m mastoiditis

мастопатия f mastopathy

~, кистóзная cystic mastopathy

~, фибрóзная fibrous mastopathy

мастоцит m mastocyte

мастоцитóма f mastocytoma

мастэктомия f mastectomy, mammectomy

~, радикáльная radical mastectomy

материáл m material

~, генетический genetic material

~, шóвный suture material

материнский maternal

материнство n maternity

матёрия f matter

мáтка f uterus, womb

~, двурóгая bifid uterus

~, инфантильная infantile uterus

мáточно-пузырный hysterocystic

мáточный uterine

матрáс m (для культивирования клеток) flask

мáтрица f matrix

мацерация *f* maceration

машина *f* скорой помощи ambulance car

мегакариоцит *m* megakariocyte

мегаколон *m* giant colon, megacolon

мегалобласт *m* megaloblast

медиатор *m* (neuro)transmitter, mediator

~, ключевой key mediator

медицина *f* medicine

~, клиническая clinical medicine

~, космическая space medicine

~, профилактическая preventive medicine

~, страховая insurance medicine

~, судебная legal [forensic] medicine

медицинский medical

медсестра *f* nurse, sister

~, дежурная nurse on duty

~, дипломированная registered nurse

~, младшая junior sister

~, постовая ward nurse

~, старшая head sister

медь *f* copper, Cu

межвертельный intertrochanteric

межжелудочковый interventricular

межклеточный intercellular

межпозвоночный intervertebral

межрёберный intercostal

мезаортит *m* mesaortitis

мезенхима *f* mesenchyme

мезодерма *f* mesoderm

мезотелий *m* mesothelium

мезотелиома *f* mesothelioma

~ плевры pleural mesothelioma

мезофрагма *f* mesophragma

мейоз *m* meiosis

меконий *m* meconium

мел *m* chalk

меланин *m* black pigment, melanin

меланоз *m* melanosis

меланома *f* melanoma

~, злокачественная malignant melanoma

меланосаркома *f* melanosarcoma

меланхолия *f* melancholy

мелена *f* melena

мелкозернистый fine-grained, microgranular

мембрана *f* membrane

~, базальная basement membrane

~, внутренняя internal membrane

~, ионообменная ion-exchanger membrane

~, наружная outer membrane

~, пограничная boundary membrane

~, полупроницаемая semipermeable membrane

~, пористая porous membrane

~ эритроцита red-cell membrane

~, ядерная nuclear membrane

мембранозный membraneous

мензурка *f* graduate glass

менингеальный meningeal

менингизм *m* meningism

менингит *m* meningitis

~, базальный basilar meningitis

~, бактериа́льный bacterial meningitis

~, менингоко́кковый meningococcal meningitis

~, туберкулёзный tuberculous meningitis

~, эпидеми́ческий цереброспина́льный epidemic cerebrospinal meningitis

менингоко́кк *m* meningococcus

менингококкеми́я *f* meningococcemia

менингоэнцефали́т *m* encephalomeningitis, meningoencephalitis

мени́ск *m* meniscus

~ коле́нного суста́ва meniscus of the knee

менискотоми́я *f* meniscotomy

менискэктоми́я *f* meniscectomy

менисци́т *m* meniscitis

менопа́уза *f* menopause

менорраги́я *f* menorrhagia

менструа́льный catamenial, menstrual

менструа́ция *f* catamenia, menses, menstruation

~, боле́зненная painful menses

~, вика́рная vicarious menses

меню́ *n* menu

~, диети́ческое dietary menu

меньшинство́ *n* minority

меркуриали́зм *m* (*хроническое отравление ртутью*) mercurial cachexia

мерокри́нный merocrine

мертворождённость *f* stillbirth

мертворождённый deadborn, stillborn, mortinatus

мёртвый dead, lifeless

ме́ры *f pl* предосторо́жности precautionary [safety] measures

ме́стный local

ме́сто *n* locus, place

~ инъе́кции site of injection

~ перело́ма site of fracture

~ прикрепле́ния (*напр. связки*) insertion

~, уязви́мое place of less resistance, locus minoris resistentiae

ме́сяц *m* month

метаболи́зм *m* metabolism

метаболи́т *m* metabolite

метаболи́ческий metabolic

метамиелоци́т *m* metamyelocyte

метаплази́я *f* metaplasia

метаста́з *m* metastasis

~ в кость bone metastasis

~ в лёгкое lung metastasis

~ в мозг brain [cerebral] metastasis

~ в пе́чень liver metastasis

~ на отдале́нии distant metastasis

~, одино́чный single metastasis

~, регина́рный regional metastasis

метастази́ровать metastasize

мета́физ *m* metaphysis

метгемоглоби́н *m* methemoglobin

метгемоглобинеми́я *f* methemoglobinemia

метеори́зм *m* meteorism, tympanism, tympanitis, flatulence

метеопати́я *f* meteo(ro)pathy

ме́тка *f* label

~, имму́нная immunolabel

ме́тод *m* technique, method

~, апроби́рованный approved method

~ вы́бора method of choice

~ глубо́кого замора́живания deep freeze method

~, графи́ческий graphical method

~ двойны́х антите́л double-antibody assay

~ диффу́зии в ага́ре agar-diffusion method

~, изото́пный tracer technique

~ имму́нной преципита́ции immunoprecipitation method

~ иммунологи́ческого ана́лиза immunoassay technique

~, иммунофермо́нтный immunoenzyme method

~, иммунофлюоресце́нтный fluorescent antibody technique

~ каска́дной иммуниза́ции cascade immunization method

~ ко́жного око́шка skin window technique

~, колориметри́ческий colorimetric method

~ культиви́рования culture technique

~ культу́ры в монослое surface culture method

~, ла́текс-агглютина́ции latex agglutination method

~ лече́ния method of treatment

~, люминесце́нтный luminescence method

~ микроскопи́и в тёмном по́ле dark field method

~ обесцве́чивания bleaching method

~ окра́ски (бакте́рий) по Гра́му Gram's staining method

~ отпеча́тков па́льцев fingerprinting technique

~ подавле́ния бляшкообразова́ния plaque inhibition method

~, радиоиммунологи́ческий radioimmunoassay technique

~ сери́йных разведе́ний serial dilution technique

~, серологи́ческий serological method

~ флота́ции flotation technique

метрейри́нтер *m* obstetrical bag, metreurynter, hystereurynter

метри́т *m* metritis, hysteritis

метропто́з *m* metroptosis

метрорраги́я *f* metrorrhagia

метротоми́я *f* metrotomy

механи́зм *m* mechanism

~ ро́дов mechanism of labor

механореце́птор *m* mechanoreceptor

механотерапи́я *f* mechanotherapy

ме́ченый labeled

меша́лка *f* agitator

мешки́ *m pl* под глаза́ми bags under one's eyes

мешо́к *m* bag; sac; pouch

~, аневризмати́ческий aneurismal sac

~, грыжево́й hernial sac

~, желто́чный vitelline [yolk] sac

~, слёзный lacrimal [tear] sac, dacryocyst

мешóчек *m* saccule

миалгúя *f* myalgia

миастенúя *f* myasthenia

миатрофúя *f* my(o)atrophy

мигрáция *f* migration

~ клéток cell migration

~ макрофáгов macrophage migration

~, спонтáнная random migration

мигрéнь *f* sick headache, migrain

мигрúровать migrate

миелúн *m* myelin

миелúт *m*, попперéчный transverse myelitis

миелогрáмма *f* myelogram

миелографúя *f* myelography

миелодисплазúя *f* myelodysplasia

миелолейкóз *m* myeloleukemia

миелóма *f* myeloma

~, мнóжественная multiple myeloma

миелопероксидáза *f* myeloperoxidase

миелофибрóз *m* myelofibrosis

миелофтúз *m* myelophthisis

миелоцúт *m* myelocyte

мизúнец *m*:

~ кúсти little finger

~ стопы́ little toe

микобактéрия *f* Mycobacterium

~ туберкулёза Mycobacterium tuberculosis, Koch's [tubercle] bacillus

микóз *m* mycosis

~ влагáлища vaginomycosis

миколóгия *f* mycology

микоплáзма *f* mycoplasma

микроагглютинáция *f* microagglutination

микроаденóма *f* microadenoma

микроальбуминурúя *f* microalbuminuria

микроанáлиз *m* microassay

микроаневрúзма *f* microaneurism

микрóб *m* microbe

микробиолóгия *f* microbiology

микробюрéтка *f* microburet(te)

микроворсúнки *f pl* microvilli

микроинфáркт *m* microinfarct

микрокáпсула *f* microcapsule

микромéтод *m* microtechnique

микроорганúзм *m* microorganism

микропипéтка *f* micropipette

микроскóп *m* microscope

~, сканúрующий электрóнный scanning electron microscope

~, флюоресцéнтный fluorescence microscope

микроскопúя *f* microscopy

~, световáя light microscopy

~, сканúрующая электрóнная scanning electron microscopy

~, трансмиссиóнная электрóнная transmission electron(ic) microscopy

~, электрóнная electron(ic) microscopy, ultramicroscopy

микрососýд *m* microvessel

микросфероцитóз *m* microspherocytosis

микросфе́ры *f pl* microspheres

микрото́м *m* histotome, microtome

~, замора́живающий freezing microtome, cold knife

микрофа́г *m* microphage

микрофильтра́ция *f* microfiltration

микрофло́ра *f* microflora

микрохирурги́я *f* microsurgery

микроцефали́я *f* microcephaly

микроциркуля́ция *f* microcirculation

микроци́т *m* microcyte

микроцито́з *m* microcytosis

микроэлеме́нт *m* trace element

микседе́ма *f* myxedema

миксови́рус *m* myxovirus

миксо́ма *f* myxoma

миксту́ра *f* myxture

минда́лина *f* tonsil, amygdala

минерал(о)кортико́ид *m* mineralocorticoid

мину́т/а *f* minute ◇ в ~у per minute

миоглоби́н *m* myoglobin

миоглобинури́я *f* myoglobinuria

мио́з *m* myosis

миози́н *m* myosin

миози́т *m* myositis

~, инфекцио́нный infectious myositis

~, оссифици́рующий myositis ossificans

~, эпидеми́ческий epidemic myositis

миока́рд *m* myocardium

миокардиопати́я *f* myocardiopathy

~, свинцо́вая lead myocardiopathy

миокардиофибро́з *m* myocardiofibrosis

миокарди́т *m* myocarditis

~, идиопати́ческий idiopathic myocarditis

~, интерстициа́льный interstitial myocarditis

~, очаго́вый focal myocarditis

мио́ма *f* myoma

~ ма́тки uterine myoma

миопати́я *f* myopathy

~, кортикостеро́идная corticosteroid myopathy

~, метаболи́ческая metabolic myopathy

~, паранеопласти́ческая paraneoplastic myopathy

~, тиреотокси́ческая thyreotoxic myopathy

миопи́я *f* myopia

миорелакса́нт *m* muscle relaxant

миотони́я *f* myotonia

миофибри́лла *f* myofibril(la)

миринготоми́я *f* myringotomy

митоге́н *m* mitogen

мито́з *m* mitosis, karyokinesis

митохо́ндрия *f* chondriosome, mitochondrion (*pl.* mitochondria)

митра́льный mitral

младе́нец *m* infant, baby

младе́нческий infantile, babyish

младе́нчество *n* babyhood, infancy

мне́ние *n* judgement

многово́дие *n* hydramnion

многока́мерный multilocular

многофа́кторный multifactorial

многочи́сленный numerous

многоя́дерный polynuclear

мно́жественный multiple

моде́ль *f* model

~, лине́йная linear model

модифика́тор *m ген.* modifier

модифика́ция *f* modification

модифици́рованный modified

модуля́ция *f* modulation

моза́ичный mosaic

мозг *m*:

~, головно́й brain; encephalon; cerebrum

~, ко́стный bone marrow

~, спинно́й spinal cord, spinal marrow

~, сре́дний midbrain

мозгови́дный cerebriform

мозгово́й cerebral, encephalic; medullar(y)

мозжечко́вый cerebellar

мозжечо́к *m* cerebellum

мозо́ль *f* callus, corn; clavus, callosity; tyle, tyloma

~, водяна́я soft corn

~, твёрдая hard corn

мокро́та *f* spit, sputum, expectoration

~, вя́зкая viscid sputum, viscous expectoration

~, кровяни́стая bloody sputum

~, пе́нистая foamy sputum

~, ржа́вая rusty sputum

~, сли́зистая mucous expectoration

мо́крый wet

моле́кула *f* molecule

молниено́сный (*о течении болезни*) fulminant

молодо́й young

моло́зиво *n* colostrum, foremilk, beestings

молоко́ *n* milk

~, грудно́е [же́нское] breast milk

~, коро́вье cow's milk

~, матери́нское mother's milk

~, пастеризо́ванное pasteurized milk

молокоотсо́с *m* breast pump

молото́к *m мед. тех.* hammer

~, неврологи́ческий reflex hammer

молото́чек *m* hammer, malleus

моло́чница *f* soor, (milk) thrush

моля́р *m* molar

~, двухкорнево́й two-root molar

моме́нт *m* сме́рти point of death

монголи́зм *m* mongolism

монилиа́з *m* moniliasis

монито́р *m* monitor

монито́ринг *m* monitoring

~, иммунологи́ческий immunological monitoring

~, радиацио́нный radiation monitoring

моноаминоксида́за *f* monoaminoxydase

моновакци́на *f* monovaccine

моноклона́льный monoclonal

мононеври́т *m* mononeuritis

~, мно́жественный mononeuritis multiplex

мононуклео́з *m* mononucleosis

~, инфекцио́нный infectious mononucleosis

моносахари́д *m* simple sugar, monosaccharide

моноци́т *m* monocyte

моноцито́з *m* monocytosis

морга́ть wink, blink, nictate

морфогене́з *m* morphogenesis

морфоло́гия *f* morphology

морщи́на *f* fold, ruga, ridge, wrinkle

моски́т *m* mosquito

мост *m анат.* pons

мо́стик *m* bridge

~, антиге́нный antigen bridge

~, межкле́точный cell bridge

моч/а́ *f* urine ◇ собира́ть ~у́ to collect urine

~, ки́слая acid urine

~, му́тная nebulous [cloudy] urine

~, ночна́я nocturnal urine

~, оста́точная residual urine

~, хилёзная chylous urine

~, щелочна́я alkaline urine

мочеви́на *f* urea

мочевыделе́ние *n* urinary excretion

мочего́нный (di)uretic, emictory

мочеиспуска́ние *n* emiction, urination, micturition, miction

~, боле́зненное painful urination

~, затруднённое difficult urination, dysuria

~, непроизво́льное enuresis, nycturia

~, ночно́е nocturnal urination

~, ча́стое frequent, urination, pollakiuria, thamuria

мочеполово́й genitourinary, urogenital

мочеприёмник *m* urine-glass, urinal

мочето́чник *m* ureter

мочи́ться urinate, micturate

мо́чка *f* у́ха ear lobe

мошо́нка *f* scrotum

мо́щность *f* energy; power

~ излуче́ния radiation power

мужеподо́бный android

мужско́й masculine, virile, male

муковисцидо́з *m* mucoviscidosis

мукополисахари́д *m* mucopolysaccharide

мукопротеи́н *m* mucoprotein

мумифика́ция *f* mummification

мура́шки *pl* creeps

«мурлы́канье *n*, коша́чье» (*аускультати́вный фено́мен*) purring [cardiac] thrill, «cat's purr», bruissement

мускулату́ра *f* musculature

~ коне́чностей limb musculature

~ ту́ловища trunk musculature

мутаге́н *m* mutagen

мутагене́з *m* mutagenesis

мута́нт *m* mutant

мута́ция *f* mutation

~, ге́нная gene mutation

~, заро́дышевая germinal mutation

~, лета́льная lethal mutation

~, случа́йная chance mutation

~, хромосо́мная chromosome mutation

му́тность *f* turbidity

мы́ло *n* soap

~, дегтя́рное tar soap

~, зелёное green soap

~, туале́тное toilet soap

мытьё *n* рук пе́ред опера́цией scrubbing

мы́шечный muscular

мышле́ние *n* ideation, thinking

~, абстра́ктное abstract thinking

~, аутисти́чное autistic thinking

~, бессвя́зное incoherent thinking

~, вя́зкое sticky thinking

~, паралоги́ческое paralogic thinking

мы́шца *f* muscle

~, враща́ющая rotator

~, гла́дкая smooth muscle

~, жева́тельная chewer

~, напряга́ющая tensor

~, непроизво́льная involuntary muscle

~, попере́чно-полоса́тая striated [striped] muscle

~, произво́льная voluntary muscle

~ се́рдца myocardium

~, скеле́тная skeletal muscle

~, трапециеви́дная trapezius (muscle)

~, трёхгла́вая triceps

~, черпаловидная arytenoideus

~, щёчная buccinator

мы́шца-разгиба́тель *f* extensor muscle

мы́шца-сгиба́тель *f* flexor muscle

мы́шцы *f pl*:

~, дыха́тельные respiratory muscles

~, папилля́рные papillary muscles

мышь *f* mouse

~, суставна́я joint mouse

мышья́к *m* arsenic, As

мы́щелковый condylar

мы́щелок *m анат.* condyle

мя́гкий 1. mild *(e. g. disease)* 2. soft

мя́та *f* mint

Н

наблюде́ние *n* observation, supervision

~, дли́тельное [катамне-сти́ческое] long-term observation

~, после́дующее враче́бное follow-up

набо́р *m* set, kit

~ для пе́рвой по́мощи first-aid kit

~ инструме́нтов set of instruments

~ очко́вых стёкол spectacle-box

~, секцио́нный dissecting kit

~ хромосо́м chromosome set

набуха́ние *n* swelling

~, осмоти́ческое osmotic swelling

нагна́иваться suppurate

нагруба́ние *n* моло́чных желёз breast engorgement

нагружа́ть load

нагру́зка *f* load, weight

~, дози́рованная dosed load

~, са́харная glucose challenge

нада́вливание *n* pressure ◇ при ~и on pressure

надгорта́нник *m* epiglottis

надгруди́нный episternal

наддиафрагма́льный epiphrenic

надёжность *f* reliability

наджелу́дочковый supraventricular

надкла́панный supravalvular

надколе́нник *m* patella

~, баллоти́рующий floating patella

надко́стница *f* periosteum

надмы́щелок *m* epicondyle

надперено́сье *n* glabella

надпо́чечник *m* adrenal gland, epinephros

надпо́чечниковый adrenal

надпо́чечный suprarenal

надре́з *m* incision, cut

надсуставно́й epiarticular

нажима́ть press

назнача́ть appoint, order; prescribe

назначе́ние *n* appointment; prescription

наименова́ние *n*, комме́рческое (*лекарства*) trade name

накле́йка *f* adhesive bandage; label

наконе́чник *m* *мед.* *тех.* head; nozzle

~, влага́лищный vaginal nozzle

налёт *m*:

~ в го́рле patch

~, зубно́й dental deposit

~ на языке́ fur

нали́чие *n* ◇ при ~и (*напр.* *симптома*) in the presence

наложе́ние *n* application

~ щипцо́в (*при родах*) application of forceps

нани́зм *m* dwarfism, nanism

наполня́ться (*жидкостью*) engorge

направле́ние *n* 1. direction 2. appointment ◇ ~ на ана́лиз appointment for analysis, appointment for examination

напряже́ние *n* (*физическое*) exertion; tension

~ кислоро́да oxygen tension

~ мышц брюшно́й сте́нки rigidity of abdominal muscles

~ пу́льса tension of the pulse

~ родничко́в tension of fontanelles

напряжённый tense

нарко́з *m* general anesthesia, narcosis

~, ингаляцио́нный inhalation anesthesia

~, сме́шанный mixed anesthesia

~, эндобронхиа́льный endobronchial anesthesia

~, эндотрахеа́льный endotracheal anesthesia

наркологи́я *f* narcology

наркома́н *m* drug addict

наркотизи́ровать narcotize

наркотик *m* drug; narcotic

нару́жн/ый external, exterior, outer ◇ для ~ого испо́льзования for external use

наруше́ние *n* disorder; disturbance

~ зре́ния dysop(s)ia

~ кисло́тно-осно́вного равнове́сия acid-base disturbance

~ мозгово́го кровообраще́ния, динами́ческое functional apoplexy

~ обме́на веще́ств metabolic disorder

~ овуля́ции ovulatory failure

~ пита́ния dysnutrition, nutritional disorder

~ пищеваре́ния maldigestion

~ познава́тельной спосо́бности cognitive deficit

~ свёртываемости кро́ви coagulation failure, clotting disorder

~ слу́ха hearing disorder

~ цветово́го зре́ния color-vision defect

нарыва́ть gather

населе́ние *n* population

~, о́бщее general population

насле́дование *n* inheritance

~, аутосо́мно-домина́нтное autosomal dominant inheritance

насле́дственность *f* heredity

насле́дственный hereditary

насле́дуемый heritable, hereditable

на́сморк *m* rhinitis, common cold; coryza

~, злово́нный ozena

насо́с *m* pump

~, водоструйный water-suction pump

насто́йка *f* tincture

настоя́щий true

настрое́ние *n* mood

насыще́ние *n* saturation

нато́птыш *m* clavus

на́трий *m* sodium, Na

натрийуре́з *m* natriuresis

натяже́ние *n* tension

нау́ка *f* science

нау́чный scientific

нача́ло *n* onset

~ боле́зни disease onset

~ родово́й де́ятельности onset of parturition

нача́льный initial

неблагоприя́тный disadvantageous

нёбный palatal, palatine

нёбо *n* palate

~, мя́гкое soft palate

~, расщеплённое cleft palate

~, твёрдое hard palate

невоспри́имчивый insusceptible

невралги́я *f* neuralgia

~ тройни́чного не́рва trigeminal neuralgia

неврастени́я *f* neurasthenia, nervous exhaustion

невринома *f* neurinoma

неври́т *m* neuritis

~ зри́тельного не́рва optic neuritis

невро́з *m* neurosis

~ вое́нного вре́мени war neurosis

~, климактери́ческий climacteric neurosis

~ стра́ха anxiety neurosis

невро́лог *m* neurologist

невро́ма *f* neuroma
невропато́лог *m* neurologist, neuropathologist
не́вус *m* nevus
негативи́зм *m* negativism
негно́йный nonpurulent
негоспитализи́рованный nonhospitalized
неде́ля *f* week
недержа́ние *n* incontinence
~ мочи́ incontinence of urine, urinary incontinence
~ мочи́, ночно́е nocturnal enuresis
недифференци́рованный undifferentiated
недомога́ние *n* ailment, malaise
недоно́шенный premature
недоразви́тие *n* underdevelopment
недора́звитый underdeveloped
недоста́ток *m* deficiency; disadvantage; handicap
недоста́точность *f* insufficiency, failure
~, дыха́тельная respiratory failure
~, кислоро́дная anoxia
~ комплеме́нта complement deficiency
~, корона́рная coronary insufficiency
~ кровообраще́ния circulatory failure, circulatory deficiency
~, левожелу́дочковая left ventricular failure
~, лёгочная pulmonary insufficiency
~, митра́льная mitral insufficiency
~ мозгово́го кровообраще́ния cerebrovascular insufficiency
~, печёночная hepatic insufficiency, hepatic failure
~, поликлона́льная иммуноглобули́новая polyclonal immunoglobulin deficiency
~, по́чечная renal failure
~, правожелу́дочковая right ventricular failure
~, серде́чная cardiac insufficiency, heart failure
~, серде́чно-сосу́дистая cardiovascular insufficiency
~ сократи́тельной спосо́бности се́рдца power failure of the heart
недоста́точный deficient
неесте́ственный unnatural
нежизнеспосо́бность *f* nonviability
нежизнеспосо́бный unviable
нездоро́вый unhealthy
незре́лость *f* immaturity, dismaturity
незре́лый immature
неизлечи́мость *f* incurability
неизлечи́мый incurable, cureless, nonhealing
неизменённый unaltered
неинфекцио́нный non-infectious
неинфици́рованный uninfected
нейробласто́ма *f* neuroblastoma
нейроге́нный neurogenous
нейрогипо́физ *m* neurohypophysis
нейрогли́я *f* neuroglia
нейродерми́т *m* neurodermite
нейромиотони́я *f* neuromyotonia

нейропатия *f* neuropathy

~, диабетическая diabetic neuropathy

~, сенсорная врождённая hereditary sensory neuropathy

нейропептид *m* neuropeptide

нейропсихологический neuropsychological

нейросифилис *m* neurosyphilis

нейрофиброма *f* neurofibroma

нейрофиброматоз *m* neurofibromatosis, Recklinghausen's disease

нейрохирургия *f* neurosurgery

нейротоксичность *f* neurotoxicity

нейтрализация *f* neutralization

~ антител antibody neutralization

нейтрализовать neutralize

нейтропения *f* neutropenia

нейтрофил *m* neutrophil(e)

~, полиморфно-ядерный polymorphonuclear neutrophil

~, розеткообразующий rosette-forming neutrophil

~, сегментоядерный segmented neutrophil

нейтрофилёз *m* neutrophilia

некатор *m* (*возбудитель некатороза*) American hookworm

некомпетентность *f* incompetence

некорректный incorrect

некробиоз *m* necrobiosis

некроз *m* necrosis

~, асептический aseptic necrosis

~, влажный *см.* некроз, колликвационный

~, ишемический ischemic necrosis

~ клеток cell death

~, колликвационный liquefactive [colliquative] necrosis

~, острый канальцевый acute tubular necrosis

~, очаговый focal necrosis

~ поджелудочной железы pancreatonecrosis, pancreonecrosis

~, фибриноидный fibrinoid degeneration

~ эпифиза epiphyseal necrosis

некролиз *m* necrolysis

некротомия *f* necrotomy

нелеченный untreated

немота *f* dumbness, mutism

необнаруженный undetected

необработанный (*о ране*) untreated

необратимый irreversible, nonreversible

необходимый necessary

необычный unusual

неоваскуляризация *f* neovascularization

неодетерминанта *f* neoantigenic determinant

неожиданный sudden

неокисленный unoxidized

неоперабельный inoperable, unoperative

неосложнённый simple, uncomplicated

неочищенный crude; unpurified

непа́рный *(напр. о сосуде)* azygous, unpaired

непатоге́нный nonpathogenic

непенетри́рующий unpenetrating

непереваренный undigested

непереноси́мость *f* intolerance

неповреждённый uninjured

неподви́жность *f* immobility, stiffness, fixity

неподви́жный nonmotile, motionless, immobile

неподгото́вленность *f* unpreparedness

неполноце́нность *f*, у́мственная mental disability, mental deficiency

непо́лный incomplete

непосре́дственный immediate

непреры́вность *f* continuity

непреры́вный continuous

непрозра́чный cloudy; opaque

непроизво́льный involuntary

непромока́емый waterproof

непроника́ющий unpenetrating

непроница́емый для излуче́ния radiodense

непроходи́мость *f* obstruction, impassability

~ кише́чника ileus, enterocleisis, intestinal obstruction

~ кише́чника, динами́ческая dynamic ileus

~ кише́чника, механи́ческая occlusive ileus

~ кише́чника, паралити́ческая paralytic [adynamic] ileus

~ кише́чника, по́лная generalized ileus

~ кише́чника, спасти́ческая spastic ileus

непрямо́й indirect

неравноме́рный irregular

неразведённый undiluted

неразветвлённый unbranched

нераспо́знанный unrecognized

нераствори́мый insoluble

нерв *m* nerve

~, блужда́ющий vagus

~, глазодви́гательный oculomotor nerve

~, дви́гательный motor nerve

~, зри́тельный optic nerve

~, лицево́й facial nerve

~, перифери́ческий peripheral nerve

~, подъязы́чный hypoglossus

~, тройни́чный trifacial [trigeminal] nerve

~, центростреми́тельный afferent nerve

~, че́репно-мозгово́й cranial nerve

~, чувстви́тельный sensory nerve

не́рвный nervous

несво́йственный extrinsic

несоверше́нный imperfect

несовмести́мость *f* incompatibility

несовмести́мый incompatible

неспецифи́ческий nonspecific

несуще́ственный non-essential

нетокси́чный nontoxic

нетрудоспосо́бность *f* incapacity, disability; disablement

~, врéменная temporary disability

неуравновéшенный unbalanced

неустóйчивый unstable

нефелометрúя f nephelometry

нефрúт m nephritis

~, волчáночный lupus nephritis

~, интерстициáльный interstitial nephritis

~, очагóвый focal nephritis

нефрóз m nephrosis

~ амилóидный amyloid nephrosis

~, липóидный lipoid nephrosis

нефролитотомúя f nephrolithotomy

нефролитрипсúя f nephrolithotripsy

нефрóн m nephron

нефропатúя f nephropathy

~ берéменных nephropathy of pregnancy

~, диабетúческая diabetic nephropathy

~, подагрúческая gouty kidney, gouty nephropathy

нефроптóз m nephroptosis

нефросклерóз m nephrosclerosis

нефротомúя f nephrotomy

нефрэктомúя f nephrectomy

нефункционúрующий afunctional

нечёткость f blurring

нечувствúтельный insensitive, insensible

неэффектúвность f ineffectiveness

неэффектúвный ineffective

неясность f зрéния blurring of vision

неясный (напр. о диагнозе) ambiguous

нúзкий low

нистáгм m ocular ataxia, nystagmus

~, вертикáльный vertical nystagmus

~, вестибуля́рный vestibular nystagmus

~, горизонтáльный horizontal nystagmus

~, железнодорóжный railway nystagmus

~, лабирúнтный labyrinthine nystagmus

~, маятникообрáзный pendular nystagmus

~, ротáторный rotatory nystagmus

~, устáлостный fatigue nystagmus

нистагмографúя f nystagmus recording

нисходя́щий descending

нитевúдный filamentous, filiform

нить f filament, thread

~, осевáя axial filament

нúша f niche

~, я́звенная ulcer niche

новообразовáние n neoplasm, tumor

~, метастатúческое metastatic neoplasm

новорождённый neonate, newborn, neonatus

~, гипотрофúчный small-for-date baby

~, донóшенный mature newborn

~, недонóшенный premature newborn

ноги *f pl* legs

~, О-обра́зные bandy legs, *genu varum*

~, Х-обра́зные baker's legs, *genu valgum*

но́готь *m* onyx, nail

~, вро́сший ingrown nail

ногтево́й ungual

нож *m* knife

~, ампутацио́нный amputation knife

~, брюши́стый bellied knife

~, ла́зерный laser scalpel

~, хирурги́ческий operating [surgery] knife

но́жка *f* peduncle

но́жницы *pl* scissors, shears

ноздря́ *f* nostril, naris

нозоло́гия *f* nosology

номенклату́ра *f* nomenclature

но́мер *m* number

но́нсенс-кодо́н *m ген.* nonsense codon

норадренали́н *m* norepinephrine

но́рма *f* norm; standard

~ радиацио́нной безопа́сности radiation standard

норма́льный normal

нормобла́ст *m* normoblast

нос *m* nose

~, зало́женный stuffy nose

~, седлови́дный saddle nose

носи́лки *pl* stretcher

носи́тель *m* carrier

~, близкоро́дственный related carrier

носи́тельство *n (напр. бактерий)* carriage

носогло́тка *f* nasopharynx

носогло́точный epipharyngeal

носослёзный nasolacrimal

ночно́й nocturnal

нужда́ться need, require

нуклеокапси́д *m* nucleocapsid

нуклеопротеи́н *m* nucleoprotein

ню́хать smell

ня́ня *f* nurse, nursing aid, nurse's assistant

О

обве́тренный weather-beaten

обви́тие *n* пупови́ны cord encirclement

обезбо́ливание *n* anesthesia

~, ме́стное local anesthesia

~ ро́дов obstetric anesthesia

обезбо́ливающий analgesic, analgetic

обезво́живание *n* dehydration

обезво́живать dehydrate

обезжи́ренный defatted

обезжи́ривание *n* defatting

обёртывание *n* pack

~, вла́жное wet bath

обеспе́чение *n* supply

~, метрологи́ческое metrological provision

обеспе́чивать provide

обессо́ливание *n* desalting

обесцве́чивание *n* bleaching, decolorization, decolorizing, destaining

обзо́р *m* review

оби́льный profuse

о́бласть *f* region, area, space, zone

~, височная temporal region
~ живота abdominal region
~, надчревная epigastrium
~, паховая inguinal region
~, подрёберная hypochondrium
~, подчрёвная hypogastrium
~ притупления area of dullness
облегчать facilitate
облегчение *n* facilitation; easement
~, временное palliation
облитерация *f* obliteration
облитерирующий obliterating
обломки *m pl* debris
облучение *n* irradiation
~, дробное fractional irradiation
~, местное local irradiation
~, непрерывное continuous irradiation
облысение *n* alopecia
обмен *m*:
~, белковый protein metabolism
~ веществ metabolism
~, водный water metabolism
~, жировой fat metabolism
~, липидный lipid metabolism
~, (про)межуточный intermediary metabolism
~, углеводный carbonhydrate metabolism
обменный metabolic
обморок *m* swoon, syncope; faint, faintness ◇ быть в ~e to be in a faint; падать в ~ to fall down in a faint
~, глубокий dead faint
обнажение *n* denudation

обнажённый naked
обнажить undress
обнаруживать reveal
обобщать summarize
обожжённый burned
оболочка *f* sheath, membrane, tunic, theca, envelope, coat
~, амниотическая amnion
~, белочная albuginea
~ вируса viral envelope
~, выстилающая lining membrane
~ глазного яблока, сосудистая uvea
~, децидуальная decidua
~ желудка, слизистая gastric mucosa
~, клеточная cell envelope, cellular membrane
~, липопротеиновая lipoprotein membrane
~, миелиновая myelin sheath
~, мозговая meninx (*pl.* meninges)
~, мягкая мозговая pia mater
~ носа, слизистая nasal mucosa
~, паутинная (*головного мозга*) arachnoid membrane
~, плацентарная placental membrane
~, плодная fetal membrane
~ полости рта, слизистая oral mucosa
~, серозная serosa, serous membrane
~, сетчатая retina
~, синовиальная synovial membrane
~, слизистая mucous membrane, mucous coat, mucosa

~, твёрдая мозговáя dura mater

~ фáга phage membrane

~, фибрóзная fibrosal tunic

~ ядрá nuclear membrane, nuclear envelope

обонáние n olfaction, osmesis, smell(ing)

обонять scent, smell

оборóт m turn

~ кóйки bed turnover interval

оборýдование n facilities

~, больнúчное hospital facilities

обострéние n flare, exacerbation

обостряться (о болезни) aggravate

обрабáтывать treat

обрабóтка f рáны, хирургúческая débridement

óбраз m, послéдовательный after-image

образéц m sample, model, specimen

образовáние n 1. formation 2. education

обратúмый reversible

обрáтный inverse

обращáться (за помощью) apply

обсервáция f observation

обслéдование n inspection; examination

~, амбулатóрное outpatient examination

~, óбщее general examination

~ популяции population screening

обслýживание n (больных) attendance

~, медицúнское medical attendance, medical care

обслýживать serve

обострýкция f:

~ брóнха bronchial obstruction

~ лёгочной артéрии pulmonary artery obstruction

~ трахéи tracheal obstruction

обсуждéние n discussion

обтурáция f obturation

обуслóвленный conditioned

обучáть teach, train

обучéние n training, teaching

~, последиплóмное postgraduate training

обхóд m:

~, врачéбный ward [doctor's] round

~, ежеднéвный daily round

обшúрный vast; extensive

общежúтие n hostel

~, студéнческое students' hostel

óбщество n society

~, наýчное scientific society

~, наýчное студéнческое students' scientific society

~, терапевтúческое society for internal medicine

óбщий universal; general

объектúв m objective

~, иммерсиóнный immersion objective

объём m volume

~ вентиляции, минýтный minute ventilation volume

~, внутрисосýдистый intravascular volume

~ вóздуха, дыхáтельный respiratory air volume

~ выделенной мочú urinary output

~ движе́ний volume of movements

~ желу́дка gastric volume

~ желу́дочка ventricular volume

~ кле́тки cell volume

~ кро́ви blood volume

~ кро́ви, норма́льный normovolemia

~ кро́ви, уда́рный stroke volume

~ лёгких оста́точный pulmonary residual volume

~, мину́тный minute volume

~, оста́точный residual volume

~, регургитацио́нный regurgitant volume

~, резе́рвный reserve volume

~ се́рдца, мину́тный cardiac output

~ циркули́рующей кро́ви circulating blood volume

объёмистый voluminous

обызвествле́ние n calcification, calcinosis

обызвествля́ться calcify

обыкнове́нный ordinary

обы́чный routine, usual

обяза́тельный obligate

овальбуми́н m egg albumin, ovalbumin

овариотоми́я f ovariotomy

оволосе́ние n pilosis

овоци́т m ovocyte

овуля́ция f ovulation

огиба́ющий circumflex

ограниче́ние n limitation; restriction

~, возрастно́е age limitation

~ жи́дкости fluid restriction

~ со́ли salt restriction

ограни́ченный по́лом *ген.* sex-limited

одино́чный solitary, single

одновале́нтный univalent

однокле́точный unicellular

одноку́рсник m fellow-student

однопо́лый unisexual

однопо́люсный unipolar

одноро́дность f uniformity

одноро́дный smooth, homogeneous, uniform

односло́йный single-layered

односторо́нний onesided, unilateral

однотя́жевый single-stranded

однотя́дерный uninuclear

одонтобла́ст m odontoblast

одонтогене́з m odontogenesis

~, неполноце́нный imperfect odontogenesis

одонтоге́нный odontogenic, dentogenous

одонтоло́гия f odontology

одутлова́тый puffy, swollen

оды́шка f dyspnea

~ при физи́ческой нагру́зке exertional dyspnea

~, экспирато́рная expiratory dyspnea

оживле́ние n reviving, reanimation

ожида́ть wait (for)

ожире́ние n obesity

~, алимента́рное alimentary obesity

~, гипоталами́ческое hypothalamic obesity

ожо́г m burn

~ кипя́щей жи́дкостью scald

~ крапи́вой sting

~, лучево́й radiation burn

~ пла́менем flame burn

~, со́лнечный solar burn

~, терми́ческий heat [thermal] burn

~, хими́ческий chemical burn

~ щёлочью alkali burn

оздоровле́ние n sanitation

озе́на f ozena

озно́б m chill

~, лихора́дочный febrile chill

ознобле́ние n pernio, kibe

озо́н m ozone

окаймлённый bordered

окисле́ние n oxydation

~, пе́рекисное peroxidation

окисли́тель m oxidant, oxidizer, oxygenator; acidifier

окисли́тельно-восстанови́тельный redox

окисля́ть(ся) oxidize

окклю́зия f occlusion

~, внутричерепна́я intracranial occlusion

~, непра́вильная malocclusion

~ центра́льной ве́ны сетча́тки central retinal vein occlusion

окно́ n window

~, ова́льное (сердца) oval window

околосуставно́й juxta-articular

оконча́ние n ending

~, не́рвное nerve ending

~, не́рвное дви́гательное motor nerve ending

~, не́рвное свобо́дное free nerve ending

~, не́рвное такти́льное tactile nerve ending

~, не́рвное чувстви́тельное sensory nerve ending

оконча́тельный ultimate, definitive

око́нчатый fenestrated

окостене́ние n ossification

окочене́вший numb

окочене́ние n stiffness, numbness

~, тру́пное cadaveric spasm, cadaveric rigidity, rigor mortis

окра́ска f color; coloration

~, избы́точная overstaining

~, контра́стная contrast stain

~, отрица́тельная negative staining

~, положи́тельная positive staining

~, прижи́зненная (intra)vital staining

окра́шиваемый stainable

окра́шивание n staining

~, контра́стное contrast stain

окрова́вленный blooded

окружа́ть surround, encircle

окружа́ющий surrounding

оксало́з m oxalosis

оксигемоглоби́н m oxyhemoglobin

оксигенотерапи́я f oxygenotherapy

оксипроли́н m hydroxyproline

оксипурино́л m oxypurinol

окситоци́н m oxytocin

окули́ст m oculist

окуломото́рный oculomotor

окуля́р m ocular, eyeglass

оли́ва f olive

олигеми́я f oligemia

олигодактили́я f oligodactyly

451

олигодинами́ческий oligodynamic

олигоменоре́я *f* oligomenorrhea

олигофрени́я *f* oligophrenia

олигури́я *f* oliguria

омалги́я *f* omalgia

оменти́т *m* omentitis

оментопекси́я *f* omentopexy

омертве́ние *n* necrosis, gangrene

омозоле́лость *f* callosity, heloma, helosis

омоложе́ние *n* rejuvenation

омфали́т *m* omphalitis

омыле́ние *n* saponification

онани́зм *m* onanism

онеме́вший numb, dead

онеме́ние *n* obdormition; numbness, dumbness

онири́зм *m псих.* oneirism

онихи́я *f* onychia

онихомико́з *m* onychomycosis

онихопати́я *f* onychopathy

онкогене́з *m* oncogenesis

онкоге́нность *f* oncogenicity

онкоге́нный oncogene

онко́лог *m* oncologist

онколо́гия *f* oncology

~, де́тская pediatric oncology

онтогене́з *m* ontogenesis, ontogeny

оофори́т *m* oophoritis

оофорэктоми́я *f* oophorectomy

опалесце́нция *f* opalescence

опа́сность *f* danger, hazard

~ для здоро́вья health hazard

~ лучево́го пораже́ния radiation risk

опа́сный dangerous

операцио́нная *f* operating room

операцио́нный operative

опера́ция *f* operation

~, бескро́вная bloodless operation

~ Богора́за Bogoraz phalloplasty

~, больша́я major operation

~ Бурде́нко (*метод ампутации ноги*) Burdenko's operation

~ вы́бора operation of choice

~ Гре́кова (*на кише́чнике*) Grecov's operation

~ Гудушау́ри — Заце́пина (*вид тибиа́льной остеото́мии*) Gudushauri-Zacepin's operation

~, двухэта́пная double-stage [two-stage] operation

~, космети́ческая cosmetic operation

~ на о́рганах грудно́й кле́тки chest operation

~, неотло́жная emergency [urgent] operation

~, одномоме́нтная one-stage [single-step] operation

~ О́ппеля (*при перидуодени́те*) Oppel's operation

~, паллиати́вная palliative operation

~ Пирого́ва (*ампута́ция*) Pirogoff's operation

~, пласти́ческая plastic operation

~ подтя́гивания ко́жи лица́ tuck-up operation

~ по жи́зненным показа́ниям life-saving [salvage] operation

~, радика́льная radical operation

~, реконструкти́вная reconstructive [reparative] operation

~ Спасокуко́цкого (*вид грыжесечения*) Spasokukozkij's operation

~, сро́чная *см.* опера́ция, неотло́жная

~ с це́лью реваскуляриза́ции revascularizating operation

~, хирурги́ческая surgical operation

~, э́кстренная emergency operation

опери́ровать operate, perform an operation

оперо́н *m ген.* operon

опиа́ты *m pl* opiates

описа́ние *n* description

~ слу́чая case report

опистото́нус *m* opisthotonus

о́пись *f* schedule

опи́сывать describe

оплодотворе́ние *n* fertilization, insemination, fecundation

~, иску́сственное artificial fecundation

опо́ра *f* support

опорожне́ние *n* evacuation

опра́ва *f* frame

опра́шивать question

определе́ние *n* determination; definition; detection

~ гру́ппы кро́ви blood typing, blood grouping

~, коли́чественное quantification

~, колориметри́ческое colorimetric determination

~, органолепти́ческое sensory determination

определённый definite

определя́ть define; determine; detect

опро́сник *m* interview schedule

опры́скивание *n* spray

опры́скиватель *m* sprayer

опры́скивать sprinkle, spray

опсониза́ция *f* opsonization

опсони́н *m* opsonin

опти́ческий optical

о́пухоль *f* tumor, neoplasm

~, гигантокле́точная giant cell tumor

~, гло́мусная glomus tumor

~, десмо́идная desmoid tumor

~, доброка́чественная benign [innocent] tumor

~, злока́чественная malignant tumor

~, колло́идная colloid tumor

~ лимфо́идной тка́ни lymphoid tumor

~, метастати́ческая metastatic tumor

~ на но́жке pedunculated tumor

~, пальпи́руемая palpable tumor

~, перви́чная primary tumor

~, плазмокле́точная plasma-cell tumor

~, расту́щая growing tumor

~, терато́идная teratoid tumor

~, эпителиа́льная epithelial tumor

опуще́ние *n* ptosis

~ ве́рхнего ве́ка eyelid ptosis

~ вну́тренностей splanch-
noptosis

~ ма́тки metroptosis

~ по́чки nephroptosis

о́пыт *m* trial, experiment

~, контро́льный check test,
check experiment

о́пытный tentative

опьяне́ние *n* temulence

ора́льный oral

орби́та *f* orbit

о́рган *m* organ

~, живо́й living organ

~, криоконсерви́рованный
cold-stored [iced-stored]
organ

~, шо́ковый shock organ

организа́ция *f* здравоохра-
не́ния, Всеми́рная World
Health Organization

органи́зм *m* organism

органи́ческий organic

о́рган-мише́нь *m* target organ

органолепти́ческий organoleptic

о́рганы *m pl*:

~, вну́тренние viscera, internal organs

~ дыха́ния respiratory apparatus

~, пищевари́тельные digestive apparatus

~, половы́е genital organs

~ размноже́ния generative
organs

оригина́льный original

орнито́з *m* ornithosis

ороговева́ть keratinize

орогове́ние *n* keratosis

ороша́ть irrigate

ороше́ние *n* irrigation

ортодонти́я *f* orthodontia

ортопеди́я *f* orthopedics

ортопно́э *n* orthopnoea

ортостати́ческий orthostatic

орхи́т *m* orchitis ◇ ~ при
эпидеми́ческом пароти́те
mumps orchitis

оса́док *m* residue, precipitate, sediment

~, мочево́й urinary sedi-
ment

~, промы́тый washed precipitate

осажда́ть precipitate

осажде́ние *n* setting, sedimentation

~, дро́бное fractional precipitation

освежа́ть refresh

«освеже́ние» *n* краёв ра́ны
revivification of the wound

освети́тель *m* для микро-
ско́па microscope lamp

осветле́ние *n* clarification

осветля́ть clarify

освобожда́ть liberate

осево́й axial

оско́лок *m* splinter

ослабева́ть weaken

ослабле́ние *n*:

~ бо́ли pain relief

~ вируле́нтности микро-
органи́змов attenuation

осла́бленный mitigated; impaired

ослабля́ть reduce; attenuate

осле́пнуть go blind

осложне́ние *n* complication,
sequela (*p'* sequelae)

~, по́зднее late [delayed]
complication

~, тромбоэмболи́ческое
thromboembolic complica-
tion

осложнённый complicated

осложня́ть complicate

осмо́тр *m* survey; inspection; examination

~, враче́бный [медици́нский] medical examination

осно́ва *f* matrix, tela

основа́ние *n* basis, base

~ че́репа base of the skull

основа́тель *m* founder

основно́й main; primary; basic

осно́вывать found

осо́бенность *f* pattern; feature

осо́бенный particular

о́спа *f* (small)pox

~, бе́лая milkpox, alastrim

~, ветряна́я waterpox, chickenpox, varicella

~, натура́льная variola (vera)

~ ове́ц sheep pox

~ чёрная натура́льная black smallpox

оссифика́ция *f*:

~, гетерото́пная heterotopic ossification

~ мышц muscular ossification

остава́ться remain

остано́вка *f* standstill; arrest

~ дыха́ния respiratory arrest

~ кровотече́ния arrest of bleeding, hemostasis

~ се́рдца cardiac arrest

оста́ток *m* residue

оста́точный residual

остеоартро́з *m* osteoarthritis, osteoarthrose

~, узелко́вый nodal osteoarthritis

остеобла́ст *m* osteoblast

остеобласто́ма *f* osteoblastoma

остеогене́з *m* osteogenesis, bone formation

~, несоверше́нный imperfect osteogenesis

остеодисплази́я *f* osteodysplasia

остеодистрофи́я *f* osteodystrophy

~, генерализо́ванная фибро́зная osteodystrophia fibrosa generalisata, Recklinghausen's disease

~, деформи́рующая deforming osteodystrophy, Paget's disease

~, по́чечная renal osteodystrophy, pseudorickets

остеокласто́ма *f* osteoclastoma

остео́лиз *m* osteolysis

~, прогресси́рующий progressive osteolysis

остеоло́гия *f* osteology

остео́ма *f* osteoma

остеомаля́ция *f* osteomalacia

~, гипофосфатеми́ческая hypophosphatemic osteomalacia

остеомиели́т *m* osteomyelitis

~, гематоге́нный hematogenous osteomyelitis

остеомиелоскле́роз *m* osteomyelosclerosis, osteomyelofibrosis

остеонекро́з *m*, лучево́й osteoradionecrosis

остеопати́я *f* osteopathy

~, гипертрофи́ческая hypertrophic osteopathy

~, токси́ческая toxic osteopathy

остеопетро́з *m* osteopetrosis

остеопорóз *m* osteoporosis

~, иммобилизациóнный inactivity osteoporosis

~, медикаментóзный medicamentous osteoporosis

~, первúчный primary osteoporosis

~, стáрческий senile osteoporosis

~, стерóидный steroid osteoporosis

остеосаркóма *f* osteosarcoma

остеосúнтез *m* osteosynthesis

~ гвоздём nail osteosynthesis

~ прóволокой wire osteosynthesis

~, чрескóстный transosseous osteosynthesis

остеотомúя *f* osteotomy

остеофúт *m* osteophyte, (marginal) spur

остеохондрóз *m* osteochondrosis

~ позвонóчника, ювенúльный juvenile vertebral osteochondrosis, Scheuermann's disease

остеохондропатúя *f* osteochondropathy

~, эндемúческая endemic osteochondropathy, Kashin-Bek's disease

острнё *n* point, nib, prick

острúца *f* pinworm, seatworm, oxyuris

островкóвый insular

островóк *m* island

остроконéчный pointed

óстрый sharp; acute

осумкóванный encapsulated, encysted

осуществлять perform

осциллогрáмма *f* oscillogram

осциллогрáфия *f* oscillography

ось *f* axis

~, зрúтельная [оптúческая] optical axis

~, электрúческая *(сердца)* electric(al) axis

осязáние *n* tactile sensation, (sense of) touch

отáлгия *f* earache, otalgia, otodynia

отбирáть select

отбóр *m* selection

~, генотипúческий genotypic selection

~, межвидовóй interspecific selection

~, напрáвленный directional selection

~, случáйный random selection

отвáр *m* decoction

отведéние *n* lead

~, внутрисердéчное intracardial lead

~, груднóе chest lead

~ от конéчностей extremity [standard] lead

~, пищевóдное esophageal lead

~, прекордиáльное precordial lead

~, стандáртное *см.* отведéние от конéчностей

отведéния *n pl*, однополюсные unipolar leads

отвéрстие *n* hiatus, orifice, ostium, meatus; stoma

~, внýтреннее internal opening, internal orifice

~, входнóе inlet

~, диафрáгмы, пищевóдное esophageal hiatus

~, нару́жное external opening

~ прото́ка duct orifice

отве́т *m*:

~, имму́нный antibody [immune] responsiveness, immune response

~, перви́чный first-set [primary] reaction

~, сла́бый poor (immunological) reaction

отве́тственный responsible

отвлека́ющий revulsive

отврати́тельный nauseous

отгиба́ние *n* reflexion

отде́л *m*:

~ желу́дка, пилори́ческий pyloric portion of the stomach

~ позвоно́чника, грудно́й thoracic spine

~ позвоно́чника, поясни́чный lumbar spine

~ позвоно́чника, ше́йный cervical spine

отделе́ние *n* 1. department; unit 2. separation

~ гемодиа́лиза hemodialysis unit

~ для выздора́вливающих recovery ward

~ интенси́вной терапи́и intensive care unit

~, кардиологи́ческое cardiological unit

~, неврологи́ческое neurological unit

~ неотло́жной по́мощи emergency department

~ неотло́жной хирурги́и unit of urgent surgery

~ новорождённых newborn center

~, ожо́говое burns unit

~, офтальмологи́ческое ophthalmological unit

~ плаце́нты, преждевре́менное premature placental separation

~, поликлини́ческое outpatient department

~, приёмное admission department

~, реанимацио́нное resuscitation unit

~, роди́льное maternity ward

~, стациона́рное inpatient department

~, терапевти́ческое unit of internal medicine

~, хирурги́ческое surgical unit

отде́льный particular

отделя́емое *n* ра́ны wound secretions

о́тдых *m* rest

отёк *m* edema

~, ангионевроти́ческий angioneurotic [Quincke's] edema

~ ве́к(а) eyelid edema

~, воспали́тельный inflammatory edema

~, кахекти́ческий cachectic edema

~ Кви́нке *см.* отёк, ангионевроти́ческий

~ лёгких pulmonary edema

~ мо́зга brain swelling, brain edema

~ подко́жной клетча́тки subcutaneous edema

~ пятна́ *(сетчатки)* macular edema

~ соска́ *(зрительного нерва)* papilloedema

отёчный edematous

оти́т *m* otitis

~, нару́жный beach ear, external otitis

~, о́стрый сре́дний acute ear

~, сли́пчивый adhesive otitis

отка́чивать pump off

отка́шливать cough out, cough up

отклоне́ние *n* deviation

~ кза́ди recumbency

~, станда́ртное standard deviation

открыва́ть open

откры́тый open

отличи́тельный distinctive

отложе́ние *n* deposit(ion)

отме́тка *f* mark

отмеча́ть note, notice

отморо́жение *n* cold injury, frostbite

относи́тельный relative

отноше́ние *n*:

~, я́дерно-цитоплазмати́ческое nuclear cytoplasmic ratio

отня́тие *n* от груди́ weaning

отоларинголо́гия *f* otolaryngology

отосклеро́з *m* otosclerosis

отоскопи́я *f* otoscopy

ототокси́чность *f* ototoxicity

отпада́ющий caducous

отпеча́ток *m* trace, imprint

~ па́льцев fingerprint

о́тпуск *m*:

~, декре́тный maternity leave

~ по боле́зни sick leave

отравле́ние *n* poisoning

~, алкого́льное alcohol intoxication

~ га́зом gas poisoning

~ гриба́ми mushroom poisoning

~ медикаме́нтами drug poisoning

~ нарко́тиком narcotic poisoning

~, пищево́е food poisoning

~ свинцо́м saturnine poisoning

~ удуша́ющим га́зом gas suffocation

отража́тель *m* reflector

отража́ть reflect

отраже́ние *n* reflection

отрица́тельный negative

отро́сток *m* process, outgrowth

~, клювови́дный coracoid process

~, мечеви́дный xiphoid process

~, сосцеви́дный mastoid process

~, червеобра́зный vermiform process

о́трочество *n* boyhood

отры́жка *f* ructus, belch(ing), eructation

~, ки́слая sour eructation

отса́сывание *n* suction

отсло́йка *f* separation, sublation, detachment

~ плаце́нты placental separation

~ сетча́тки retinal detachment

отстава́ние *n* delay

~ в разви́тии developmental delay

отста́лость *f*, у́мственная mental retardation

отсто́йник *m* sedimentation tank

отсу́тствие *n* пу́льса pulselessness
отта́лкивание *n* repulsion
о́ттиск *m*, отде́льный off-
print
отто́к *m* outflow, efflux
оторга́ть(ся) reject
отторже́ние *n* rejection
~ по́чки kidney rejection
~ транспланта́та graft rejection
~ транспланта́та из со́бст-
венной тка́ни homograft
rejection
отха́ркивать expectorate
отха́ркивающее *n* expectorant
отхо́ды *m pl* waste(s), waste
products
~, промы́шленные industrial wastes
~, радиоакти́вные radioactive waste
~, сельскохозя́йственные
agricultural wastes
отцо́вство *n* paternity
официна́льный officinal
офтальми́я *f* ophthalmia
~, весе́нняя spring ophthalmia, vernal conjunctivitis
~, мигри́рующая migratory
ophthalmia
~, симпати́ческая sympa-
thetic ophthalmia
~, электри́ческая electric
ophthalmia
офтальмо́лог *m* ophthalmologist, oculist
офтальмоло́гия *f* ophthalmology
~, операти́вная eye [oph-
thalmic] surgery
офтальмоско́п *m* ophthalmo-

scope, eye speculum, fundo-
scope
офтальмоскопи́я *f* ophthalmoscopy
охва́т *m* медици́нским об-
слу́живанием medical coverage
охлажда́ть refrigerate, cool
охлажде́ние *n* refrigeration,
cooling
~, водяно́е water cooling
~, ме́стное local cooling
~, пове́рхностное surface
cooling
охра́на *f*:
~ де́тства child welfare
~ матери́нства maternity
care
охри́плость *f* hoarseness
охроно́з *m* ochronosis
оце́нивать evaluate
оце́нка *f* assessment, evaluation
~, эти́ческая ethical opinion
оча́г *m* (*патологического
процесса*) focus
~ гно́йный suppurative focus
~, инфекцио́нный focus of
infection
очаго́вый focal
очеви́дный obvious
оче́рченный marginated
очи́стка *f* purification, cleaning, depuration
очища́ть purify; rectify;
clean
очища́ющий depurative
очи́щенный purified
очки́ *pl* spectacles, eyeglasses
~ для бли́жнего зре́ния
spectacles for near vision
~ для да́ли spectacles for
distant vision

~ для чтения reading spectacles

ошибаться mistake

ошибка *f* error, mistake

~ выборочного исследования sampling error

~, диагностическая diagnostic error, diagnostic mistake

~ копирования *ген.* miscopying

~, случайная random error

~, стандартная bias

ощутимый perceptible

ощущение *n* sensation, sense

~, вкусовое taste

П

падать fall

пазуха *f анат.* sinus

~, верхнечелюстная [гайморова] maxillary sinus

~, лобная frontal sinus

~ носа, придаточная paranasal sinus

пакет *m* pack

палата *f*:

~, больничная ward, hospital room

~, терапевтическая medical ward

палата-изолятор *f* isolation ward

палатка *f* tent

~, кислородная oxygen tent

палец *m*:

~, безымянный ring finger

~ кисти finger, dactyl

~ кисти, большой pollex, thumb

~ кисти, средний long [middle, third] finger

~ стопы toe

~ стопы, большой hallux, big [great] toe

~, указательный index finger, forefinger

палочка *f* 1. rod 2. bacillus (*pl* bacilli)

~ брюшного тифа typhoid bacillus, Salmonella typhosa

~, дифтерийная diphtheria [Loeffler's] bacillus, Corynebacterium diphtheriae

~, кислотоустойчивая acidfast bacillus

~, кишечная colon bacillus, Escherichia coli

~ проказы Hansen's [leprosy] bacillus, Mycobacterium leprae

~, сенная hay [grass] bacillus, Bacillus subtilis

~ сетчатки rod cell

~, туберкулёзная tubercle [Koch's] bacillus, Mycobacterium tuberculosis

пальпация *f* palpation

~, бимануальная bimanual palpation

~, глубокая deep palpation

~, скользящая sliding palpation

~, сравнительная comparative palpation

~, тщательная thorough palpation

пальпировать palpate

пальпируемый palpable

пальцы *m pl* в виде барабанных палочек clubbed fingers

па́мять *f* memory
~, долгосро́чная long-term memory
~, зри́тельная vision memory
~, иммунологи́ческая immune [immunological] memory
~, кратковре́менная immediate [short-term] memory
~ на отдалённые собы́тия remote memory
~, операти́вная *см.* па́мять, кратковре́менная
панаце́я *f* panacea
пандеми́я *f* pandemia
пане́ль *f* panel
панкарди́т *m* pancarditis
панкреанекро́з *m* pancreatolysis
панкреати́т *m* pancreatitis
~, кисто́зный cystic pancreatitis
панкреатэктоми́я *f* pancreatectomy
панмиелопати́я *f* panmyelopathy
панникули́т *m* panniculitis
~, рецидиви́рующий узлова́тый ненагна́ивающийся relapsing nodular nonsuppurative panniculitis, Weber-Christian's disease
~, узлова́тый nodular panniculitis
па́ннус *m* pannus
пансинуси́т *m* pansinusitis
панцитопени́я *f* pancytopenia
~, арегенерато́рная aregenerative pancytopenia
папилло́ма *f* papilloma
~, мя́гкая soft papilloma
~, твёрдая hard papilloma
па́пула *f* papula

папулёзный papular
пар *m* steam
па́ра *f*, алле́льная allelic pair
параби́оз *m* parabiosis
параби́онт *m* parabiont
парагри́пп *m* parainfluenza, paragrip(p)e
парадокса́льный paradoxic
парази́т *m* parasite
~ живо́тных zooparasite
~, кровососу́щий bloodsucking parasite
~, непатоге́нный harmless [nonpathogenic] parasite
~, облига́тный obligate parasite
~, факультати́вный facultative parasite
паразитоло́гия *f* parasitology
паракоклю́ш *m* parapertussis
парализова́ть palsy
парали́ч *m* palsy, paralysis
~, восходя́щий ascending palsy, Landry's paralysis
~, вя́лый flaccid palsy
~, де́тский infantile paralysis
~, де́тский церебра́льный infantile cerebral paralysis
~, дрожа́тельный shaking [trembling] palsy
~ от сдавле́ния compression palsy
~, семе́йный периоди́ческий familial periodic paralysis
пара́метр *m* parameter
параметри́т *m* pelvic cellulitis
парамиксови́рус *m* paramyxovirus
паранеопласти́ческий paraneoplastic
паранефри́т *m* paranephritis

461

паранойя *f* paranoia

параплегия *f* paraplegia

~, спастическая spastic paraplegia

парапроктит *m* paraproctitis

парапротеинемия *f* paraproteinemia

парапсихология *f* parapsychology

паратиф *m* paratyphoid

парафин *m* wax, paraffin

парафинома *f* paraffinoma

парацентез *m* paracentesis

~ барабанной перепонки myringotomy

парвовирус *m* parvovirus

парез *m* paresis

парентеральный parenteral

паренхима *f* parenchyma

парестезия *f* paresthesia

париетальный parietal

паркинсонизм *m* parkinsonism

паротит *m* parotitis

~, эпидемический epidemic parotitis, mumps

партеногенез *m* parthenogenesis

партнёр *m* partner

~, гомосексуальный homosexual partner

парус *m (клапана)* velum

парша *f* honeycomb ringworm, favus

пассаж *m микр.* passage

пастозность *f* puffiness

пасть *f*, волчья cleft palate, palatoschisis

патогенез *m* pathogenesis

патогенный pathogenic

патогномоничный pathognomonic

патологический pathologic(al)

патология *f* pathology

~ военного времени war pathology

пауза *f* pause

~, компенсаторная compensatory pause

пах *m* groin

пахидактилия *f* pachydactyly

пахименингит *m* pachymeningitis

пахнуть smell

паховый inguinal

пациент *m* patient ◇ осматривать ~а to see a patient

~, амбулаторный outdoor patient

~, лежачий recumbent patient

~, носилочный litter patient

~, стационарный indoor patient

педиатр *m* pediatrician

педиатрия *f* pediatrics, pediatry

педикулёз *m* lousiness, pediculosis

пелёнка *f* napkin, diaper

~, подкладная drawsheet

пеллагра *f* pellagra, maidism

пельвиоперитонит *m* pelvic peritonitis, pelvi(o)peritonitis

пемфигус *m* pemphigus

пена *f* scum, foam

пенетрировать penetrate

пенящийся foamy

пепсин *m* pepsin

пептид *m* peptid

~, натрийуретический natriuretic peptide

пептидаза *f* peptidase

пептический peptic

первичный primary

первоначальный primordial

первопричина *f* initial cause

первородящая *f* primapara

переваривать digest

перевозбуждение *n* superexcitation

перевязка *f* dressing

~ сосуда vasoligation, vasoligature

перевязочная *f* dressing room

перевязывать dress, bandage, ligate

перегиб *m* kink, angulation

~ кзади retroversion, retroflexion

~ кпереди anteversion, anteflexion

перегородка *f* septum

~, межжелудочковая interventricular septum

~, межпредсердная interatrial septum

~, носовая nasal septum

перегородочный septal

перегревание *n* overheating

перегруженный overburden

перегрузка *f* overload(ing)

~ кинетическая kinetic overloading

~, тоническая tonic overloading

передатчик *m* transmitter

передача *f (инфекции)*:

~ от человека человеку person-to-person spread, man-to-man transmission

~, трансплацентарная placental transmission

~ через насекомых insect transmission

передний anterior

передозировать overdose

переедание *n* overeating

перезрелый hypermature

перекармливание *n* hyperalimentation, superalimentation, supernutrition, overfeeding

перекись *f* peroxide

~ водорода hydrogen dioxide

перекрёст *m*, зрительный optic chiasm

перекрёстный overlap *(напр. синдром)*

перекрут *m* torsion

~ яичника ovary torsion

перекрученный twisted

переливание *n* transfusion

~, внутриартериальное intraarterial transfusion

~, капельное drip transfusion

~ крови blood transfusion, hemotransfusion

~ крови, заместительное replacement transfusion

~, прямое direct [immediate] transfusion

~, струйное stream transfusion

~ цельной крови full-blood transfusion

перелом *m* fracture

~, вколоченный impacted fracture

~, внутрисуставной intraarticular fracture

~, закрытый closed fracture

~, компрессионный compression fracture

~, осложнённый complicated fracture

~, открытый open fracture

~, поднадкостничный subperiosteal fracture

~, прямой direct fracture

~, сложный compound fracture

~, сросшийся consolidated fracture

~, усталостный march [fatigue] fracture

~, эпифизарный epiphysial fracture

перемежающийся remittent

перемещение n displacement

~ зубов, ортодонтическое orthodontic tooth movement

перенапряжение n overstrain

перенос m (инфекции) transmission, transfer

~, воздушный aerial transmission

~ инфекции transmission of infection

~ половым путём sexual transmission

~, трансовариальный transovarial transmission

переносимость f tolerance

переносица f bridge of the nose

переносный mobile

переносчик m (инфекции) transmitter, vector, carrier

~ болезни disease carrier

переобучение n reeducation

переохлаждение n supercooling

перепонка f membrane

~, барабанная tympanic [drum] membrane

перепончатый membraneous

перераздражение n overirritation

перерастяжение n strain, overdistension, superdistension

перерезка f:

~ блуждающего нерва vagotomy

~ пуповины omphalotomy

перерождение n:

~, жировое fatty change

~, злокачественное malignant transformation

~, кистозное cystic degeneration

пересадка f transplantation, grafting

~ кожи skin grafting

~ костного мозга bone marrow transplantation

~ почки kidney transplantation

~ сердца cardiac [heart] transplantation

~ ткани tissue transfer

~ чужеродной ткани xenotransplantation

переутомление n overfatigue, overwork, overstrain

периартериит m periarteritis

~, узелковый nodular periarteritis, periarteritis [polyarteritis] nodosa

периартрит m periarthritis

~, плечелопаточный humeroscapular periarthritis

периартропатия f periarthropathy

перибронхит m peribronchitis

периваскулярный perivascular

перикард m pericardium, heart sac

перикардит m pericarditis

~, констриктивный constrictive pericarditis

~, облитерирующий obliterating pericarditis

~, сухой dry pericarditis

~, экссудати́вный exudative pericarditis

периметри́я *f* perimetry

перинеотоми́я *f* perineotomy

пери́од *m* period

~ бере́менности gestational period

~, инкубацио́нный incubation period

~, климактери́ческий climacteric period

~, латéнтный latency period

~ полураспа́да half-life period

~, послеродово́й postnatal [puerperal] period, puerperium

~, продрома́льный prodromal period, prodromal stage

~, рефракте́рный refractory period

периоди́чески periodically

периоди́чность *f* periodicity

периодо́нт *m* periodontium

периодонти́т *m* pericementitis, periodontitis

~, верху́шечный apical periodontitis

периости́т *m* periostitis

перипрокти́т *m* periproctitis

периста́льтика *f* peristaltic waves, peristalsis

~ желу́дка gastric peristalsis

~ кише́чника intestinal peristalsis

~ пищево́да esophageal peristalsis

перитендини́т *m* peritendinitis

~, кальцифици́рующий calcific peritendinitis

перитони́т *m* peritonitis

~, гно́йный purulent peritonitis

~, жёлчный bile peritonitis, choleperitonitis

~, ка́ловый fecal peritonitis

~, туберкулёзный tuberculous peritonitis

перифери́ческий peripheral

перифлеби́т *m* periphlebitis

перку́ссия *f* percussion

~, непосре́дственная [пряма́я] direct [immediate] percussion

~, сравни́тельная comparative percussion

перкуто́рно on percussion

перле́ш *m* perlèche

пероксида́ция *f* липи́дов lipid peroxidation

перора́льно orally

персисте́нция *f* persistence

персисти́ровать persist

персона́л *m* personnel, staff

~, больни́чный hospital staff

~, вспомога́тельный медици́нский auxiliary medical personnel

~, медици́нский medical personnel, medical staff

~, мла́дший медици́нский junior medical personnel

~, руководя́щий медици́нский head medical personnel

~, сёстринский nursing staff

~, сре́дний медици́нский paramedical personnel

перфора́ция *f* perforation

~ голо́вки плода́ fetal head perforation

~ кишки́ intestinal perforation

~ перегородки perforation of the septum

перфузия *f* perfusion

перхоть *f* scurf, dandruff

перчатки *f pl*, резиновые rubber gloves

песок *m* sand

~, мочевой urinary sand

пессарий *m* pessary

~, кольцевой ring pessary

петехия *f* petechia

петля *f* snare, loop, ansa

~ кишечника intestinal loop

~, проволочная wire loop

петрификация *f* petrification

печать *f* врача, личная doctor's personal seal

печёночный hepatic

печень *f* liver

~, амилоидная amyloid liver

~, жировая fatty liver

~, застойная congested liver

~, мускатная nutmeg liver

печь *f* oven

пигмент *m* pigment

~, жёлчный biliary [bile] pigment

~, кровяной blood pigment

~, чёрный black pigment

пигментация *f* pigmentation

пиелит *m* pyelitis

пиелография *f* pyelography

~, внутривенная intravenous pyelography

~, ретроградная retrograde pyelography

~, экскреторная excretion pyelography

пик *m* peak

пикорнавирус *m* picornavirus

пила *f* saw

~, ампутационная amputation saw

~ для гипса gypsum saw

~, листовая blade saw

~, проволочная wire saw

пилоропластика *f* pyloroplasty

пилюля *f* pill, pilule

пиноцитоз *m* pinocytosis

пинцет *m* pincers, tweezers

~ для предметных стёкол slide forceps

~, ушной ear forceps

~, хирургический surgical [tissue] forceps

пиодермия *f* pyoderm(i)a

~, гангренозная gangrenous pyoderma

пипетка *f* dropping tune, pipet, dropper

~, градуированная graduated pipet

~, дозирующая dosing pipet

пиридин *m* pyridin

пирогенный pyrogenic

пирофосфат *m* pyrophosphat

пирофосфатаза *f* pyrophosphatase

питание *n* nutrition, nourishment, alimentation

~, зондовое (gastro)gavage

~, искусственное artificial alimentation

~, пониженное undernourishment, subalimentation

~, принудительное forced alimentation

питать nourish

питириа *m* pityriasis

питуицит *m* pituicyte

пиурия *f* pyuria

пищ/а *f* food, meal ◇ принимать ~у to meal

пищеваре́ние *n* digestion
пищевари́тельный digestive
пищево́д *m* esophagus, gullet
пия́вка *f* leech
  ~, медици́нская medical leech
пла́вание *n* swimming
пла́зма *f* plasma
  ~, имму́нная immune plasma
  ~ кро́ви blood plasma
плазмаферез *m* plasma depletion, plasmapheresis
плазми́н *m* plasmin
плазминоге́н *m* plasminogen
плазмо́дий *m* plasmodium
плазмоле́мма *f* cytolemma, plasmolemma
плазмоцито́ма *f* plasmocytoma, plasmacytoma, plasmoma, plasma-cell myeloma
плани́рование *n* семьи́ family planning
пла́стика *f*:
  ~ бро́нха bronchoplasty
  ~ влага́лища vaginoplasty
  ~ нёба palatoplasty
  ~ сфи́нктера sphincteroplasty
  ~ ше́йки ма́тки tracheloplasty
пласти́нка *f* plate, lamella
  ~, концева́я *анат.* endplate
  ~, ногтева́я nail plate
пла́стырь *m* plaster, emplastrum
пла́та *f* charge
плати́ть pay
плаце́бо *n* placebo
плаце́нта *f* placenta, afterbirth, maza
плева́ть spit; expectorate
пле́вра *f* pleura

~, висцера́льная visceral pleura
~, париета́льная parietal pleura
плеври́т *m* pleurisy
  ~, геморраги́ческий hemorrhagic pleurisy
  ~, осумко́ванный blocked [encapsulated] pleurisy
  ~, серо́зный serous pleurisy
  ~, сли́пчивый adhesive pleurisy
  ~, сухо́й dry pleurisy
  ~, фибрино́зный fibrinous [plastic] pleurisy
  ~, экссудати́вный exudative pleurisy
плекси́т *m* plexitis
плёнка *f* film
  ~, дифтери́йная diphtheritic membrane
пле́сень *f* must
плетизмографи́я *f* plethysmography
  ~, пальцева́я finger plethysmography
плето́ра *f* plethora
плечево́й humeral, brachial
плечелопа́точный humeroscapular
плечо́ *n* shoulder; brachium, arm
  ~, «заморо́женное» frozen shoulder
плеши́вость *f* baldness, alopecia
плод *m* fetus
  ~, гига́нтский huge [giant] fetus
  ~, гипотрофи́чный small-for-date fetus
  ~, доно́шенный term fetus
  ~, мацери́рованный macerated fetus

~, недоно́шенный premature fetus

~, перено́шенный postmature fetus

плодови́тость *f* fecundity

пло́мба *f*:

~, зубна́я filling, stopping

~, зубна́я вре́менная provisional [temporary] filling

~, зубна́я постоя́нная permanent filling

пломбирова́ние *n* filling

пломбирова́ть *(зуб)* fill, stop

пло́ский flat, plane

плоскокле́точный planocellular

плоскосто́пие *n* platypodia, flatfoot

пло́тность *f* density

пло́тный thick, tight; dense

плоть *f*, кра́йняя prepuce, foreskin ◇ удаля́ть кра́йнюю ~ to remove prepuce

плохо́й poor, bad

пло́щадь *f* area

плю́сна *f* metatarsus

пневмоко́кк *m* pneumococcus

пневмокони́оз *m* pneumoconiosis

пневмони́т *m* pneumonitis

пневмони́я *f* pneumonia

~, ви́русная virus pneumonia

~, грибко́вая fungal [mycotic] pneumonia

~, гипостати́ческая hypostatic pneumonia

~, гриппо́зная influenzal [grippale] pneumonia

~, двусторо́нняя bilateral pneumonia

~, интерстициа́льная interstitial pneumonia

~, казео́зная caseous pneumonia

~, крупо́зная croupous pneumonia

~, мигри́рующая migratory pneumonia

~, очаго́вая focal pneumonia

~, эозинофи́льная eosinophilic pneumonia, Loeffler's syndrome

пневмото́ракс *m* pneumothorax ◇ накла́дывать ~ to apply pneumothorax

~, иску́сственный artificial [induced] pneumothorax

~, кла́панный valvular pneumothorax

~, односторо́нний unilateral pneumothorax

~, откры́тый open pneumothorax

~, спонта́нный spontaneous pneumothorax

~, травмати́ческий traumatic pneumothorax

побеле́ние *n* albication

поведе́ние *n* behavior

пове́рхностно-акти́вный surface-active

пове́рхностный superficial

пове́рхность *f* surface

~, бокова́я lateral surface

~, ве́рхняя upper surface

~, жева́тельная masticatory surface

~, за́дняя dorsal surface

~ ко́жи skin surface

~, ни́жняя inferior surface

~, откры́тая free surface

~, пере́дняя ventral surface

поворо́т *m* плода́ version

~ на голо́вку cephalic version

~ на ножку podalic version

~, наружный external version

~ органа кпереди anteversion

~ самопроизвольный spontaneous version

повреждать disturb, damage

повреждение n lesion, damage

повреждённый damaged

повсеместный ubiquity

повторный repeated

повторяемость f replication

повторяющийся recurrent

повторять repeat

повышать raise, elevate

повышение n elevation, rise

~ температуры temperature rise

повязк/а f dressing, bandage ◇ накладывать ~y to put on [to apply] a bandage; снять ~y to take off a bandage

~, антисептическая antiseptic dressing

~, асептическая aseptic dressing

~, всасывающая absorbent dressing

~, гипсовая plaster (of Paris) bandage

~, давящая pressure dressing, compressing bandage

~ для вытяжения traction bandage

~, иммобилизирующая immovable bandage, fixed dressing

~, колосовидная spica (bandage)

~, косыночная triangular bandage

~, крестообразная cross bandage

~, круговая circular bandage

~, марлевая gauze bandage

~, окончатая fenestrated bandage

~, поддерживающая sling

~, пращевидная fourtailed bandage

~, тугая tight bandage

погибать perish

поглаживание n (приём массажа) stroking massage

поглаживать palm

поглощение n intake

погрешность f error

~ измерения measuring error

~ прибора instrumental error

погружать immerse

подавление n suppression

подавлять suppress

подагра f podagra, gout

подагрический gouty

подбор m matching

подбородок m chin

подвергаться undergo

подвздошный ileac, ileal

подвид m subspecies

подвижность f motility, mobility, excursion

~, ограниченная limited excursion

~ сустава joint movement, joint mobility

подвижный mobile, motile; wandering

подвывих m subluxation

~ хрусталика subluxation of lens

подглазничный infraorbital, suborbital

подголо́вник *m* headrest

подгру́ппа *f* subgroup

подгу́зник *m* pilch

поддаю́щийся лече́нию medicable, curable

подде́рживать maintain; support

поддиафрагма́льный subdiaphragmatic, subphrenic

подзаты́лочный suboccipital

подкла́панный subvalvular

подключи́чный subclavian

подко́жный subcutaneous, subdermal, hypodermic

подколе́нный popliteal

подко́рковый subcortical

по́длинный original

подлопа́точный subscapular

подмы́шечный (sub)axillary

поднадко́стничный subperiosteal

поднима́ться lift, ascend

подногтево́й hyponychial

подно́с *m* tray

подо́бие *n* similarity

подозрева́ть suspect

подозре́ние *n* suspicion

подо́стрый subacute

подо́шва *f* pelma, planta

~ стопы́ sole

подо́швенный plantar

подплевра́льный subpleural

подпоро́говый subliminal, subthreshold

подрёберный subcostal

подсеро́зный subserous

подсли́зистый submucous

подсозна́тельный subconscious

подста́вка *f* stand

подтвержда́ть confirm

подти́п *m* subtype

поду́шка *f*, кислоро́дная oxygen bag

подхо́д *m* approach

подчелюстно́й submandibular

подчре́вный hypogastric

подшива́ние *n* са́льника omentopexy

подщела́чивание *n* alkalinization

подщела́чивать alkalify, alkalinize

подъём *m* rise

подъёмник *m* lift

подъязы́чный sublingual, hypoglossal

по́езд *m*, санита́рный hospital train

пожило́й elderly

позвоно́к *m* vertebra, spondyl(e)

~, зубови́дный odontoid vertebra, epistropheus

~, поясни́чный lumbar vertebra

~, расщеплённый butterfly vertebra

~, сплю́щенный collapsed vertebra

~, ше́йный cervical vertebra

позвоно́чник *m* backbone, rachis, spine, spinal [vertebral] column

позвоно́чный vertebral, spinal

по́здний late

позна́бливание *n* shivering, chilling

по́иск *m* search

пойкилоцито́з *m* poikilocytose

показа́ние *n* indication

показа́тель *m* index, rate

~ выжива́емости survival value

~ гематокри́та packed cell volume

~ заболева́емости morbidity rate

~ матери́нской сме́ртности maternal mortality rate

~ мёртворожда́емости stillbirth rate

~ сме́ртности mortality rate

пока́зывать show

пока́лывание *n* tingling, tingle

пока́шливание *n* hacking cough, tussicalation

поко́й *m* 1. rest, quiescense 2. *(помещение)* room, ward

~, по́лный thorough rest

~, приёмный admission [reception] room, reception ward, reception office

покола́чивание *n* *(приём массажа)* tapotement

покрасне́ние *n* reddening

покро́в *m*, нару́жный integument

покрыва́ть cover

покры́тие *n* coating, covering

~, кишечнораствори́мое *(таблетки)* enteric coating

поксви́рус *m* poxvirus

пол *m* sex

полага́ть think, suppose

по́ле *n* field

~ зре́ния visual field, eyeshot

~ зре́ния микроско́па field of microscope

~, лёгочное lung field

~, тёмное dark field

поле́зный useful; salubrious

по́лзание *n* crawling

ползу́чий serpiginous

поливале́нтность *f* multivalency

полиге́нный polygenic

полидактили́я *f* polydactyly

поликисто́зный multicystic

поликли́ника *f* policlinic, polyclinic

~, де́тская child health center

полимиалги́я *f* polymyalgia

~, ревмати́ческая polymyalgia rheumatica

полимиози́т *m* polymyosit

полиморфи́зм *m* polymorphism

полиневри́т *m* polyneuritis

полиовакци́на *f* poliovaccine

~, жива́я аттенуи́рованная live attenuated poliovaccine

полиови́рус *m* poliovirus

полиомиели́т *m* poliomyelitis

поли́п *m* polyp

~, желе́зистый adenomatous polyp

~ на но́жке pedunculated polyp

полипепти́д *m* polypeptid

полиплоиди́я *f* multiploidy, polyploidy

полипо́з *m* polyposis

~ кише́чника intestinal polyposis

полипрагмази́я *f* polypragmasy

полисерози́т *m* polyserositis

полиури́я *f* polyuria, hydruria

полицитеми́я *f* polycyth(a)emia

поллино́з *m* pollinosis, pollen allergy

по́лный profound, complete

половой sexual, genital

положе́ние *n* position; posture, lie *(of a fetus)*
~ больно́го patient's position
~, вертика́льное upright posture; erect position
~, горизонта́льное horizontal [supine] position
~, коле́нно-локтево́е knee-elbow position
~, косо́е oblique position
~, крити́ческое emergency
~ на боку́ side position, unilateral posture
~ на животе́ prone [ventricumbent] position
~, накло́нное tilted position
~, непра́вильное malposition, misplacement
~ плода́ fetal position, fetal lie
~ плода́, попере́чное transverse presentation, transverse lie
~ плода́, ущемлённое попере́чное impacted transverse lie
~, со́гнутое bent posture
положи́тельный positive
полоса́ *f* stria, stripe; band
~ поглоще́ния absorption band
полоса́тый striated
полоска *f* лейкопла́стыря strap
полоска́ние *n* rinse, gargle
~ го́рла throat wash
полоска́ть *(горло)* gargle
полостно́й cavitary
по́лость *f* cavity, chamber
~ абсце́сса abscess cavity
~, бараба́нная tympanum
~, брюшна́я abdominal cavity

~, грудна́я thoracic cavity
~, плевра́льная pleural cavity
~ рта oral cavity
~, суставна́я joint space, articular cavity
~ та́за pelvic cavity
полужи́дкий semifluid
полукру́жный semicircular
полулу́нный semilunar
полупрозра́чный semitranslucent
полупроница́емый semipermeable
получа́ть obtain, receive
полуша́рие *n* hemisphere
~ большо́го мо́зга cerebral hemisphere
по́льза *f* benefit
по́люс *m* pole
полюса́ *m pl*, разноимённые opposite poles
поляриза́ция *f* polarization
помеща́ть place
по́мнить remember
помо́щник *m* helper; assistant
по́мощь *f* help, aid, assistance
~ на дому́, медици́нская home health service
~, неотло́жная emergency [immediate] medical care
~, пе́рвая first aid
~, ско́рая ambulance
помутне́ние *n* opacity
поно́с *m* diarrhea
~, водяни́стый watery diarrhea
~, крова́вый bloodstained diarrhea
попере́чный transverse
популя́ция *f* population
~, гомоге́нная pure population

по́ра *f* osculum, pore

пораже́ние *n* lesion, affection, damage

~, лучево́е radiation damage, radiation injury

~ мо́лнией lightning burn

поражённый affected

поре́з *m* cut

~, глубо́кий slash

по́ристость *f* porosity

по́ристый spongy

поро́г *m* threshold

~ болево́й (чувстви́тельности) pain threshold, pain limit

~ восприя́тия threshold of sensitivity, reception threshold

~ различе́ния differential threshold

~ слухово́го восприя́тия [слухово́й] hearing threshold

~, чувстви́тельности sensitivity threshold

порожда́ть originate, generate

поро́к *m*:

~, врождённый congenital defect

~, митра́льный mitral valvular disease

~ разви́тия developmental defect, maldevelopment

~ се́рдца heart disease, vitium cordis, valvular defect

поро́чный vicious

порошо́к *m*:

~, ме́лкий powder

~, сло́жный compound powder

порта́льный portal

порфири́я *f* porphyria

~, по́здняя ко́жная porphyria cutanea tarda

поря́док *m* order

посе́в *m микр.* seeding; inculation; plating

~ на ча́шки Пе́три plating

посеща́ть (больно́го) attend

после́д *m* secundines, afterbirth

после́дний last

после́довательность *f* sequence

~ аминокисло́т amino-acid sequence

~ нуклеоти́дов nucleotide sequence

после́дствие *n* sequence, aftereffect

после́дующий subsequent

послеродово́й postnatal, postpartum, puerperal

по слу́чаю (чего́-л.) on the occasion of...

посме́ртный postmortal

посо́бие *n* (напр. по боле́зни) benefit

посре́дник *m* messenger

пост *m*:

~ медсестры́ nurse's station

постгеморраги́ческий posthemorrhagic

по́стер *m* poster

постоя́нный permanent; constant

посттравмати́ческий posttraumatic

поступле́ние *n* income

посыла́ть send

пот *m* sweat

~, ночно́й night sweat

поте́ние *n* perspiration, sudation

потенциа́л *m* potential

~ де́йствия action potential

~, мембра́нный membrane potential

~, окисли́тельно-восстанови́тельный redox potential

~ поврежде́ния injury potential

~, следово́й afterpotential

поте́нция f potency

поте́ря f loss

~ аппети́та loss of appetite

~ ве́са weight loss

~ вкусово́го восприя́тия taste-blindness

~ воды́ water loss

~ жи́дкости fluid loss

~ зре́ния loss of vision, visual loss

~ па́мяти loss of memory

~ соле́й salt loss

~ чувстви́тельности loss of sensation, sense [sensory] loss

потни́ца f miliaria, sudamen

потого́нный hidrotic

пото́к m stream

пото́мок m offspring

пото́мство n posterity; progeny; offspring

потоотделе́ние n hidrosis, diaphoresis, sweating, sudation

потребле́ние n intake

потре́бность f requirement, need, demand

~ в пита́нии nutritional need

потрясе́ние n shake

поту́ги f pl (в родах) bearing-down, labors

похо́дка f gait

похуда́ние n weight loss

почесу́ха f prurigo

~, де́тская prurigo infantilis

~, ле́тняя prurigo estivalis, summer prurigo

по́чечный renal

по́чка f kidney

~, блужда́ющая floating [wandering] kidney

~, доба́вочная accessory kidney

~, кисто́зная cystic kidney

~, подковообра́зная horseshoe kidney

~, смо́рщенная contracted kidney

~, шо́ковая shock kidney

почкообра́зный kidney-shaped

появле́ние n сы́пи onset of the rash

по́яс m girdle

~, плечево́й thoracic girdle

~, та́зовый pelvic girdle, pelvic arch

пояскни́ца f loin

поясни́чно-крестцо́вый sacrolumbal, lumbosacral

поясни́чный lumbar

пра́вильный right

праворукость f dextrality

пра́вый right, dextral

пра́ктика f practice

пребыва́ние n в стациона́ре hospital stay

превраща́ться(ся) turn, convert

превраще́ние n conversion

преддве́рие n vestibule, atrium

~ ротово́й по́лости oral vestibule

преде́л m limit, term ◇ в ~ах within the range; в ~ах но́рмы within normal limits

~ выно́сливости endurance limit, limit of fatigue

~ переноси́мости tolerance limit

~ слы́шимости audibility limit

предлага́ть offer

предлежа́ние n presentation

~, головно́е head presentation

~, ножно́е foot presentation

~ плаце́нты placental presentation, placenta previa

~ плода́, непра́вильное malpresentation

~, ягоди́чное breech presentation

предме́т m subject

предоперацио́нная f scrub-up room

предостереже́ние n warning

предосторо́жность f precaution

предохране́ние n preservation; protection

предпле́чье n forearm

предплю́сна f tarsus

предплюснево́й tarsal

предполага́емый tentative

предполага́ть suggest, suppose

предпочита́ть prefer

предрасположе́ние n predisposition

~, врождённое hereditary predisposition

~, генети́ческое genetic predisposition

предрасполо́женный к алле́рги́и allergy-prone

предродово́й prenatal

предсе́рдие n atrium

предсе́рдный atrial

предсме́ртный agonal, premortal

предупрежда́ть prevent

предупрежде́ние n prevention

предше́ственник m precursor

предше́ствовать precede

предше́ствующий previous, prior

преждевре́менный premature

презервати́в m condom

преиму́щественно predominantly

преинкуба́ция f preincubation

прекардиа́льный precardiac

преломле́ние n refraction

преоблада́ние n predominance

препара́т m preparation, specimen

~, лека́рственный medicinal preparation; drug

~, микроскопи́ческий slide

~, микроскопи́ческий окра́шенный stained slide

~, неокра́шенный unstained preparation

~ продлённого де́йствия repository drug

~, уче́бный teaching specimen

прерыва́ние n (напр. бере́менности) interruption

прерыва́ть discontinue, interrupt

преры́вистый discrete, intermittent

пресбиопи́я f presbyopia

преходя́щий transient

преципита́ция f precipitation

преципити́н m precipitin

преэклампси́я f pre-eclampsia

прибавля́ть в ве́се gain in weight

приблизи́тельно approximately, nearly

приви́вки *f pl* vaccination

~, календа́рные scheduled vaccination

~, профилакти́ческие preventive vaccination

приви́нчивать screw on

привлека́ть attract

приводи́ть *(к чему-л.)* result in, cause

привра́тник *m (желудка)* pylorus

привыка́ние *n* habituation

привы́чка *f* habit

~, вре́дная harmful habit

привы́чный habitual

приготовле́ние *n* preparation

приготовля́ть prepare

прида́ток *m* appendage, annexum

прие́м *m*, ручно́й maneuver

прие́мная *f* waiting room

приживле́ние *n* транспланта́та graft retention, engraftment

прижига́ние *n* cauterization

прижига́ть sear

при́знак *m* feature, sign; mark; stigma

~ боле́зни symptom

~, диагности́ческий diagnostic character

~, насле́дственный hereditary feature

~, неблагоприя́тный unfavorable sign

~, ограни́ченный по́лом sex-limited character

~, приобретённый acquired character

~, прогности́ческий prognostic marker

~, сце́пленный с по́лом sex-linked character

прико́ванный к посте́ли bedfast

прикоснове́ние *n* touch

прикрепле́ние *n* attachment

при́кус *m* bite, occlusion

прили́в *m (крови)* blushing, rush of blood, afflux

примене́ние *n* application, use, usage

~, безопа́сное safe use

~, дли́тельное long-term use

применя́ть use, apply

при́месь *f* contaminant

примо́чка *f*, свинцо́вая lead water

принима́ть receive, take

принося́щий afferent

приобрета́ть gain

припа́док *m* seizure; fit, attack

припа́рка *f* stupe

припо́днятый raised, elevated

припу́дривать powder

приро́да *f*:

~, аллерги́ческая allergic origin

~, токси́ческая toxic origin

приро́дный native, natural

присоединя́ть(ся) join

при́ступ *m* fit, attack, paroxysm; seizure, stroke

~ боле́зни spell of illness

~ бо́ли shoot

~ ка́шля fit [attack] of coughing

~ лихора́дки febrile attack

~ тошноты́ qualm

прису́тствие *n* presence

прису́тствовать be present

прито́к *m* inflow

притупле́ние *n* obtusion

~ перкуторного звука dullness

притуплённый flat

притяжение *n* attraction

причин/а *f* cause ◇ устранять ~y to remove the cause

~ нарушения source of trouble

~, неизвестная unknown origin

~, непосредственная immediate cause

~, неустановленная unspecified cause

~ смерти cause of death

причинно-следственный cause-and-effect

причинный causal, causative

проба *f* 1. sample 2. proof, assay; trial, test

~, аллергическая allergic test

~, аппликационная patch test

~, бензидиновая benzidine test

~, биологическая bioassay

~, внутрикожная intracutaneous [intradermal] test

~, волдырная blister test

~, вращательная rotatory test

~, гидрофильная hydrophilic [McClure-Aldrich's] test

~, гистаминовая двойная double histamin [Rivers'] test

~, двухступенчатая two-step test

~ для исследования слуха hearing test

~ для определения остроты зрения vision test

~, калорическая Bárány's caloric test

~, качественная qualitative test

~, кожная skin test

~, кожная с туберкулином tuberculin skin [Pirquet's] test; Mantoux test

~, коленно-пяточная knee-heel test

~, количественная quantitative test

~ крови blood sample

~ на беременность pregnancy test

~ на переносимость глюкозы glucose tolerance test

~ на резистентность эритроцитов erythrocyte resistance test

~ на скрытую кровь occult blood test

~ на совместимость compatibility test

~ на совместимость донора и реципиента donor-recipient matching test

~ на стерильность test for sterility

~ на чувствительность (*напр. к антибиотикам*) susceptibility test

~, ортостатическая postural [orthostatic] test

~, пальце-носовая pointing test

~, провокационная provocative [challenge] test

~, протромбиновая Quick's [prothrombin time] test

~ с водной нагрузкой water test

~ с латексом latex test

~ с максима́льной нагру́зкой maximal exercise test

~ с нагру́зкой loading test

~, сро́чная quick [rapid] test

~ с физи́ческой нагру́зкой exercise test

проби́рка f (glass) tube

~ с ага́ром agar tube

~ с пита́тельной средо́й tube of medium

~, центрифу́жная centrifuge tube

про́бка f plug, tap; stopper

~, се́рная wax plug

~, стекля́нная glass stopper

про́бный tentative

про́бовать test

прободе́ние n желу́дка perforation of the stomach

прове́рка f check, inspection

проверя́ть check, inspect

провитами́н m provitamin

проводи́мость f conduction, conductivity

проводи́ть (электричество) conduct; (звук) convey

про́волока f wire

прогла́тывать swallow

прогно́з m prognosis, prediction

~ боле́зни prognosis for disease

~ в отноше́нии жи́зни prognosis for life

~, индивидуа́льный personal prognosis

~, отдалённый long-term prognosis

прогнози́рование n prediction

програ́мма f:

~, нау́чная scientific program

~, скри́нинговая screening program

прогресси́вный progressive

прогресси́рование n progression

~ боле́зни disease progression

продлева́ть prolong

продлённый prolonged

продолжа́ться last

продолжи́тельность f жи́зни life time, life span

продолжи́тельный long-lasting

продо́льный longitudinal

продро́м m prodrome

продрома́льный prodromal

продува́ние n insufflation

произво́льный arbitrary

проду́кт m product

~ выделе́ния excretory product

~, коне́чный end [final] product

~ обме́на веще́ств metabolic product, metabolite

~, промежу́точный intermediate product

~ распа́да breakdown product

~ расщепле́ния split product

продукти́вный productive

проду́кция f антите́л antibody production

прозра́чный pellucid, transparent

~ для рентге́новских луче́й radiolucent

производи́тельность f performance

производи́ть produce, perform

произво́льный voluntary

происходи́ть occur; originate, result from...

происхожде́ние *n* origin

прока́за *f* leprosy, lepra

~, не́рвная anesthetic leprosy

прока́лывать pierce; perforate

прокла́дка *f*, мя́гкая pad

проко́л *m* piercing, puncture

проконверти́н *m* proconvertin

прокти́т *m* rectitis, proctitis

проктоло́гия *f* proctology

пролакти́н *m* prolactin, lactogenic factor

прола́пс *m* prolapse

~ митра́льного кла́пана mitral valve prolapse

~ прямо́й кишки́ rectal prolapse

про́лежень *m* sore spot, pressure [bed] sore, decubitus

~, изъязвлённый decubital [pressure] ulcer

пролифера́ция *f* proliferation

~ тка́ни tissue proliferation

прома́сленный oiled

проме́жностный perineal

проме́жность *f* perineum

промежу́ток *m* space

~, межзу́бный interdental space

~, межрёберный intercostal space

промежу́точный intermediate

промыва́ние *n* wash(ing), lavage, lavement

~ брюшно́й по́лости intraperitoneal lavage

~, влага́лищное vaginal irrigation

~ желу́дка gastric lavage, gastric washing

промыва́ть wash; bathe

проника́ющий penetrating

проница́емость *f* penetrability, permeability

~ для га́зов gas permeability

~ капилля́ров capillar permeability

~ мембра́ны membrane permeability

~ по́чечных клубо́чков glomerular permeability

~ эндоте́лия endothelial permeability

проница́емый permeable

пропа́ривать steam

проперди́н *m* properdin

прописывать prescribe, order

про́пись *f* prescription

пропи́тывание *n* impregnation

проре́зывание *n*:

~ голо́вки (*пло́да*) delivery [crowning] of the head

~ зубо́в teething

проре́зываться (*о зуба́х*) erupt

просве́т *m* lumen

просветле́ние *n* clarification; clearing

просвеще́ние *n*, санита́рное health education

простагланди́н *m* prostaglandin

простати́т *m* prostatitis

просте́йшие *n pl биол.* protozoa

просто́й simple, ordinary

простра́нство *n* space

~, межкле́точное intercellular space

~, мёртвое dead space

простра́ция *f* prostration

просту́да *f* chill, cold

простуди́ться catch a chill, catch [take] a cold

простыня́ *f* sheet; drape

протеа́за *f* protease

проте́з *m* prosthesis, prothesis

~, деревя́нный wooden prosthesis

~, зубно́й denture, framework

~ кла́пана prosthetic valve

~ коле́нного суста́ва knee prosthesis

~ ни́жней коне́чности artificial leg

~ тазобе́дренного суста́ва hip prosthesis

протези́рование *n* prosthetics, prosthesis

протеи́н *m* protein

~ о́строй фа́зы acute phase protein

протеина́за *f* proteinase

протеинкина́за *f* protein kinase

протеино́з *m* proteinosis

~ мышц muscle proteinosis

протеинури́я *f* proteinuria

~, лихора́дочная febrile proteinuria

протеоглика́н *m* proteoglycan

протео́лиз *m* proteolysis

противовоспали́тельный antiinflammatory

противога́з *m* gas mask

противогрибко́вый antimycotic

противозавито́к *m* (*ушно́й ра́ковины*) ant(i)helix

противозача́точный contraceptive

противоо́пухолевый antineoplastic

противопоказа́ние *n* contraindication

противополо́жный opposite, contralateral

прото́к *m* duct

~, артериа́льный arterial canal

~, бота́ллов Botallo's duct

~, выводно́й excretory duct

~, грудно́й лимфати́ческий thoracic duct

~, жёлчный bile duct

~, мочево́й *эмбр.* urachus

~, о́бщий жёлчный common hepatic duct

~, пузы́рный cystic duct

~, семявыновя́щий deferent duct

протоко́лы *m pl* proceedings

протромби́н *m* prothrombin

протру́зия *f* protrusion

~ вертлу́жной впа́дины acetabular protrusion

профессиона́льный occupational

профе́ссор *m* professor

профила́ктика *f* prophylaxis

~, втори́чная secondary [recidive] prophylaxis

профилакти́ческий prophylactic, preventive

про́филь *m*:

~, иммунологи́ческий immunological profile

~, психологи́ческий psychological profile

профу́зный profuse

прохо́д *m* meatus

~, за́дний anus

~, за́дний иску́сственный preternatural anus

~, нару́жный слуховóй ear canal

~, слуховóй auditory meatus

проходи́мый patent, passable

проходи́ть pass ◇ ~ че́рез *(что-л.)* pass through *(smth)*

прохожде́ние *n* passage

~ пи́щи food passage

процеду́ра *f* procedure

проце́сс *m* process

~, атероге́нный atherogenic process

~, воспали́тельный inflammatory process

~, необрати́мый irreversible process

про́чность *f* stability

проявле́ние *n* 1. manifestation, presentation 2. development

~ боле́зни manifestation of the disease

~, клини́ческое clinical aspect

~, сомати́ческое somatic manifestation

~, факультати́вное facultative manifestation

проявле́ния *n pl*, мно́жественные multiple manifestations

проявля́ться manifest

прури́го *n* prurigo

прыщева́тый spotty

прямóй straight

псевдоанеми́я *f* pseudoanemia

псевдокиста́ *f* pseudocyst

псевдопарали́ч *m* pseudoparalysis

псевдостенокарди́я *f* pseudoangina

пситтакóз *m* psittakosis, parrot fever

психастени́я *f* psychasthenia

психиа́тр *m* psychiatrist

психиатри́я *f* psychiatry

пси́хика *f* psyche; psychics; mentality, mind

психи́ческий mental

психогигие́на *f* mental hygiene

психóз *m* psychosis, madness, alienation

~, алкогóльный alcoholic psychosis

~ бере́менных gestational psychosis

~, депресси́вный depressive psychosis

~, инволюциóнный involutional psychosis

~, маниака́льный maniacal psychosis

~, паранóидный paranoid psychosis

~, ста́рческий senile psychosis

психолóгия *f* psychology

психопати́я *f* psychopathy

психотерапи́я *f* psychotherapy, psychotherapeutics

~, интенси́вная intensive psychotherapy

психофармаколóгия *f* psychopharmacology

псориа́з *m* psoriasis

~, монетови́дный psoriasis nummularis

птиали́н *m* ptyalin

птоз *m* ptosis

птома́ин *m* ptomaine

пузырёк *m* vesicle; bleb, bubble, follicle

~, зарóдышевый germinal vesicle

пузы́рный vesical

пузырча́тка *f* pemphigus

~, обыкнове́нная pemphigus vulgaris

пузы́рчатый blistered

пузы́рь *m* cyst, bladder, vesicle; bulla

~, га́зовый (gastric) air bubble

~, жёлчный gall bladder, cholecyst

~, мочево́й (urinary) bladder

~, пло́дный bag of waters

~ со льдом ice-bladder

пул *m* pool

пульвериза́тор *m* sprayer

пульвериза́ция *f* pulverization

пу́льпа *f* pulp

~ зу́ба dental pulp

пульпи́т *m* pulpitis

пульпэкстра́ктор *m* pulp extractor

пульс *m* pulse ◇ пальпи́ровать ~ to feel [to take] pulse

~, капилля́рный capillar pulse

~, лихора́дочный febrile pulse

~ ма́лого наполне́ния low tension pulse

~, ме́дленный slow pulse

~, мя́гкий soft pulse

~, напряжённый tense pulse

~ на стопе́ foot pulse

~, непальпи́руемый impalpable pulse

~, нерóвный irregular pulse

~, нитеви́дный filiform [thready] pulse

~, перемежа́ющийся intermittent pulse

~, пóлный full pulse

~, ритми́чный rhythmic pulse

~, твёрдый hard pulse

пульса́ция *f* pulsation, throbbing, pulse

~, се́рдца cardiac pulsation, heart beating

~ ногтево́го лóжа nail pulse

~ пе́чени hepatic pulse

~, эпигастра́льная epigastric pulse

~ яре́мных вен jugular venous pulse

пульси́ровать pulsate

пункт *m*:

~, дóнорский blood donor center

~, медици́нский treatment station

~ пе́рвой пóмощи first-aid station

~, травматологи́ческий traumatology center

пункта́т *m* кóстного мóзга bone marrow aspirates

пу́нкция *f* puncture, centesis

~ брюшнóй сте́нки abdominal paracentesis

~ ве́ны venepuncture

~, диагности́ческая diagnostic puncture

~ кисты́ cyst puncture

~ кóстного мóзга bone marrow puncture

~ лимфати́ческого узла́ lymph node puncture

~, люмба́льная lumbar puncture

~, спинномозгова́я rachicentesis

пупови́на *f* umbilical cord

пупóк *m* nawel, omphalos, umbilicus

~, «мо́кнущий» weeping umbilicus

пупо́чный umbilical

пу́рпур *m*:

~, жёлтый зри́тельный xanthopsin

~, зри́тельный visual purple, rhodopsin

пу́рпура *f* purpura

~, анафилакто́идная anaphylactoid purpura

~, идиопати́ческая тромбо(цито)пени́ческая idiopathic thrombo(cyto)penic purpura

пу́стула *f* pustule

~, о́спенная pock

~, сибирея́звенная malignant pustule

пути́ *m pl*:

~, дыха́тельные respiratory tract, airway

~, есте́ственные natural way

~, жёлчные biliary tract

~, родовы́е birth canal

путресци́н *m* putrescine

путь *m* way, path(way), tract

~, альтернати́вный alternative pathway

~ биоси́нтеза pathway of the biosynthesis

~ отто́ка outflow tract

~, пирами́дный pyramidal tract

~, проводя́щий conduction tract

пучо́к *m* bundle, fascide, fascicle; beam; band

~ Ги́са bundle of His

~ луче́й (ray) beam

~ рентге́новских луче́й X-ray beam

пыль *f* dust

~, радиоакти́вная radioactive dust

пыльца́ *f* расте́ний pollen

пя́стный metacarpal

пя́тка *f* heel

пя́тна *n pl*:

~, пигме́нтные pigmented spots

~, ста́рческие senile spots

~, тру́пные cadaveric [postmortem] lividity, livores mortis

пятни́стый spotted, spotty, macular

пятно́ *n* macula, spot, patch, blotch, stain

~, жёлтое yellow spot

~, кровяно́е blood stain

~, роди́мое nevus, mole, birthmark

Р

рабдомио́ма *f* rhabdomyoma

рабдомиосарко́ма *f* rhabdomyosarcoma

рабо́та *f*, мы́шечная muscular work

рабо́тник *m*, ме́дико-социа́льный medical social worker

работоспосо́бность *f* working capacity

равнове́сие *n* equilibrium

~, генети́ческое genetic equilibrium

~, кисло́тно-щелочно́е acid-base equilibrium

рад *m* rad

радиа́льный radial

радиация *f* radiation

~, ионизирующая ionizing radiation

радикалы *m pl*, свободные free radicals

радикальный radical

радикулит *m* radiculitis

~, пояснично-крестцовый lumbosacral radiculitis

радиоактивность *f* radioactivity

~, естественная natural radioactivity

радиоиммунодиффузия *f* radioimmunodiffusion

радиология *f* radiology

~, медицинская medical radiology

радиопередатчик *m* radiotransmitter

радиопилюля *f* radiopill

радиохирургия *f* radiosurgery

радиус *m* действия range of action

радон *m* radon

радужка *f* iris

разбавление *n* dilution

разветвлённый ramous, branched

развивать develop

развивающийся developmental

развитие *n* development

~, внутриутробное prenatal development

~, половое sexual development

~, постнатальное postnatal development

~, спонтанное self-development

~, умственное mental development

разгибание *n* extension

разграничение *n* delimitation

раздавливание *n* crushing

раздавливать squash; crush

разделение *n* separation

раздражение *n* irritation

раздражитель *m* stimulus, stimulant, irritant

~, безусловный unconditioned stimulus

~, минимально воспринимаемый minimal stimulus

~, подпороговый subliminal stimulus

~, пороговый threshold stimulus

~, сверхмаксимальный supramaximal stimulus

раздражительность *f* irritability

раздробление *n* почечных камней nephrolithotripsy

разжижение *n* liquefaction

различать distinguish

различие *n* distinction, difference, discrepancy

различимый distinguishable

различный various, different, distinct

разложение *n* resolution

размер *m* size, dimension

~ инфаркта infarct size

~ камер (*сердца*) chamber size

разминание *n* kneading, petrissage; malaxation

разминать (*при массаже*) knead

размножать multiply

размозжение *n* crushing

размягчение *n* colliquation, ramolissement, malacia, maceration, softening

~ кости osteomalacia

~ мо́зга softening of the brain

разнови́дность *f* variety

разнообра́зие *n* diversity

~, большо́е wide range

разобща́ющий disjunctive

разобще́ние *n* disjunction

разраба́тывать work out

разраста́ние *n* vegetation

разреже́ние *n* rarefaction

~ ко́стной тка́ни osteoporosis

разрежённый rare

разре́з *m* incision, section, discission, cutting

~, попере́чный transsection, transverse incision

~, продо́льный longitudinal section

~, среди́нный midsection, median section

разруша́ть destroy

разруше́ние *n* кле́ток cellular breakdown

разры́в *m* disruption, rupture, rhexis, breaking

~ арте́рии arteriorrhexis

~ кишки́ enterorrhexis

~ ма́тки uterine rupture, metrorrhexis

~ пе́чени hepatorrhexis

~ пло́дных оболо́чек fetus membrane rupture, breaking of waters

~ проме́жности tear of perineum

~ се́рдца cardiorrhexis

~, то́чечный breakpoint

~, хромати́дный chromatid break

~, хромосо́мный chromosome break

разря́д *m* rank; class

разъеда́ющий phagedenic

рак *m* carcinoma, cancer

~, база́льно-кле́точный basal cell carcinoma

~, бессимпто́мный occult cancer

~, бронхоге́нный bronchogenic carcinoma

~, веретенокле́точный spindle cell carcinoma

~, колло́идный mucinous carcinoma

~, медулля́рный soft cancer

~, мелкокле́точный small-cell carcinoma

~, недифференци́рованный non-differentiated cancer

~, плоскокле́точный squamous cell carcinoma

~, светлокле́точный clear cell carcinoma

~, скирро́зный scirrhous cancer

~, со́лидный solid carcinoma

~, эпидермо́идный epidermoid carcinoma

ра́ковина *f* concha; shell, sink

~, носова́я turbinate bone

~, ушна́я concha of auricle

ра́на *f* wound, vulnus, injury

~, глубо́кая gash

~, загрязнённая contaminated wound

~, ко́лотая stab [firearm] wound

~, ножева́я knife wound

~, огнестре́льная missile [shell, shotgun] wound

~, ожо́говая burn wound

~, откры́тая open wound

~, от уку́са bite wound

~, пове́рхностная flesh wound

~, проника́ющая penetrating wound

~, размозжённая crushed wound

~, рва́ная lacerated wound

~, ре́заная incised [slash] wound

~, ру́бленая chopped [sword-cut] wound

~, тяжёлая severe wound

рандомиза́ция f randomization

ране́ние n wound, injury

ра́неный wounded

рани́мый vulnerable

ра́нить wound, injure, vulnerate

ра́нний early

ра́нула f ranula

ра́па f brine

распа́д m decomposition, disaggregation, dissociaton, degeneration, breakdown

~, биологи́ческий biodegradation

~ гемоглоби́на breakdown of hemoglobin

распи́ливать saw

расписа́ние n schedule; timetable

распознава́ние n recognition

распознава́ть recognize

расположе́ние n disposition, arrangement

~ ду́ха mood

распределе́ние n distribution

распределя́ть distribute

распростране́ние n spread

~, бронхоге́нное bronchogenic spread

~, гематоге́нное haematogenous spread

~, лимфоге́нное lymphogenous spread

распространённость f prevalence (rate), occurrence

~ в есте́ственных усло́виях natural occurrence

распространённый common

распространя́ться 1. radiate, extend 2. (о болезни) invade

распыли́тель m sprayer

расса́сывание n resolution, resorption

~ ко́сти bone resorption

рассе́ивать(ся) scatter

рассека́ть ножо́м knife

рассече́ние n scission, section

~ горта́ни laryngotomy

~ ма́тки metrotomy

~ пищево́да esophagotomy

~ рогови́цы keratotomy

~ рубца́ ulotomy

~ ше́йки ма́тки trachelotomy

расслабле́ние m relaxation

~ миока́рда myocardial relaxation

расслабля́ть(ся) relax

рассла́ивать dissect

рассла́ивающий dissecting

расслое́ние n dissection

~ ао́рты aortic dissection

расстоя́ние n distance

расстро́йство n disturbance, disarrangement, disorder, decay

~, аффекти́вное affective disorder

~ па́мяти memory defect

~ познава́тельной спосо́бности cognitive disorder

~, психи́ческое mental disorder

раство́р m solution

~, во́дный aqueous solution

~, изоосмотический isoosmotic solution

~, крéпкий strong solution

~, молярный molar solution

~, насыщенный saturated solution

~, основнóй stock solution

~, солевóй saline solution

~, стандáртный test solution

~, физиологический physiological salt solution

растворéние *n* dissolution

растворимость *f* solubility

растворимый soluble

~ в мáсле oil-soluble

~, умéренно sparingly soluble

растворитель *m* resolver, solvent, diluent

растворять dissolve

растéние *n* plant

~, лекáрственное drug [medicinal] plant

расти grow

растирáние *n (приём массажа)* rubbing (massage), rub, friction

растирáть в порошóк triturate

растительный vegetable

растягивать(ся) dilate

растяжéние *n* strain, spread; distention

~ связок ligamental strain

растяжимый distensible

расхóдовать spend

расхождéние *n (напр. краёв раны)* dehiscence

расширéние *n* widening, dilatation

~ вен семеннóго канáтика, варикóзное varicocele

~ пищевóда esophagectasia

~ сéрдца heart widening

~ сосýда vasodilatation

~ средостéния mediastinal widening

расширенный ectatic

расширитель *m* spreader, tenaculum, dilator

расширять(ся) widen

расщеплéние *n* 1. splitting; decomposition 2. *ген.* segregation

~ белкá protein breakdown

~, генóмное genome segregation

~ жирóв fat splitting

~ тóнов сéрдца splitting of the heart sounds

~ чéлюсти schizognathism

~ языкá schistoglossia

рахиотомия *f* rachiotomy

рахит *m* rickets

~, пóздний late rickets

~, пóчечный renal rickets, renal osteodystrophy

рвáный *(о ране)* jagged, lacerated

рвóт/а *f* vomiting, emesis, retching ◇ вызывáть ~y to cause vomiting

~ берéменных nausea of pregnancy

~ жёлчью bilious vomiting, cholemesis

~, кáловая fecal vomiting

~ крóвью bloody vomiting, haematemesis

~, неукротимая incoercible [uncontrollable] vomiting, hyperemesis

рвóтный vomitive, vomitory, emetic

реабилитáция *f* rehabilitation

реабсóрбция *f* reabsorption

~ в пóчечных канáльцах renal tubular reabsorption

реагéнт *m* reagent

реагúн *m* reagin

реагúровать react; respond

реактивáция *f* reactivation

реактúвность *f* reactivity, responsiveness

~, нормáльная normergy

~, перекрёстная cross reactivity

~, сосýдистая vascular reactivity

реáкция *f* reaction

~, аллергúческая allergic reaction

~, анамнестúческая anamnestic [recall] reaction, memory response

~, анафилактúческая anaphylactic reaction

~, аутоиммýнная autoimmune reaction

~ бласттрансформáции blast-transformation reaction

~, бýйная rage reaction

~ Вéйля — Фéликса Weil-Felix reaction

~ Видáля Widal's reaction

~, внутрикóжная intracutaneous reaction

~, воспалúтельная inflammatory reaction

~ гиперчувствúтельности hypersensitivity reaction

~, двúгательная motor response

~ замéдленного тúпа, аллергúческая delayed-type reaction

~ зрачкóв на свет pupillary response to light

~, иммýнная immune reaction

~, иммýнная транзитóрная short-lived immune reaction

~, кóжная skin reaction

~, мéстная local reaction

~, нежелáтельная untoward reaction

~ немéдленного тúпа early [immediate-type] reaction

~, обратúмая reversible reaction

~, окислúтельно-восстановúтельная redox reaction

~, óстрая агрессúвная acute aggressive reaction

~, перекрёстная cross-reaction

~, пищевáя лейкоцитáрная food leukocytic response

~ присоединéния addition reaction

~ Рáйта Wright's reaction

~ свя́зывания комплемéнта complement fixation [complement binding] test

~, стрéссовая stress reaction

~ «трансплантáт прóтив хозя́ина» graft-versus-host reaction

~ флоккуля́ции flocculation test

~, фотоаллергúческая photoallergic reaction

~, цепнáя chain reaction

~ цитотоксúчности cytotoxicity assay

реампутáция *f* reamputation

реанимáция *f* reanimation, revivescense, revivification

ребёнок *m* child; baby, infant

~, вска́рмливаемый иску́сственно bottle baby

~, грудно́й suckling, breast-fed infant

~, доно́шенный mature [full-term] infant

~, малове́сный low birth weight infant

~ мла́дшего во́зраста *(до 2 лет)* infant

~, недоно́шенный premature [dysmature] infant

~, отня́тый от груди́ weanling

~, перено́шенный postmature infant

~, «проби́рочный» test-tube baby

~, роди́вшийся в срок full-term baby

рёберный costal

ребро́ *n* rib

~, ло́жное false rib

~, рудимента́рное rudimentary rib

~, ше́йное cervical rib

ревакцина́ция *f* renewed vaccination, revaccination

реваскуляриза́ция *f* revascularization

ревмати́зм *m* rheumatism

~, акти́вный rheumatic fever

~, о́стрый суставно́й acute rheumatic arthritis, acute articular rheumatism

~, палиндро́мный palindromic rheumatism

ревмати́ческий rheumatic

ревмато́идный rheumatoid

ревматоло́гия *f* rheumatology

регенера́ция *f* regeneration

регенери́ровать reclaim, regenerate

регидрата́ция *f* rehydratation

региона́льный regional

регистра́тор *m* registrator

регистрату́ра *f* registration office, record department

регистра́ция *f* record

регистри́ровать record

регоспитализа́ция *f* readmission

регре́ссия *f* regression

регули́рование *n* рожда́емости fertility control

регули́ровать regulate

регуля́рный regular

регуля́ция *f* regulation

~, обра́тная feedback regulation

регургита́ция *f* regurgitation

~, аорта́льная aortic regurgitation

~ кро́ви blood regurgitation

~, митра́льная mitral regurgitation

~ пи́щи food regurgitation

редресса́ция *f* redressement

реду́кция *f* reduction

режи́м *m* regimen

~, посте́льный bed rest, bed care

резе́кция *f* resection

~, краева́я marginal excision

~ предста́тельной железы́, трансуретра́льная transuretral resection, TUR

~ ребра́ costectomy

резе́рв *m* reserve

резервуа́р *m* tank, reservoir

резе́ц *m (зуб)* incisor

резеци́ровать resect

рези́на *f* rubber

резисте́нтность *f* resistance

~, капилля́ров capillary resistance

~, сни́женная lowered resistance

резисте́нтный resistant

ре́зко оче́рченный sharply marginate

резона́нс *m* resonance

~, я́дерный магни́тный nuclear magnetic resonance

резо́рбция *f* resorption

результа́т *m* result, outcome

~, отдалённый late result

~, отрица́тельный negative result

~, положи́тельный positive result

ре́зус-фа́ктор *m* Rhesus factor

реимпланта́ция *f* reimplantation

реинфе́кция *f* reinfection

реканализа́ция *f* (*тромба*) recanalization

рекомбина́нтный recombinant

рекомендова́ть recommend

ректоромоноскопи́я *f* rectoromanoscopy, anosigmoidoscopy

ректоскопи́я *f* rectoscopy

релакса́нт *m* relaxant

релакса́ция *f* relaxation

релакси́н *m* relaxin

реме́нь *m* (*напр. привязной*) strap

реминерализа́ция *f* remineralization

реми́ссия *f* remission

~, вре́менная temporary remission

рени́н *m* renin

ренографи́я *f* renography

рентгеногра́мма *f* roentgenogram, radiograph, film

~ в боково́й прое́кции lateral film

~ грудно́й кле́тки chest radiogram

~, контро́льная comparison film

~, обзо́рная survey roentgenogram

~, обы́чная conventional film

~ пере́дне-за́дней пло́скости anterioposterior film

~ по́чек nephrogram

рентгенографи́я *f* roentgenography, radiography, skiagraphy

~, люминесце́нтная luminescent radiography

~, микрофо́кусная microfocal roentgenography

рентгенокимографи́я *f* roentgenkymography

рентгенокинематографи́я *f* radiocinematography

рентгеноконтра́стный radioopaque

рентгеноло́гия *f* radiology

рентгеноскопи́я *f* radioscopy, roentgenoscopy, fluoroscopy

рентгенотерапи́я *f* X-ray therapy, roentgenotherapy, skiatherapy

реоба́за *f* rheobase

реови́рус *m* reovirus

реокардиографи́я *f* rheocardiography

реоксигена́ция *f* reoxygenation

репелле́нт *m* repellent

ре́плика *f* *ген.* copy

реплика́ция *f* replication

~ ви́руса virus replication
репози́ция *f* reposition
~, откры́тая open reduction, open reposition
репрезентати́вный representative
репроду́кция *f* reproduction
ресни́тчатый ciliary, ciliate(d)
ресни́ца *f* lash, cilium
респира́тор *m* respirator, gas mask
~, бо́ксовый *мед. тех.* iron lung(s), Drinker respirator
респирато́рный respiratory
респо́ндер *m* responder
рестено́з *m* restenosis
рестимуля́ция *f* restimulation
рете́нция *f* retention
ретикулёз *m* reticulosis
~, злока́чественный malignant reticulosis
~, тучнокле́точный mass-cell reticulosis
ретикули́н *m* reticulin(e)
ретикулогистиоцито́з *m* reticulohistiocytosis
ретикулосарко́ма *f* reticulosarcoma
ретикулоци́т *m* reticulocyte
ретикулоэндотелио́ма *f* reticuloendothelioma
рети́кулум *m* reticulum
ретини́т *m* retinitis
ретинобласто́ма *f* retinoblastoma
ретино́л *m* retinol, vitamin A
ретинопати́я *f* retinopathy
~, гипертони́ческая hypertensive retinopathy
~, диабети́ческая diabetic retinopathy
~, лучева́я radiation retinopathy

ретинохориоиди́т *m* retinochorioiditis
ретра́кция *f* retraction
~ сгу́стка clot retraction
ретровезика́льный retrovesical
ретрови́рус *m* retrovirus
ретропу́льсия *f* retropulsion
ретроспекти́вный retrospective
ретрофле́ксия *f* ма́тки uterine retroflexion
рефле́кс *m* reflex; jerk
~, аккомодацио́нный accommodation reflex
~, ахи́ллов Achilles [calcaneus tendon] reflex
~, безусло́вный unconditioned reflex
~, болево́й pain reflex
~, брюшно́й abdominal reflex
~, висцера́льный visceral reflex
~, врождённый inborn [inherited] reflex
~, гла́зосерде́чный oculocardiac [Aschner's] reflex
~, гло́точный laryngeal [pharyngeal] reflex
~, депрессо́рный depressor reflex
~, запа́здывающий delayed reflex
~, защи́тный defence reflex
~, зрачко́вый pupillary reflex
~ кароти́дного си́нуса carotid sinus reflex
~, коле́нный knee reflex
~, мига́тельный blink [ciliary, eye-closure] reflex
~, пателля́рный patellar reflex

~, подошвенный plantar reflex

~, проприоцептивный proprioceptive reflex

~, рвотный vomiting [gag] reflex

~, роговичный corneal reflex

~, световой light reflex

~, синокаротидный sinocarotid reflex

~, сосательный sucking reflex

~, сосудодвигательный vasomotor reflex

~, сосудосуживающий vasopressor reflex

~, сухожильный tendon reflex

~, условный conditioned [behavior] reflex

рефлексия f псих. reflexion

рефлексотерапия f reflexotherapy

рефлектор m speculum, reflector

~, лобный frontal mirror

рефлюкс m reflux, backward flow, regurgitation

рефлюкс-эзофагит m reflux esophagitis

рефрактерный refractory

рефракция f refraction

рецепт m prescription

рецептор m receptor

~ боли nociceptor

~, вкусовой gustatory receptor

~, инсулиновый insulin receptor

~ стероидных гормонов steroid receptor

~, тепловой thermoreceptor

~, фагоцитарный phagocytic ceptor

рецепция f reception

рецессивный recessive

рецессия f recession

рецидив m relapse, recurrence

~, поздний late recurrence

рецидивирующий relapsing, recurrent

реципиент m recipient; host

~ крови blood recipient

~ трансплантата transplant recipient

реципрокный reciprocal

речь f speech

~, скандированная scanning speech

решать solve, decide

решение n decision

решётка f биох. lattice

решётчатый cribriform, cribrose, cancellated

рибонуклеаза f ribonuclease

рибонуклеопротеин m ribonucleoprotein

рибосома f ribosome

рибофлавин m riboflavin, vitamin B_2

ригидность f rigidity

~ затылка stiff neck, nuchal rigidity

~ зрачков pupillary rigidity

~, мышечная muscular rigidity

ригидный stiff

риккетсиоз m rickettsiosis

~, клещевой tick-borne rickettsiosis

риккетсия f rickettsia

рикошет m (возобновление симптомов после отмены лечения) rebound

рили́зинг-фа́ктор *m* releasing factor

рини́т *m* rhinitis

~, аллерги́ческий allergic rhinitis

~, вазомото́рный vasomotor rhinitis

~, сезо́нный аллерги́ческий seasonal allergic rhinitis

ринови́рус *m* rhinovirus

риносклеро́ма *f* rhinoscleroma

риноскопи́я *f* rhinoscopy

риск *m* risk

~, операцио́нный operative risk

~ сме́рти risk of death

ритм *m* rhythm(us)

~, биологи́ческий biologic rhythm

~ се́рдца cardiac rhythm

~ се́рдца, трёхчле́нный triple rhythm

~, си́нусовый sinus rhythm

~, су́точный *см.* ритм, цирка́дный

~, узлово́й nodal rhythm

~, цирка́дный circadian [daily] rhythm

рог *m* horn, cornu

рогови́ца *f* cornea

рогови́чный corneal

рогово́й keratic, cornual, horny

род *m* generation, genus

ро́динка *f* birthmark, mole

роди́тель *m* parent

роднчо́к *m* fontanel(le)

родовспоможе́ние *n* obstetric aid

родопси́н *m* visual purple

родоразреше́ние *n* delivery

~ путём ке́сарева сече́ния abdominal [cesarian] delivery

родосло́вная *f* pedigree

ро́дственники *m pl* relations

~ I сте́пени first-degree relations

ро́дственный related, congenerous

родство́ *n* relationship

~, кро́вное consanguineous [blood] relation, kindred, (con)sanguinity

ро́ды *pl* childbirth, parturition, labor, delivery, travail

~ без бо́ли painless labor

~ дво́йней twin birth

~, запозда́лые postmature [post-term, retarded] birth

~, многопло́дные multiple birth

~, норма́льные eutocia, normal labor

~, патологи́ческие pathologic parturition

~, преждевре́менные premature labor

~ при попере́чном положе́нии плода́ cross birth

~ при ягоди́чном предлежа́нии плода́ breech delivery

~, самопроизво́льные spontaneous delivery

~, сро́чные delivery at term, labor at full time

~, стимули́рованные induced delivery

~, стреми́тельные accelerated [precipitated] labor

~, тру́дные dystocia

~, «щипцо́вые» forceps delivery

ро́жа *f* rose, erysipelas

~, послеоперацио́нная surgical erysipelas
рожа́ть deliver, labor
рожде́ние *n* birth
~ живо́го ребёнка live birth
рождённый born
рожени́ца *f* parturient
ро́жистый erysipelatous
розео́ла *f* roseola, rose spot
~, брюшнотифо́зная typhoid spots
розе́тка *f* rosette
розе́тки *f pl*, спонта́нные spontaneous rosettes
розеткообразова́ние *n иммун.* rosetting
рома́шка *f*, лека́рственная matricary, Matricaria chamomilla
рост *m* growth
~, ка́рликовый nanism, dwarfism, dwarfish stature
рот *m* mouth ◇ ~ в ~ mouth-to-mouth; че́рез ~ by mouth
рота́тор *m* rotator
рота́ция *f* rotation
ротово́й oral
ротогло́тка *f* oropharynx
роторасшири́тель *m* gag
ртуть *f* mercury, Hg
руба́шка *f*, смири́тельная camisole
рубе́ц *m* scar, seam, cicatrice
~, кело́идный keloid [cheloid] scar
рубромико́з *m* rubromycosis
~ ногте́й nail rubromycosis
рубцева́ние *n* scarring, cicatrization
рубцева́тый cicatrize, scar
рудимента́рный vestigial, rudimentary

рука́ *f* 1. *(от кисти до плеча)* arm 2. *(кисть)* hand
руково́дство *n* manual, guide
румя́нец *m* blush
ру́сло *n* bed
~, артериа́льное arterial bed
~, вено́зное venous bed
~, капилля́рное capillary bed
~, сосу́дистое vascular bed
рути́нный ordinary
ручно́й manual
ры́хлый loose, friable
рябо́й pocked, pitted, pockmarked
ряд *m* line; series
~, зубно́й row of teeth, denture

С

сагитта́льный sagittal
сакрализа́ция *f* sacralization
сакроиле́ит *m* sacroiliitis
салиуре́з *m* saluresis
салфе́тка *f* napkin
~, операцио́нная towel
сальмоне́лла *f* salmonella
сальмонеллёз *m* salmonellosis
са́льник *m* omentum, epiploon
~, большо́й gastrocolic [great(er)] omentum
~, ма́лый lesser omentum
са́льный sebaceous
сальпинги́т *m* salpingitis
~, гоноко́кковый gonococcal salpingitis

сальпингоофорит *m* salpingo-oophoritis

самоанализ *m* self-analysis

самовнушение *n* self-suggestion

самоизлечение *n* self-healing

самолёт *m*, санитарный ambulance airplane

самолечение *n* autotherapy

самопереваривание *n* self-digestion

самопроизвольный self-existing, spontaneous

саморегуляция *f* self-regulation, autoregulation

самоубийство *n* suicide

самочувствие *n*, хорошее sense of well-being

санация *f* sanitation

санитар *m* hospital attendant; *(в психиатрической больнице)* keeper

санитария *f*, пищевая food sanitation

санитарка *f* nursery-maid, nursing maid, aid-woman, junior nurse

~ в стационаре wardmaid

сап *m* malleus

сапрофит *m* saprophyte

саркоидоз *m* sarcoidosis

сарколемма *f* sarcolemma

саркома *f* sarcoma

~ грудной железы breast sarcoma

~, забрюшинная retroperitoneal sarcoma

~ Капоши Kaposi's sarcoma, angiosarcomatosis

~, ретикулоклеточная reticulocytic sarcoma

~, фасциальная fascial sarcoma

~ Юинга Ewing's sarcoma

саркоматоз *m* sarcomatosis

сарцина *f* sarcina

сахар *m* sugar

~ крови blood sugar

~, молочный lactose

сахаромицеты *m pl* saccharomyc(et)es

сбор *m* tea, species

~, грудной breast tea

~ трав herb tea

сборивание *n хир.* plication

свежий 1. fresh 2. *(последний)* recent

сверление *n* boring

свёртываться posset; coagulate

сверхтонкий ultrathin

свет *m* light

~, видимый visible light

~, мерцающий flickering light

~, поляризованный polarized light

~, яркий bright light

светить lighten

светлый light; clear

светобоязнь *f* photophobia

светоощущение *n* light sense

светофильтр *m* ray filter

светочувствительность *f* light sensitivity

свечи *f pl* suppositories

свидетельство *n* certificate

~ о рождении certificate of birth, birth certificate

~ о смерти death certificate

свинец *m* lead, Pb

свинка *f* mumps

свищ *m* fistula

~, жёлчный biliary fistula

~, желудочный gastric fistula

~, мочевой urinary fistula

свободный free

свод *m* vault, fornix
~ влага́лища vaginal fornix
~ стопы́ arch of foot
~ че́репа skullcap, vault of skull
сво́дчатый fornicate
сво́йства *n pl*:
~, жаропонижа́ющие antipyretic properties
~, обезбо́ливающие analgesic properties
~, пищевы́е nutritive properties
~, реологи́ческие rheologic properties
сво́йство *n* property; quality, attribute
свы́ше over
свя́занный 1. linked 2. related
свя́зка *f* ligament
~, голосова́я vocal cord
~, крестообра́зная crucial ligament
~, кру́глая round ligament
~, па́ховая inguinal ligament
~, пупа́ртова Poupart's ligament
~, серпови́дная falciform ligament
свя́зывание *n* binding
~, перекрёстное cross-linking
связь *f* linkage, connection
~, вре́менная temporary connection
~, ковале́нтная covalent bond
~, обра́тная feedback
~, обра́тная биологи́ческая biofeedback
~, обра́тная отрица́тельная negative feedback

~, пепти́дная peptide bond
сгиба́ние *n* flexion
сгу́сток *m* coagulum
~ кро́ви clot of blood
~ кро́ви, посме́ртный postmortem clot of blood
сгуще́ние *n (крови)* clotting
сда́вливание *n* squeezing
сдвиг *m* shift
~ вле́во shift to the left
~ впра́во shift to the right
сдво́енный bigeminal
себоре́я *f* seborrhea
~, суха́я dry seborrhea, dandruff
сегме́нт *m* segment
сегмента́ция *f* segmentation
сегменти́рованный segmented
сегментэктоми́я *f* segmentectomy
сегрега́ция *f* segregation
седа́лищный ischial
седати́вный sedative
седло́ *n*, туре́цкое Turkish saddle
секве́стор *m* sequestrum
секвестра́ция *f* sequestration
секвестротоми́я *f* sequestrotomy
секре́т *m (железы)* secretion, secretum
секре́тор *m* secretor
секре́ция *f* secretion
~, вне́шняя exocrine [external] secretion
~, вну́тренняя endocrine [internal] secretion
~, желу́дочная gastric secretion
~ инсули́на, повы́шенная hyperinsulinism
~ молока́, уси́ленная superlactation

~, повы́шенная hypersecretion

~, пони́женная hyposecretion

~, эндокри́нная *см.* секре́ция, вну́тренняя

сексопатоло́гия *f* sexual pathology

сексуа́льность *f* sexuality

секцио́нная *f* dissecting-room

селезёнка *f* spleen, lien

~, блужда́ющая floating [movable] spleen

~, «ветчи́нная» bacon spleen

~, доба́вочная accessory spleen

селе́кция *f* selection, breeding

семе́йный familial

семидне́вный septan

семино́ма *f* seminoma

семио́тика *f* semiotics

семья́ *f* family

сенсибилиза́ция *f* sensibilization

се́псис *m* sepsis

~, анаэро́бный anaerobic sepsis

~, грибко́вый mycotic sepsis

~, молниено́сный fulminant sepsis

~ новорождённых neonatal sepsis

~, одонтоге́нный odontogenic [oral] sepsis

~, послеродово́й puerperal [postpartum] fever

~, пупо́чный umbilical sepsis

~, ранево́й wound sepsis

~, уроге́нный urosepsis

септицеми́я *f* septicaemia

септи́ческий septic

се́ра *f* sulfur

~, ушна́я ear wax, cerumen

се́рдце *n* heart

~, бы́чье bovine heart

~, вися́чее hanging heart; vertical heart

~, горизонта́льное horizontal heart

~, «зо́бное» goiter heart

~, иску́сственное artificial heart

~, «ка́пельное» drop heart

~, лёгочное pulmonary heart

~, митра́льное mitral heart

~, пивно́е beerheart

~ спортсме́на athletic heart

~, тиреотокси́ческое thyroid heart

~, трёхка́мерное three-chambered heart

сердцебие́ние *n* heartbeating; palpitation

~, заме́дленное bradycardia

~, учащённое tachycardia

серде́чно-сосу́дистый cardiovascular

сердцеви́на *f* core

сери́н *m* serine

се́рия *f* наблюде́ний series of observations

сероводоро́д *m* hydrogen sulfide

серогру́ппа *f* serogroup

серози́т *m* serositis

серо́зный serous

сероло́гия *f* serology

серомуко́ид *m* seromucoid

серонегати́вный seronegative

серопозити́вный seropositive

серопрофила́ктика *f* seroprophylaxis, seroprevention, serological prevention

серотерапия *f* serum treatment, serotherapy

серотип *m* serotype

серотипирование *n* serologic typing

серотонин *m* serotonin

серп *m анат.* falx

серповидный semilunar, falciform, sickle-shaped

сертификат *m* certificate

сестра *f* nurse, sister

~, медицинская sister, nurse

~, медицинская дипломированная graduate [trained, registered] nurse

~, операционная scrub nurse

~, палатная ward nurse

сетка *f* net

сетчатка *f* retina

сеть *f* net(ting)

~, эндоплазматическая endoplasmic reticulum

сечение *n*, кесарево *см.* кесарево сечение

сжатие *n* squeeze; pressure, compression, tightness

сжимать squeeze; constrict; compress

сиаладенит *m* sialadenitis

сиалография *f* sialography

сигнал *m* signal

~, звуковой audible signal

~ обратной связи feedback signal

сигнализация *f* signalization

сигнатура *f* signature

сиделка *f* practical nurse, (sick-)nurse

сидение *n* seat

сикоз *m* sycosis

~, паразитарный parasitic sycosis

сила *f* force, power; strength

◇ набираться сил (*после болезни*) to gain strength

~ движений strength of movements

~ линзы lens power

~, мышечная muscle strength

~ сцепления adhesive force

силикоз *m* silicosis

силикотуберкулёз *m* silicotuberculosis

сильнодействующий potent

сильный strong

симбиоз *m* symbiosis

симметричный symmetrical

симпатический sympathetic

симпатомиметический sympathomimetic

симпатэктомия *f* sympathectomy

симптом *m* symptom, sign

~, клинический clinical symptom

~, обычный usual symptom

~, типичный typical symptom

~, тревожный alarming symptom

симулировать malinger

симулянт *m* malingerer

симуляция *f* sham, simulation, malingering, feigning

симфиз *m* symphysis

симфизиотомия *f* symphysiotomy

синдром *m* syndrome

~ гипервязкости hyperviscosity syndrome

~ иммунодефицита immunodeficiency syndrome

~ карпального канала carpal tunnel syndrome

~ липоидно-нефротический lipoido-nephrotic syndrome

~, лучевой radiation syndrome

~, местный local syndrome

~ нарушения всасывания malabsorption syndrome

~, окклюзионный occlusion syndrome

~, паранеопластический paraneoplastic syndrome

~ приобретённого иммунодефицита acquired immunodeficiency syndrome, AIDS

~ приобретённого иммунодефицита, посттрансфузионный transfusion-associated AIDS

~ пролапса клапана floppy valve syndrome

~ раздражения irritation syndrome

~ раздражённой толстой кишки irritable colon syndrome

~ сдавления compression syndrome

~ сдавления нерва nerve compression syndrome

~ утренней рвоты morning vomiting syndrome

~, хиазмальный chiasmal syndrome

~ хронической усталости chronic fatigue syndrome

синдромы m pl, перекрёстные overlap syndromes

синий m:

~, метиленовый methylene blue

~, толуидиновый toluidine blue

синовит m synovitis

синус m sinus

~, коронарный coronary sinus

синусит m sinusitis

синюшность f bluishness

синюшный bluish

синяк m bruise, sore, ecchymosis

сироп m syrup

система f system

~, мочеполовая genitourinary apparatus

~, нервная nervous system

~, нервная вегетативная autonomic nervous system

~, нервная центральная central nervous system

~ свёртывания крови blood-clotting sequence

~ сердечно-сосудистая cardiovascular system

системный systemic

ситуация f situation

сифилис m lues

~, врождённый congenital [hereditary] lues

скальп m scalp

скальпель m scalpel, knife

~, анатомический dissecting knife

сканер m scanner

скарификатор m scarificator

скарификация f scarification

скарлатина f scarlatina, scarlet fever

скатол m scatol

скатома f scatoma

скелет m skeleton

~, осевой axial skeleton

скипидар m turpentine, camphene

скирр m scirrhus

склад m медико-санитарного имущества medical depot

скла́дка *f* fold, plica, ruga; wrinkle

~, голосова́я vocal fold

~, ко́жная skin fold

~, па́ховая inguinal fold

скла́дчатость *f* folding

скле́ивание *n* эритроци́тов sludging of the red blood cells

скле́ра *f* white of the eye

склери́т *m* scleritis

склеродактили́я *f* sclerodactyly

склеродерми́я *f* scleroderma

~, систе́мная progressive scleroderma, progressive [diffuse] systemic sclerosis, systemic sclerosis

склеро́з *m* sclerosis

~, рассе́янный multiple sclerosis

~, туберо́зный tuberous sclerosis

склеромаля́ция *f* scleromalacia

склеротерапи́я *f* sclerotherapy

склероти́ческий sclerotic

склеротоми́я *f* sclerotomy

скоба́ *f* clip

~ для вытяже́ния stirrup

ско́ванность *f*, мы́шечная muscular stiffness

ско́лекс *m* scolex

сколио́з *m* scoliosis

скопле́ние *n (напр. клеток)* clump

скополами́н *m* scopolamine

скорбу́т *m* scorbutus, scurvy

~, де́тский infantile scurvy, scurvy rickets, Barlow's disease

ско́рость *f* speed, rate, velocity

~ клубо́чковой фильтра́ции glomerular filtration rate

~ кровото́ка blood flow speed, blood velocity

~ обме́на веще́ств metabolic rate

~ оседа́ния эритроци́тов erythrocyte sedimentation rate, ESR

~ реа́кции reaction velocity, reaction rate

ското́ма *f* scotoma

~, мерца́тельная scintillating scotoma

скотч *m* adhesive tape

скрепле́ние *n* ко́стных отло́мков knitting

скрепля́ть knit, brace, fixate

скре́щивание *n* mating

скрофулёз *m* scrofula, scrofulosis

скры́тый occult, larvate, latent, hidden

скула́ *f* zygoma

скулово́й jugal

слабе́ющий failing

слаби́тельное *n* laxative, purgative, hydragogue

~, солево́е saline laxative, saline purgative

сла́бость *f* weakness

~, мы́шечная muscular weakness

~ родово́й де́ятельности weakness of pains

~, серде́чная heart weakness

~ сфи́нктера sphincter weakness

слабоу́мие *n* anoia, hypophrenia, mental deficiency, dementia, imbecility

слабощелочно́й weakly alkaline

сла́бый tender, weak

след *m* trace, track

следи́ть watch

сле́дующий next, following

слеза́ *f* tear

слёзный lacrimal

слезоотделе́ние *n* tearing, lacrimation

слёзы *f pl* eyewater

слепо́й blind

сле́пок *m* cast

~, зубно́й dental cast

слепота́ *f* blindness, cecity, amaurosis

~, диабети́ческая diabetic amaurosis

~, истери́ческая hysteric amaurosis

~, кури́ная night blindness

~, психоге́нная psychogenic blindness

~, цветова́я color blindness

сливно́й confluent

сли́зисто-гно́йный mucopurulent

сли́зистый mucous, slimy

слизь *f* mucus

слия́ние *n* confluence, fusion

слой *m* layer, stratum, sheet

~ вну́тренний internal layer

~, двойно́й bilayer

~, ко́рковый cortical layer

~ ко́сти, компа́ктный compact bone layer

~, нару́жный outer layer

~, окружа́ющий enveloping layer

~, пигме́нтный pigment layer

~, пове́рхностный surface layer

~, пограни́чный boundary layer

~, продо́льный longitudinal layer

~, рогово́й horny layer

~, сре́дний middle layer

~, то́нкий thin layer

сло́манный broken

слу́жба *f* service

~ перелива́ния кро́ви blood transfusion service

~ ско́рой по́мощи accident [emergency] service

~, спаса́тельная life saving service

слух *m* (sense of) hearing

слу́чай *m* occasion; case

~, запу́щенный advanced case

~, клини́ческий medical case

~, несча́стный casualty, misadventure

~, смерте́льный fatal case

случа́йный occasional

случа́ться occur

слу́шать listen

слу́щивание *n* shedding

слюна́ *f* spittle, saliva

слю́нный salivary

слюноотделе́ние *n* salivation

слы́шать hear

слы́шимый audible

сма́зывание *n* smearing, lubrication

сма́зывать smear; lubricate

~ ма́зью unction, salve

~ ма́слом oil

сма́чивать wet

сме́гма *f* smegma

сменя́ть ◇ ~ повя́зку to rebandage

смерте́льный fatal

сме́ртность *f* death rate, mortality

~ в связи́ с опера́цией operative mortality

~, де́тская infant death rate

~, матери́нская maternal mortality

~ новорождённых neonatal mortality

смертоно́стный fatal, mortal

смерть *f* death, exitus

~, внеза́пная sudden death

~, внутриутро́бная fetal [intrauterine] death

~, клини́ческая apparent death

~, наси́льственная violent death

~ от несча́стного слу́чая accidental death

~ от облуче́ния radiation death

~ от утопле́ния death by drowning

~, скоропости́жная *см.* смерть, внеза́пная

смеси́тель *m* stirring machine; blender; mixer

смести́ть(ся) dislocate

смесь *f* cocktail, composition; mixture

~, лити́ческая lytic cocktail

~, пита́тельная nutritional cocktail

сме́шивание *n* blending, mixing

смеща́ть dislodge

смеще́ние *n* shift, dislocation, displacement

~ (о́ргана) кза́ди retroposition

~ (о́ргана) кпе́реди anteposition

~ средосте́ния mediastinal shift

смог *m* smog

смола́ *f* resin

~, ио́нообме́нная ion-exchange resin

смо́рщивание *n* shrinkage

~, рубцо́вое cicatrical shrinkage

смо́рщиваться shrivel

смотре́ть look

смыка́ть ◇ ~ зу́бы occlude

смягча́ть *(боль)* alleviate

снабжа́ть supply

снару́жи outside

сниже́ние decrease, decrement, lowering

сновиде́ние *n* dream

снотво́рный hypnotic

снохожде́ние *n* walking sleep

сня́тие *n* швов suture removal

со́бственность *f* property

со́бственный own, proper

сове́товать recommend

совмести́мость *f* compatibility

совмести́мый compatible

совоку́пность *f*, вы́борочная sample set

совпада́ющий concurrent; coincident

согрева́ние *n* warming

согрева́ть warm

содержа́ние *n* content

содержа́ть contain

содо́ку *n* sodoku

соедине́ние *n* 1. union; junction 2. connection 3. *хим.* compound

~, ме́ченое labeled compound

~, цикли́ческое ring compound

соединённый united; joined

соединять(ся) connect; join

сознание *n* consciousness ◇
приводить в ~ to resuscitate

~, затуманенное clouded consciousness

созревание *n*, половое sexual maturation

созревать mature

сок *m* juice

~, дуоденальный duodenal juice

~, желудочный gastric juice

~, кишечный intestinal juice

~, ядерный karyolymph

сократимость *f* contractility

сокращаться contract

сокращение *n* contraction

~ сосуда vasoconstriction

~, тоническое tonic contraction

солёный salt

солитёр *m* tapeworm, taenia

~, бычий beef tapeworm

~, невооружённый hookless tapeworm

~, рыбий fish tapeworm

солнечный solar

соль *f* salt

солянокислый hydrochloride

соматический somatic

соматостатин *m* somatostatin

сомнамбулизм *m* walking sleep

сомнительный suspicious, doubtful, questionable

сон *m* sleep, dream

~, глубокий deep sleep

~, медикаментозный drug-induced sleep

~, медленный slow wave sleep

~, неглубокий slumber

~, поверхностный superficial sleep

сонливость *f* sleepiness

сонный somnolent

сонограмма *f* sonogram

сообщать report

сообщаться communicate

сообщение *n* notification, report; communication

~, предварительное preliminary report

соответственно respectively

соответствовать match

соответствующий appropriate, proper

соотношение *n* ratio

сопоставимый comparable

сопровождать follow

сопротивление *n* resistance

~, капиллярное capillary resistance

~, периферическое peripheral resistance

~, сосудистое vascular resistance

сопротивляемость *f*, иммунологическая immunologic tolerance

сопутствующий concomitant, associated

сорочка *f*, сердечная pericardium

сосание *n* sucking, suction

соска *f* nipple

соскабливание *n* brushing

соскоб *m* scrape

сосок *m* papilla

~ молочной железы mamilla, nipple

сосочек *m* papilla

~, вкусовой gustatory papilla

~, грибови́дный fungiform papilla

~ двенадцатипе́рстной кишки́, большо́й Vater's papilla

~, нитеви́дный filiform papilla

~, сосцеви́дный nipple-shaped papilla

соста́в *m* composition; formula

~, аминокисло́тный amino acid composition

составля́ть compose

состоя́ние *n* state, status; condition

~, бессозна́тельное unconsciousness

~ в настоя́щее вре́мя present state

~, гипноти́ческое somnolism

~, крити́ческое critical condition

~, лихора́дочное febrile state, febrility

~, о́бщее general state

~ пита́ния nutritional status

~, психи́ческое mental status

~, санита́рное неудовлетвори́тельное poor sanitation

~, сопоро́зное sopor

~, су́меречное twilight state, absence

~, трево́жное qualm

~, тяжёлое grave state, grave condition

~, угнетённое sadness

~, удовлетвори́тельное satisfactory state

сосу́д *m* 1. vessel 2. glass ◇ перевя́зывать ~ to ligate

~ брыже́йки mesenteric vessel

~, вене́чный coronary vessel

~, градуи́рованный graduated vessel

~, коллатера́льный collateral vessel

~, корона́рный coronary vessel

~, ме́рный volumetric glass

сосу́дистый vascular

сосудодви́гательный vasomotor

сотру́дник *m* staff member; collaborator

сотрясе́ние *n* concussion

~ (головно́го) мо́зга concussion of the brain

сохране́ние *n* preservation

сохраня́ть save, preserve; retain

сочлене́ние *n* (co)articulation

~, крестцо́во-подвздо́шное sacroiliac articulation

~, ло́нное symphysis, pubic articulation

спа́вшийся collapsed

спазм *m* spasm

~, аккомода́ции spasm of accommodation

~ арте́рии arteriospasm

~ влага́лища vaginismus

~, вы́званный хо́лодом cryospasm

~ глазны́х сосу́дов ocular vasospasm

~ голосово́й ще́ли glottic spasm

~ жева́тельных мышц masticatory spasm

~ кише́чника enterospasm

~ корона́рных сосу́дов coronary artery spasm

~, мигательный nictitating spasm

~ мозговых сосудов cerebral vasospasm

~, писчий writer's cramp

~ сосудов vascular spasm, vasospasm

спазматический spasmodic, spastic

спазмолитический antispasmodic, spasmolytic

спазмофилия *f* spasmophilia

спайка *f* commissure

спаривание *n* mating

спасать save

спастический spastic, spasmodic

спектр *m* spectrum

~, антибактериальный antibacterial range

~, видимый visible (light) spectrum

~ действия антибиотика antibiotic spectrum

спектроскопия *f* spectroscopy

спектрофотометрия *f* spectrophotometry

сперма *f* sperm, semen

сперматозоид *m* spermatozoon, zoosperm, spermatozo(o)id

сперматорея *f* spermatorrhoea

сперматоцеле *n* spermatocele

сперматоцит *m* spermatocyte

сперматоцитома *f* seminoma

специализация *f* specialization

специализировать(ся) specialize

специалист *m* specialist

специфический specific

специфичность *f* specificity

~, антигенная antigenic specificity

~, низкая low specificity

~, широкая wide-range specificity

СПИД *см.* синдром приобретённого иммунодефицита

спина *f* back, dorsum

спинка *f* носа dorsum of nose

спинной spinal

спинномозговой cerebrospinal

спирограмма *f* spirogram

спирохета *f* spiroch(a)eta

спирт *m* spirit, alcohol ◇ обрабатывать ~ом to alcoholize

~, абсолютный absolute alcohol

~, нашатырный liquid ammonia

~, этиловый ethanol, ethyl alcohol

спиртометр *m* alcoholometer

список *m* schedule; list

спица *f*:

~, внутрикостная intramedullary pin

~ для костного вытяжения wire for skeletal traction

спланхникотомия *f* splanchnicotomy

спланхникэктомия *f* splanchnicectomy

спланхнология *f* splanchnology

спленомегалия *f* splenomegaly

спленэктомия *f* splenectomy

сплетение *n* plexus

~, геморроида́льное hemorrhoidal plexus

~, не́рвное nerve plexus

~, пояснично-крестцо́вое lumbosacral plexus

~, со́лнечное solar plexus

~, та́зовое pelvic plexus

сплошно́й entire; solid

споко́йный quiet

спонгиобла́ст *m* spongioblast

спондилёз *m* spondylosis

спондили́т *m* spondylitis

~, анкилози́рующий ankylosing spondylitis

~, псориати́ческий psoriatic spondylitis

спондилоартри́т *m* spondylarthritis

~, анкилози́рующий ankylosing spondylarthritis

спондилоартропати́я *f* spondyloarthropathy

спондило́лиз *m* spondylolysis

спондилолисте́з *m* spondylolisthesis

спо́ра *f* spore

спорообразу́ющий sporogenous

споротрихо́з *m* sporotrichosis

спо́соб *m* method, technique

спосо́бности *f pl*, у́мственные mental capacity

спосо́бность *f* aptitude; capacity, ability

~, антигенсвя́зывающая antigen-binding capacity

~ переноси́ть физи́ческую нагру́зку exercise capacity

спосо́бствовать promote

спотыка́ться stumble (over)

спра́вка *f* certificate

~ о состоя́нии здоро́вья certificate of health

спра́вочник *m* handbook, book of reference

~, рецепту́рный drug handbook

спру *n* sprue

сраста́ться knit

сраще́ние *n*, непра́вильное malunion

среда́ *f* medium (*pl* media)

~, вну́тренняя internal medium

~, зали́вочная embedding medium

~, избира́тельная selective medium

~, инкубацио́нная incubation medium

~, окружа́ющая environment

~, пита́тельная nutrient medium

сре́днее арифмети́ческое *n* arithmetic mean

сре́дний (*напр. слой*) middle

средосте́ние *n* mediastinal space, mediastinum

сре́дство *n* agent, means

~, анестези́рующее anesthetic drug

~, антигистами́нное antihistaminic drug

~, антимикро́бное antimicrobial agent

~, бактерици́дное germicidal agent

~, болеутоля́ющее analgetic drug

~, вазоакти́вное vasoactive drug

~, вя́жущее astringent

~, гемостати́ческое hemostatic (drug), antihemorrhagic, styptic

~, гипотензи́вное hypotensive remedy

~, дезактиваци́онное decontamination agent

~, дезинфици́рующее desinfectant (agent)

~, дезодори́рующее deodorant, deodorizer

~, жаропонижа́ющее antipyretic remedy

~, желчего́нное cholagogue (agent)

~, зна́харское quack remedy

~, иммунодепресси́вное immunosuppressive agent

~, контра́стное contrast [opaque] medium

~, лека́рственное medicament, medicine, remedy, drug

~, местноде́йствующее topical agent

~, мочего́нное diuretic (agent)

~, наркоти́ческое narcotic drug

~, отха́ркивающее expectorant

~, понижа́ющее кисло́тность antacid (drug)

~, послабля́ющее laxative medicine

~, потого́нное diaphoretic drug

~, прижига́ющее cautery, caustic (agent)

~ про́тив вшей lousicide

~, противови́русное antiviral agent

~, противогли́стное vermicide, vermifuge

~, противозача́точное contraceptive agent

~, противочесо́точное scabicide

~, рво́тное emetic drug

~, сильноде́йствующее potent medicine

~, слаби́тельное laxative, purgative

~, слюного́нное salivator, sialagogue, ptyalagogue (agent)

~, снотво́рное somnifacient

~, сосудорасширя́ющее vasodila(ta)tor

~, сосудосу́живающее vasoconstrictor, vasoconstricting agent

~, спазмолити́ческое spasmolysant

~, стимули́рующее stimulant

~, укрепля́ющее roborant

~, успока́ивающее sedative

срез m section; slice

~, попере́чный cross section

~, сери́йный serial section

~, ультрато́нкий ultrathin section

сродство́ n affinity

~, хими́ческое chemical affinity

срок m term

~ го́дности shelf-life

~ ро́дов delivery time

сро́чный urgent; express

сры́гивать eruct

сса́дина f raw

ссыла́ться refer

стаби́льность f stability

ста́дия f stadium, stage

~, ра́нняя early stage

~, по́здняя late stage

~, термина́льная terminal [end] stage

стаз m stasis

~, кише́чный enterostasis

станда́рт *m* standard

стандартиза́ция *f* standardization

старе́ние *n* aging

ста́рческий senile, gerontal

ста́рший senior

стати́стика *f* statistics

~ вре́менной нетрудоспосо́бности sickness absence statistics

~ заболева́емости sickness statistics

~, медици́нская medical statistics

~ народонаселе́ния demography

стати́ческий static

ста́тус *m* status, state

~, аллерги́ческий allergic state

~, иммунологи́ческий immune state

стафилодерми́я *f* staphyloderma

стафилоко́кк *m* staphylococcus

~, бе́лый staphylococcus albus

~, гноеро́дный staphylococcus pyogenes

~, золоти́стый staphylococcus aureus

~, лимо́нно-жёлтый staphylococcus citreus

стафилорафи́я *f* uranorrhaphy, staphylorrhaphy

стациона́р *m* inpatient facility, hospital

~, дневно́й day patient facility

ствол *m* :

~, гла́вный main trunk

~ мо́зга brain stem

~ не́рва nerve trunk

ство́рка *f* кла́пана velum [leaflet] of a valve

стеато́ма *f* wen, steatoma

стеаторе́я *f* fatty diarrhea

стебелёк *m* pedicle, petiole

сте́бель *m анат.* stalk

стежо́к *m* stitch

стекло́ *n*:

~, очко́вое бифока́льное bifocal lens

~, покро́вное cover glass

~, предме́тное ground slide

стекло́граф *m* glass pencil

стекля́нный vitreous, glass

сте́нка *f* wall

~ ао́рты aortic wall

~, брюшна́я abdominal wall

~, грудна́я chest wall

~ кишки́ bowel wall

~ желу́дка gastric wall

~, кле́точная cell wall

~ (мочево́го) пузыря́ bladder wall

~ сосу́да vascular [vessel] wall

стено́з *m* stenosis

~ бро́нха bronchial stenosis

~, митра́льный mitral stenosis

~ привра́тника pyloric stenosis

стенокарди́я *f* stenocardia, angina pectoris

сте́пень *f* degree, ratio

~ акти́вности degree of activity

~ диспе́рсности degree of dispersion

~ наполне́ния degree of admission

~ окисле́ния degree of oxidation

~ поврежде́ния damage degree

~ распа́да degree of decay

~ ри́ска, высо́кая high risk

стереотипи́я *f* stereotypy

сте́ржень *m* shaft; rod; pin

~ во́лоса hair shaft

стерилиза́тор *m* sterilizer

~, пароэлектри́ческий steam-electric sterilizer

~, сухопа́рный dry-heat sterilizer

стерилиза́ция *f* 1. sterilization 2. castration, sterilization

~, дро́бная fractional sterilization

~ жа́ром heat sterilization

~ кипяче́нием boiling sterilization

~, лучева́я radiation sterilization

~ па́ром steam sterilization

~ сухи́м жа́ром dry-heat sterilization

~ теку́чим па́ром sterilization by flowing steam

~ ультрафиоле́товым облуче́нием ultraviolet sterilization

~, холо́дная cold sterilization

стерилизова́ть sterilize

стери́льность sterility

~, гибри́дная hybrid sterility

стернотоми́я *f* sternotomy

стеро́иды *m pl* steroids

~, половы́е sex steroids

стетоско́п *m* stethoscope, auscultoscope

сти́гма *f* stigma

стиле́т *m* stylet

стимули́ровать stimulate, induce

стимуля́тор *m* stimulator

~, биоге́нный biogenic stimulator

~ ро́ста growth-promoting substance

стимуля́ция *f* promotion, stimulation

~, антиге́нная antigenic stimulation

стипе́ндия *f* grant

сто́имость *f* cost

сто́йкий stable; proof

сто́йкость *f* persistence

стол *m* table

~, гипсова́льный plaster table

~, кру́глый round table

~, лаборато́рный laboratory bench

~, операцио́нный operating table

~, перевя́зочный table for dressing

~, спра́вочный inquiry office

столбня́к *m* tetanus

~, ме́стный local tetanus

~, о́бщий generalized tetanus

столбня́чный tetanic

сто́лик *m*:

~, надкрова́тный overbed table

~, предме́тный (*микроскопа*) objective table

~, прикрова́тный bedside table

стомати́т *m* stomatitis

~, ангуля́рный angular cheilitis

~, афто́зный aphthous stomatitis

509

~, везикулярный vesicular stomatitis

~, гангренозный gangrenous stomatitis

~, герпетический herpetic stomatitis

~, грибковый mycotic stomatitis

~, кандидозный soor

стоматологический stomatologic

стоматология *f* stomatology

стопа *f* foot (*pl* feet)

~, маршевая march foot

~, плоская flat foot

~, траншейная trench foot

стояние *n* диафрагмы, низкое phrenoptosis

страдание *n* misery

страдать suffer

~ одышкой be short of breath

~ от боли suffer from pain

~ рвотой vomit

странгуляция *f* strangulation

страх *m* anxiety, fear, terror, dread

страхи *m pl*, ночные night terror

страхование *n* insurance

~ жизни life insurance

~ по нетрудоспособности disability insurance

стреляющий fulgurant

стремя *n* stapes, stirrup

стрептобацилла *f* streptobacillus

стрептодермия *f* streptoderma

стрептокиназа *f* streptokinase

стрептококк *m* streptococcus

~, гемолитический hemolytic streptococcus

~ зеленящий streptococeus viridans

стрептококковый streptococcal

стрептолизин *m* streptolysin

стресс *m* stress

стриктура *f* stricture

строение *n*, симметричное symmetrical structure

строма *f* stroma

стронгилоидоз *m* strongyloidiasis

строфулус *m* strophulus

струйка *f* крови blood trickle

структура *f* structure

~, антигенная antigenic structure

~ кости body structure

~, ячеистая honeycomb [net] structure, meshwork

струп *m* crust, scab

струя *f* spurt, stream

студент-медик *m* младших курсов premed

стул *m* stool

~, дёгтеобразный tarry stool, melaena

~, жидкий loose stool

~, оформленный formed stool

ступенчатый step-by-step

ступор *m* stupor

субарахноидальный subarachnoid

субинволюция *f* subinvolution

субклинический subclinical

субмикроскопический submicroscopic

субъективный subjective

субинтернатура *f* sub-internship

субсепсис *m* subsepsis

субстрат *m* substrate

субтота́льный subtotal
субфебри́льный subfebrile
суде́бно-медици́нский medicolegal
су́дно *n*, подкладно́е bedpan
су́дорога *f* twitch, cramp, convulse
~ икроно́жной мы́шцы sural cramp, cramp in leg
~, клони́ческая clonic convulsion
~, пи́счая writer's spasm
~, тони́ческая tonic spasm
~, эпилептифо́рмная epileptiform convulsion
су́дорожный convulsive
суже́ние *n* constriction, stenosis
~ зрачка́ miosis
~ пищево́да esophagostenosis
суккоре́я *f* succorhoea
су́мка *f* 1. bag 2. bursa, sac
~, акуше́рская obstetrical bag
~, санита́рная medicine bag
сумма́ция *f* summation
сумми́ровать summarize
суперинфе́кция *f* superinfection
супру́жество *n* marriage
суста́в *m* articulation, joint
~, голеносто́пный ankle joint
~, коле́нный knee joint
~, локтево́й elbow joint
~, лучезапя́стный wrist (joint)
~ па́льца digital joint
~, плечево́й shoulder joint
~, тазобе́дренный hip, coxa, thigh joint
~, щёлкающий snapping joint

суставно́й articular
су́точный diurnal
сухожи́лие *n* tendon
~, ахи́ллово heel tendon
~ сгиба́теля flexor tendon
сухожи́льный tendinous
сухо́й dry
су́хость *f* (*о коже и слизистых*) xerosis; dryness
~ гла́за xerophthalmia
~ ко́жи pachylosis
~ конъюнкти́вы conjunctival xerosis
сухо́тка *f* спинно́го мо́зга tabes dorsalis
суши́лка *f* drier
су́шка *f* drying
~, лиофи́льная freeze drying
~, сублимацио́нная sublimation drying
суще́ственный essential
сфери́ческий orbicular
сфероци́т *m* spherocyte
сфигмогра́мма *f* sphygmogram
сфигмомано́метр *m* sphygmomanometer
сфи́нктер *m* sphincter
схва́тки *f pl*:
~, ло́жные false pain
~, родовы́е birth [labor] pain
схе́ма *f* scheme
схо́дство *n* similarity
сцепле́ние *n* ге́нов genetic linkage
сцеплённый с X-хромосо́мой X-linked
сцинтигра́фия *f* scintigraphy
сцинтилля́ция *f* scintillation
счёт *m* count
счётчик *m* counter
счита́ть 1. count 2. consider

счи́тывание *n* reading

сы́воротка *f* serum

~, антилимфоцита́рная antilymphocytic serum

~, антираби́ческая antirabies serum

~, антитокси́ческая antitoxic serum

~ больно́го patient's serum

~, гемолизи́рованная hemolyzed serum

~, до́норская donor serum

~, имму́нная antibody-containing [immune] serum

~ кро́ви blood serum

~, матери́нская maternal serum

~, преципити́рующая precipitating serum

~, противодифтери́йная antidiphtheric serum

~, противостолбня́чная antitetanus serum

~, противочу́мная antiplaque serum

~ реконвалесце́нта convalescent serum

~, станда́ртная test-serum

~, челове́ческая human serum

сыпь *f* rash, hives, eruption

~, геморраги́ческая hemorrhagic rash

~, лека́рственная [медикаменто́зная] drug rash, drug eruption

~ на ко́же skin rash

~, папулёзная papular eruption

~, продрома́льная prodromal rash

~, пузырько́вая vesicular rash

~, пятни́стая macular [maculated] rash

~, распространённая widespread rash

~, розеолёзная roseolous rash

~, скарлатино́зная scarlatinal eruption

~, угреви́дная acneiform eruption

~, уртика́рная nettle rash

сы́рость *f* damp, humidity

Т

табле́тка *f* tablet

~ под язы́к sublingual tablet

~ продлённого [пролонги́рованного] де́йствия prolonged-action [sustained-action, extended-release] tablet

~ с оболо́чкой coated tablet

~ с плёночным покры́тием film-coated tablet

~ с са́харным покры́тием sugar coated tablet

табли́ца *f* table, sheet

~, генеалоги́ческая generation table

~ дожи́тия life table

таз *m* анат. pelvis

~ кососу́женный [косо смещённый] coxalgic pelvis

~, пло́ский flat(tened) [platypellic] pelvis

~ общеравноме́рно су́женный reduced pelvis

~, рахити́ческий пло́ский rachitic flat pelvis

~, у́зкий narrow pelvis

тазобе́дренный coxofemoral

та́ймер *m* timer

та́йна *f*, враче́бная medical secrecy

та́ксис *m* taxis

такти́льный tactile

тала́мус *m* thalamus

талассеми́я *f* thalassemia

талассотерапи́я *f* thalassotherapy

та́лия *f* се́рдца waist of the heart

тальк *m* talc, French chalk

~, перча́точный glove starch

тампо́н *m* plug, pack, swab, tampon

~, ма́рлевый gauze tampon

~, ушно́й earplug

тампона́да *f* tamponade, plugging

~ се́рдца heart tamponade

~, хирурги́ческая surgical pack

тахиаритми́я *f* tachyarrhythmia

тахикарди́я *f* tachycardia

~, желу́дочковая ventricular tachycardia

~, неброге́нная neurogenic tachycardia

~, ортостати́ческая orthostatic tachycardia

~, пароксизма́льная paroxysmal tachycardia

~, предсе́рдная atrial tachycardia

~, суправентрикуля́рная supraventricular tachycardia

тве́рдый solid; hard

тезауризмо́з *m* thesaurismosis

~, липи́дный lipid thesaurismosis

тексту́р/а *f* texture

телеангиэктази́я *f* angiotelectasia, angiotelectasis

теле́жка *f* для новорождённых trolley for newborn

телереце́птор *m* telereceptor

теле́сный corporal, bodily

те́ло *n* corpus, body

~, жёлтое yellow body

~, иноро́дное foreign body

~ кле́тки body of cell, cytosoma

~ ма́тки body of womb

~ позвонка́ vertebral body

~, стекови́дное vitreous body

~, полоса́тое striate body

~, шишкови́дное pineal gland

телосложе́ние *n* habitus, constitution

~, астени́ческое asthenic constitution, habitus asthenicus

~, норма́льное normal constitution

тельца́ *n pl*:

~, амило́идные amyloid corpuscles

~, миели́новые myelin figures

~, моло́зивные colostrom corpuscles

~, пласти́нчатые (*нервные*) lamellated corpuscles

те́льце *n* corpuscle, body

~, база́льное basal corpuscle

~, кароти́дное carotid body

те́ма *f* subject

теменно́й parietal

температу́р/а *f* temperature

◇ измеря́ть ~y to take

temperature; снижа́ть ~у to bring the temperature down

~ в помеще́нии room [indoor] temperature

~, высо́кая high temperature, fever

~, норма́льная normal temperature

~, перемежа́ющаяся alternating temperature

~, пони́женная subnormal temperature

~, ректа́льная rectal temperature

те́мя *n* vertex

те́нар *m* thenar, ball of thumb

тенде́нция *f* tendency, trend

тендини́т *m* tendinitis

тендовагини́т *m* tendovaginitis

~, крепити́рующий crepitant tendovaginitis

~, стенози́рующий stenosing tendovaginitis

тене́змы *m pl* tenesmus

теноплáстика *f* tenoplasty

тень *f* shadow

~ сéрдца cardiac silhouette

теорети́ческий theoretical

тео́рия *f* theory

тепло́ *n* heat

теплови́дение *n* thermography; thermovision

теплови́зор *m* thermovision camera

теплокро́вный warm-blooded

теплоотда́ча *f* heat output

теплосто́йкий thermotolerant

тёплый warm

терапе́вт *m* internist

терапи́я *f* 1. therapeutics, therapy; treatment 2. internal medicine

~, антикоагуля́нтная anticoagulant therapy

~, вспомога́тельная supportive treatment

~, дви́гательная kinesiatrics, kinesi(o)therapy, kinetotherapy

~, замести́тельная replacement [substitution] therapy

~, инициа́льная initial therapy

~, интенси́вная intensive therapy, intensive care

~, инфузио́нная fluid management

~, комбини́рованная combination therapy

~, ла́зерная laser therapy

~, лека́рственная medication

~, лучева́я radiation therapy

~, лучева́я предопераци́онная preoperative radiotherapy

~, лучева́я фракциони́рованная fractionated radiotherapy

~, напра́вленная targeted treatment

~, неотло́жная emergent [urgent] therapy

~, подде́рживающая supporting therapy

~, причи́нная causal treatment

~, профилакти́ческая preventive treatment

~, систе́мная systemic therapy

~, спаси́тельная salvage therapy

~, тка́невая tissue therapy

~, тромболитическая thrombolytic treatment

~, этиотропная causal treatment

~, эффективная effective therapy

~, шоковая shock treatment

тератогенный *f* teratogenic

тератома *f* teratoid tumor, teratom(a)

~ яичника ovarian teratom(a)

тереть scrub

терминальный terminal

термоалгезия *f* therm(o)algesia

термоанестезия *f* thermoanesthesia

термолабильный thermolabile

термометр *m* thermometer

~, максимальный maximum thermometer

термометрия *f* thermometry, temperature measurement

~, кожная skin thermometry

~, оральная oral thermometry

~, ректальная rectal thermometry

терморадиотерапия *f* thermoradiotherapy

терморецептор *m* thermoreceptor

термостабильный heat-stable

термотерапия *f* thermotherapy

термоустойчивость *f* heat resistance

термоядерный thermonuclear

терпеть неудачу fail

тест *m* test, assay

~ бласттрансформации лимфоцитов lymphocyte transformation test

~, гистаминовый histamin test

~, двухступенчатый two-step [Master's] test

~ ингибиции гемагглютинации hemagglutination inhibition test

~ ингибиции миграции лейкоцитов leucocyte migration inhibition test

~ ингибиции миграции макрофагов macrophage migration inhibition test

~ лимфоцитотоксичности lymphocytotoxicity test

~, микроцитотоксический microcytotoxicity assay

~ на жизнеспособность viability check

~ на уровень интеллекта intelligence test

~ нейтрализации neutralization test

~, цветовой color test

тестообразный pasty

тест-сыворотка *f* test-serum

тест-частица *f* test particle

тетания *f* tetany

~ новорождённых neonatal tetany

~ при гипервентиляции hyperventilation tetany

тетанус *m* tetanus

тетравакцина *f* quadriple vaccine

тетрада *f* tetrad

тетраплегия *f* quadriplegia, tetraplegy

техника *f*:

~ безопасности accident prevention

~ зали́вки в парафи́н paraffin-embedding technique

тече́ние *n* process, course

тиами́н *m* thiamin, vitamin B₁, aneurin

тик *m* tic

~ лицевы́х мышц facial tic

тимоци́т *m* thymocyte

ти́мус *m* thymus

тип *m* type

типи́рование *n* typing

~, серологи́ческое serological typing

тиреоиди́т *m* thyroiditis

~, лимфоцита́рный lymphocytic [Hashimoto's] thyroiditis

тиреотоксико́з *m* thyreotoxicosis

тиреотоми́я *f* thyrotomy

тиреотропи́н *m* thyroid-stimulating hormone

тирози́н *m* tyrosine

тирозино́з *m* tyrosinosis

тирокси́н *m* thyroxin

титр *m* titer

титрова́ние *n* titration, titrating

тиф *m* typhus

~, блоши́ный flea-borne typhus

~, брюшно́й (abdominal) typhoid, typhoid fever

~, возвра́тный recurrent typhus

~, возвра́тный клещево́й tick-borne relapsing fever

~, клещево́й tick typhus

~, мыши́ный murine typhus

~, сыпно́й typhus, exanthematic [exanthematous, louse-borne] typhus

~, эндеми́ческий endemic typhus

~, эпидеми́ческий epidemic typhus

тифли́т *m* typhlitis

тифо́ид *m* typhoid

ткань *f* tissue

~, выстила́ющая lining tissue

~, гетероге́нная heterogenous tissue

~, грануляцио́нная granulation tissue

~, желе́зистая glandular tissue

~, жирова́я fat [adipose] tissue

~, интерстициа́льная interstitial tissue

~, кроветво́рная hemopoietic tissue

~, межу́точная interstitial tissue

~, мезенхи́мная mesenchymal tissue

~, мы́шечная muscular tissue

~, не́рвная nervous tissue

~, опо́рная supportive tissue

~, пло́тная compact tissue

~, подко́жная subcutaneous tissue

~, подлежа́щая underlying tissue

~, ретикуля́рная reticular tissue

~, рубцо́вая scar tissue

~, соедини́тельная connective tissue

~, фибро́зная fibrous tissue

Т-лимфоци́т *m* T-lymphocyte, thymus-derived lymphocyte

тогави́рус *m* togavirus

ток *m* (*крови*) flow

~, обра́тный backflow

токография *f* tocography
токсемия *f* toxemia
токсигенный toxigenic
токсикодермия *f* toxicodermatosis, toxicodermia
токсикоз *m* toxicosis
~ беременности toxemia of
pregnancy, gestational toxicosis, gestosis
токсикология *f* toxicology
токсин *m* toxin
~, бактериальный bacterial
toxin
~, растительный plant toxin
~ утомления kinotoxin
~, ядерный nucleotoxin
токсичность *f* toxicity
токсичный toxic
токсоид *m* toxoid
токсокароз *m* toxocarosis
токсоплазмоз *m* toxoplasmosis
~, врождённый congenital
toxoplasmosis
~, генерализованный disseminated toxoplasmosis
~ глаз ocular toxoplasmosis
толерантность *f* tolerance
~, иммунологическая im-
munotolerance
~ к глюкозе glucose tole-
rance
толчок *m* shock; impact, impulse
~, верхушечный apex beat
томография *f* tomography,
stratigraphy
~, компьютерная computed
tomography
~, позитронная эмиссион-
ная positron emission tomography
~, эмиссионная emission
tomography

тон *m* sound
~, пушечный cannon sound
~ сердца heart tone, heart
sound
~, хлопающий flapping
sound
тонзиллит *m* tonsillitis,
amygdalitis
тонзиллэктомия *f* tonsillectomy
тонкий slight, thin, fine
тонковолокнистый fine-filamented
тонкостенный thin-walled
тонометр *m* tonometer
тонус *m* tonus
~, мышечный muscular
[muscle] tonus
торакопластика *f* thoracoplasty
~, интраплевральная intrapleural thoracoplasty
торакоцентез *m* thoracocentesis
торпидный torpid
торулёз *m* torulosis
тофус *m* tophus, gouty node
~, подагрический gouty tophus
точка *f* point
~, ближняя near point
~, болевая tender [painful]
point
~ иглоукалывания acu-
puncture locus
~, нулевая zero point
~ отсчёта neutral point
точка *f* зрения point of view
точно precisely
точность *f* precision
точный strict; precise
тошнота *f* nausea
тошнотворный nauseous,
nauseant, nauseating

трабе́кула *f* trabecula

трабекулотоми́я *f* trabeculotomy

трава́ *f* herb

тра́вма *f* trauma, injury

~, акусти́ческая acoustic
trauma

~, закры́тая closed injury

~, непроника́ющая nonpe-
netrating trauma

~ ныря́льщиков diving
trauma

~, огнестре́льная gunshot
injury

~, о́страя acute trauma

~ от взры́ва blast injury

~, проника́ющая penetra-
ting trauma

~, психи́ческая psychic
trauma

~, родова́я birth trauma

~, све́жая recent trauma

травмати́зм *m* traumatism

~, произво́дственный occupational traumatism

травмати́ческий traumatic

травмато́лог *m* traumatolo-
gist

травми́ровать traumatize

тракт *m*:

~, желу́дочно-кише́чный
gastrointestinal tract

~, мочеполово́й genitourinary tract

~, пищевари́тельный ali-
mentary tube

тра́кция *f* traction

транквилиза́тор *m* tranquili-
zer

трансамина́за *f* transaminase

трансду́кция *f* transduction

транслока́ция *f* translocation

трансля́ция *f* *ген.* translation

транспланта́т *m* transplant,
graft

~, аллоге́нный allogenic
transplant

~, ко́жный skin graft

~, ко́стный bone graft

~, мостови́дный bridging
graft

~, свобо́дный free trans-
plant

~, сосу́дистый vascular
graft

~, тру́пный cadaveric graft

~, чужеро́дный xenograft

~, эпидерма́льный epider-
mic graft

транспланта́ция *f* transplantation, grafting

транспози́ция *f* transposition

тра́нспорт *m* transport

транссуда́т *m* transudate

трахеи́т *m* tracheitis

трахеобронхи́т *m* tracheobronchitis

трахеотоми́я *f* tracheotomy

трахе́я *f* trachea

трахо́ма *f* trachoma

трево́га *f* trouble, alarm

тре́мор *m* tremor

~, алкого́льный alcoholic
tremor

~ коне́чностей limb tremor

~, ме́лкий fine tremor

~, ста́рческий senile tremor

тре́ние *n* rubbing, friction

трениро́вка *f* training

~, аутоге́нная autogenous
training

трепа́н *m* crown saw, trepan

трепана́ция *f* trepanation

~ че́репа craniotomy, cra-
niotripsis, cranial trepanation

трепета́ние *n* palpitation

трепонема *f* treponema

трепонематоз *m* treponematosis

треск *m* snap

треугольник *m* triangle

~ Эйнтхофена Einthoven's triangle

трёхстворчатый tricuspid

трещина *f* scissure

трещины *f pl* кожи rhagades

триада *f* trias

тривакцина *f* triple vaccine

~ против кори, эпидемического паротита и краснухи measles-mumps-rubella vaccine

триггер-эффект *m* triggering effect

тригеминия *f* trigeminy, trigeminal pulse

тризм *m* trismus, masticatory spasm, stiffness of the jaw, lockjaw

трипаносома *f* trypanosome

трипаносомоз *m* trypanosomiasis

трипсин *m* trypsin

трисомия *f* trisomy

трихомониаз *m* trichomoniasis

трихофития *f*, глубокая kerion, tinea profunda

троакар *m* troc(h)ar

тройничный trigeminal

тромб *m* thrombus, clot of blood

~, белый white thrombus

~, красный red thrombus

~, организованный organized thrombus

~, пристеночный parietal thrombus

тромбангиит *m* thrombangiitis

~, облитерирующий obliterating thrombangiitis, Buerger's disease

тромб-наездник *m* saddle thrombus

тромбоз *m* thrombosis

~, артериальный arterial thrombosis

~ вены venous thrombosis

~ вены нижней конечности leg vein thrombosis

~ геморроидальных вен hemorrhoidal thrombosis

~ глубоких вен deep vein thrombosis

~ сосудов брыжейки mesenteric thrombosis

тромбопластин *m* плазмы Christmas factor, plasma thromboplastin, plasma thrombozyme

тромбофилия *f*, эссенциальная essential thrombophilia

тромбофлебит *m* thrombophlebitis

~, мигрирующий thrombophlebitis migrans

тромбоцит *m* thrombocyte

тромбоцитопения *f* thrombocytopenia, platelet deficiency

тромбоэмболия *f* thromboembolism

тропизм *m* tropism

~, избирательный selective tropism

~, специфический specific tropism

тропический tropical

трофический trophic

труба *f*:

~, евстахиева auditory [eustachian] tube

~, маточная fallopian tube, salpinx

~, слуховая *см.* труба, евстахиева

~, фаллопиева *см.* труба, маточная

трубка *f* tube

~, газоотводная flatus [colonic] tube

~, рентгеновская X-ray tube

~, стеклянная glass tube

~, трахеотомическая tracheal tube

~, эндотрахеальная endotracheal [intubation] tube

трудотерапия *f* labor [occupational, work] therapy

труп *m* corpse, cadaver

трупный cadaveric

трясти(сь) shake; shiver

туберкул *m* tubercle

туберкулёз *m* tuberculosis

~ гортани laryngeal tuberculosis

~, диссеминированный disseminated tuberculosis

~ желёз glandular tuberculosis

~, кавернозный tuberculosis cavernous

~ лёгких pulmonary tuberculosis

~, милиарный miliary tuberculosis

~, первичный primary tuberculosis

~ позвоночника spinal tuberculosis

~ почек renal tuberculosis

туберкулин *m* tuberculin

тубусодержатель *m* cone holder

тугой tense

тугоподвижность *f* stiffness

~ суставов joint stiffness

тугоподвижный stiff

туловище *n* trunk

туляремия *f* tularemia, rabbit fever

туман *m*, загрязнённый smog

тупой dull; blunt

тупоконечный blunt-pointed

тупость *f*, абсолютная *(при перкуссии)* flatness

тургор *m* кожи turgor of the skin

турникет *m* tourniquet

турунда *f* turunda

тучный stout; fat

тыльный dorsal

тюбаж *m* tubage

тяж *m* band, cord

~, эмалевый enamel cord

тяжелораненый badly wounded

тяжёлый heavy; severe; hard

тяжесть *f* болезни severity of disease

тяжи *m pl*, зародышевые germinal cords

У

увеличение *n* augmentation, increase, magnification, enlargement

увеличивать(ся) enlarge, increase

увеличитель *m* magnifier

увеопаротит *m* uveoparotitis

увлажнение *n* humidification

увлажнять humidify, moisten

углеводы *m pl* carbohydrates

углерод *m* carbon, C

углеро́дистый carbonaceous
угловой angular
углубле́ние *n* excavation; socket, vallecula, hole
угнета́ть depress
угнете́ние *n*:
~ дыха́ния respiratory depression
~ ро́ста inhibition of growth
у́гол *m* angle
у́голь *m* carbon
~, активи́рованный absorbent [activated] carbon
угри́ *m pl* acne, comedones, blackheads
~, кра́сные rosacea
~, са́льные acne sebacea, acne seborrhoica
~, чёрные black comedones
угри́ца *f*, кише́чная threadworm, strongyloides stercoralis
удале́ние *n* removal
~ до́ли lobectomy
~ зу́ба extraction of a tooth
~ зубно́го ка́мня scaling
~ косте́й предплю́сны tarsectomy
~ моло́чной железы́ mastectomy
~ рогови́цы гла́за keratectomy
~, ручно́е manual removal
~ сегме́нта segmentectomy
~, хирурги́ческое surgical removal
~ я́ичника oophorectomy
уда́р *m* shock, knock, stroke
~ пу́льса ictus, pulse beat
~, со́лнечный sunstroke, siriasis
~, теплово́й heat stroke
ударя́ть(ся) knock

удвое́ние *n* duplication
уде́рживать retain
удлине́ние *n* lengthening, elongation
удовлетвори́тельный satisfactory
удостове́рить(ся) verify
уду́шливый choky
уду́шье *n* choking, asphyxia
узде́чка *f анат.* frenulum
у́зел *m* node, knot ◇ завя́зывать ~ to knot
~, варико́зный varicosity, varix
~, геморроида́льный pile, hemorrhoid
~, гуммо́зный gummy node
~, лимфати́ческий lymphatic node
~, медиастина́льный лимфати́ческий mediastinal lymph node
~, мезентериа́льный лимфати́ческий mesenteric lymph node
~, периаорта́льный лимфати́ческий periaortic lymph node
~, па́ховый лимфати́ческий inguinal lymph node
~, подагри́ческий tophus, gouty node
~, подмы́шечный лимфати́ческий axillary lymph node
~, подчелюстно́й лимфати́ческий submandibular lymph node
~, региона́рный лимфати́ческий regional lymph node
~, си́нусовый sinus [Keith-Flack] node
~, тройно́й triple node

~, хирургический surgeon node

узелки *m pl*, ревматоидные rheumatoid nodules

узелковый nodular

узелок *m* nodule

узкий narrow

узкогорлый narrow-mouth

узловатый knobby, nodose

узловой nodal

указатель *m* дозы dose finger

указывать indicate

укол *m* prick, stab

укорочение *n* shortening

укус *m* bite, puncture

~ змей snakebite

~ насекомого insect sting

улитка *f анат.* cochlea

улитковый cochlear

улучшать(ся) improve

улучшение *n* amelioration, improvement

ультразвук *m* ultrasound

ультразвуковой ultrasonic

ультракороткий ultrashort

ультрамикротом *m*, замораживающий freezing ultramicrotome

ультраструктура *f* ultrastructure

ультрафильтрация *f* ultrafiltration

ультрацентрифуга *f* ultracentrifuge, superspeed centrifuge

улыбка *f*, сардоническая sardonic smile

уменьшать(ся) diminish, decrease, reduce

уменьшение *n* decrease, decrement, diminution

умеренный moderate

умерщвление *n* нерва *(зуба)* killing the nerve

умирание *n* dying

умирать die

умирающий moribund, dying

умственный mental

уничтожать destroy

упадок *m* сил loss of strength, loss of power

уплотнение *n* induration

уплощать(ся) flatten

упражнение *n* exercise

упрощённый simplified

уравновешенный balanced

уратемия *f* uratemia

уратурия *f* uraturia

уреаплазма *f* ureaplasma

уремия *f* uremia

уретероцеле *n* ureterocele

урикемия *f* uricemia, uricacidemia

уробилин *m* urobilin

уробилиноген *m* urobilinogen

уровень *m* level

~ в сыворотке крови serum level

~ липидов в крови lipidemia

~, повышенный elevated level

~, токсический toxic level

урограмма *f* urogram

урография *f* urography

~, внутривенная intravenous urography

~, обзорная plan urography

~, экскреторная excretory [descending] urography

уродливый teratic

уродство *n* malformation, monstrosity

уролит *m* urolith

уролитиаз *m* urolithiasis

уролоѓия *f* urology
урчáние *n* в животé abdominal murmur
усилéние *n* enhancement
усúливать intensify, enhance
усúлие *n* strain
услóвия *n pl* conditions
~, безмикрóбные pathogen-free conditions
~, неблагоприя́тные adverse conditions
~, необходúмые required conditions
~ окружáющей средь́ environmental conditions
~ трудá work environment
услóвный 1. conditioned 2. relative
успокáивающий obtundent, calmative
успокóить(ся) quiet, calm
устáлость *f* tiredness
установлéние *n* отцóвства paternity proof
устóйчивость *f* resistance, fastness, stability
~ к медикамéнтам drug resistance
~, приобретённая acquired resistance
устóйчивый 1. stable 2. resistant
устрóйство *n*, регистрúрующее recorder
ýстье *n* stoma, mouth, ostium
утеропексúя *f* uteropexy
утолщéние *n* thickening
утомлéние *n* tiredness, weariness, fatigue
утомлённый tired
утомля́емость *f* fatigability
уточня́ть ◇ ~ местоположéние locate
утрáта *f* loss

~ профессионáльной трудоспосóбности occupational disability
ухáживать *(за кем-л.)* look after *smb*, nurse, tend, take care of *smb*
ýхо *n* ear
~, внýтреннее inner ear
~, нарýжное external ear
~, срéднее middle ear
ухóд *m* nursing; care
ухудшáть(ся) impair; worsen
ухудшéние *n* deterioration, impairment; aggravation
~, клинúческое clinical deterioration
учáсток *m* site
учёный scientist
учúлище *n*, акушéрское midwifery school
учреждéние *n* facility, institution
~, лечéбное medical institution
ушúб *m* contusion
~ мóзга cerebral contusion
ушивáние *n* желýдка gastrorrhaphy
ушкó *n* предсéрдия auricle
ушнóй auricular
ущемлéние *n* strangulation, entrance
~ нéрва nerve entrapment
ущемлённый strangulated
уязвúмый vulnerable

Ф

фавúд *m* favid
фáвус *m* favus

~, волосяно́й favus pilaris

фаг *m* (bacterio)phage

~, зре́лый mature phage

~, непо́лный incomplete phage

~, сла́бый weak phage

фаголизосо́ма *f* phagocytic vacuole

фагорезисте́нтность *f* phage resistance

фагосо́ма *f* phagosoma

фаготипи́рование *n* phage typing

фагоци́т *m* phagocyte

фагоцити́ровать englobe, phagocytize

фагоцито́з *m* phagocytosis

~, завершённый complete phagocytosis

~, незавершённый frustrated phagocytosis

фа́за *f* phase, stadium, stage

~ заживле́ния healing phase

~ отторже́ния rejection phase

~ распознава́ния recognition phase

~ ро́ста growth phase

~ торможе́ния inhibitory phase

фа́ктор *m* factor, agent

~ агглютина́ции agglutinating factor

~ актива́ции макрофа́гов macrophage-activating factor

~ актива́ции тромбоци́тов platelet activating factor

~, антианеми́ческий antianemic factor

~, антинуклеа́рный antinuclear factor

~, антропоге́нный anthropogenic factor

~, блоки́рующий blocking factor

~, веду́щий major factor

~ вне́шней среды́ environmental factor

~, вну́тренний intrinsic factor

~, возрастно́й age factor

~, вре́дный hazard factor

~, вре́дный профессиона́льный occupational hazard

~, вызыва́ющий слия́ние (кле́ток) fusing agent

~, генети́ческий genetic factor

~ дифференциро́вки differentiation factor

~, дополни́тельный accessory factor

~, ингиби́рующий inhibiting factor

~ Ка́сла Castle's factor

~, климати́ческий climatic factor

~, мотиваци́онный motivational factor

~, насле́дственный hereditary factor

~, обусло́вливающий conditioning factor

~, определя́ющий determinal factor, determinant

~, патоге́нный pathogene, pathogenic factor

~ перено́са transfer factor

~, поврежда́ющий disturbing factor

~ подавле́ния розеткообразова́ния rosette-inhibiting factor

~ проница́емости permeability factor

~, ревмато́идный rheumatoid factor

~ ри́ска risk factor

~ ро́ста growth factor

~ свёртывающей систе́мы кро́ви blood clotting [blood coagulation] factor

~, сенсибилизи́рующий priming agent

~, субъекти́вный human factor

~, супрессо́рный suppressor factor

~, сы́вороточный serum factor

~, термостаби́льный heat-stable factor

~ торможе́ния мигра́ции migration inhibition factor

~, три́ггерный triggering agent

~, трофи́ческий trophic factor

~, хе́лперный helper factor

~, цитотокси́ческий cytotoxic factor

~, экологи́ческий ecological factor

~, эндоге́нный internal cause

~, этиологи́ческий causative agent

факульте́т m faculty

~, лече́бный medical faculty

~ медсестёр nursing faculty

~ повыше́ния квалифика́ции faculty for advanced training

~, санита́рно-гигиени́ческий sanitation and hygiene faculty

~, фармацевти́ческий pharmaceutical faculty

фала́нга f phalanx

фаринги́т m pharyngitis

фарингоскопи́я f pharyngoscopy

фармакогнози́я f pharmacognosy

фармакодина́мика f pharmacodynamics

фармакокине́тика f pharmacokinetics

фармаколо́гия f pharmacology

фармакопе́йный officinal

фасциопла́стика f fascioplasty

фасциорафи́я f (ушивание фасции) fasciorrhaphy

фасциотоми́я f fasciotomy

фасци́т m fasciitis

~, ладо́нный palmar fasciitis

~, эозинофи́льный eosinophilic fasciitis

фа́сция f fascia

фека́льный fecal

фе́льдшер m doctor's [medical] attendant

фенестра́ция f fenestration

фенилкетонури́я f phenylketonuria

фено́мен m phenomenon

феноти́п m phenotype

фенотипи́ческий phenotypic

феохромоцито́ма f pheochromocytoma

ферме́нт m ferment, enzyme

~, внекле́точный extracellular enzyme

~, внутрикле́точный intracellular enzyme

~, гидролити́ческий hydrolytic enzyme

~, коагули́рующий clotting enzyme

~, липолити́ческий lipolytic enzyme

~, отщепля́ющий cleaving enzyme

~, пищевари́тельный digestive enzyme

~, протеолити́ческий proteolytic enzyme

ферментати́вный enzymatic

ферментáция f zymosis, fermentation

ферти́льность f fertility

феррити́н m ferritin

фетáльный fetal

фетометри́я f fetometry

фетоплацентáрный fetoplacental

фетопроте́ин m fetoprotein

фибри́лла f fibril

фибриллогене́з m fibrillogenesis

фибриллáрный fibrillar(y)

фибрилля́ция f fibrillation

фибри́н m fibrin

фибринеми́я f fibrinemia

фибриноге́н m fibrinogen

фибринóзный fibrinous

фибринóлиз m fibrinolysis

фибринолити́ческий fibrinolytic

фибробла́ст m fibroblast

фибробластóма f fibroblastoma

фибрóз m fibrosis

~, кистóзный cystic fibrosis

фибрози́т m fibrositis

~, узелкóвый nodular fibrositis

фибрóзный fibrotic

фибрóма f fibroid, fibroma

фиброматóз m fibromatosis

фибромиози́т m fibromyositis

фибромиóма f fibromyoma

фиброци́т m fibrocyte

фиброэндоскопи́я f fiber optic endoscopy

фигу́ра f митоти́ческого деле́ния mitotic figure

фи́зико-хими́ческий chemicophysical

физиолóгия f physiology

физиотерапи́я f physical medicine, physical therapy

физкульту́ра f, лече́бная remedial gymnastics, exercise therapya

фиксáция f fixation

~ комплеме́нта fixation of complement

~ мáтки metropexy

фикси́рующий fixative

филаме́нт m filament

фильтр m screen, filter

~, бактериáльный bacterial filter

~, воздýшный air filter

~, микропóристый millipore filter

~, склáдчатый plaited [fold] filter

~, стекловолокóнный fiberglass filter

~, сухóй dry filter

фильтрáт m filtrate

фильтрáция f filtration

~, клубóчковая glomerular filtration

фильтр-ворóнка m filter-funnel

фильтрýющий filterable

филяриатóз m filariasis

филя́рии pl Filaria

филярибз m см. филяриатóз

фи́мбрия f fimbria

фимóз m phimosis

фи́стула f fistula

фитоагглютини́н m phytagglutinin

флакóн m vial, bottle

~ с плоской стенкой flat-sided bottle

флебит *m* phlebitis

флебография *f* venography, phlebography

флеботомия *f* phlebotomy

флегмона *f* phlegmon

~, газовая gas phlegmon

флоккуляция *f* flocculation

флуоресцентный fluorescent

флуоресценция *f* fluorescence

флюорография *f* fluorography, photoradiography

флюороз *m* fluorosis

фобия *f* phobia

фолликул *m* follicle

~, волосяной hair follicle

~, граафов Graafian follicle

фолликулит *m* folliculitis

фолликулярный follicular

фонация *f* phonation

фонендоскоп *m* binaural stethoscope

фонокардиография *f* phonocardiography

форма *f* shape, form

~ волны waveform

~, дегенеративная involution form

~, нозологическая clinical entity

~ сердца heart shape

формула *f* костного мозга myelogram

формалин *m* formalin

формальдегид *m* formic aldehyde

фосфатаза *f* phosphatase

~, кислая acid phosphatase

~, щелочная alkaline phosphatase

фосфолипид *m* phospholipid

фосфорилирование *n* phosphorylation

~, окислительное oxydative phosphorylation

фотоаллергия *f* photoallergy

фотокоагуляция *f* photocoagulation

фотометрия *f* photometry

фотопсия *f* photopsia, photopsy

фоторецептор *m* photoreceptor

фотохимиотерапия *f* photochemotherapy

фрагмент *m* fragment

фрагментация *f* fragmentation

фракционировать fractionate

фракция *f* fraction

фрамбезия *f* frambesia, yaws

френикотомия *f* phrenicotomy

фригидность *f* frigidity

фтор *m* fluorine, F

фтористый fluoric

фунгистатический fungistatic

фунгицид *m* fungicide

фундаментальный fundamental

функциональный functional, functionary

функция *f* function

фурункул *m* furuncle

X

халат *m* overall

характер *m* nature, character

характеристика *f* pattern, characteristic

характерный characteristic

хвост *m* tail

~ поджелу́дочной железы́ tail of the pancreas

хейли́т *m* cheilitis

~, актини́ческий actinic [solar] cheilitis

~, гно́йный impetiginous cheilitis

~, эксфолиати́вный cheilitis exfoliativa

хейлопла́стика *f* cheiloplasty

хе́лпер *m (клетка)* helper

хемоаттракта́нт *m* chemoattractant

хемолюминесце́нция *f* chemoluminescence

хемотакси́н *m* chemotaxin, chemotactic factor

хемота́ксис *m* chemotaxis

хилёзный chylous

хилури́я *f* chyluria

химиоиммунотерапи́я *f* chemoimmunotherapy

химиотерапи́я *f* chemotherapy

~, вспомога́тельная adjuvant chemotherapy

~, подде́рживающая maintenance chemotherapy

химотрипси́н *m* chymotrypsin

хиру́рг *m* surgeon

хирурги́я *f* surgery

~, вое́нно-полева́я military [war] surgery

~, ла́зерная laser surgery

~, микрососу́дистая microvascular surgery

~, серде́чно-сосу́дистая cardiovascular surgery

~, че́люстно-лицева́я maxillofacial surgery

хламидио́з *m* chlamydiosis

хлами́дия *f* chlamydia

хлоа́зма *f* бере́менных chloasma gravidarum, chloasma uterinum

хлопьеви́дный flaky

хлорами́н *m* chloramine

хлори́ровать chlorinate

хлоро́ма *f* chloroma

хоа́на *f* choana

ход *m* path(way)

~ бинта́ turn of bandage

~, носово́й nasal meatus

ходи́ть walk

ходя́чий walking

хозя́ин *m* host

~ оконча́тельный definitive host

~, промежу́точный intermediate host

холангиографи́я *f* cholangiography

холедохографи́я *f* choledochography

холедохотоми́я *f* choledochotomy

холелитотрипси́я *f* chole(cysto)lithotripsy

холе́ра *f* cholera

~ Эль-То́р El Tor cholera

холери́ческий choleric

холеста́з *m* cholestasia, cholestasis

холестати́ческий cholestatic

холестери́н *m* cholesterin, cholesterol

холестеринеми́я *f* cholesterolemia, cholesterinemia

холецисти́т *m* cholecystitis

~, калькулёзный calculous cholecystitis

холецистокини́н *m* cholecystokinin

холецистотоми́я *f* cholecystotomy

холецистэктоми́я *f* cholecystectomy

холин *m* choline
холинергический cholinergic
холинолитический cholinolytic
холиномиметический cholinomimetic
холинэстераза *f* cholinesterase
хондробласт *m* chondroblast
хондробластома *f* chondroblastoma
хондродисплазия *f* chondrodysplasia
~, наследственная деформирующая hereditary deforming chondrodysplasia
хондрокальциноз *m* chondrocalcinosis
хондроматоз *m* chondromatosis
хондромукопротеин *m* chondromucoprotein
хорда *f* chorda
хорееподобный choreiform, choreoid
хорея *f* chorea
~, большая chorea major
~, малая [Сиденгама] minor [Sydenham's] chorea
хориоаденома *f* chorioadenoma
хориоидит *m* choroiditis
хориоменингит *m* choriomeningitis
хорион *m* chorion
~, ворсинчатый shaggy chorion
~, гладкий smooth chorion
хорионэпителиома *f* choriocarcinoma
хориоретинит *m* chorioretinitis
храп *m* snore
хриплый hoarse

хрипы *m pl* rales, rhonchi
~, влажные moist rales
~, звонкие ringing rales
~, звучные sonorous rales
~, пузырчатые bubbly sounds
~, свистящие whistling rales
~, сухие dry rales
~, трескучие crackling rales
хрипящий stertorous
хром *m* chromium, Cr
хроматида *f* chromatid
хроматиды *f pl*, сестринские sister chromatids
хроматин *m* chromatin
~, половой sex chromatin
хроматография *f* chromatography
~, адсорбционная adsorption chromatography
~ в потоке stream chromatography
~ высокого разрежения, жидкостная high-performance liquid chromatography
~, газоадсорбционная gas-solid chromatography
~, газовая gas chromatography
~, газожидкостная gas-liquid chromatography
~, ионообменная ion-exchange chromatography
~, колоночная column chromatography
~, тонкослойная thin-layer chromatography
хроматофильный chromophilic
хроматофор *m* chromatophore
хромаффинный chromaffin

хромо́й lame
хромосо́ма *f* chromosome
 ~, ацентри́ческая acentric chromosome
 ~, доба́вочная accessory chromosome
 ~, метацентри́ческая metacentric chromosome
 ~, полова́я sex chromosome
хромота́ *f* limp, lameness, claudication
 ~, перемежа́ющаяся intermittent claudication
хромофи́льный chromophilic
хромоци́т *m* chromocyte
хрони́ческий chronic
хру́пкий delicate, fragile, brittle
хруст *m* crackle
хруста́лик *m*:
 ~ гла́за eye lens
 ~, иску́сственный artificial lens
хрящ *m* cartilage
 ~ ве́ка tarsus
 ~, волокни́стый fibrocartilage
 ~, перстневи́дный cricoid
 ~, рёберный costal cartilage
 ~, суставно́й articular cartilage
 ~, щитови́дный shield-like cartilage
хрящево́й cartilaginous, chondral

Ц

цара́пина *f* scratch
целе́бный remedial, curative
целесообра́зный reasonable

целлюли́т *m* cellulitis
целлюло́за *f* cellulose
цело́м *m* celom
це́лостность *f* integrity
це́лый whole; intact
цель *f* purpose
цеме́нт *m* cement
це́нность *f* value
 ~, биологи́ческая bioavailability
 ~, диагности́ческая diagnostic value
 ~, пита́тельная nutritive value
 ~, прогности́ческая prognostic value
це́нный valuable
центр *m* center
 ~ гемодиали́за dialysis center
 ~ ли́нзы, опти́ческий optic center of lens
 ~ окостене́ния center of ossification
центрифу́га *f* centrifuge
центрифуги́рование *n* centrifugation
 ~, высокоскоростно́е high-speed centrifugation
 ~, дифференциа́льное differential centrifugation
 ~, низкоскоростно́е low-speed centrifugation
центробе́жный centrifugal, cerebrifugal
центросо́ма *f* central body
центростреми́тельный centripetal, afferent
це́пень *m*, свино́й armed [pork] tapeworn
цепь *f* chain (*иммуноглобули́на*)
 ~, лёгкая light chain

~, тяжёлая heavy chain
цервика́льный cervical
цервици́т *m* cervicitis
церебра́льный cerebral
цереброваскуля́рный cerebrovascular
церебропати́я *f* cerebropathy
церебросклеро́з *m* cerebrosclerosis
церулоплазми́н *m* ceruloplasmin
цефалотоми́я *f* cephalotomy
циано́з *m* lividity, cyanosis
цианоти́чный cyanotic
цикл *m* cycle
~, жи́зненный life cycle, biocycle
~, менструа́льный menstrual cycle
~ разви́тия development cycle
~, серде́чный cardiac cycle
~, цирка́дный circadian cycle
цикли́ческий cyclic
цили́ндр *m* 1. cylinder 2. cast
~, бактериа́льный bacterial cast
~, восмкови́дный waxy cast
~, гиали́новый hyaline cast
~, зерни́стый granular cast
~, ме́рный graduated cylinder
~, фибрино́зный fibrinous cast
~, эпителиа́льный epithelial cast
цилиндри́ческий columnar
цилиндрури́я *f* cylindruria
цинга́ *f* scurvy, scorbutus
цирка́дный circadian
циркуля́торный circulatory
цирро́з *m* cirrhosis

~ пе́чени cirrhosis of liver
~ пе́чени, алкого́льный alcoholic hepatic cirrhosis
~ пе́чени, билиа́рный biliary hepatic cirrhosis
~ пе́чени, засто́йный congestive hepatic cirrhosis
~ пе́чени Лаэнне́ка [пе́чени, порта́льный] portal hepatic cirrhosis
~ пе́чени, постгепати́тный posthepatitic cirrhosis
~ пе́чени, токси́ческий toxic hepatic cirrhosis
цисти́н *m* cystine
цисти́т *m* cystitis
цистогра́фия *f* cystography
цистоско́п *m* cystoscope
цистоскопи́я *f* cystoscopy
цитогене́тика *f* cytogenetics
цитодиагно́стика *f* cytodiagnosis
цито́з *m* cytosis
цитолити́ческий cytolytic
цитоло́гия *f* cytology, cell biology
цитомегали́я *f* cytomegaly
цитометри́я *f* cytometry
цитопатоге́нный cytopathogenic
цитопени́я *f* cytopenia
цитостати́ческий cytostatic
цитотокси́ческий cytotoxic(al)
цитра́т *m* citrate

Ч

чай *m* tea
~, зелёный green tea

~, мочегонный diuretic tea

~, слабительный laxative tea

чан *m* для выращивания бактерий seed tank

частица *f* particle

~, инородная foreign particle

~, нагруженная антигеном antigen-loaded particle

~ пыли dust particle

частичный partial

частный private

частота *f* rate; frequency

~ дыхания respiration rate

~ инфекционных заболеваний infection rate

~ колебаний vibration frequency

~ мутаций mutation rate

~ пульса pulse rate

~ рецидивов recurrence rate

~ сердечных сокращений heart rate

частый frequent

часть *f* part; portion

~, конечная terminal part

~, составная constituent

~, предлежащая presenting part

часы *m pl*:

~ посещения (*больного*) visiting hours

~, приёмные consulting hours

чахотка *f* phthysis

чаша *f* cup

чашечка *f*, надколённая kneecap, kneepan

чашка *f* Петри Petri dish

челюстной gnathic

челюсть *f* jaw, jowl

~, верхняя maxilla

~, нижняя mandible

червь *m* worm

~, круглый round worm

~, ленточный tapeworm

череп *m* skull, cranium

черепной cranial

черепно-лицевой craniofacial

чесотка *f* scabies, itch

«чётки» *pl*, рахитические rachitis rosary

чешуйка *f* squamule, scale

чешуйчатый furfuraceous

чешуя *f* squama

число *n* number

~, атомное atomic number

~ хромосом chromosome number

чистота *f* purity

чистый pure

чихание *n* sternutation sneeze, sneezing

чихать sneeze

член *m*:

~, половой penis, phallus

членик *m* солитёра segment of a tapeworm

чревный celiac

чревосечение *n* ventrotomy, abdominal section

чрезвлагалищный transvaginal

чрезмерный excessive

чрескожный transcutaneous, transdermic, percutaneous

чреспищеводный transesophageal

чувствительность *f* sensitiveness, sensitivity, sensibility, susceptibility; sensation, esthesia

~, глубокая deep sensation

~ к антибиотику antibiotic sensitivity

~ к боли sensitivity to pain

~, кóжная cutaneous sensitivity

~, нѝзкая low-grade sensitivity

~, повы́шенная hypersensitivity

~, понѝженная hyposensitivity

чувствѝтельный sensitive

чу́вство *n* sense, sensation

~ жжéния burning sensation

~, мы́шечное muscle [muscular, deep] sense, kinesthesia

~, неприя́тное unpleasant sensation

~ покáлывания pin sensation

~, прострáнственное stereognosis

чу́вствовать ◇ ~ себя́ хорошó to be well; ~ стеснéние *(в груди)* to have a sense of tightness

чужерóдный xenogenic

чумá *f* pestilence, pestis, plague

~, бубóнная bubonic [glandular] plague

~, лёгочная lung [pneumonic] plague, plague pneumonia

~, мáлая pestis minor

~, септѝческая septic plague

Ш

шанкр *m* chancre

~, мя́гкий soft ulcer, soft chancre

~, твёрдый hard chancre, hard [primary] sore, hard ulcer

шар *m* ball

шáрик *m* sphere, globule

~, мáрлевый gauze swab

шевелéние *n (плода)* quickening

шевелѝть(ся) move

шéйка *f* neck, cervix (*pl* cervices)

~ бедрá femoral neck

~ мáтки neck of the womb, uterine neck

шéйкер *m* rocker, shaker

шéйный cervical

шелушáщийся desquamative

шелушéние *n* shadding, scaling, desquamation, exfoliation, peeling

шелушѝться scale, slough off, peel

шéя *f* neck, cervix (*pl* cervices)

шигеллёз *m* shigellosis

шизофренѝя *f* schizophrenia

шѝна *f* splint

~, отводя́щая airplane splint

~, подвéшивающая suspension splint

~, прóволочная wire splint

~, съёмная removable splint

шинѝровать splint

шип *m* spine

шѝрма *f* screen

широ́кий wide, broad

шистосóмы *pl* schistosoma

шистосоматóз *m* schistosomiasis

шкалá *f* scale

~ термóметра thermometer scale

шкаф *m*:

~, вытяжной hood

~, сушильный drying oven, drying chamber, desiccator

школа *f* медсестёр school of nursing

шлиф *m (для микроскопического исследования)* slice

шов *m* stitch, suture, raphe

~, венечный coronal suture

~, кисетный tobacco-bag suture

~, лямбдовидный lambdoidal suture

~, мышечный myorrhaphy

~, проволочный wire suture

~, разгружающий relaxing suture

~, сосудистый vessel-suture

~, сухожильный tenosuture

~, циркулярный circular suture

шок *m* shock

~, анафилактический anaphylactic shock

~, геморрагический hemorrhagic shock

~, гипогликемический hypoglycemic shock

~, инсулиновый insulin shock

~, кардиогенный cardiogenic shock

~, ожоговый burn shock

~, психогенный mental shock

~, токсический toxic shock

~, травматический wound shock

шпатель *m* spatula

шпора *f* spur

~, костная spur

~, пяточная calcaneal [heel] spur

шприц *m* squirt, syringe

шрам *m* scar

штамм *m* strain

~, антибиотикоустойчивый antibiotic-resistant strain

~, бактериальный strain of bacteria

~, вирулентный virulent strain

~, продуцирующий токсин toxin-producing strain

штат *m* больницы hospital staff

штатив *m* stand; support, rack

~ для пробирок test-tube holder, test-tube rack

~, настольный table stand

штифт *m* pin

шум *m* 1. murmur, bruit 2. noise

~, аневризматический aneurysmal bruit

~ волчка nun's murmur

~ в ушах tinnitus

~, диастолический diastolic murmur

~, дующий souffle, blowing murmur

~, дыхательный breath sound, respiratory murmur

~, конечно-диастолический late diastolic murmur

~ над сонной артерией carotid bruit

~, нарастающий crescendo murmur

~ от сдавления pressure murmur

~, плацентарный placental bruit

~ плеска shaking [succusion, splashing] sound

~ «поезда в тоннеле» machinery(-like) murmur

~, пресистоли́ческий presystolic murmur

~, серде́чный cardiac [heart] murmur

~, систоли́ческий systolic murmur

~ тре́ния friction rub, friction [rubbing] sound

~ тре́ния пле́вры pleural rub

шунт *m* shunt, bypass

~, артериовено́зный arteriovenous shunt

~, оптоцилиа́рный optociliary shunt

~ сле́ва напра́во left-to-right shunt

~ спра́ва нале́во right-to-left shunt

шунти́рование *n* shunting

Щ

щека́ *f* cheek

щёлкающий snapping

щелочно́й alkaline

щёлочь *f* alkali

~, е́дкая caustic alkali

щелчо́к *m* click, flick, snap

~ откры́тия opening snap

~, систоли́ческий systolic click

щель *f* slit, scissure, cleft, gap, fissure

~, голосова́я glottic slit

щётка *f* brush

~ для мытья́ рук hand brush

~ для ногте́й nail brush

~, зубна́я teeth brush

щёчный buccal

щипцы́ *pl* tongs, forceps

~, акуше́рские midwifery forceps, abortzang, abortion forceps

~, биопси́йные biopsy forceps

~, ко́стные bone forceps

щит *m* shield

щуп *m* sound, searcher

Э

эвентра́ция *f* eventration

эволю́ция *f* evolution

эзофаги́т *m* esophagitis

эзофагографи́я *f* esophagography

эзофагоско́п *m* esophagoscope

эзофагоскопи́я *f* esophagoscopy

эзофагостоми́я *f* esophagostomy

эзофаготоми́я *f* esophagotomy

эзофагэктази́я *f* esophagectasia

эйфори́я *f* elation, euphoria

эквивале́нт *m* до́зы dose equivalent

экзанте́ма *f* exanthem(a)

экзе́ма *f* eczema, tetter

~, вла́жная *см.* экзе́ма, мо́кнущая

~, де́тская infantile eczema

~ «дома́шних хозя́ек» housewife's eczema

~, мо́кнущая humid [moist,

wet] tetter, moist [weeping] eczema

~, монетови́дная nummular eczema

~, себоре́йная seborrheic eczema

~, суха́я dry tetter

~, торпи́дная intractable eczema

~, эндоге́нная atopic eczema

экзематиза́ция f eczematization

экземато́зный eczematous

экзоантиге́н m exoantigen

экзокри́нный exocrine, eccrine

экзопла́зма f exoplasm

экзопротеа́за f exoprotease

экзосто́з m exostosis

экзотокси́н m exotoxin

экзофи́тный exophytic

экзофта́льм m exophthalmos

эклампси́я f eclampsia

эклампти́ческий eclamptic

экра́н m screen, shield

~, рентге́новский fluorescent [X-ray] screen

экрани́рование n, синхро́нное synchronous schielding

экрани́рованный schielded

эксика́тор m desiccator, exsiccator

экскориа́ция f excoriation

экскреме́нты pl excrement(s); feces

экскрето́рный excretory

экскре́ция f excretion

~ жёлчи biliary excretion

экску́рсия f (диафра́гмы) excursion

экспериме́нт m experiment

эксперимента́льный experimental

экспе́рт m expert

~, медици́нский medical expert

экспорти́за f:

~, медици́нская medical evaluation

экспирато́рный expiratory

экспланта́т m explant

экспози́ция f exposure

экспре́ссия f (при́знака) expression

~ идиоти́па idiotypic expression

экспре́сс-лаборато́рия f express laboratory

экссуда́т m exudate, exudation

экссудати́вный exudative

эксте́нзор m extensor

экстирпа́ция f хир. extirpation

~ стекловидного те́ла vitrectomy

экстраваза́ция f extravasation

экстрагенита́льный extragenital

экстраги́руемость f extractibility

экстраги́руемый extractable

экстракорпора́льный extracorpor(e)al

экстра́кт m extract

экстра́ктор m extractor

экстра́кция f extraction

экстраси́стола f extrasystole, premature beat

эктобла́ст m ectoblast

эктоде́рма f ectoderm

эктодерма́льный ectodermal

эктопи́ческий ectopic

эктопи́я f ectopy, ectopia, heterotopia

~ се́рдца ectocardia, ectopia cordis

эктопла́зма *f* ectoplasm
эктро́пион *m* ectropion
экхимо́з *m* ecchymosis
эласти́н *m* elastin
эласти́чность *f* spring, elasticity
эласто́з *n* elastosis
элева́тор *m (напр. зубной)* elevator
электи́вный elective
электробло́ттинг *m иммун.* electrophoretic blotting
электро́д *m* electrode
электродиа́лиз *m* electrodialysis
электроиммуноана́лиз *m* electroimmunoassay
электрокардиогра́мма *f* electrocardiogram
электрокардиогра́фия *f* electrocardiography
электрокардиостимуля́тор *m* electrocardiostimulator
электрока́утер *m* cautery knife
электрокоагуля́ция *f* electrocoagulation
электроли́т *m* electrolyte
электромасса́ж *m* electromassage
электромио́граф *m* electromyograph
электромиогра́мма *f* electromyogram
электромиогра́фия *f* electromyography
электроно́ж *m* electric knife, electrotome
электропункту́ра *f* electropuncture
электросо́н *m* electrosleep
электростимуля́ция *f* electrostimulation

электрофоре́з *m* electrophoresis
~, аффи́нный affinity electrophoresis
~, встре́чный counter electrophoresis
~ на бума́ге paper electrophoresis
~ на крахма́ле starch electrophoresis
~, непреры́вный continuous electrophoresis
~, перекрёстный иммуноаффи́нный counter immunoaffinoelectrophoresis
~, тонкосло́йный thin-layer electrophoresis
электрошо́к *m* electric shock
электроэнцефалогра́мма *f* electroencephalogram
электроэнцефало́граф *m* electroencephalograph
элеме́нт *m*:
~, радиоакти́вный radioelement
~, чувстви́тельный sensor
элемента́рный elementary
элеме́нты *m pl* кро́ви, фо́рменные formed elements of blood
элимини́ровать eliminate
элюи́рование *n* elution
эма́ль *f* enamel
эмана́ция *f* emanation
эмбо́л *m* embolus (*pl* emboli)
эмболи́ческий embolic
эмболи́я *f* embolism
~, возду́шная air embolism
~, жирова́я fat embolism
~ лёгочной арте́рии pulmonary embolism
эмбриобла́ст *m* embryoblast
эмбриогене́з *m* embryogenesis

эмбриóлог *m* embryologist
эмбриолóгия *f* embryology
эмбриóн *m* embryo
эмбрионáльный embryonal
эмбриопатúя *f* embryopathy
эмбриотóм *m* *мед. тех.* embryotome
эмбриотомúя *f* embryotomy
эмúссия *f* emission
эмоционáльность *f* affectivity
эмóция *f* emotion
эмпиéма *f* empyema
эмульгáтор *m* emulgent
эмýльсия *f* emulsion
эмфизéма *f* emphysema
  ~ лёгких pulmonary emphysema
  ~, подкóжная cutaneous emphysema
эмфизематóзный emphysematous
энантéма *f* enanthem(a)
  ~ при кóри Koplik's spots, measles enanthema
эндемúческий endemic
эндемúя *f* endemy
эндогéнный endogenic
эндокардúт *m* endocarditis
  ~, бактериáльный bacterial endocarditis
  ~, париетáльный [пристéночный] mural endocarditis
эндокрúнный endocrine
эндокринолóгия *f* endocrinology
эндомéтрий *m* endometrium
эндометриóз *m* endometriosis
эндометрúт *m* endometritis
эндорфúн *m* endorphine
эндоскóп *m* endoscope, celoscope
  ~, волокóнный fiberscope
эндоскопúя *f* celoscopy, endoscopy

эндотéлий *m* endothelium
эндотелúн *m* endothelin
эндотоксúн *m* endotoxin
эндотрахеáльный endotracheal
эндоцервицúт *m* endocervicitis
энзúм *m* enzyme, ferment
энзимоиммуноанáлиз *m* enzymoimmunoassay
энзимолóгия *f* enzymology
энофтáльм *m* enophthalmos
энтезопатúя *f* insertion tendinitis
энтерáльный enteral, enteric
энтерúт *m* enteritis
  ~, регионáрный regional enteritis
энтеробиóз *m* enterobiasis
энтеровúрус *m* enterovirus
энтерогéнный enterogenous
энтерокóкк *m* enterococcus
энтероколúт *m* coloenteritis, enterocolitis
  ~, псевдомембранóзный pseudomembranous enterocolitis
энтеролúт *m* intestinal calculus
энтеропатúя *f*:
  ~, глютéновая gluten enteropathy
  ~ с потéрей белкá protein-losing enteropathy
энтероптóз *m* enteroptosis
энтеротоксúн *m* enterotoxin
  ~, стафилокóкковый staphylococcal enterotoxin
энтодéрма *f* entoderm
энуклеúровать enucleate
энурéз *m* bedwetting, enuresis
энхондрáльный enchondral
энцефалúт *m* (en)cephalitis

ЭТИОЛОГИ́ЧЕСКИЙ

~, клещево́й tick-born encephalitis

~, летарги́ческий Gambian trypanosomiasis, sleeping sickness

энцефалогра́фия *f* encephalography

~, ультразвукова́я sonoencephalography

энцефаломиели́т *m* encephalomyelitis

энцефалопати́я *f* encephalopathy

~, печёночная hepatic encephalopathy

эози́н *m* eosin

эозинопени́я *f* eosinopenia

эозинофи́л *m* acidophilic leukocyte, eosinophile, eosinophil granulocyte

эозинофили́я *f* eosinophilia

эпига́стрий *m* epigastrium

эпидемиоло́гия *f* epidemiology

эпиде́мия *f* pestilence, epidemy

эпиде́рмис *m* epidermis

эпиди́димис *m* epididymis

эпидура́льный epidural

эпика́рд *m* epicardium

эпикри́з *m* epicrisis

эпиле́псия *f* epilepsy

эпиля́ция *f* epilation

эписклери́т *m* episcleritis

эпите́лий *m* epithelium

~, желе́зистый glandular epithelium

~, мерца́тельный ciliated epithelium

~, многосло́йный stratified epithelium

~, односло́йный simple epithelium

~, пло́ский pavement epithelium

~, цилиндри́ческий cylindrical epithelium

эпителио́ма *f* epithelioma

эпифи́з *m* epiphysis

эрго́метр *m* ergometer

эре́кция *f* erection

эрите́ма *f* erythema

~, узлова́тая nodal fever, erythema nodosum

эритемато́зный erythematous

эритра́зма *f* erythrasma

эритреми́я *f* erythremia

эритробла́ст *m* erythroblast

эритобласто́з *m* erythroblastosis

эритродерми́я *f* erythroderma

эритропоэ́з *m* erythrocytopoiesis

эритропоэти́н *m* erythropoietin

эритроци́т *m* erythrocyte, red blood cell

~, серпови́дный drepanocyte

~, шарови́дный spherocyte

эритроцито́з *m* erythrocytosis

эритроцитопени́я *f* erythro-(cyto)penia

эро́зия *f* erosion

эстера́за *f* esterase

эстерифика́ция *f* esterification

эстрадио́л *m* estradiol

эстроге́н *m* estrogen

эстро́н *m* estrone

этано́л *m* ethanol

этерифика́ция *f* etherification

э́тика *f*, враче́бная medical ethics

этике́тка *f* label

~ «яд» poison label

этиологи́ческий etiologic(al)

этиоло́гия *f* causation, etiology

этиотро́пный etiotropic

эутирео́з *m* euthyroidism

эухромати́н *m* euchromatin

эффе́кт *m* effect

~, дли́тельный long-term effect

~, кумуляти́вный cumulative effect

~, лече́бный curative effect

~, отдалённый late effect

~, побо́чный side effect

~, поро́говый threshold effect

эффекти́вность *f* potency, efficiency, efficacy

~ лека́рства efficacy of medicine

эффекти́вный effective

эфферéнтный centrifugal; efferent

эхиноко́кк *m* Echinococcus

~, гидати́дный Echinococcus granulosus

~, многока́мерный Echinococcus alveolaris, Echinococcus multilocularis

~, однока́мерный *см.* эхиноко́кк, гидати́дный

эхинококко́з *m* hydatidosis

эхогра́мма *f* sonogram

эхогра́фия *f* echography

~, скани́рующая scan echography

эхокардиогра́мма *f* echocardiogram, ultrasonic cardiogram

эхокардио́граф *m* echocardiograph

эхокардиогра́фия *f* echocardiography

эхолали́я *f* echolalia

эхопракси́я *f* echopraxia

эхотахокардиографи́я *f* sonotachocardiography

эхоэнцефалографи́я *f* echoencephalography

эякуля́т *m* ejaculate

эякуля́ция *f* ejaculation

Ю

ювени́льный, ю́ношеский juvenile

Я

я́блоко *n*, глазно́е eyeball, eyebulb

явле́ние *n* phenomenon (*pl* phenomena)

~, оста́точное sequela, sequence, residual effect

явле́ния *n pl*, побо́чные side effects

я́годицы *f pl* nates, buttocks, breech

ягоди́чный cluneal, gluteal

яд *m* poison, venom, toxin

~, змеи́ный snake venom

~, крыси́ный ratsbane

~, пчели́ный bee venom, apitoxin

~ скорпио́на scorpion venom

~, тру́пный ptomaine

я́дерный nuclear

ядови́тый venomous, toxic, poisonous

ядро́ *n* nucleus

~, кле́точное (cellular) nucleus, karyon

~, пикноти́ческое pyknotic nucleus

я́дрышко *n* nucleolus

я́зва *f* ulcer, ulcus

~,варико́зная varicose ulcer

~ всле́дствие стре́сса stress ulcer

~, вя́ло заживáющая weak ulcer

~, глубо́кая hollow ulcus

~ го́лени leg ulcus

~ желу́дка ulcer of the stomach

~, заживáющая healing ulcus

~, каллёзная callous ulcus

~, ко́жная cutaneous ulcer

~, кровоточáщая bleeding ulcer

~, кру́глая round ulcus

~, лучевáя radiation ulcer

~, пенетри́рующая penetrating ulcus

~, пепти́ческая peptic ulcer

~ пищево́да esophageal ulcus

~, пове́рхностная shallow ulcus

~, «ползу́чая» serpiginous [creeping] ulcus

~, прободнáя perforating ulcus

~, рáковая cancerous ulcer

~ рогови́цы corneal ulcer

~, рубцу́ющаяся cicatrizing ulcer

~, сиби́рская anthrax, malignant carbuncle

~, трофи́ческая trophic ulcer

я́звенный ulcerous, helcoid

язы́к *m* tongue, lingua, glossa

~, влáжный moist tongue

~, «волосáтый» hair tongue

~, «лакиро́ванный» bald tongue

~, мали́новый raspberry tongue

~, обло́женный coated tongue

~, сухо́й dry tongue

язычо́к *m* lingula

~ мя́гкого нёба staphyle, palatine uvula

яи́чко *n* testicle, testis (*pl* testes)

~, неопусти́вшееся undescended testis

~, перекру́ченное inverted testis

яи́чник *m* ovary

яи́чниковый ovarian

я́йца *n pl* гельми́нтов eggs of worms

яйцево́д *m* oviduct

яйцекле́тка *f*:

~ в перио́д ро́ста oocyte

~, оплодотворённая zygote, fertilized egg

я́мка *f*:

~, бе́дренная femoral fossa

~, вене́чная coronoid fossa

~, гипофизáрная hypophysial fossa

~, локтевáя cubital fossa

~, подвздо́шная iliac fossa

~, яре́мная jugular fossa

я́ркий bright

ятроге́нный iatrogenic

яче́истый cellular, alveolar

яче́йка *f* cell, alveolus

ячме́нь *m* sty, hordeolum

я́щур *m* foot and mooth disease, aphthous fever

М.С. Бенюмович, В.Л. Ривкин и др.

БОЛЬШОЙ РУССКО-АНГЛИЙСКИЙ
МЕДИЦИНСКИЙ СЛОВАРЬ

Около 70 000 терминов

Словарь содержит около 70 000 терминов, представляющих как фундаментальные, так и прикладные отрасли медицины: анатомию, гистологию, цитологию, физиологию, микробиологию, фармакологию, терапию, хирургию, акушерство и гинекологию, невропатологию, педиатрию, стоматологию, кардиологию, урологию, проктологию, офтальмологию, оториноларингологию, сексопатологию, психиатрию, вирусологию, онкологию, рентгенологию и др.

В конце словаря приводится перечень русских медицинских сокращений с расшифровкой и английскими эквивалентами.

Настоящий Словарь предназначен для широкого круга врачей-практиков, учёных-медиков, студентов и преподавателей медицинских академий и институтов, а также для всех, кто интересуется международным сотрудничеством в области медицины.

Адрес: 119071, Москва, Ленинский пр-т, д. 15, офис 317-320.
Тел./факс: 955-05-67, 237-25-02.
Web: www.aha.ru/~russopub/
E-mail: russopub@aha.ru

Издательство «Р У С С О»,
выпускающее научно-технические словари,

п р е д л а г а е т:

Англо-русский геологический словарь (52 000 терминов)
Англо-русский медицинский словарь-справочник «На приеме у английского врача»
Англо-русский металлургический словарь (66 000 терминов)
Англо-русский словарь по вычислительным системам и информационным технологиям (55 000 терминов)
Англо-русский словарь по машиностроению и автоматизации производства (100 000 терминов)
Англо-русский словарь по нефти и газу (24 000 терминов и 4 000 сокращений)
Англо-русский словарь по общественной и личной безопасности с Указателем русских терминов (17 000 терминов)
Англо-русский словарь по патентам и товарным знакам (11 000 терминов)
Англо-русский словарь по пищевой промышленности (42 000 терминов)
Англо-русский словарь по радиоэлектронике (63 000 терминов)
Англо-русский словарь по рекламе и маркетингу с Указателем русских терминов (40 000 терминов)
Англо-русский словарь сокращений по телекоммуникациям (5 500 сокращений)
Англо-русский словарь по химии и переработке нефти (60 000 терминов)
Англо-русский словарь по химии и химической технологии (65 000 терминов)
Англо-русский словарь по электротехнике и электроэнергетике (около 45 000 терминов)
Англо-русский и русско-английский автомобильный словарь (25 000 терминов)
Англо-русский и русско-английский лесотехнический словарь (50 000 терминов)
Англо-русский и русско-английский медицинский словарь (24 000 терминов)
Англо-русский и русско-английский словарь по солнечной энергетике (12 000 терминов)
Англо-русский юридический словарь (50 000 терминов)
Большой англо-русский политехнический словарь в 2-х томах (200 000 терминов)
Новый англо-русский биологический словарь (более 72 000 терминов)
Социологический энциклопедический англо-русский словарь (15 000 словарных статей)
Большой русско-английский медицинский словарь (70 000 терминов)
Русско-английский геологический словарь (50 000 терминов)
Русско-английский физический словарь (76 000 терминов)
Русско-английский словарь по нефти и газу (35 000 терминов)
Русско-английский политехнический словарь (90 000 терминов)
Русско-английский словарь религиозной лексики (14 000 словарных статей, 25 000 английских эквивалентов)
Новый русско-английский юридический словарь (23 000 терминов)
Экономика и право. Русско-английский словарь (25 000 терминов)

Адрес: 119071, Москва, Ленинский пр-т, д. 15, офис 317.
Тел./факс: 955-05-67, 237-25-02.
Web: www.aha.ru/~russopub/
E-mail: russopub@aha.ru

СПРАВОЧНОЕ ИЗДАНИЕ

БОЛОТИНА
Александра
Юдимовна

ЯКУШЕВА
Елена
Олеговна

**АНГЛО-РУССКИЙ
И РУССКО-
АНГЛИЙСКИЙ
МЕДИЦИНСКИЙ
СЛОВАРЬ**

Ответственный за выпуск
ЗАХАРОВА Г. В.

Ведущий редактор
МОКИНА Н. Р.

Редакторы
ЧИСТЮХИНА Н. В.
РОБОТЕНЬ Л. С.
КИСЛОВА Е. Е.

Подписано в печать 01.09.2003. Формат
84x108^1/$_{32}$. Бумага офсетная № 1. Печать офсетная. Печ. л. 17. Усл. печ. л. 28,56. Тираж 2060. Зак. 120

«РУССО», 119071, Москва, Ленинский пр-т,
д. 15, офис 320.
Телефон/факс: 955-05-67, 237-25-02.
Wcb: http: //www.aha.ru/~russopub/
E-mail: russopub@aha.ru

Отпечатано с готовых диапозитивов в ГП
«Облиздат», г. Калуга, пл. Старый Торг, 5.